OLGA MASUR

ICH WOLLT' ICH WÄR' DIE LETZTE

Kindesvergewaltigung und die Zeit danach.
Ein authentischer Bericht.

W0335132

Olga Masur:

„Ich wollt' ich wär' die Letzte. Kindesvergewaltigung und die Zeit danach.

Ein authentischer Bericht.", Hamburg, 2000 (2. Auflage)

ISBN: 3-00-002574-X

© 1998 Olga Masur
Alle Rechte bei der Autorin

Olga Masur
Postfach 130 626
20106 Hamburg
www.w4w.net/olga-masur

Gesamtgestaltung: Olga Masur
Umschlagbearbeitung: Heiner Schäfer
DTP-Bearbeitung: Ludger Bode, Olga Masur
Druck: Druckerei Zollenspieker Kollektiv GmbH, 21037 Hamburg
(Druck auf chlorfrei gebleichtem Papier)

mir und meinesgleichen

Inhalt

1. Vorwort

Dies ist meine Autobiographie. Ich schreibe weitestgehend in chronologischer Reihenfolge, d.h. Sie werden – bis auf wenige Ausnahmen – jeweils so viel oder so wenig bewußte Kenntnis über die Ereignisse haben, wie ich in meiner Erinnerung.

Ich halte mich an die Fakten. Meiner Erinnerung ist nichts hinzugedichtet, nichts erfunden oder phantasievoll „ergänzt". Ich schreibe – soweit es mir möglich ist – ohne etwas auszulassen. Unter der Floskel „soweit es mir möglich ist" verbergen sich drei Ausnahmen:

1. Ich kann nur in dem Rahmen offen sein, der es mir erlaubt, dieses Buch auch zu veröffentlichen. Es ist damit zu rechnen, daß versucht wird, mir Stolpersteine in den Weg zu legen. (Und ich danke allen, die sich dafür einsetzten, dieses Projekt zu verwirklichen, sowie all jenen, die sich engagieren werden – ? – zukünftige Stolpersteine diesbezüglich aus dem Weg zu räumen.)
2. Einiges ist – auch heute noch – zu schrecklich, als daß ich es jemand zumuten möchte.
3. Und schließlich muß ich davon ausgehen, daß es immer noch einen mehr oder weniger großen Bereich gibt, an den ich mich (noch) nicht erinnere.

Bewußt habe ich für dieses Buch nur öffentlich zugängliche, meist kostenlose Informationsquellen genutzt.
Das hier zusammengetragene Wissen ist für jedefrau und jedermann zugänglich und jederzeit verfügbar. Der aktuelle Informationsstand, das Hier und Jetzt. All dies ist bekannt.

> „Vergewaltigung ist zur zentralen Metapher unserer Kultur geworden
> –
> die Vergewaltigung von Frauen,
> die Vergewaltigung von Minoritäten und
> die Vergewaltigung der Erde selbst."
>
> Fritjof Capra

Die – wie hier – eingerückten Informationen bilden einen wesentlichen Bestandteil zum Verständnis dieses Buches. Ich habe, soweit sinnvoll, auf Fußnoten und ganz auf Anmerkungen verzichtet, um lästiges Hin-und-her-Blättern zu vermeiden. Wo nur ein Name und eine Jahreszahl angegeben ist, findet sich das dazugehörige Buch in der Literaturliste.

Ich hoffe, es ist mir gelungen, Zusammenhänge deutlich zu machen, ohne Ihnen das Interesse am Lesen verdorben zu haben. Urteilen Sie selbst:

2. Einleitung

> Das Licht spiegelte sich in kleinen Seen auf dem Linoleumfußboden wider, auf dem mir meine Mutter entgegenkam. Ich war entsetzt, ich hatte gedacht, ich sei sie endlich los.
>
> Zu diesem Zeitpunkt war ich noch keine drei Jahre alt und bereits seit rund zwei Jahren regelmässig sexueller Gewalt durch meine Eltern ausgesetzt.
> Bewußt im heutigen Sinn war mir das damals nicht, oder zumindest nicht immer – das Bewußtsein schafft sich Ebenen neben der Realität, wenn diese unerträglich ist.

Ich wurde am 18.06.1970 in Tschirtschik, Usbekistan – damals Teil der Sowjetunion – geboren. Ich habe einen Bruder, der fünf Jahre älter und eine Schwester, die drei Jahre jünger ist als ich. Meine Eltern sind sogenannte Rußlanddeutsche. Meine Mutter ist in Odessa geboren und mein Vater irgendwo an der Wolga.
Mein Opa, der Vater meines Vaters, war nach dem Krieg nicht verschleppt worden. Er wohnte in Deutschland auf der Schwäbischen Alb und konnte so ein Ausreisevisum für uns beantragen. Als ich 2 Jahre und neun Monate war, im März 1973, kamen wir, meine Eltern, mein Bruder und ich, nach Deutschland (meine Schwester war noch nicht geboren). Zunächst ins Auffanglager Friedland, wie es damals üblich war, bevor Wohnungen beschafft und zugeteilt wurden. In diesem Lager wurde ich für kurze Zeit von meinen Eltern getrennt, wie mir meine Mutter erzählte. Das sei für bestimmte Untersuchungen so gewesen, damit die Formalitäten von den Eltern in Ruhe erledigt werden konnten.

Der Augenblick, als ich auf dem Linoleumfußboden im Gang stand, auf dem mir meine Mutter entgegenkam und auf dem sich das Licht in kleinen Seen spiegelte, ist die erste Erinnerung aus meinem Leben, die ich schon immer präsent hatte.
Es kamen viele neue hinzu ...

3. Albstadt-Ebingen

Irgendwas kann nicht gestimmt haben mit unserem Fernseher, weil er nichts zeigte, wie es draußen wirklich aussah: alles nur schwarz und weiß und grau. Am liebsten hab ich immer „Die Abenteuer der Maus auf dem Mars“ angeguckt: Das war die Geschichte von einer Maus auf dem Mars. Überall auf dem Mars gab es Käse – und Lollies. Die wuchsen auf den Blumen und Bäumen. Aber die Maus wollte gar keinen Käse mehr. Sie war nämlich ganz allein. Und ihr größter Wunsch war, eine andere Maus zu finden. Da hat sie dann irgendwann ihr Haus verlassen und ist auf die Suche gegangen. Sie hat alle möglichen Tiere gefunden, nur keine Maus. Und immer haben ihr die Tiere erzählt, wo sie vielleicht eine andere Maus finden kann, aber nie fand sie eine andere Maus. Und dann hat sie bitterlich geweint. Da sprangen dicke Tropfen links und rechts in hohem Bogen aus ihren Augen. Und dann ist sie wieder nach Hause gegangen und war so einsam wie am Anfang. Das war sicher die einsamste Maus überhaupt! So einsam, daß man das gar nicht beschreiben kann. Und nie hat eine die Maus verstanden, daß sie so traurig und so einsam war.

Aber ich, ich hab sie genau verstanden.

Wir kamen auf die schwäbische Alb, nach Ebingen: Im Raidental. Das war fast auf der Spitze der Straße, die sich einen steilen Berg hochzog. Ich habe nie begriffen, warum sie unten „Raidenstraße“ und oben „Raidental“ hieß. Wir wohnten also im Tal, das heißt ganz oben. In einem der Reihenhäuser, die die rechte Straßenseite säumten, hatten wir eine 3-Zimmer-Wohnung.
Hinter den Reihenhäusern war eine Wiese und ein Spielplatz. Nichts Aufregendes: ein Sandplatz, ein paar Klettergerüste und ein Zaun drumherum, an dem ein Basketballkorb angebracht war. Einmal ist mein Vater mit den Skiern die Wiese runter gefahren, dabei hatte er meine kleine Schwester auf dem Arm. Da war sie noch ganz klein. Das Bild habe ich sehr genau vor Augen: Ich hab gemerkt, wie gerne er prahlt mit seinen Kindern, und gleichzeitig war ich so besorgt wegen meiner Schwester – und eifersüchtig auch. Weswegen ich nicht wollte, daß er sie anfaßte, konnte ich mir damals noch nicht erklären.
Unsere Wohnung lag im Erdgeschoß, direkt über dem Keller. Im Schlafzimmer gab es ein großes Bett und einen großen Spiegel, den man rechts und links umklappen konnte. Meine Eltern hatten orange-rote Leuchten mit schwarzem Muster. Das gab ein schönes Licht. Auch die Decke auf dem Bett hatte dieses Muster: schwarze, dicke Linien auf orange-rotem Grund. Vorne am Bett hing ein Stickbild, sowas nennt man auch „Gobelin“. Das ist aber nur echt, wenn man den letzten Ton durch die Nase zieht. Da war ein Hirsch drauf, der den Hals verzog und das Maul nach oben hielt. Später hing dann auch mal ein Bild mit Schwänen da. Meine Mutter konnte sich nicht entscheiden.

Im Wohnzimmer hatten wir ein großes Sofa. Für drei Personen, aber Kinder paßten mehr drauf: brauner Stoff, ein bißchen wie Cord. Das war ganz weich, da fiel man richtig rein. Mein Vater am tiefsten, weil der am schwersten war. Mir gefiel es, daß das so tief und weich war.
Diese Garnitur haben meine Eltern von dem Geld, das Heimkehrer bekommen, gekauft. Eine Sozialarbeiterin hatte bei der Auswahl geholfen, als meine Eltern noch gar nicht wußten, wo was war in Deutschland. Später stellte sich heraus, daß diese Frau meine Eltern in eines der teuersten Möbelgeschäfte der Gegend geschleppt hatte, wo sie sie welche der schlechtesten Sessel zum höchsten Preis kaufen ließ. Im Nachhinein meinten meine Eltern, daß die Frau wahrscheinlich noch daran verdient hat und für solche Fälle einen Deal mit dem Möbelgeschäft hatte. Da war dann schon viel Geld von der Eingliederungshilfe weg.

Mein Vater saß oft mit einem Nachbarn zusammen. Wenn ich da war, durfte ich die Bierflaschen aus der Küche holen – und öffnen! Eigentlich war das damals gemogelt, weil mein Vater die Flasche festhielt, während ich mit dem Öffner den Deckel losmachte.
Heute denk' ich mir, daß er den Deckel wahrscheinlich schon vorher gelöst und nur wieder draufgelegt hatte, aber damals fühlte ich mich stark.
Wenn er so mit dem anderen Mann sprach, saß ich oft auf seinem Knie und malte auf dem Tisch. Und wenn die Männer ausgetrunken hatten und aufstehen wollten, hatte ich immer noch etwas ganz Wichtiges zu malen, damit ich länger auf Papas Knie sitzen konnte. Das war schön. Da hatte ich das Gefühl, daß er stolz auf mich ist. Kindheit: die Momente auf Papas Knie. Da hatte ich einen Vater.
Bis er gar nicht warten wollte, bis ich fertig gemalt hatte: da wurden seine Augen zu dünnen Schlitzen, und ich wußte gar nicht mehr, wer das war. Ich wußte sowieso nicht mehr, wer das war, sobald keine Fremden da waren. Solange andere Leute da waren, war alles sicher, da war das mein Vater. Sobald „die Familie" unter sich war, herrschte Panik. Eine lähmende, erstickende Atmosphäre. Ich traute mich noch nicht mal, richtig zu atmen.

Als mein Vater die Mandeln herausgenommen bekam, fand ich das nett von ihm. Erstens, weil er eine Zeitlang nicht da war, und zweitens, weil er immer sein Eis stehen ließ. Das konnten wir dann jeden Tag haben, wenn wir ihn im Krankenhaus besuchten. Ich bin nur wegen dem Eis hingegangen.
Ich hab immer ganz viel Süßigkeiten gegessen, auch wenn ich die eigentlich gar nicht so doll mochte. Ich aß so viel, daß ich davon einen Ausschlag bekommen hab, das hat weh getan. Aber ich hab trotzdem weiter Süßes gegessen, weil ich immer so einen ekligen Geschmack im Mund hatte. Besonders eklig war der Geschmack, wenn meine Mutter mich zurück in mein Bett brachte. Meine Mutter hat mich nämlich abends und nachts ganz oft nochmal aus meinem Bett geholt. Manchmal hatte ich schon geschlafen. Und

wenn sie mich wieder zurückgebracht hat, hatte ich diesen ekligen Geschmack besonders doll in meinem Mund. Ganz klebrig und eklig. Ich wußte aber nie, was dazwischen war, und wohin sie mich gebracht hatte.

Im Sommer war es schön in der Wohnung, und die Terrassentür stand fast immer auf. Im Winter, wenn es kalt war, war es bei uns in der Wohnung besonders kalt. Mein Vater pflegte mitten im Winter die Heizung abzustellen, weil „wir sparen müssen", um daraufhin zu seiner Mutter oder (s)einer Geliebten zu gehen, wo er den Abend im Warmen verbrachte.
Wenn mein Vater nach Hause kam und an den noch warmen Heizkörpern merkte, daß meine Mutter die Heizung für kurze Zeit angemacht hatte, gab es wieder Streit bis in die Nacht hinein. Er mußte wortwörtlich an die Heizkörper fassen, um etwas zu merken, denn die Luft war immer eisig, und wir Kinder saßen mit mehreren Paar Socken und Handschuhen unter dem großen Federbett auf dem großen Sofa. Zuerst meine Mutter mit meiner kleinen Schwester auf dem Schoß, dann kam ich und dann mein Bruder. Das dicke Federbett aus dem Schlafzimmer war so hoch, daß ich kaum mehr den Fernseher darüber hinweg sehen konnte. Außerdem waren die Wände feucht. Und es wundert mich, daß meine Schwester, damals gerade geboren, in dieser Eiseskälte überlebte. Ich weiß noch, wie ich auf dem Stuhl rechts neben dem Wickeltisch stand und meiner Mutter möglichst schnell – wie bei einer Operation – die Wickelsachen reichte, damit meine Schwester nicht zu lange ohne Kleider war.
Streit gab es aber nicht nur im Winter. Meine Eltern haben auch im Sommer ganz viel gestritten. Dann haben beide laut geschrien. Alles mögliche haben sie geschrien. Mein Vater hat zum Beispiel oft geschrien, daß wir alle ordentlich durchgeprügelt gehörten, „so wie meine Mutter mich geprügelt hat. Immer mit der neunschwänzigen Katze!", und meine Mutter schrie dann zurück: „Ja, da hat sie Dir das letzte bißchen Hirn herausgeprügelt!"
Wenn Badetag war, trug meine Mutter meine kleine Schwester nach dem Baden zum Abtrocknen immer ins Wohnzimmer, wohl weil es da noch am wärmsten war. Das war immer wenn „Der große Preis" lief. Und sobald Wum erschien auf seinem Sack, auf dem er hin und her ruckelte, fing meine kleine Schwester an zu schreien wie am Spieß. Ihr liefen die Tränen runter, und sie erstickte fast vor Angst. Und jedesmal wieder trug meine Mutter sie zu diesem Zeitpunkt ins Wohnzimmer, lachte, wunderte sich, warum die Kleine schrie, ohne sie aber sofort rauszutragen, damit sie sich beruhigte. Ich habe mich gefragt, warum sie es immer wieder dazu kommen ließ, daß meine kleine Schwester diese Szene mitbekam, wo sie ihr doch soviel Angst machte ...

Einmal bin ich aus dem Fenster gesprungen und abgehauen. Weil ich nicht zur Geburtstagsfeier meiner besten Freundin Tina* durfte. Ob ich gar nicht

---

* Alle Eigennamen sind geändert bzw. anonymisiert.

durfte oder nur noch nicht dann, weiß ich nicht. Das Schlimmste war, daß ich kein Geschenk für sie hatte, das war nicht drin damals. Ohne Geschenk wollte ich eigentlich nicht gehen, aber ich wußte, daß es noch schlimmer war, gar nicht hinzugehen. Oder nicht pünktlich zu sein, das ging auch nicht. Also bin ich über das Sims geklettert und aus dem Fenster gesprungen. Danach gab das zwar Ärger, aber ich hatte mich eben entschieden, schließlich war sie meine Freundin.

Außerdem hatte ich auch richtige Angst, nicht hinzukommen, wo ich doch eingeladen war, warum, weiß ich nicht. Ich weiß auch nicht, warum ich Angst hatte vor Tinas Vater. Später hieß es, daß es seine tiefe Stimme gewesen sei, die mir Angst machte, aber ich wußte, daß das nicht der Grund war. Ich konnte mir auch nicht erklären, warum es Tage gab, an denen mein Bruder mich an die Tür von diesem Nachbarn brachte. Ich wußte doch, wo Tina wohnt, und wenn ich zu Tina wollte, dann bin ich immer alleine hingegangen. Und wenn die Haustür nicht offenstand, dann wußte ich auch, wo ich klingeln sollte, später konnte ich es ja sogar lesen: klang fast so wie „Hase". Mein Bruder hat auch nicht mit Tina gespielt. Das war *meine* beste Freundin. Und ich bin immer gerne zu Tina gegangen. Aber wenn mein Bruder mich hingebracht hat, dann hab ich immer Angst gehabt. Und ich wußte nie, wann und wie ich wieder zurückkam. Da fehlten mir dann Stunden, und hinterher tat mir immer alles weh.

Auf jeden Fall bin ich immer, wenn ich bei Tina spielen war (weil: sie hatte Spielzeug und ich nicht) weggerannt, sobald ihr Vater kam. Das war so gegen vier, das hatte ich dann schon im Gefühl, wann das war, auch wenn ich noch nicht wußte, wie das mit der Uhr ging. Also bin ich immer etwas früher gegangen. Und wenn ich das aus irgendwelchen Gründen nicht rechtzeitig geschafft hatte, beobachtete ich entsetzt, wie er Tina auf den Arm nahm *und* auf die Wange küßte, wenn er nach Hause kam. Ich hatte Panik. Ich habe mich dann, mit dem Rücken zur Wand, aus dem Kinderzimmer bis zur Haustür geschoben und bin, so schnell ich konnte, rausgerannt. Tinas Vater war riesig und hatte Haare im Gesicht – Koteletten, schwarze Koteletten! Auch Tinas Mutter hatte schwarze Haare. Auf jeden Fall hatte ich furchtbare Angst, eigentlich sogar Panik vor Tinas Vater. Und es tröstete nur wenig, daß ich im Armdrücken mit Tina stärker war, obwohl sie ein Jahr älter war als ich. Ich hab immer gerne meine Kraft gemessen. Ich war auch schneller als Tina. Und mit ihr konnte man super spielen.

Am oberen Ende der Straße, kurz vor dem Wald, war ein Haus, wo zwei alte Leute wohnten, ein Mann und eine Frau. Die hatten Erdbeeren im Garten und Hasen in Käfigen. Die Erdbeeren waren süß und die Hasen weich, und zusammen war das fast das Paradies.

Die alten Leute hatten einen echten Klopfer an der Tür: das war so ein Drache aus Eisen, der war an der Tür dran und schaute auf uns runter. Da mußte man sich strecken, um dran zu kommen. Dann zog man ihn mit der

Hand etwas weg von der Tür und ließ los. Der klopfte dann von allein, wenn er zurückfiel. Die Tür hatte oben ein Loch, wo man dann das Gesicht von der Frau sehen konnte, wenn man geklopft hatte.
Einmal passierte was, das hab ich nicht verstanden, da hab ich mir richtig Sorgen gemacht: Ich hatte an der Tür geklopft (ob ich da schon an den Drachen kam oder nur gegen die Tür klopfte, weiß ich nicht) und wollte fragen, ob ich zu den Hasen dürfte. Da erschien das Gesicht von der Frau an der Tür, und gerade als ich fragen wollte, ob ich zu den Hasen dürfte, mußte ich niesen. Da meinte die Frau: „Heute nicht, sonst steckst du ihn noch an", und ist wieder von dem Loch in der Tür verschwunden. Ich stand da und habe nichts verstanden: Wen „ihn"? Ich wollte doch nur zu den Hasen, da kann ich doch keinen „ihn" anstecken! Den Hasen war das bestimmt egal, ob ich niese, da war ich ganz sicher. Dann konnte „ihn" nur ihn, den Mann, meinen ... aber ich wußte, daß er nicht unten bei den Hasen gewesen war, das hätte ich doch gesehen. Und in das Haus wollte ich doch gar nicht, da waren wir normalerweise gar nicht drin! Höchstens unten ein paar Schritte in den Keller, der auf Höhe der Hasenkäfige war, und wo das Futter war. Aber das war auch schon alles. Ich hab das einfach nicht verstanden. Wie konnte ich den alten Mann anstecken, wenn ich doch gar nicht zu ihm wollte!?
Ich hatte ein ganz mieses Gefühl. Ich hatte noch tagelang ein mieses Gefühl und wußte, daß da irgendetwas faul war, aber ich hab mich auch nicht getraut zu fragen ...

Da war noch eine andere Sache, die ulkig war, aber die hat mir nicht soviel Angst gemacht: ich hatte zwei Paar Augen! Einmal zum Beispiel, als eine der Größeren auf dem Spielplatz Kosmetikproben verschenkte – die hatte ihre Mutter ihr gegeben – standen viele der anderen Kinder um sie herum. Das war an dem bunten Hausgestell auf dem Spielplatz. Und ich war dabei, hab auch was bekommen: drei Fläschchen Parfum und noch zwei Lippenstifte – rot und braun!
Gleichzeitig war ich auch auf der anderen Seite vom Spielplatz, etwa fünf Meter weiter, von wo aus ich die anderen Kinder sah, wie sie sich um die Pröbchen stritten. Ich guckte von etwas weiter oben als sonst, so hoch, wie ich eigentlich noch gar nicht groß war. Ich hab auch mich von dort aus gesehen, wie ich dort stand, und ich hatte meine Augen noch im Kopf. Also mußte ich manchmal zwei Paar Augen haben. Daß es möglich sein soll, den eigenen Körper zu verlassen, wußte ich damals nicht – zumindest nicht bewußt.

> Die spontane Fähigkeit zur außerkörperlichen Wahrnehmung berichten typischerweise Opfer von Vergewaltigungen, sexueller und anderer extremer Gewalt, auch Menschen, die Nahtoderlebnisse hatten.

Spiegel, David u.a.: „Dissociation and Hypnotizability in Posttraumatic Stress Disorder", American Journal of Psychiatry 145:3, März 1988, s. auch Bange 1992, S. 158f

Aber auch wenn ich nicht zwei Paar Augen hatte, war ich nie richtig Teil der Gruppe, nie richtig *eine von* anderen. Ich habe ständig beobachtet, war immer auf der Hut. Aber ich dachte, daß das vielleicht bei den anderen ganz genauso war, daß die auch immer das Gefühl hatten, ganz alleine zu sein ...

Und nachts redete ich – ängstlich und hastig, in einem undurchdringlichen Kauderwelsch. Das einzige Wort, das zu verstehen gewesen sein soll, war „*NEIN*". Das erzählte mir meine Mutter später. Sie legte Wert darauf, zu erwähnen, daß sie deswegen extra bei einem Arzt mit mir war, und daß dieser ganz klar sagte, daß das wohl wegen der großen Veränderung und der ganzen Aufregung durch den Umzug war. Ich kann mich daran überhaupt nicht mehr erinnern, ich weiß nur, daß ich nachts, vor dem Einschlafen, schon immer solche Angst hatte. Da lag ich da und hab mir gewünscht, daß irgendwelche Leute zu Besuch kommen, damit ich nicht mit meinen Eltern allein war. Weil immer, wenn niemand sonst da war, hab ich furchtbare Angst vor meinen Eltern gehabt. Und abends besonders.

Am 3. Mai 1973 notiert unser Kinderarzt in der Krankenakte: „Kind ist nervös. Kind würde immer gleich weinen, kratzt und beißt, Kind lernt gut, spricht fast nur Deutsch". Außerdem stellt er „Affektkrämpfe" fest, also epileptische Anfälle nach Aufregung. Diese erklärt er als „milieureaktiv". Ein Jahr später, am 9. Mai 1974, notiert er, daß bei Olga „eine Synechie der kleinen Labien" vorliege. Dabei handelt es sich um eine Verwachsung an den kleinen Schamlippen, die angeboren sein kann, oder aber nach Verletzung entsteht.

Ob er unter „Milieu" wohl verstand, was wenig später, 1976, in dem Prozeß gegen Noreen Winchester unterstellt wurde: Die aus einem Elendsviertel stammende 17jährige erstach ihren Vater, der sie von ihrem elften Lebensjahr an sexuell ausgebeutet hatte. Anschließend wurde behauptet, daß „die Winchesterkinder sich mit Gewalt und Inzest abgefunden hatten [...], daß inzestuöser Mißbrauch der 'kulturellen Norm solcher Wohnbezirke' entsprach, daß die Bewohner über Inzest anders dachten als andere Menschen und durch ihn 'nicht notwendigerweise Schaden nahmen'."

MÖLLER, MONIQUE: DE ZAAK NOREEN WINCHESTER, ROTTERDAM 1978,
IN: RIJNAARTS 1991, S. 153

Und ich hatte auch noch eine andere Mutter. Die wohnte über uns. Wie ich sie nannte, weiß ich nicht mehr. Aber die nahm mich auf den Schoß und in den Arm. Das tat meine richtige Mutter nie.
Da mußte ich die Treppen hoch, das war anstrengend, weil ich den Fuß bis übers Knie heben mußte, damit ich auf die nächste Stufe kam. Oben durfte

ich in der Küche sitzen, und sie gab mir immer was zu tun, so daß ich das Gefühl hatte, daß ich nützlich war. Genaugenommen hatte sie jedesmal Arbeit mit mir, es muß ziemlich umständlich gewesen sein, die Fingerabdrücke wegzuwischen, die ich hinterließ, wenn ich unter den Wohnzimmertisch krabbelte und von unten mit meinen Fingern gegen das Glas patschte: „Haaallooo! Ich seeehhh Dich!“ Das fand ich total faszinierend: ein Tisch, durch den man *durch*gucken kann!
Und außerdem gab es immer Bonbons bei dieser Frau. Ich wußte, wo die standen, und bevor ich ging, nahm ich mir eines mit, oder auch mehr, wenn ich zu den anderen zum Spielen ging. Aber immer nur soviele, wie wir Kinder waren. Ich ging dann immer noch mal zu ihr und hab ihr meine Hände hingestreckt und gesagt, für wen jedes einzelne Bonbon war. Manchmal hatte ich meines schon im Mund, dann hab ich die Zunge rausgestreckt, damit sie genau sah, wieviele ich mir genommen hatte. Ich weiß nicht, ob ich jedesmal „danke“ sagte, aber ich hab ihr jedesmal genau gezeigt, wovon ich wieviel genommen hatte.
Diese Wohnung war mit Abstand der netteste Ort in der ganzen Straße.
(Die Frau war eine Freundin meiner Mutter und kam auch aus dem Osten.)

Weiter unten an der Straße wohnte der Hausmeister. Da roch es immer ganz furchtbar in der Wohnung, wonach weiß ich nicht. Aber nett waren die. Ich hab dann an der Tür versucht, ganz viel Luft zu schnappen, wenn ich auf eines der Kinder warten mußte, mit denen ich spielte. Dummerweise waren die immer so höflich, mich in die Wohnung zu bitten. Da stand ich dann in dem Gestank und mußte doch nochmal atmen. Schrecklich! Ich hab dann versucht, ganz flach zu atmen, nur ganz wenig auf einmal. Wobei das Schrecklichste dann gar nicht mehr der Gestank war, sondern daß es mir so viel Angst machte, so wenig Luft zu bekommen. Weil so hab ich mich nämlich immer gefühlt, wenn meine Mutter mich gerade wieder in mein Bett gebracht hatte: Keine Luft! Ich wußte ja nie, was passiert war, und wo sie mich hingebracht hatte, wenn sie mich abends wieder in mein Bett brachte, aber ich hab dann immer ganz schwer Luft bekommen. Und dann hab ich so geatmet, wie sich meine Schwester auch anhörte, wenn sie wieder zurückgebracht wurde. Das hab ich nämlich manchmal mitgekriegt: Meine Mutter kam rein und holte meine Schwester aus ihrem Bett. Und wenn sie sie zurückbrachte, hat sie so geröchelt.

Da konnte meine Schwester noch nicht mal laufen. Und reden konnte sie auch noch nicht. Sonst hätte ich sie mal gefragt, wo sie denn war, daß sie dann so röchelte. Vielleicht hätte sie mir helfen können, mich zu erinnern. Dann hab ich mir ganz fest vorgenommen: „Wenn sie erst mal reden kann, muß ich sie unbedingt fragen, was immer passierte, wenn wir aus dem Bett geholt wurden.“ Leider hab ich das dann vergessen. Ich hab sogar vergessen, daß sie röchelte – und was ich sie fragen wollte.

Am 14. Februar 1997 finde ich folgenden Brief von meiner Schwester in meiner mail-box (elektronischer Briefkasten):
Subject: Von wegen Atmen ...

> Hi, Olga!

> Und jetzt die Sache mit dem Atmen:
> Als erstes kam mir, dass ich nur so flach atmen durfte, damit
> er mich nicht hoert, nicht bemerkt, dass ich da bin, auf mich
> aufmerksam wird und zu mir kommt.
> Den Gedanken hatte ich schon mal.
> Davon wurde es aber nicht besser, ich war irgendwie wie
> gelaehmt, unglaublich schwer und musste richtiggehend um Luft
> ringen. Du kannst Dir vorstellen, dass ich so langsam wirklich
> Angst bekam.
> Also hab ich versucht, weiter etwas zu sehen. Inzwischen war
> es schon extrem schwarz um mich, ich kann normalerweise ja
> auch durch die geschlossenen Lider noch etwas Helligkeit
> wahrnehmen. Aber nicht da!
> Tja, und dann kams: Ich als kleines Maedchen, wie mir der Hals
> zugedrueckt wird, und ich ersticke. Und ich meine *ersticke*!!!
> Also nicht mal kurz ohnmaechtig werden, ich meine sterben!!!!!
> Und dann das Wiederbeleben auf meiner Brust. Es war so, dass
> ich damals gestorben bin, das heisst, nicht ich, sondern sie.
> Ich wurde da erst geboren.
> Aber sie ist immer noch da, will nicht tot sein und klammert
> sich in und an mir fest, entzieht mir damit die Kraft und
> Energie um zu leben, bekommt aber selbst nicht genug, um zu
> leben.
> Darüberhinaus kann sie gar nicht mehr leben, schliesslich ist
> sie gestorben. Aber sie kann nicht wahr haben, dass ihr Leben
> genommen wurde, bevor es Leben war, und ohne mir schaden zu
> wollen, nimmt sie mir jetzt meines.
> Ich habe dann versucht, sie zu beruhigen, sie dazu zu bringen,
> endlich „in Frieden zu ruhen“ und mich wirklich leben zu
> lassen, nicht nur eine Zombie-Existenz. Ich meine, ich will
> sie ja nicht loswerden, schliesslich ist sie ein Teil von mir,
> wenn auch ein toter.
> Es wurde dann auch etwas besser, ich konnte zumindest wieder
> etwas freier atmen, aber der Druck, das Gewicht sind noch
> immer da, auch jetzt und jetzt wo ich darüber schreibe, wieder
> etwas staerker.
> Ich meine, wahrscheinlich ist das Ganze Schwachsinn, aber ich

> will nicht staendig mit dem Gefühl herumlaufen, dass ich eine
> Bleiplatte auf meiner Brust hängen habe und ein dickes
> Bleiband um meinen Hals geschlungen ist ...!!
> Naja, soviel dazu, mach daraus, was Du willst. Vielleicht
> faellt Dir ja auch etwas ein, wie ich das wieder wegbekomme.

Die Familie von dem Hausmeisterehepaar war riesig. Ich weiß gar nicht, wieviele Kinder die genau hatten, aber an Silvia und Melanie erinnere ich mich, weil die meine Schwester oft abholten und im Sommer mit ihr auf den drei Stufen vor unserer Haustür saßen. Meine Mutter war froh, daß sie so entlastet war und sich um den Haushalt kümmern konnte. Und ich mußte in dieser Zeit immerhin bestimmt nicht auf sie acht geben. Der Hausmeister hatte einen Sohn, der konnte nicht richtig reden, nur lallen. Mir war nicht so ganz klar, was das sein sollte „taubstumm", aber er tat mir furchtbar leid. Ich habe mich immer gefragt, was sie wohl mit dem gemacht hatten, daß er *gar nichts mehr* sagen durfte. Ich wußte nämlich auch immer, daß ich „nichts erzählen" und „nichts sagen" durfte. Das haben mir meine Eltern ganz oft gesagt. Und immer haben sie dabei ganz wichtig und böse geguckt. Was ich nicht erzählen und nicht sagen sollte, wußte ich nicht, aber ich fühlte, daß es etwas ganz Schlimmes war – und deswegen tat mir der taubstumme Junge so leid. Ich hätte ihn gerne verstanden und mit ihm geredet. Vielleicht durften die, die nichts sagen durften, ja wenigstens *miteinander* reden ...

Rechts neben der Wohnung vom Hausmeister war der Eingang zur Garage. Die war riesig. Dort hat mir mein Bruder das Radfahren beigebracht.
Ich hatte ein Rad mit Stützrädern, aber ich wollte ganz schnell richtig fahren können. Stützräder waren affig. Das war was für Babys – und ich war schon fast vier! Also hatte ich da die Stützräder schon ab, als mein Bruder hinter mir herlief und mich am Gepäckträger festhielt, während ich in die Pedale trat. Er hatte gesagt, daß er mich *auf jeden Fall* festhält! Aber als ich um die Ecke bog, sah ich, daß er noch am anderen Ende der Garage stand – und fiel hin. Da lachte er. Er hatte gesagt, daß er mich *ganz sicher* festhält!

Da hatte ich Schürfungen. Aber da war eine Sache, die tat noch viel mehr weh: Da saß ich morgens in der Küche am Tisch und sah, wie meine Mutter mit dem Heißwasserkessel auf den Tisch zukam oder sich wegdrehte, oder...
Ich hörte mich schreien!
Mehr hab ich erstmal nicht mitbekommen.
Ich hatte alles verbrüht bis zu den Oberschenkeln. Später mußte ich dann zum Verbandswechsel ins Krankenhaus! Ich bin überall verbunden gewesen, als ich in die Klinik gelaufen bin. Meine Mutter hat mich einfach an der Hand genommen. Ich hatte, vom Nabel abwärts und an den Schenkeln alles verbrüht – Verbrennungen zweiten Grades – mit Brandblasen. Der Hin- und Rückweg zum Krankenhaus würde heute, als Erwachsene, über eine Stunde

dauern. Ich hatte den Eindruck, daß ich jeden Tag zum Verbändewechseln mußte. Es *war* einprägsam.
Anhand der Krankenakten weiß ich heute, daß ich gerade fünf geworden war und „nur" dreimal so zum Verbandswechsel mußte. Da steht, ich hätte mich mit Kaffee verbrüht.

Einmal war auch irgendwas mit meiner Schwester. Mitten in der Nacht wurde ich angezogen. Alle standen ganz aufgeregt im Flur, es war kalt und Winter, und ich wußte nicht, was das sollte, daß ich jetzt angezogen sein sollte. Sonst bestanden sie schließlich auch darauf, daß ich zu einer bestimmten Zeit meine Schlafsachen anzog. Und dann sind wir weggefahren, da bin ich wohl wieder eingeschlafen. Nur: am nächsten Tag war meine Schwester nicht mehr da! Ganz lange war die nicht mehr da. Meine Mutter hatte ihr aus Versehen ein Fieberzäpfchen für Erwachsene gegeben, hieß es. Daran wäre sie fast gestorben.
Einmal haben wir sie besucht. Die war irgendwo in einem Krankenhaus, und nur meine Mutter durfte zu ihr. Wir drei, mein Vater, mein Bruder und ich, haben vom Krankenhausgarten zu einem Fenster hochgewunken, wo meine Mutter meine kleine Schwester ans Fenster gestellt hatte. Ich weiß nicht, ob meine Schwester uns überhaupt gesehen hat, aber ich weiß noch ganz genau, wie ich mich wunderte, daß sie ausgerechnet meine Mutter zu ihr ließen, wo sie doch irgendwie besonders geschützt werden sollte ... das wäre die letzte Person, die ich dann zu ihr gelassen hätte. Meine Mutter war für mich immer noch unberechenbarer als mein Vater, weil sie manchmal sogar fröhlich war, wenn keine fremden Leute da waren, und manchmal wieder nicht. Und weil sie die Macht hatte, mich nachts irgendwohin zu bringen, wo ich keine Luft bekam. Wie sollte also meine kleine Schwester da sicher sein!?

Im Kindergarten war ich nie. Obwohl oder vielleicht auch weil meine Mutter auch gearbeitet hat, da mußte jemand auf die Kleine aufpassen. Das hab dann manchmal auch ich gemacht, mein Bruder war ja in der Schule. Eine Vierjährige paßt auf ein Baby auf. Dazu wurde mir eingeschärft, daß ich nie die Tür aufmachen sollte, „weil es so viele böse Menschen gibt". Wenn es klingelte, bin ich immer zuerst in der Küche auf den Stuhl geklettert und hab aus dem Fenster geguckt. Und wenn irgendetwas passiert, sollte ich hoch zur Freundin von meiner Mutter gehen.

Ich habe mir immer gewünscht, in ein Heim zu kommen. Schon damals in Ebingen, also als ich zwischen drei und fünf war. Am liebsten wäre ich zwar in eine eigene Wohnung gezogen, das habe ich mir durchaus zugetraut, aber ich hab mir schon gedacht, daß die Großen da nicht mitspielen. Aber ein Heim, das klang eben so nach „Heim", irgendwie sicher.
Ich dachte damals, daß es eine Auszeichnung ist, in ein Heim zu kommen und nicht bei den eigenen Eltern aufwachsen zu müssen.

Eine australische Studie der AUSTRALIAN ASSOCIATION OF YOUNG PEOPLE IN CARE (AAYPIC) über Pflege- und Heimkinder kam 1996 zu dem Ergebnis, daß 7 von 10 Heimkindern mißhandelt wurden. In Deutschland leben zur Zeit 120.000 Heimkinder.

FRÖHLING 1996, S. 269 UND 375; „EINES DER SCHÄNDLICHSTEN GEHEIMNISSE AUSTRALIENS STEHT VOR SEINER AUFDECKUNG: DER ORGANISIERTE SEXUELLE MISSBRAUCH VON KINDERN DURCH DIE REICHEN UNTER DEM SCHUTZ UND TEILWEISE DER AKTIVEN MITWIRKUNG DER POLIZEI." AUSTRALIAN ASSOCIATED PRESS 8.3.1996*

Ich dachte auch, daß das „Vater unser", das wir vor dem Einschlafen im Bett immer gebetet haben, eigentlich so gemeint ist: „Vater unser im Himmel" war ganz klar unser Vater, sonst hatte ich doch keinen! Und den wünschte ich mir in den Himmel, damit er nicht mehr da war, wo wir waren. Den Rest von dem Gebet habe ich sowieso nur auswendig gesagt. Das „Dein Wille geschehe" habe ich vielleicht absichtlich nicht verstanden, das weiß ich nicht, aber das „Vater unser im Himmel" war ganz klar ein In-den-Himmel-schicken von meinem Vater! Dieses Gebet war eine echte Beschwörung für mich, und ich hab es wirklich von ganzem Herzen gebetet, auch wenn ich keine Vorstellung von einem Gott hatte, schließlich ist „Vater" eben der Vater.

Da war noch was, was ich ganz anders verstanden hatte: Eines Tages fragte ich meine Mutter in der Küche, welcher Mann denn immer alles macht und sagt und tut? Sie hat die Frage gar nicht verstanden! Meine Mutter hat meine Frage nicht verstanden! Das war schlimm. Wenn die Großen noch nicht einmal meine Fragen verstehen, wie sollen sie mir dann die richtige Antwort geben!? Ich habe dann weitergefragt: „Du sagst doch immer: 'Mann macht das so' oder 'Mann tut das so' oder 'Mann sagt das so' ... wer ist denn der Mann, der alles immer tut?" Sie hatte wieder nicht verstanden. Und sie hat sogar „Frag nicht so dumm!" gesagt!
Dann habe ich lange überlegt, wie das gehen soll, daß ein einzelner Mann alles immer machen und tun und sagen können soll. Das konnte ich mir aber nicht vorstellen. Obwohl: Mein Vater hat auch immer gesagt, daß er immer und überall alles hört und sieht, was ich mache und erzähle, auch wenn er nicht dabei ist. Er hat sogar gesagt, daß er immer genau weiß, was ich denke – und auch, was ich will. Und deswegen soll ich das gewollt haben, was er gemacht hat, sagte er.
Was ich klar meinte, verstanden zu haben, war, daß alle es immer so tun sollten wie dieser Mann. Schließlich sagten alle immer sowas von dem Mann. Und weil es einer allein nicht sein konnte, ging ich davon aus, daß es daran liegt, ein Mann zu sein, wie was gemacht, getan oder gesagt wird. So hatte ich früh gelernt, daß Männer das Sagen hatten – und das Machen und Tun auch.

---

* Anhand dieser Zahl darauf zu schließen, daß Heimunterbringung an sich schädlich sei, wäre sicherlich ein Trugschluß.

Von meiner Mutter weiß ich irgendwie fast gar nichts. Nur wie sie verstohlen und auch ein bißchen ängstlich die Heizung in der Küche wieder aufdrehte, wenn mein Vater sie gerade ausgemacht hatte und weggegangen war. Und wie sie uns einschärfte, daß wir ihm nicht sagen durften, daß sie die Heizung aufgedreht hat. Aber das hatte er ja schon oft mitbekommen. Ich fand das kompliziert, daß es Sachen gab, die ich meinem Vater nicht erzählen durfte und auch noch Sachen, die mein Vater machte, die ich gar niemand erzählen durfte.
Und ich weiß noch, daß sie immer meine Schwester bevorzugte – meinen Bruder sowieso – aber meine Schwester auch. Die durfte sogar meine Barbie – meine einzige! – zerrupfen. Dabei hatte ich sie extra auf ein Regal gestellt, wo sie nicht ranreichte. Aber meine Mutter hat sie runtergeholt. Das hat sie immer gemacht. irgendetwas, das mir gehörte, gab es für sie nicht. Meine Sachen waren frei verfügbar. Da ich mich aber sowieso nie sicher fühlte, tat das nur immer ein kleines bißchen extra weh, wenn ich wieder etwas weggenommen bekam.
Und wie meine Mutter sich vor den Aalen ekelte, die in der Spüle herumzuckten, während sie sie wusch, weiß ich noch. Meine Mutter hat nie wieder Aal gekocht, weil sie sich so ekelte. Ich stand auf einem Stuhl und hab in das Waschbecken geguckt, wie das wuselte. Eigentlich hab ich mich auch geekelt, aber noch mehr war ich fasziniert: Die waren nämlich schon tot – und lebten doch! Wenn das geht, daß irgendetwas innen tot und außen lebendig sein kann, dann geht das sicher auch umgekehrt, dachte ich mir: außen tot und innen lebendig. Und dann hab ich mich gefragt, ob das bei Menschen auch geht – so oder so herum. Und wie das sein muß, wenn mensch noch lebt, zur Arbeit geht, das Geschirr spült, die Katze versorgt – und dabei innen alles tot ist. Und woran mensch merkt, ob das nun so ist bei jemand oder nicht? Ich hab aber nie direkt gefragt: Du, hör mal, lebst Du innen eigentlich auch (noch)? Weil da immer alle eine große Sache um den Tod gemacht haben, hatte ich zumindest das Gefühl. Irgendwie schien das ein ungemütliches Thema für die Großen zu sein.

Als dann aber mal jemand gestorben war, ich weiß gar nicht wer, da hab ich dann genau hingeguckt, ob er sich bewegt. Hat er aber nicht. In der Kapelle hat es ganz komisch gerochen, aber die Atmosphäre war ganz friedlich und ruhig. Friedlicher als bei uns. Tod muß was Schönes sein.

(Als ich 24 war, erfuhr ich, daß eine Frau gestorben war, mit der ich auf dem Gymnasium eng befreundet war. Es war sehr plötzlich geschehen, und ich brauchte drei Tage, bevor ich realisierte, daß ich sie nicht mehr erreichen kann. Nicht per Fax oder Telefon, nicht durch Briefe oder Telegramme – *gar nicht mehr*. Und ich war unermeßlich froh, daß ich ihr zu Lebzeiten alles gesagt hatte, was ich ihr zu sagen hatte und alles getan, was ich mit ihr tun wollte. Wir waren im reinen: ich mußte nicht „trauern".)

Eines Tages hat mein Vater uns, meine Schwester, meinen Bruder und mich, zum Schwimmen mitgenommen. Schwimmen ging er gern. Meine Schwester und ich haben dann „Familie“ gespielt: für die Wohnung haben wir kleine Zimmer an den Fliesen am Beckenboden abgezählt. Unsere „Spiel-Familie“ war freundlich und fröhlich, bekam Besuch und mochte sich leiden.

> Etwa Zweidrittel bis Dreiviertel aller Mißbrauchsfälle finden innerhalb der Familie statt. Täter sind überwiegend (zu 60%) „Väter oder Ersatzväter.“
>
> „Sexueller Missbrauch von Kindern und Jugendlichen. Intervention und Prävention“, 1997 hrsg. vom Bundesministerium für Familie, Senioren, Frauen und Jugend

Das eine Mal, als er uns zum Schwimmen mitnahm, war es aber irgendwie besonders, weil er uns eine Frau zeigte. Die sollten wir uns angucken und dann sagen, ob wir sie nett finden. Ich fand die Frau hübsch. Die hatte lange schwarze Haare und ein nettes Gesicht. Ob sie nett war, weiß ich nicht so genau, weil sie gar nicht zu uns rüber kam, oder zumindest nicht so doll mit uns geredet hat. Als wir nach Hause kamen, hat meine Mutter meinen Bruder richtig ausgefragt über die Frau: wie die aussieht und was sie gesagt hat und wie wir sie finden. Meinem Bruder war das gar nicht angenehm, das hab ich genau gemerkt. Er hat immer nur ganz kurze Sätze geantwortet und wollte sich wegdrehen. Da hat er dann nur gesagt, daß er sie gar nicht genau gesehn hat, weil er seine Brille nicht aufhatte. Ich hatte sie genau gesehn, aber mich hat meine Mutter ja auch nicht gefragt ...

Und eines Tages, abends, als es schon dunkel war, sind wir alle weggefahren: Da hat mein Vater meine Mutter und uns zum Bahnhof gefahren, und wir sind weggefahren – ohne meinen Vater! Er hat uns noch eine Tüte Pommes Frites durch das Zugfenster gereicht, eine von denen, wo die Finger an der Tüte ganz heiß werden.

> Die Frau im Hallenbad wäre fast meine dritte Mutter geworden.
> Mein Vater hatte versucht, uns bei der Scheidung zu behalten.

4. Wolfsburg

In Wolfsburg wohnten wir in einem Hochhaus. Und um das Hochhaus rum standen wieder Hochhäuser. Zuerst hab ich mich ziemlich verloren gefühlt, zwischen den ganzen hohen Häusern. Da war ich noch nicht ganz sechs. In Wolfsburg bin ich auch nur ein Jahr älter geworden.
Um die Hochhäuser rum waren Büsche. In den Büschen hat es immer geraschelt, weil da so viele Kaninchen waren. Die liefen frei rum – einfach so! Ich habe sie gehaßt, weil ich immer ein ganz schlimmes Gefühl hatte, wenn ich ein Kaninchen gesehen hab ... Aber das hab ich weggeschoben, weil in den Büschen bin ich doch gerne rumgelaufen, weil das wie eine eigene Welt war. Die Großen konnten da nicht rein, dafür waren sie zu groß. Aber für uns war da ganz viel Platz. Da haben wir richtige Wohnungen zwischen den Sträuchern gehabt. Das war klasse.
Ich fand immer alles toll, was eine eigene kleine Welt war: Aquarien, Terrarien oder auch diese Glaskugeln, in denen es schneit, wenn man sie schüttelt. Und am spannendsten fand ich immer so eine Anzeige in den Comic-Heftchen. Da gab's Tütchen zu kaufen, mit kleinen Wesen, die lebendig werden sollten, wenn sie ins Wasser gelegt wurden. Leider hab ich sowas nie bestellen können. Ich bin noch heute neugierig, was das war.

Meine Mutter war dahin gezogen, weil sie dort schon wen kannte, eine Freundin aus Rußland wohnte dort, Tante Lilli, oder so. Die wohnte auch in diesem Stadtteil, der hieß Westhagen. Und die war nett. Die hatte riesige Puppen mit bonbonfarbenen Rüschen auf ihrem Sofa sitzen. Mit denen durften wir aber nicht spielen. Das war die reine Verschwendung! Das einzige, was noch schlimmer war, war, wenn sie wollte, daß ich auch in Rüschen rumlief und immer sauber war, gerade so wie die Puppen, die auch keinen Spaß hatten. Aber ich hab sowieso lieber Kaufen und Verkaufen gespielt. Dann haben wir Preise ausgehandelt und in Murmeln bezahlt.
Wir hatten eine Wohnung im – ich schätze mal – fünften oder sechsten Stock. Auf jeden Fall mußte man den Lift nehmen, in dem stank es oft nach Pipi. Überhaupt war das da nicht so toll: Ich hatte immer ein bißchen Angst, wenn ich über den großen Hof zwischen Garage und Hochhaus zu unserem Eingang ging. Den Wohnungsschlüssel, den ich immer an einem Band um den Hals hängen hatte, hab ich dann ganz fest in die Faust genommen, wenn ich über den Hof ging. Den Wohnungsschlüssel brauchte ich, weil meine Mutter bei VW Schicht gearbeitet hat. Und wenn sie ganz früh losmußte, war sie noch nicht da, wenn ich aus der Schule kam. Mein Bruder oder ich haben dann für meine kleine Schwester und uns Frühstück gemacht und sie dann in den Kindergarten gebracht, bevor wir in die Schule gingen. Je nachdem, wann die Schule anfing, hat er oder hab ich das gemacht.
Der Kindergarten war nicht so weit weg, da mußte ich über den großen Spielplatz hinter dem Hochhaus, da war er schon. Ich fand das sehr witzig mit den

kleinen Möbeln dort, und einen Kaufladen hatten die auch. Und nach der Schule habe ich meine Schwester auch oft abgeholt. Ganz oft wollte sie nicht wieder weg, vom Kindergarten. Das war gemein, weil ich sie doch mitbringen mußte.

> Mädchen und Jungen zeigen auf vielfältige Weise, daß etwas geschieht, das sie nicht wollen: Sie bleiben auffällig lange im Kindergarten oder in der Schule, sie laufen weg, schlafen vollbekleidet. Sie vermeiden, allein mit dem Täter zu sein, sagen, daß sie „zu Opa, dem Nachbarn, der Klavierlehrerin" nicht mehr wollen. Sie malen die sexuelle Ausbeutung oder spielen sie mit Puppen nach ...
>
> ENDERS 1995

Wenn wir nach Hause kamen, wenn meine Mutter noch nicht da war, machte ich das Essen warm, das sie schon gekocht hatte. Einmal hab ich dabei den großen Glasdeckel von der Pfanne fallenlassen. Jetzt war es also passiert: Meine Mutter hat schon immer, sobald wir etwas in die Hand nahmen, gesagt: „Ich seh's schon auf dem Boden liegen!" Und ich war immer extra vorsichtig, weil ich nicht wollte, daß einmal etwas auf dem Boden landete. Denn dann hatte sie ja recht – und dann würde immer alles auf dem Boden landen, was ich anpackte, weil sie das ja *immer* gesagt hat. Als nun dieser Pfannendeckel kaputt gegangen war, hatte ich furchtbare Angst, daß meine Mutter nach Hause kommt und das sieht. Ich dachte, sie würde mich mindestens totschlagen. Eigentlich war das gar nicht logisch, weil ich ihr ja nun das erste Mal Recht gegeben hatte, da hätte sie ja zufrieden sein müssen, aber daran hatte ich nicht gedacht. Im Gegenteil: Ich dachte, daß von jetzt an alles am Boden landet. Ich habe die ganzen Scherben weggeräumt und völlig erstarrt gewartet.
Sie hat mich nicht totgeschlagen. Aber die Angst blieb. Ich hatte immer so eine Angst vor meiner Mutter, die nichts damit zu tun hatte, daß ich etwas mache oder nicht mache ... Als sie mich abends immer rausgetragen hat zum Beispiel, da wußte ich auch nicht, warum. Und dann hab ich keine Luft bekommen und wußte wieder nicht, warum. Ich hatte nie was gemacht! Es ist ganz schrecklich, etwas zu wissen und doch nicht zu wissen. Irgendwann weißt du gar nicht mehr, was eigentlich los ist – was echt ist und was nicht. Ich wußte nie, ob ich tagsüber geträumt hatte oder sonst noch was. Aber dann hätte ich mich doch erinnert, auch wenn es ein schlimmer Traum war. Ich hatte ganz oft einen *ganz schlimmen Traum,* und an den hab ich mich ja auch immer erinnert – ganz genau sogar.

Der Traum ging so:
Es war mein erster Schultag. Ich kam als letzte in die Klasse. Alle anderen Kinder waren schon da und hatten auf ihren Tischen orangefarbene, durch-

sichtige Schablonen. Da war ein großes Oval drauf und Zahlen- und Buchstabenreihen (Mengenlehreschablonen). Alle hatten das auf ihrem Tisch – nur ich nicht. Ich sagte der Lehrerin, daß ich keine Schablone habe. Die war angezogen wie eine Krankenschwester und antwortete: „Die müssen wir holen gehen." Ich dachte noch, warum ich da wohl mit soll und ahnte schon eine Falle. Wir gingen drei Stufen zu einer Tür hoch. Die öffnete sie dann und ließ mich vor – und dann schlug die Tür hinter mir zu. Sie war plötzlich verschwunden, hatte mich im Stich gelassen. Ich hatte solche Angst! Ich stand im Dunkeln und sah nur ein paar Umrisse. Aber ich bekam irgendwie mit, daß mich ein Mann aus der Ecke rechts vor mir beobachtete. Ich schlich mich nach links, mit dem Rücken an der Wand entlang, an der Ecke vorbei bis zu einem Geländer, an dem fünf Stufen hinauf führten. Ich schlüpfte durch die Tür und stand im Freien. Und in dem Moment, in dem ich nach draußen kam, hatte ich – noch im Traum – den ersten Teil von meinem Traum vollständig vergessen.
Draußen war alles aus grauem Fels: Kein einziger Grashalm, kein Grün, kein nichts. Rechts war ein riesiger Berg aus diesem Fels. Rund um den Berg führte eine Straße. Links von der Straße fiel der Felsen steil zum Meer ab. Das Meer war wie Tinte: undurchsichtig und ganz dick, trotzdem schlug es hohe Wellen. So hoch, daß darunter ein ganzes Haus verschwinden würde. Dabei wehte kein Wind, nicht das geringste Lüftchen – und es war lautlos. Kein Ton zu hören, ich hörte nicht mal meinen Atem oder meinen Herzschlag. Ich ging die Straße entlang. Da merkte ich, daß ich mich besser umdrehen sollte. Ich hatte das Gefühl, als würde mich jemand beobachten. Da sah ich einen riesigen, schlanken Mann hinter mir, in dunklem Mantel. Der hatte einen Hut tief ins Gesicht gezogen. Ich konnte es nicht erkennen. Der Mann lief immer in derselben Geschwindigkeit hinter mir her. Ich fing an zu rennen. Aber während er festen Grund unter den Füßen hatte und immer näher kam, bewegte ich mich wie auf einem Laufband, so als ob der Berg sich für mich drehte. Ich hatte Panik. Als er direkt hinter mir war und meine Jacke faßte, warf ich die Schultern nach hinten, so daß er nur die Jacke in der Hand hielt. Ich sah am anderen Ende der Bucht eine zerklüftete Felszunge ins Meer ragen, in der viele Höhlen zu sein schienen. Ich wußte, daß ich auf der Straße keine Chance hatte, also rannte ich auf die Felszunge, um mich dort zu verstecken. Ich kauerte mich in eine Höhle und machte mich so klein wie möglich.
Ich wachte jedesmal auf, wenn ich die Umrisse dieses Mannes vor dem Höhleneingang sah, war schweißgebadet und traute mich nicht einmal zu schreien.

Was mir noch mehr Angst machte, war, daß ich zuerst nie wußte, wo ich war. Nach diesem Traum wachte ich nämlich immer im großen Schlafzimmerbett von meiner Mutter auf. Und ich wußte nie, wie ich dahin gekommen war. Dann bin ich erstmal völlig geschockt liegengeblieben, bis mein Atem wieder

ruhiger war. Und dann bin ich ins Bad gegangen, um den Schweiß abzuwaschen. Das war der schrecklichste Traum, den mensch sich überhaupt vorstellen kann!
Und außerdem tat mir mein Po mal so weh, auch noch nachdem ich mich etliche Male da gewaschen hatte.

Bloß gut, daß ich auch noch einen schönen Traum hatte. Den hatte ich auch immer wieder, aber da bin ich nie im Schlafzimmer von meiner Mutter aufgewacht. In dem Traum war ich auf der Rollschuhbahn, die gar nicht weit von uns war: Ich nehme ganz schnell Anlauf auf der Rollschuhbahn, und dann hebe ich ab. Es braucht einen Moment, bis ich richtig hoch bin - das sind die gefährlichen Sekunden! Aber dann fliege ich hoch oben und bin ganz erleichtert, weil ich weiß: „Jetzt kann mich niemand mehr von unten anfassen!" Und dann bin ich ganz lange geflogen und hab mir alles von ganz hoch oben angeguckt. Manchmal, wenn ich nicht ganz bei der Sache war, sank ich etwas ab, und mußte mich wieder etwas höher denken, dann stieg ich auch wieder. Das war schon auch anstrengend, so sehr zu wollen, daß es wieder klappte, mit dem Steigen.
Das Fliegen war ganz fantastisch. Das war so toll, daß ich sogar mal probiert hab, ob ich nicht vielleicht wirklich abhebe, wenn ich nur schnell genug auf der Rollschuhbahn Anlauf nehme. Hat aber nicht geklappt.

Der Schularzt wollte mich erst gar nicht untersuchen, er meinte, daß ich noch zu jung sei, aber meine Mutter bestand darauf, weil Schule nichts kostet, Kindergarten aber schon und weil ich ihr zu Hause ein Loch in den Bauch gefragt hab, sagt sie. (Aber da war gar kein Loch in ihrem Bauch.)
Nach der Untersuchung hatte der Arzt dann nichts mehr dagegen, daß ich eingeschult werde. (Schulfreundinnen vom Gymnasium berichteten mir später: „Bei uns hat der Schularzt allen Mädchen in die Hose gefaßt. Ganz schnell, so daß das niemand gesehen hat.")

Am ersten Schultag war ich sehr enttäuscht, weil wir gar nichts gelernt haben. Die haben uns nur das Gebäude gezeigt, eine Rede gehalten, und dann haben die aus der zweiten Klasse ein Theaterstück vorgespielt. Das Theaterstück fand ich dann wieder schön: die Vogelhochzeit! Ich hab gemerkt, wie aufgeregt die waren und wie sehr sie sich Mühe gegeben haben. Und deswegen fand ich es furchtbar gemein, daß alle anderen schon anfingen, ihre Schultüten zu öffnen und mit den Folien von den Schokoriegeln rumgeraschelt haben. Da gab es auch Kinder, die sind einfach durch die Gegend gehüpft und haben geredet und Lärm gemacht: während der Aufführung! Das war gemein! Ich hatte auch eine große Tüte mit Süßigkeiten, aber die hab ich für zu Hause aufgehoben.
Dann hat zwar meine Schwester auch was davon bekommen, aber ich wollte ja auch nicht wegen der Süßigkeiten in die Schule.

Am zweiten Tag hat die Klassenlehrerin uns dann erstmal gefragt, wer wir sind und wo wir geboren sind und so was. Da war es gut, daß ich schon schreiben konnte, weil ich nämlich den Ort, wo ich geboren bin, buchstabieren mußte. Die wußte doch tatsächlich nicht, wie „Tschirtschik" geschrieben wird. Ich fand das ziemlich schlimm: Ich komme dahin, um was zu lernen, und dann muß ich ihr erst was beibringen! Aber stolz, daß ich das schon konnte, war ich doch.
In der Schule durfte ich als eine der ersten mit Füller schreiben, das durften nämlich nur die, die ganz wenig Fehler machten.
Wenn meine Mutter Spätschicht hatte, war sie mittags zu Hause. Und dann wollte sie auch, daß ich Mittag esse. Ich hab aber immer erst was gegessen, wenn ich *alle* meine Hausaufgaben gemacht hatte. Nach einer Weile hatte sie sich auch daran gewöhnt. Da war ich stur.
Ich bin immer gerne zur Schule gegangen, einfach weil ich nicht so gern zu Hause war. Da hat es mir auch nicht so viel ausgemacht, daß die Jungs in der Pause immer gekitzelt und geschubst haben. Außerdem war ich auch immer sehr schnell und konnte wegrennen. In der Schule haben wir Mädchen immer Bildchen für Poesiealben ausgetauscht. Je mehr Glitzerpulver auf einem Bild war, desto mehr einfache Bildchen ohne Glitzerpulver konnte eine dafür haben. Ich hatte auch ein Poesiealbum – in Weinrot. Da waren dann so Sprüche drin wie „Sei wie das Veilchen im Moose, bescheiden, sittsam und rein, und nicht wie die stolze Rose, die stets bewundert will sein" oder „Reden ist Silber, Schweigen ist Gold".
Den ersten Spruch hab ich nie verstanden, weil doch die Blumen nichts dazu können, wenn sie jemand anguckt. Da ist doch die Rose nicht schuld, wenn sie bewundert wird! Und den zweiten Spruch fand ich auch doof, weil doch immer die, die im Unterricht nichts sagten, die schlechten Noten hatten.
Die Jungs hatten keine Poesiealben, die haben auch keine solchen Sprüche gelesen. Die haben Kickerbildchen ausgetauscht. Wenn die Bildchen schön gewesen wären, hätte ich auch die tauschen können, aber die waren ziemlich langweilig. Es gab noch andere Karten: mit Flugzeugen und Autos und Eisenbahnen. Da stand immer drauf, wie hoch und weit und schwer und laut das alles war. Die hätt' ich gern getauscht, aber da hieß es, daß „Mädchen sowas nicht tauschen".
Mein Bruder hatte sowas. Aber mit ihm hatte ich irgendwie nicht viel zu tun, außer einmal, da fand ich ihn klasse: da hat er an Fasching doch tatsächlich eine Strumpfhose angezogen und ein Kleid – mit Orangen drin! Das hat sich sonst kein Junge getraut. Ansonsten hat er aber oft ganz toll getan und wußte dann doch nicht die Antworten auf meine Fragen. Da hat er dann so getan, als ob ich die Antwort sowieso nicht verstehen würde, aber ich hab genau gemerkt, daß er sie gar nicht wußte. Er hat zum Beispiel gesagt, daß das Werbefernsehen „super" sei, und als ich wissen wollte, warum, hat er nur „deswegen!" geantwortet und dann: „Das verstehst Du noch nicht." Ich hab mir aber gedacht, daß da was nicht stimmen kann: entweder er weiß gar nicht,

warum er Werbefernsehen „super“ findet, denn sonst könnte er es ja erklären, oder er weiß gar nicht, wovon er überhaupt redet.
Und in solchen Fällen hat er nur hergebetet, was meine Mutter ständig sagte. Dieses „Deswegen!“ hab ich gehaßt, das war fast so schlimm wie: „Weil mann das eben so macht“ oder „Weil die Leute das alle so machen.“ Das hat mir einfach nicht eingeleuchtet. Auch wenn ich noch so lange überlegt hab. Schon allein, weil eben *nicht* alle alles gleich machen. Das hab ich doch genau gesehen!

Und außerdem wollte ich wissen, warum es „das“ Mädchen heißt und nicht „die“, wo doch „die“ das weibliche Fürwort war. Das hatten die uns in der Schule genau gesagt. Das hab ich auch verstanden. Aber dann konnte das einfach nicht stimmen mit dem „das“.
Dann ist mir eingefallen, daß es vielleicht ja deswegen „das Mädchen“ heißt, weil es auch „das Kätzchen“ heißt. Einfach, weil Kinder eben kleiner waren als Erwachsene. Aber warum heißt es dann nicht auch „das Jüngchen“? Wo das doch auch viel logischer wäre, weil in meiner Klasse fast alle Mädchen größer waren als die Jungs. Und das war auch so in der Klasse über uns. Das konnte ich nämlich während der Pausen genau beobachten. Oder sollte das gerade deswegen sein, damit die Jungs sich dann größer vorkommen konnten, wenn von den Mädchen so geredet wurde, als ob sie kleiner wären?
Dann hab ich immer geguckt, wer denn nun eigentlich größer ist. Später waren die Frauen ja wirklich meistens kleiner als die Männer, aber eben auch nicht alle. Aber da hieß es dann wieder „die“ Frau! Wer soll denn da noch mitkommen?!
Das war alles überhaupt nicht logisch!!! Irgendwann hab ich auch nicht mehr nachgefragt, weil ich schon gemerkt hatte, daß die anderen mich nur verstehen, wenn ich ganz unlogisch rede. Es ging mir aber immer weiter gegen den Strich, wie ich so dummes Zeug reden mußte. Und ich hab mich sehr gewundert, daß den anderen das nicht gegen den Strich geht – zumindest schien es so.
Aber am allermeisten hat mich geärgert, daß die doch tatsächlich mit den Schreibregeln erklärt haben, was gerade nach den Schreibregeln gar nicht stimmen konnte! Das war schon mehr als dumm. Da konnte ich die gar nicht mehr ernst nehmen.

Jedes weibliche Wesen in Deutschland wächst mit einer Sprache auf, die das Bewußtsein schafft und stützt, ein Objekt, ein Ding zu sein: das Objekt, das Opfer, das Mädchen.

Durch die Degradierung zum Gegenstand wird bei Frauen ein grundsätzliches Mißtrauen in ihre Wahrnehmung und in den eigenen Körper angelegt (Ob dies im Unbewußten oder im Bewußten angesiedelt wird, ist unerheblich. Es wirkt sich in jedem Fall aus.).

Die einzig noch obszönere Bezeichnung von jungen, weiblichen Menschen, findet sich - meines Wissens - im Französischen, wo „la fille" sowohl „das Mädchen" als auch „die Tochter" heißt. Demzufolge heißt die Übersetzung von: „J'ai été au lit avec ma fille." gleichermaßen: „Ich war im Bett mit meinem Mädchen" wie auch „Ich war im Bett mit meiner Tochter."
Ich verwende die Bezeichnung „die Junge", analog zu „der Junge", ebenso wie es die Alte und der Alte, die/der Jugendliche oder die und der Erwachsene heißt.

Bei der Haustür hatten wir einen großen Spiegel. Vor diesem Spiegel stand ich, als ich plötzlich ganz dicke Backen bekam – „Mumps" nannten die das. Ich hab alle paar Minuten in den Spiegel geguckt, weil ich Angst hatte, daß das so bleiben könnte – und auch, weil ich sowieso nicht raus durfte. Meine kleine Schwester hatte auch dicke Backen. Manchmal standen wir zu zweit vor dem Spiegel und haben uns gewundert.
Ich hab mich auch gewundert, wie das geht, daß aus einer schwarzen Scheibe Musik kommt. Ich war gerade – mit sechs Jahren – so hoch wie der Tisch, auf dem der Plattenspieler stand. Da hab ich dann die Nadel beobachtet, weil ich mitkriegen wollte, wie der Ton rausspringt. Ich hab aber nie was gesehen.
Einmal war ich noch anders krank, da mußte ich ständig aufs Klo. Die Ärztin, bei der ich dann mit meiner Mutter war, hat mich gefragt, ob ich Durchfall hab. Und als ich nicht sofort geantwortet hab, dachte sie wohl, daß ich das Wort noch nicht kenne. Da hat sie doch tatsächlich nachgefragt: „Das sieht so ähnlich aus wie Schokoladenpudding." Da hab ich mich ernsthaft gefragt, wie ich wohl jemals in meinem ganzen Leben wieder Schokoladenpudding essen soll. Als wenn sie keinen anderen Vergleich hätte nehmen können. Erwachsene! Da hab ich dann gar nichts mehr gesagt.
In Wolfsburg hat meine Mutter mich auch zum ersten und einzigen Mal auf den Schoß genommen: da hatte ich ganz schreckliche Zahnschmerzen. Sie hat mich auf ihren Schoß genommen und dann irgendwie doch weit von sich gehalten. Sie hat mich ganz vorn auf ihre Knie gesetzt. Und dann hat sie nur an mir vorbei geguckt, aus dem Fenster. Ich saß da und hab gemerkt, wie unangenehm ihr das war, daß ich da saß. Das tat noch mehr weh als mein Zahn.
Einmal hab ich mich sehr gefreut: da hatte ich meine Mutter gerade gefragt, wie spät es ist und dann, weil ich gerade direkt auf den Wecker auf dem Tisch guckte, hab ich geschrien: „Nein, halt! *Nichts* sagen!!! – Ich weiß, wie spät es ist! Ich weiß es, ich weiß es!" Und so hab ich mir *selbst* beigebracht, die Uhr zu verstehen. Ich hatte die Zeit nämlich richtig abgelesen. Da war ich sehr stolz, noch tagelang!
Dann war da noch die Oma, die Mutter von meiner Mutter. Ich weiß nicht genau, wann sie aufgetaucht ist, aber dann wohnte sie mit uns. Und der Onkel Jura war auch noch da, der hatte seinen Namen oben auf seine Finger tätowiert. Meine Mutter sagte, daß sowas alle haben, die in Rußland im

Gefängnis gewesen sind. Und daß ganz viele Deutsche in Rußland im Gefängnis waren. Ob der Onkel im Gefängnis war, weil er deutsch war, oder was sonst, weiß ich nicht. Der Onkel hat manchmal Wörter gesagt, die ich nicht verstanden hab, aber dann hat er erklärt, daß „Maladjez" Schätzchen heißt – und so waren meine Schwester und ich seine „Schätzchen". Der Onkel hat uns ganz oft mit ins Freibad genommen. Das hat Spaß gemacht. Aber irgendwie war der Onkel komisch, „besoffen" hat meine Mutter dann gesagt. So komisch war er eigentlich jeden Tag. Dann hat er immer gesagt „Komm, Maladjez" und hat mich zwischen seine Beine gezogen und festgehalten. Das mocht' ich nicht.

In Wolfsburg bin ich getauft worden, zum zweiten Mal. Aber an das erste Mal erinnere ich mich nicht. Also war das für mich das erste Mal. In Rußland hatten Kinder nämlich automatisch die Religion vom Vater. Mein Vater war evangelisch. Meine Mutter war katholisch. Und nach der Scheidung wollte meine Mutter, daß wir katholisch wie sie sind. Mein Bruder ist auch umgetauft worden. Mein Bruder lacht auch auf diesem Foto von damals. Er hatte immer dieses Sofort-Lächeln für eine Kamera. Er hatte auch mehr zu lachen, glaub ich.
Als mein Vater nicht mehr da war, hat meine Mutter immer gesagt, daß mein Bruder jetzt „Der Mann im Haus ist". Das sollte soviel heißen, daß er uns, also meine Schwester, meine Mutter und mich, jetzt beschützt. Ich fühlte mich nicht beschützt von meinem Bruder. Der war's doch, der mich ganz oft durch den Kakao gezogen hat! Und meine Mutter hat ihn machen lassen.
Aber ich hab gemerkt, daß meine Mutter meinen Bruder lieb hat, also konnte ich vielleicht über meinen Bruder die Liebe meiner Mutter bekommen? Wenn ich es ihm recht machte, war ich ihr vielleicht auch einmal recht?

Einmal hat mein Vater uns besucht. Ich war total verdattert. Ich wußte nicht genau, was ich dachte. Aber irgendwie dachte ich schon, daß es ihn nicht mehr gibt.
Da stand er dann in der Tür und hat ein doofes Gesicht gemacht: „Oh, Ihr lebt aber!" Da war meine Mutter sehr stolz, daß er das gesehen hat, wie wir leben. Daß sie als alleinerziehende Mutter so gut zurecht kam. Wie er diesen Satz gesagt hat, hat sie noch jahrelang immer wieder erzählt.
Ich hab mich zwar gleich mitgefreut, aber irgendwie war mir nicht klar, warum sie so stolz war, daß sie soviel „allein geschafft" hat. Sie hat doch schon vorher alles allein geschafft: Ich hab ganz genau gesehen, daß *sie* immer gekocht und geputzt und gewaschen und gebügelt hat. Mein Vater ist ganz früh weg, und wenn er überhaupt was gemacht hat, dann höchstens am Auto. Aber die ganze Arbeit hat meine Mutter immer allein gemacht. Ich hab sie nie einfach nur so dasitzen sehen, ohne daß sie irgendetwas machte, auch nicht beim Fernsehen. Wenn sie jetzt eine „alleinerziehende Mutter" sein sollte und vorher nicht, dann konnte ich mir den Unterschied nicht so

richtig erklären. Also, ich hatte nicht den Eindruck, daß sich irgendwas geändert hatte.

> Bei Paaren in industrialisierten Ländern wird zwischen zwei Dritteln und drei Vierteln der Hausarbeit von Frauen geleistet. In den meisten Ländern erledigen Frauen annähernd doppelt soviel unbezahlte Arbeit wie Männer.
>
> UN-Veröffentlichung: „The World's Women 1995. Trends and Statistics", S. 106f

Und dann hat sie ihm gleich erzählt, daß sie schon soviel gespart hat, daß sie sogar überlegt, ein Haus anzuzahlen.
Besonders stolz war sie, daß sie ihm noch sagen konnte, daß er ja nur 300 Mark im Monat zahlt, „und das für drei Kinder!" Da hat mein Papa immer gesagt, daß „andere Väter" noch nicht mal das zahlen, und daß er einer von denen wäre, die sich kümmern.

> Nur ein Drittel aller alleinerzogenen Kinder unter 12 Jahren erhält Unterhalt vom abwesenden Elternteil - meist weniger als zu zahlen wäre.
> Ein weiteres Drittel der Kinder erhält keinen Unterhalt, weil das Einkommen des Zahlungspflichtigen unter dem Selbstbehalt liegt.
> Ein letztes Drittel aller alleinerzogenen Kinder unter 12 Jahren erhält keinen Unterhalt, weil die Unterhaltspflichtigen - meist die Väter - sich ihrer Pflicht entziehen.
> Für Väter, die nicht zahlen, zahlt der Staat, also wir alle.
>
> Verband alleinerziehender Mütter und Väter - VAMV e.V., Bonn,
> Informationsmaterial von 1997

Anspruch auf Unterhalt für sich selbst hätte meine Mutter auch schon die ganze Zeit gehabt, aber darauf hatte sie verzichtet. Sie meinte, daß sie das nervlich nicht geschafft hätte, das auch noch gegen seinen Widerstand durchzusetzen. Da ist sie dann lieber Vollzeit arbeiten gegangen - während mein Bruder elf war, ich sechs und meine kleine Schwester gerade drei.

> Die eigentliche Frage bei Unterhaltszahlungen ist die Tatsache, daß für Frauen und Männer nach wie vor „gleicher Lohn für gleiche Arbeit" *nicht* gilt:
> Frauen verdienen nur ca. 2/3 des Lohnes, den Männer erhalten.
> (Im produzierenden Gewerbe fällt das Verhältnis für Frauen nur wenig günstiger aus.)
>
> Frankfurter Allgemeine Zeitung, 26.03.1997, vgl. Brigitte 5/98 u.a.

Trotzdem hat meine Mutter die Zeit in Wolfsburg immer als „beste“ in ihrem Leben beschrieben:

> Frauen sind außerhalb der Ehe ausgeglichener und gesünder.
>
> FALUDI, SUSAN: „BACKLASH. DIE MÄNNER SCHLAGEN ZURÜCK“ 1995, S. 48F UND S. 73FF

Mit uns hat mein Vater auch darüber geredet, daß er ein ganz toller Papa sei, weil er soviel zahlt. Aber viel öfter hat er uns ausgefragt, was meine Mutter über ihn erzählt - und über Ebingen und überhaupt. Da konnt ich aber nie was sagen, weil meine Mutter nichts erzählt hat und weil ich auch schon wieder soviel vergessen hatte.
Ich wußte zwar noch, daß da was war, aber was ...?

Und wenn wir mit meinem Vater weg gewesen sind, hat wiederum meine Mutter so viele Fragen gestellt, ob er was gesagt hat. Klar hatte er was gesagt: daß ich die Schnürsenkel zubinden soll und daß meine Schwester nicht kleckern soll und so. Aber damit war meine Mutter irgendwie nicht zufrieden, als ich ihr das sagte, aber erleichtert war sie. Warum weiß ich auch nicht. Schnürsenkel zubinden konnte ich schon lange!

Wir sollen dann noch einmal die Ferien bei meinem Vater verbracht haben. Aber von den Ferien weiß ich rein gar nichts mehr ...

Wir sind dann nicht in ein neues Haus in Wolfsburg gezogen. Meine Eltern haben wieder geheiratet. Und da ist ein großer Laster gekommen, in den haben meine Eltern alles gepackt. Und wir sind vorne in den Laster. Das war ganz toll. Da haben wir ganz hoch gesessen und die ganze Straße gesehen. Wir sind losgefahren, als es schon dunkel war, da haben wir alle Lichter von den Autos gesehen. Am nächsten Morgen war ich ganz sauer, weil ich es nicht geschafft hatte, wach zu bleiben. Ich wollte so gerne weiter von hoch oben auf die Lichter auf der Straße gucken!*

---

* (Mit-) TäterInnen eines gemeinsam begangenen Verbrechens halten in der Regel lebenslang Kontakt, um so die Kontrolle über den/die andere/n zu behalten. Nichts in ihrem Leben verunsichert sie mehr, als die ständige Angst vor der Aufdeckung der Tat durch die/den Komplizin/-en.

5. Albstadt-Ebingen II

Spätestens jetzt, mit sieben Jahren, hatte ich Selbstmordgedanken. Daß ich abends wach lag und hoffte, am nächsten Morgen nicht mehr aufzuwachen, war schon lange normal. Das kannte ich. Gewünscht habe ich es mir nicht, daß ich am nächsten Morgen nicht mehr aufwache, ich hab mir nämlich gar nichts mehr gewünscht. Weil: da gab es niemand, von dem ich mir etwas hätte wünschen können. Von meinen Eltern wollte ich ja gerade weg, und Gott war ein Mann – das war hoffnungslos! Ohnehin war mir schon aufgefallen, daß Erwachsene meist „Furchtbar!" meinen, wenn sie „Mein Gott!" oder „Oh, Gott!" sagen.

Also habe ich immer versucht, alles aus mir heraus zu schaffen. Und abends im Bett habe ich mich so sehr ich nur konnte darauf konzentriert, am nächsten Morgen nicht mehr zu leben. Aber ich bin trotzdem immer wieder aufgewacht. Irgendwann verlor ich die Hoffnung, daß das mal klappen würde.

Ich begann unbewußt, Informationen darüber zu sammeln, wie Menschen ihr Leben beenden können. Ich beobachtete zum Beispiel, wie die Leute sich in Filmen umbrachten – oder umgebracht wurden.

Dabei hab ich nie verstanden, warum die sich die Pulsadern immer quer durchschnitten, wo doch die Adern längs liefen. Das hätten die doch wissen müssen! So haben die sich ja nur immer die Sehnen durchgeschnitten und viel Sauerei gemacht. Als würde das Blut in Schleifen den Arm entlang fließen! So doof kann mensch doch gar nicht sein! Ich wollte das nicht so stümperhaft machen. Wenn, dann sollte es auch klappen. Also war ich weiter aufmerksam, wenn es um den Tod ging, und sammelte Informationen, soweit ich konnte. Das gab mir ein Gefühl von Sicherheit.

> Eine Dortmunder Studie zeigte, daß Opfer sexueller Gewalt in der Kindheit doppelt so oft Suizidgedanken hatten/haben wie Nichtbetroffene.
> Bei Selbstmordversuchen fällt das Verhältnis noch drastischer aus.*
>
> Bange 1992, S. 170

Wir haben wieder in einem Hochhaus gewohnt, aber da waren dann fast nur normale Häuser drumherum. Wir haben wieder ziemlich weit oben gewohnt. Der Onkel war in Wolfsburg geblieben, aber die Oma, die Mutter von meiner Mutter, haben sie mitgenommen. Die wohnte dann mit uns. Das war auch die einzige, die ein eigenes Zimmer hatte. Wir, also mein Bruder, meine

---

* Suizidgedanken kamen bei 67% der befragten Studentinnen und 64% der befragten Studenten, die sexuelle Gewalt erlitten hatten, vor. In der Kontrollgruppe der Nichtbetroffenen nur bei 35% der Frauen und 36% der Männer. 13% der Frauen, die sexuelle Gewalt erlebten, hatten einen Selbstmordversuch hinter sich und nur 1% derer, die keine sexuelle Gewalt erfahren hatten.

Schwester und ich, haben uns ein kleines Zimmer geteilt. Und meine Eltern hatten das Schlafzimmer.

> Frühjahr 1996: Mein Telefon klingelt mitten in der Nacht. Meine Schwester, in Tränen aufgelöst: „Olga, ich hab eben gesehen, wie der Papa über mir lag, wie er ... wie er ganz, er hat es ganz gemacht. Das war am Nachmittag, die Fenster waren offen, der Wind hat die Gardinen aufgeblasen, auch die Zimmertür war auf. Das war in einem Schlafzimmer mit lauter Möbeln aus hellem, glatt-glänzendem Holz. Der Schrank rechts, das Bett links und so ein Spiegel, den man rechts und links klappen konnte, an der Wand gleich links." Pause. Ihre Worte lauten: „Hat es jemals so bei uns ausgesehen?", während ihre Stimme sagt: Olga! Sag mir bitte, daß wir nie solche Möbel hatten!
> (Meine Schwester erinnert sich an so gut wie nichts aus ihrer Kindheit, sie ist ein einziges schwarzes Loch für sie.)
> Ich: „Das Schlafzimmer, das Du beschrieben hast, ist das Schlafzimmer im Hochhaus in Ebingen, und die Möbel, das sind die, die wir aus Wolfsburg mitgebracht hatten. In der Zeit warst Du zwischen drei und fünf Jahren alt. Ich kann Dir leider nichts anderes sagen."

Einmal hat mich meine Mutter beim Wecken so doll geschüttelt, daß das ganze Bett mitgewackelt hat. „Die ist aber stark!", dachte ich, noch halb im Schlaf. Aber eigentlich war es ein Erdbeben: Der Zollerngraben bebte, und alle Betten haben gewackelt. Meine Mutter hat mich dann ganz schnell angezogen. Wollte sie wenigstens. Sie hat soviel Hektik gemacht, daß ich ganz durcheinander war und dann auch die Strumpfhose umgekehrt angezogen hab. Sonst hätte sie sofort was gesagt, aber das war dann wohl nicht wichtig. Wir sind dann alle ins Auto auf dem Parkplatz. Meine Eltern haben sogar einen Koffer mitgenommen. Ich fand das gar nicht einleuchtend, daß es in dem Auto sicherer sein soll, als im Haus. Wenn das umgekippt wäre, dann hätte es ja auch passieren können, daß es in unsere Richtung umkippt und wir das ganze Haus auf unser Auto kriegen! Da hätten wir schon rausfahren müssen, wo keine hohen Häuser standen. Aber andererseits war mir das auch wieder lieber, als im Haus zu bleiben, weil: wenn das ganze Haus auf's Auto kippt, wär ich gleich ganz tot gewesen.
Mein Bruder ist dann irgendwann doch ins Haus gegangen, ihm war das zu langweilig im Auto. Mir auch, aber ich durfte nicht weg. Wir haben dann beobachtet, wie die anderen Leute tütenweise kaputtes Geschirr rausgetragen haben. Bei uns ist nicht soviel kaputt gegangen. Und hinterher hab ich mich über die „Richterskala" schiefgelacht. Als wenn das böse, böse Erdbeben jetzt verurteilt wird, weil es soviel kaputt gemacht hat!
Eigentlich wollte ich, daß es nochmal bebt, weil ich gar nicht gesehen hatte, wie die Hochhäuser geschwankt sind. Ich hätte gerne mal gesehen, wie beschwipste Hochhäuser aussehen. Aber nochmal hat es dann nicht gebebt.

In unserem Flur war ein Sofa. Von dem Sofa hab ich ein Foto. Da sitze ich, wie ich gerade in einem Buch lese: „Meine schöne Märchenstunde". Und auf noch einem Foto hab ich eine Puppe neben mir sitzen. Die trägt auch so ein Kleid, wie ich sie damals meistens anhatte: mit Rüschen und Minirock. Das war meiner Mutter sehr wichtig, daß wir immer „ordentlich" angezogen waren.

In Ebingen ging ich in die Schalksburgschule. Da ist auch Sybille hingegangen. Die hat ein paar Straßen weiter gewohnt. Ihre Mutter hatte Krebs und keine Haare mehr. Da hat sie sich dann eine Perücke aufgesetzt. Sie war aber auch ohne Haare nett. Mit Sybille bin ich manchmal ins Schwimmbad gegangen. Einmal ist es sehr spät geworden. Da bin ich erst so um acht Uhr nach Hause gekommen. Aber es war noch ganz hell! Mein Vater hat schon im Hausflur auf mich gewartet: Er hatte die Hände zu Fäusten geballt und nur rumgeschrien, daß ich mich rumtreiben würde, daß er mir schon zeigen würde, wer hier das Sagen hat ... Ich hatte solche Angst, daß ich Schluckauf bekommen hab. Da hat mein Bruder gesagt, er soll aufhören, ob er denn nicht sieht, daß ich Angst habe. Das war das einzige Mal, daß mein Bruder irgendwie für mich eingetreten ist.

Mein Vater hat trotzdem weitergeschrien: „Da hätte sonst was passieren können! Was hast Du gemacht? Mit wem hast Du Dich rumgetrieben? Mmh?! Kannst mir ruhig gleich alles sagen!" Ich wußte gar nicht, wovon er redet, ich hatte auch schon gesagt, daß ich mit Sybille schwimmen war! Irgendwann hab ich auch nicht mehr richtig zuhören können, weil ich solche Angst hatte. Meine Mutter hat nichts gesagt.

Hinter dem Hochhaus gab es einen Spielplatz, aber den fand ich ziemlich langweilig. Ich war ja auch schon in der zweiten bzw. dann in der dritten Klasse! So richtig schön war nur noch ein Abenteuerspielplatz, aber da mußten wir mit dem Auto hinfahren. Als meine Schwester hoch oben auf der Schaukel saß, hat mein Vater gerufen, daß er sie auffängt. Sie sprang – und schlug hart auf. Er hat dann hinterher gesagt, daß er meinte, sie soll erst springen, wenn die Schaukel schon langsamer geworden ist. Ich hab mich nur gewundert, daß sie ihm überhaupt geglaubt hat. Ich hab ihm schon lange nichts mehr geglaubt. Aber vielleicht hat sie es auch einfach als Befehl aufgefaßt. Vieles, was mein Vater sagte, war wie ein Befehl gesagt – und gemeint. Da hatte sie also das ganze Kinn aufgeschlagen. Damit mußte sie sogar zum Arzt.

Auf die Insel Mainau sind wir auch mal gefahren, das sollte dann sowas wie ein „Familienausflug" sein. Meine Mutter wollte unbedingt die Blumen sehen. Da hatte sie große Freude dran. Mein Vater hat den ganzen Tag rumgemosert. Es hat überhaupt keinen Spaß gemacht.

Sonst sind wir nie irgendwohin gefahren. Die Sonntage waren die schlimmsten Tage in der Woche. Normalerweise mußten wir irgendwelche Verwandten besuchen. Da saß mein Vater dann und hat sich langsam volllaufen lassen. Wir hatten nichts zu tun, außer ruhig dazusitzen und uns von ihm vorführen zu lassen: Er als Familienvater! Manchmal durften wir fernsehen, während er und die anderen im Hintergrund immer lauter wurden. Dann haben wir sowieso nichts mehr verstehen können. Meine Mutter hat dann auch den Führerschein machen müssen. Das wollte mein Vater so, damit sie ans Steuer konnte, wenn er getrunken hatte, sagte er. Da hat sie ihn also gemacht, obwohl sie eine Riesenangst vorm Fahren hatte. Und als er dann wieder voll war, hat er trotzdem jedesmal getönt: „Was! Natürlich kann ich noch fahren! Ich hab doch nichts getrunken!" Also saßen wir jedesmal mit einem Volltrunkenen am Steuer im Auto. Und meine Mutter saß neben ihm. Mich wundert bis heute, daß er weder einen Unfall baute noch je erwischt worden ist. Aber die Tatsache, daß er getrunken hatte, hat noch nie geheißen, daß er nicht wußte, was er tut. Er wußte am nächsten Tag auch immer, daß er trotzdem gefahren ist, obwohl meine Mutter extra den Führerschein mitgenommen hatte. Und dann hat er gesagt, daß sie das nächste Mal deutlicher sagen soll, daß sie fahren will. Aber meine Mutter wollte ja schon nicht fahren, wenn sie nüchtern war!

Ich war jedesmal froh, wenn wieder Montag war.

Außerdem sind wir sonntags meistens in die Kirche, d.h.: meine Eltern sind nicht so oft wie wir in die Kirche. Schön war, daß sie einen Kindergottesdienst hatte. Der war nicht ganz so langweilig, wie der normale. Und da gab es ein Lied, da ging der Refrain so: „Kommt, sagt es allen Leuten" Und ich hab gedacht, daß ich jetzt vielleicht sagen könnte, was ich nicht sagen durfte. Aber ich wußte es einfach nicht. Ich hab versucht, richtig konzentriert nachzudenken, aber es fiel mir einfach nicht ein. Ich wußte sogar schon einiges nicht mehr, was ich vorher noch gewußt hatte: zum Beispiel, daß meine Mutter mich nachts aus dem Bett geholt hat. Und an den ekligen Geschmack hab ich mich auch nicht mehr erinnert. Trotzdem war da immer irgendwas in meinem Mund, was ich mit einem anderen Geschmack überdecken wollte. Und ich hatte immer einen Kloß im Hals. Ich hab immer weniger geatmet, als ich eigentlich wollte.

Und so hatte ich auch diese leisen Spuren in meinem Gedächtnis, die zuvor noch vorhanden waren, verwischt, als mein Vater wieder bei uns einzog – und mit ihm eine ständig gespannte, gewalttätige Atmosphäre.

In Ebingen hab ich auch die Kommunion mitgemacht. Da haben wir ein weißes Kleid gekauft und einen Kranz fürs Haar und weiße Schuhe. Ich bin gar nicht gern Kleider einkaufen gegangen, weil ich damals ganz schnell zugenommen hatte, als wir wieder nach Ebingen und zu meinem Vater gezogen sind. Eigentlich hätte ich noch so ein rundes weißes Tuch, um es unten an die Kerze zu tun, haben müssen. Das hätte ich auch gerne gekauft, weil ich das nicht anprobieren mußte. Aber das war sehr teuer. Also wollte meine Mutter das selbst machen. Das hat sie dann doch nicht gemacht oder nicht geschafft oder so. Dann wollte sie es ausleihen. Am Ende bin ich dann – als einzige – ohne dieses weiße Ding für die Kerze zur Kommunion. Das heiße

Wachs fiel die ganze Zeit auf meine Hand, und ich hätte die Kerze fast fallenlassen. Ich hatte einfach nicht daran gedacht, wozu das Tuch sein sollte. Da wußte ich es dann. Und da hatte ich dann auch eine Vorstellung davon, was es heißt, die, wie sie sagten, „Braut Christi" zu sein: Schmerz.
Ich hatte auch einen Spruch aufzusagen. Da mußte ich vorne ans Mikrofon – als einzige ohne dieses Ding! Ich wäre am liebsten auf der Stelle in den Boden versunken.
Für die Fotos hat meine Mutter dann so ein Ding geliehen. Da mußte ich vorher die Haare aufdrehen und mich jeweils neben alle mit der Kerze stellen. Ich sehe auf allen Fotos aus wie sieben Tage Regenwetter!
Ich fand die Kommunion auch ziemlich eklig: Schließlich wurden wir da ja irgendwie zu Menschenfressern gemacht. Von mir aus hätte ich nie das Blut von einem anderen getrunken und von seinem Fleisch gegessen! Auch nicht nur so als ob. Ich war dann auch sehr erleichtert, daß wir nur Oblaten gegessen haben.
Für meine Mutter war das alles sehr wichtig. Wir sollten „anständige Kinder vor dem Herrn sein". Und sie war auch sehr zufrieden während der Feier. Zu dem Wachs auf meinen Händen hat sie nichts gesagt. Sie war noch ein anderes Mal zufrieden: Da ist sie mit mir zum Kinderarzt gegangen. Der hatte ein wunderschönes Treppenhaus. Unten waren ganz kleine Steine in bunten Mustern auf dem Boden, und das Geländer war aus ganz glattem Holz. Die Stäbe waren dick und rund geschliffen und hatten eine schöne Form. Ich bin immer mit meinen Händen darübergefahren, wenn wir hochgingen. Ich weiß nicht mal mehr, weswegen wir da eigentlich hingegangen sind. Aber ich weiß noch, daß meine Mutter wieder dieses zufriedene Gesicht machte, als sie dem Arzt was erzählt hatte und er mir dann die Hose und die Unterhose auszog. Immer wenn meine Mutter so zufrieden guckte, wußte ich, daß etwas Schreckliches passieren würde – und vor allem, daß ich Schmerzen haben würde. Das war auch dieses Mal so: Der Arzt hat ganz ausführlich und lange eine Salbe überall zwischen meine Beine geschmiert. Das hat ihm Spaß gemacht, das hab ich genau gemerkt! Und am Abend hatte ich furchtbare Schmerzen, während ich auf der Toilette war. Da hab ich versucht, ganz wenig zu trinken, damit ich nicht so oft mußte. Es hat noch tagelang wehgetan. Meine Mutter hat immer gelächelt, wenn ich heulend vom Klo kam. Mein Bruder wollte nichts davon mitbekommen, daß ich Schmerzen hatte. Da hat er dann gesagt, daß ich ruhig sein soll. Meine Mutter hat dann wieder gelächelt: „Jetzt laß sie doch weinen, wenn es ihr wehtut!" Sie hat mir nie gesagt, warum sie das gemacht hat.

Aus der Krankenakte geht unter dem Datum vom 27.4.79 hervor, daß die achtjährige Olga einen Fluor vaginalis, also einen Ausfluß hat. Dies ist als altersuntypisch zu bezeichnen. Einige Tage später verschreibt der Kinderarzt, nachdem andere Salben nicht angeschlagen hatten, Pimafucin-Salbe. Dieses Medikament ist auch heute noch auf

dem Markt und wirkt gegen Pilzinfektionen und/oder Trichomonaden. Letzteres sind Kleinstlebewesen, die beim Geschlechtsverkehr übertragen werden können. Obwohl bei Scheideninfektionen bei Kindern sexueller Mißbrauch immer in Betracht gezogen werden muß, hielt der Kinderarzt es nicht für notwendig, einen Abstrich zu machen, um den wahren Auslöser des Ausflußes zu bestimmen. Er notierte wörtlich: „Möse ist immer feucht".
Pimafucin-Salbe wird im Allgemeinen als angenehm kühlend empfunden. Daß sie Schmerzen beim Wasserlassen verursachte, ist nur durch Verletzungen im Bereich des Harnröhrenausgangs zu erklären. Verletzungen in diesem Bereich setzen beträchtliche Manipulationen voraus. Kommentar einer Ärztin: „Ein Finger reicht nicht."
Dem Kinderarzt war bekannt, welche Schmerzen mir die Salbe verursachte.

In dieser Zeit habe ich immer mehr geahnt, daß es in anderen Familien tatsächlich anders war als bei uns. Einfach weil es Kinder gab, die eine Fröhlichkeit hatten, die ich nicht kannte.

6. Balingen

In der vierten Klasse war ich wieder an einer anderen Schule. Das war in Frommern, und ich war gerade zehn. An eine Lehrerin erinnere ich mich sehr genau: schon älter, graue Haare. Sie hat den Handarbeits- und Werkkundeunterricht gegeben. Die Jungs durften basteln. Ich wollte auch basteln, aber wir mußten Topflappen häkeln. Also habe ich die Topflappen so schnell ich konnte gehäkelt, weil ich dachte, daß ich dann bestimmt basteln darf. Pustekuchen! Als ich ihr das fertige Paar hingelegt hab und schon zu den Holzsachen rüberwollte, hieß es, daß ich erst basteln darf, wenn ich *nochmal* ein Paar gehäkelt habe. Sie dachte wohl, daß ich das in der Unterrichtseinheit nicht mehr schaffe. Da hatte sie sich geschnitten. Ich hab ihr gleich darauf das zweite Paar blöder Topflappen hingelegt. Da hielt sie es wohl für pädagogisch unklug, ihre Zusage nicht einzuhalten, und endlich habe ich basteln dürfen: die „Kontiki", ein Schiff aus Balsaholz.

Damals – in der vierten – sind wir Mädchen in den Pausen immer Gummigesprungen: zwei von uns haben sich in ein großes, rundes Gummiband gestellt und es mit den Beinen auseinandergehalten. Und dazu haben wir Reime aufgesagt, in deren Rhythmus wir abwechselnd irgendwelche Figuren am Gummi gesprungen sind. Ich war gut im Gummispringen, auch wenn das Band ganz hoch war. Nur wenn ein besonderer Reim kam, war ich unkonzentriert: „Peter Alexànder, Beine auseinànder, Beine wieder zù, und raus bist Dù!" Bei „Beine auseinander" ist mir ganz heiß geworden.

In der vierten Klasse fing meine Haut an, verrückt zu spielen: Akne! Auf den Klassenfotos von der vierten Klasse hatte ich schon Pickel im Gesicht. Ich habe immer dran rumgekratzt. Das gab dicke, rote Pusteln, die mir wiederum sehr peinlich waren. Auch wenn ich selbst gekratzt hatte, wollte ich nicht, daß die anderen das sehen. Ich hatte das Gefühl, daß ich damit etwas ausplaudere. Was das sein soll, wußte ich wieder nicht. Es war nur eben klar, daß ich nichts erzählen, nichts sagen darf.
Aber ich konnte nicht anders! Ich habe weiter an mir rumgedrückt und -gekratzt. Später auch noch an anderen Stellen: Über die Jahre habe ich ganz schlimme Akne an den Oberarmen und am gesamten Oberkörper bekommen. Ganz besonders stark und lange habe ich rumgekratzt, wenn ich mich hinsetzte, um meine Hausaufgaben zu machen. Hausaufgaben hab ich normalerweise gern gemacht, die waren auch nie schwer für mich. Ich hatte gar keinen Grund, mich davor zu drücken. Aber ich bin trotzdem fast jeden Tag regelrecht über mich hergefallen, auch mit Nadeln. Immer dann, wenn ich meine Hausaufgaben machen wollte. Manchmal aber auch mehrmals am Tag.
Überhaupt habe ich mich kaputt gemacht, wenn ich etwas tun wollte, was ich gerne gemacht habe. Soweit hatte ich es nach einer Weile herausbekommen.

Aber an sich war mir überhaupt nicht klar, was da stattfindet. Ich habe getan, ohne zu wissen.
Es war eine Art ständige Selbstbestrafung. Nur daß mir nichts einfiel, was das gerechtfertigt hätte. Ich hatte doch nichts getan! Oder hatte ich etwas getan? Mir fiel einfach nicht ein, was das gewesen sein sollte.

> Der Zusammenhang zwischen Mißbrauch in der Kindheit und autoaggressivem Verhalten ist inzwischen hinreichend belegt. Häufige Selbstverstümmelungen und andere anfallartige Angriffe auf den eigenen Körper treten offensichtlich besonders häufig bei Opfern auf, die bereits in frühester Kindheit mißbraucht wurden.
>
> Herman 1994, S. 152

Ich wäre damals nicht darauf gekommen, das, was ich da machte, „Selbstzerstörung“ oder gar „Selbstverstümmelung“ zu nennen. Es war einfach nur, wie es war – und so wie es war, war es schrecklich.
Ich begann so automatisch mir die Haut zu zerstören, wie ich irgendwann begonnen hatte, mir meine Fingernägel selbst zu schneiden. Zu Beginn hatte ich eben nur „eine sehr frühe Akne“ und kratzte eben mehr als andere daran herum.
Das fing in der vierten Klasse an und zieht sich durch mein gesamtes Leben. Als ich einen Busen bekam, wurde auch dort die Haut schlecht. Und ich habe gekratzt, bis es blutete – stundenlang! Es gab Phasen, in denen es aussah wie bei einer Leprakranken. Und so habe ich mich auch gefühlt: aussätzig. Kaputt ist die Haut auf jeden Fall auch heute. Nur daß zu der Akne mittlerweile etliche Narben gekommen sind.
Wenn ich mich dabei erwischt habe, wie meine Finger wieder über mein Gesicht oder mein Dekolleté fuhren (absurd schöner Name, für das, was sich unter meinen Blusen befand), habe ich versucht, mich irgendwie abzulenken. Es hat nie etwas genützt.
Ich war schon froh, wenn ich einen Anfall verzögern konnte – oder verkürzen. Selbst dann bin ich jedesmal fast gestorben. Ich war mir wirklich nicht sicher, ob ich ein Danach nach der Panik noch erleben würde, ob ich da jemals wieder rauskommen würde.
Ich fühlte mich hilflos angefallen, als wenn jemand anderes sich über mich hermacht.
Das Schlimmste an all dem war, daß ich wußte, daß es unlogisch war. Und ich hasse Dinge, die unlogisch sind! Ich wußte ganz genau, was ich zu tun und was zu lassen hatte, wenn ich gesunde Haut haben wollte. Aber ich konnte nichts dagegen tun. Und das Allerschlimmste war, sich nicht auf sich selbst verlassen zu können. Gar nicht mehr zu wissen, was passieren würde, und das dann auch nicht im geringsten beeinflussen zu können. Die totale Ohnmacht. Selbstzerstörung als die einzig mögliche Art des Ausdrucks.

Während ich meine Haut zerstörte, habe ich manchmal etwas gedacht, zum Beispiel, daß ich aufhören sollte, oder so etwas. Das kam aber irgendwie nicht bei mir an. Ich hatte nicht das Gefühl, daß ich etwas tun kann, daß es oder wer oder was auch immer aufhört.
Meistens habe ich aber gar nichts gedacht. War einfach nur wie tot. Nichts gefühlt, nichts gehört, mit verschleiertem Blick. Ich hatte mich abgekoppelt von mir selbst.

Damals begann auch meine Odyssee durch die Hautarztpraxen: Bestrahlungen und Salben und Masken und Cremes und alles, was es überhaupt gegen Akne gab. Es hat aber nie was genützt: einmal, weil die Haut stärker von innen brannte, als die Cremes sie löschen konnten: sie produzierte weiter Pickel. Zum anderen, weil ich eben nicht die Finger von meiner Akne lassen konnte. Es ging einfach nicht. Ich war so unglücklich darüber, daß ich das machte, daß ich es auch nicht ansatzweise beschreiben kann. Ich habe teilweise vor Verzweiflung geheult – *während* ich meine Haut zerstörte.
Und doch wußte ich bei all dem, daß der Fehler nicht bei mir lag. Ich fand einfach nichts an mir, was ich ernsthaft so schrecklich finden konnte, daß es *das* hätte erklären können. Und ich war immer ganz sicher, „daß da etwas mit mir passiert sein muß, das mich so durcheinander gebracht hatte." So unsicher und von Zweifel durchfressen mein ganzes Dasein war, ich erfuhr im täglichen Leben immer wieder, daß ich die Dinge richtig einzuordnen weiß – und dieser eine Punkt, daß es nicht an mir liegt, war immer da. Dieser Punkt war klar und fest in mir. Wenn auch so verschüttet wie nur irgendwas.

Die beiden HautärztInnen, bei denen ich in Balingen war, waren auch nicht geeignet, mir Erleichterung zu schaffen: Bei dem einen habe ich auch Bestrahlungen bekommen, jede Woche zwei bis drei Mal. Die Bestrahlungslampe war in einem Raum, der von außen zugänglich war. Und der Hautarzt hat noch nicht mal eine Art Badezimmerriegel eingebaut, so daß wenigstens während der Behandlung keine/r reinkommen konnte. Als Dreizehnjährige habe ich versucht, das zu ignorieren und nur an meine Haut gedacht, und daß ich etwas unternehmen muß. Aber einmal wurde die Tür aufgerissen, während ich oben ohne unter der Lampe lag. Die- oder derjenige hat die Tür sofort wieder zugezogen. Ich bin da nie wieder hin. Solche Räumlichkeiten, die dann tatsächlich „Behandlungszimmer" genannt wurden, habe ich noch des öfteren erlebt.
Bei einer anderen Hautärztin, da war ich schon 15, bin ich im Behandlungszimmer in Tränen ausgebrochen. Sie darauf: „Sie können gerne noch einen Moment hier sitzenbleiben. Ich schreib' Ihnen ein neues Rezept aus. Das liegt dann an der Rezeption für sie bereit." Dann ist sie rausgegangen.
Ich habe so ziemlich alles auf meiner Haut gehabt, was der deutsche Pharmamarkt bietet. Es hat alles nichts geholfen, nichts bewirkt, oder aber nur ein

paar Wochen. Die Verzweiflung darüber jedoch wirkte – und wirkt noch heute. Jede einzelne Sekunde.

Meine Mutter ist mit mir nach Balingen gefahren, um mich auf dem Gymnasium anzumelden. Wir standen im Sekretariat des Rektors, als ich mich gerade umdrehte: Ich hatte seinen Hosenschlitz genau vor meinem Gesicht. Schock! Ich war gerade zehn und so groß, daß ich diese Perspektive normalerweise nicht mehr hatte, aber der Rektor vom Gymnasium war riesig – über zwei Meter, glaub' ich! Ich war erstarrt, irgendetwas hatte sich in mir gedreht. Diese Cordhose! Ich mußte an den Vater von Tina denken. Ich hasse Cord.

In die Schule bin ich damals mit dem Bus gefahren. Zillhausen, wo meine Eltern ein Haus gebaut hatten, lag außerhalb. In Balingen habe ich dann die Stadtbücherei entdeckt: von da an bin ich jede Woche mit einer Tasche voller Bücher nach Hause gekommen – und hab sie auch alle gelesen, bis zur nächsten Woche. Manchmal war die Tasche so schwer, daß ich mehrmals absetzen mußte, bis ich alle Bücher bei mir zu Hause hatte.

Vorher, also bis ich neun war, hatte ich, auf der Suche nach etwas Lesbarem, den Stapel der Heftchenkrimis und Liebesromane, die meine Oma immer gelesen hat, im Keller aufgestöbert. „Bianca“ und „Jerry Cotton“.
Jerry Cotton hab ich gern gelesen. Die ersten Heftchen waren sehr spannend, aber irgendwann lief es eben immer nach demselben Muster ab: Verbrechen – Chaos – Jerry Cotton taucht auf und bringt als großer Held alles wieder ins Lot. Nur an eins erinnere ich mich noch ganz genau: Da wurde eine Frau beschrieben, das heißt vielmehr ihr Körper: „Sie war die fleischgewordene Barbie. Ihre Taille war so schmal, daß ein kräftiger Mann sie sogar mit einer Hand hätte umfassen können!“ Das fand ich faszinierend und abstoßend zugleich: Ich hatte das Bild vor mir, wie ein Mann diese Frau mit einer Hand in der Mitte durchquetscht, ich sah das Fleisch blutig zwischen seinen Fingern hängen, bis sie in zwei Teile fiel.
Von den ganzen sogenannten „Liebesromanen“ fand ich nur einen interessant: Da sollte eine junge Frau auf eine Farm zu einem Bekannten ihrer Mutter ziehen, nachdem sie gestorben oder weg oder so war. Der Bekannte hat sie abgeholt und ist mit ihr im Jeep zur Farm rausgefahren. Es hat furchtbar geregnet, und sie mußten unter „dramatischen Umständen“ einen Baum von der Fahrbahn räumen. Also haben beide zusammen angepackt, waren schmutzig und durchnäßt. Gefährlich war es auch, weil der Baum fast über die Junge gerollt wäre, weil alles so schlammig war und der Stamm den beiden aus den Händen rutschte.
Und schließlich, auf der Farm, merkt der Mann dann erst, daß er eine Frau vor sich hat! Und schreit sie an, warum sie ihm das nicht gesagt hat: „Sonst hätte ich Dich nie an den Baumstamm gelassen!“

Weil sie einen neutralen Vornamen hatte, kurze Haare trug, weil sie wie ein Junge angezogen war und in der Dämmerung nicht viel zu erkennen war, hatte er tatsächlich gedacht, sie ist einer – und sie sofort ganz anders behandelt. Nur aufgrund dessen! Wie blöde! Da hätt' er noch bis zum nächsten Morgen im Schlamm gesteckt, nur weil er sie nicht hätte helfen lassen.
Zu Hause las ich – immer und überall. Auch wenn ich ans Telefon ging oder die Tür öffnete, behielt ich mein Buch vor der Nase. An ein Buch, das ich am Stück gelesen habe, erinnere ich mich besonders: „Outsiders" von Susan E. Hinton* – das las ich in einem Rutsch, ebenso wie: „Dreams and Memories. They Almost Killed Her." von Lavinia Harris.** Später, mit zehn oder elf, hatte ich nach kurzer Zeit alles, was mich in der Jugendbuchabteilung der Stadtbücherei interessierte, durch. Das war schnell langweilig geworden, und so dachte ich mir, daß jetzt etwas Anspruchsvolles her muß. Also bin ich zur Information in der Bücherei: „Ich hätte gern ein Buch von einem Nobelpreisträger!" Die Frau dort schaute so unter ihrem Pony hoch: „Die Kinderbücher sind unten. Da wirst Du schon was finden, was Deinem Alter entspricht." Ich fand nicht, daß sie adäquat reagiert hatte – und hab auch nicht locker gelassen. Als ich schließlich ging, hatte ich „Hundert Jahre Einsamkeit" von Garcia Marquez*** in der Hand – ein Riesenschinken! Über 450 Seiten lang! Den hab ich dann bis zu Zweidrittel gelesen, genau genommen hab ich mich durchgequält: Ich fand das wohl interessant, hab das auch verstanden mit dieser Schlafkrankheit, aber ich fand, er hätte sich auch kürzer fassen können. Ich hab zum ersten Mal in meinem Leben ein Buch nicht ganz zu Ende gelesen zurückgegeben.
Ich nehme heute sogar an, daß sie mich damit abschrecken wollte und mir vor Augen führen, daß ich eben doch noch nicht so weit bin. Ich hab für mich dabei gelernt, daß es noch gar nichts über die Qualität von etwas heißt, wenn einer einen großen Namen hat oder einen Preis gewinnt. Und daß ich ein Buch nicht zu Ende zu lesen brauche, auch nicht, wenn es den Nobelpreis hat. Damit hat sie mir eigentlich einen Gefallen getan. Und aus der Erwachsenen-Abteilung hab ich mir meine Bücher doch weiter geholt. (Trotzdem hätte ich mir an ihrer Stelle etwas von Pearl S. Buck oder einen Roman von Selma Lagerlöf, die auch „Nils Holgerson" geschrieben hat, gegeben, auch Salingers' „Fänger im Roggen" wäre geeignet gewesen.)

Das Haus hatten meine Eltern selbst gebaut, und so waren wir auch hin und wieder dort, als nur der Rohbau stand. Damals bin ich unheimlich gern darin herumgelaufen und hab mir ausgemalt, wie ich es einrichten würde, wenn es mein eigenes wäre. Später bin ich auch in anderen Rohbauten dort im

---

* Ein Jugendroman. Heute erhältlich bei: Dell Publishing, 1989
** Scholastic Inc., New York, 1982, auf deutsch: „Das Geheimnis der dunklen Schwäne", F. Schneider, München, 1983
*** Kiepenheuer & Witsch, Köln, 1997, 467 Seiten

Neubaugebiet gerne phantasieren gegangen. „Eltern haften für ihre Kinder", da ging mir unwillkürlich die Frage „Und wer haftet für das, was sie ihren Kindern antun?" durch den Kopf.

Ich hab mir immer ausgemalt, wie schön es sein muß, alleine zu wohnen. Das ging soweit, daß ich sogar Einrichtungslisten schrieb – jahrelang: Immer wenn der neue Quelle-Katalog kam, oder auch andere, habe ich jede einzelne Seite inspiziert und mir rausgesucht, was ich alles haben wollte, wenn ich nur eine eigene Wohnung hätte. Ich habe fein säuberlich den Artikel, den Preis und sogar die Bestellnummer in lange Listen eingetragen und jede Saison erweitert und aktualisiert. Das war zweifelsohne zwanghaft, aber es war auch schön, sich auszumalen, frei zu sein. Ich hatte immer die genaue Zahl im Kopf, die mein eigener Haushalt kosten würde. Das war sehr wichtig. Irgendwie wurde es dadurch realistisch, daß ich da wirklich einmal ganz rauskommen würde. Weit weg.

Kurze Zeit nachdem wir nach Zillhausen gezogen waren, redete ich nachts wieder. Vor allem aber schrie ich: über ein Jahr lang schrie ich immer wieder so laut, daß meine Mutter davon aufwachte und mich schließlich weckte. Dabei habe ich sie dann jedesmal wieder gefragt: „Was machst Du denn hier? Kannst Du nicht schlafen?"
Über Wochen war ich während meiner Alpträume so völlig in Angst getaucht, daß ich mich an das Wecken von der Nacht davor schon nicht mehr erinnert habe, wenn sie mich wieder wachrüttelte. Ich hab mich auch nie erinnert, was ich eigentlich geträumt hatte.
Schon wenn ich gerade ins Bett gegangen war („Ab in die Falle!") hatte ich furchtbare Angst. Ich hab dann immer auf die geschlossene Zimmertür gestarrt und Angst gehabt. Und damals fing es an, daß ich, wenn ich es gar nicht mehr ausgehalten hab vor Angst, zwischen meinen Beinen rubbelte. So lange und so fest, bis ich mich ganz kaputt und wund gefühlt habe. Bis mir alles weh tat. Erst danach hatte ich ein bißchen weniger Angst. Da hatte ich dann das Gefühl, daß „heute nacht nichts mehr passiert". Dann habe ich mich auf den Bauch gelegt, meine Beine ganz fest zusammengepreßt und meine Füße übereinandergelegt. Meine Arme legte ich ganz gerade unter meinen Bauch, so daß ich meine Hände übereinanderlegen und vor mein Geschlecht pressen konnte. Die Schultern hatte ich dabei hochgezogen und nach vorne verdreht, so daß ich möglichst wenig Oberfläche bot – und auch möglichst wenig Angriffsfläche.
So verkeilt und verknotet bin ich dann irgendwann, wenn mir nicht mehr alles so weh getan hat, endlich eingeschlafen.
Für einige Wochen war das die Regel: ich mußte mir erst „da unten" wehtun, bevor ich einschlafen konnte. Ich konnte mir das nicht erklären.
(Selbstbefriedigung ist immer auch Selbstabreaktion, aber Selbstabreaktion ist nicht immer auch Selbstbefriedigung.)

> Im 19. Jahrhundert wären körperliche Zeichen von Manipulation an Geschlechtsorganen als Zeichen von Masturbation gesehen worden. Diese wiederum wurde als „Verderbtheit“ und damit Unglaubwürdigkeit des Kindes gewertet ...
> ... 1983 gab Angelika Gardiner-Sirtl einen Band mit Briefen heraus, die bei ihr eingingen, nachdem sie einen ersten größeren Artikel über sexuellen Mißbrauch in der Bundesrepublik veröffentlicht hatte. Eine Frau beschrieb, welche Erfahrung sie als Zweieinhalbjährige in einer Klinik machte: „Es war Blut in meinem Bett, meine Scheide schmerzte/brannte, die linke kleine Schamlippe war verletzt, und die Schwestern waren entsetzt, was ich für ein schlimmes Kind sei, wenn ich so etwas mit mir mache. Eine Schwester wollte mir so was ein für allemal austreiben. Sie dachte sich schlimme Sachen aus, an die ich mich nicht mehr alle erinnere. Eine Maßnahme war, mir Salz oder etwas ähnlich Scharfes in die Wunde zu reiben ... Mir ging es schlecht. Ich wußte (und merkte den Schmerz ganz deutlich), daß mir der Mann mit seinen Fingernägeln die kleine Schamlippe zerrissen hatte, nachdem ich nicht getan hatte, was er wollte.“
>
> „ALS KIND MISSBRAUCHT. FRAUEN BRECHEN DAS SCHWEIGEN“,
> EIN BRIGITTE-BUCH, 1983, S. 93-96

So ähnlich, wie ich mir über meine Haut weh tat, um meine Hausaufgaben machen zu können, habe ich mir eben zwischen den Beinen weh getan, um schlafen zu können.
Diese Art als verknotetes Bündel zu schlafen, hatte ich schon vorher – und habe ich auch heute noch in manchen Nächten.

Meine Schwester war in Zillhausen eingeschult worden – und machte nachts immer noch ins Bett. Damals hatte sie die Art, bei allem und jedem „Entschuldigung“ zu sagen. Ob sie nun überhaupt mit etwas zu tun hatte oder nicht. Mensch mußte sie nur etwas länger anschau'n, da sagte sie schon „Entschuldigung.“ Oder aber meine Mutter mußte nur den Eindruck erwecken, daß irgendwas war, dann sagte meine Schwester schon „Entschuldigung“.
Ich habe es gehaßt. Ich wollte das nicht hören. Es war so entwürdigend, daß da jemand soweit gebracht wurde, sich quasi für die bloße Existenz zu entschuldigen. Da hat sie mir so leid getan.
Vor allem war ich wütend auf meine Eltern, daß sie das einfach so hinnahmen. Daß sie es regelrecht zu genießen schienen. Sie hatten nicht das Bedürfnis, ihr das Gefühl zu geben, daß alles in Ordnung ist, daß sie in Ordnung ist und daß es keinen Grund gibt, sich zu entschuldigen. Ich habe das dann auch angesprochen, ob sie das normal finden, wie das mit der Kleinen ist. Meine Mutter grinste wieder ihr zufriedenes Grinsen und meinte, daß sie das „natürlich“ nicht in Ordnung finde. Aber gehört hat sie's trotzdem gern.

Meinen Vater hat das auch eher amüsiert. Wenigstens ging das meinem Bruder gegen den Strich. Ich hab es nicht gern gehört – und meiner Schwester auch gesagt, daß es nichts gibt, wofür sie sich entschuldigen müßte.
Meine Eltern trieben ganz besonders in dieser Zeit ein grausames Spiel mit uns – am meisten mit meiner Schwester, weil sie mit sechs noch zu klein war, um sich schnell genug rauszuwinden: Da sie selbst immer zerstritten waren und nicht miteinander sprechen wollten, schickten sie die Kleine hin und her: „Sag Deinem Vater, daß ich ...“, „Du kannst Deiner Mutter von mir ausrichten, daß sie ...“ Das haben sie auch gemacht, wenn sie in Hörweite waren, selbst in ein und demselben Zimmer. Ich glaube, meine Schwester wußte irgendwann überhaupt nicht mehr, wo sie stand und wessen Meinung sie denn nun war. Das einzige, was sie daraus gelernt hatte, war, daß meine Eltern schon aus Prinzip gegenteiliger Meinung waren. Und das nutzte meine Schwester, indem sie, wenn sie etwas erlaubt bekommen wollte, einfach beide fragte, wobei sie beim zweiten Mal immer vorausschickte: „Mama/Papa hat gesagt, daß ich xyz nicht darf. Darf ich wirklich nicht?“ Natürlich durfte sie!
Nur in einem Punkt fand ich die Reaktion meiner Eltern, vor allem meiner Mutter, hoch in Ordnung: Da hatte meine Schwester Freundschaft geschlossen mit einer kleinen Türkin – und wurde deswegen im Dorf geschnitten. Aber meine Schwester mochte sie gerne leiden, und meine Mutter fand das ganz richtig, daß sie sich da nicht nach den Leuten richtet – und daß es vollkommen egal sei, woher eine oder einer kommt. Das fand ich gut.

Hält ein Deutscher mit seinem Auto neben einer Türkin: „Wo geht's denn hier nach Aldi?“
Die Türkin: „*Zu* Aldi.“
„Was? Aldi schon zu?“

Wenn es darum ging, etwas erlaubt zu bekommen, hatte mein Bruder die besten Karten: es war sowieso klar, daß er immer und alles haben durfte. Meine Mutter kannte ihm gegenüber kein „Nein“. Und das hatte auch nichts damit zu tun, daß er schon vierzehn war und ihm nicht mehr soviel zu verbieten gewesen wäre. Nein, das war schon immer so gewesen. Und es trieb, mal abgesehen vom Altersunterschied – fünf Jahre zu mir und acht Jahre zu meiner Schwester – einen ständigen Keil zwischen ihn und meine Schwester und mich.
Es gab nur ein einziges Mal, als ich meine Mutter wirklich besorgt, ja aufgelöst gesehen habe: Da war sie von der Arbeit nach Hause gekommen und hat ganz aufgeregt nachgefragt, wo der A. (mein Bruder) sei: „Irgendwas ist passiert mit dem Jungen!“ Mein Vater war dann kurz in der Garage und mein Bruder wohl auch, aber gesehen haben wir die beiden nicht. Wir haben sie nur kommen und sofort wieder wegfahren hören. Meine Mutter hat dann unten das blutdurchtränkte T-Shirt meines Bruder gefunden.

Das war eine furchtbare Atmosphäre: wir, meine Schwester, meine Mutter und ich, saßen da und konnten nur abwarten, was passiert war. Mein Vater war bei sich (das war schon, nachdem er ausgezogen war) nicht zu erreichen. Ich wagte gar nicht, mir auszumalen, was alles passiert sein könnte. Meine Mutter war am Boden zerstört. Es war klar, daß jetzt etwas ihr Wichtiges in Gefahr war.
Später stellte sich dann heraus, daß mein Bruder mit dem Mofa unterwegs gewesen war, nachdem er Zeitungen ausgetragen hatte. Und als er auf einem Schuttplatz ein altes Zelt entdeckte und abstieg, um sich anzuschauen, ob es noch brauchbar war, war ein Kerl aufgetaucht: „Jetzt hab ich Dich, *Du* hast hier Sachen kaputt gemacht!" Und bevor mein Bruder überhaupt wußte, was los war, schlug der Typ schon auf ihn ein. Mein Bruder war sechzehn und ein schmales Hemd, vor allem gegenüber diesem Kerl. Zwischendrin hat der Typ eine Pause gemacht und meinen Bruder zu einem Bach geschickt, der dort entlang lief. Er sollte sich das Blut abwischen. Und nachdem mein Bruder sich das Blut abgewischt hatte, hat er weiter zugeschlagen. So sehr, daß der Kiefer gebrochen war.
Als wir ihn kurz danach im Krankenhaus gesehen haben, hab ich mich erschreckt: Wir kamen durch die Zimmertür, und mein Bruder lag rechts davon an der Wand. So sahen wir zuerst nur seine linke Gesichtshälfte, die war auch ganz okay. Aber als er sich zu uns drehte, hätte ich fast angefangen zu weinen: alles geschwollen, sein Auge war kaum noch zu sehen. Die ganze rechte Gesichtshälfte war doppelt so dick wie normalerweise, von roten, blutigen Rissen überzogen. (Und ich war ja schon den Anblick meiner Haut gewöhnt!) Dieses brutale Schwein war Linkshänder und hat konstant mit voller Kraft zugeschlagen. Mein Bruder bekam seine Zähne verdrahtet – für Wochen. Schmerzensgeld hat er erstmal nicht gesehen – soviel ich weiß: nie gesehen – obwohl der Typ schon stadtbekannt war als Schläger. Er hatte sein Vermögen einfach auf seine Freundin überschrieben und fertig. Ich konnte nicht verstehen, wie eine Frau das mitmacht, daß sie einen deckt, der andere Leute zusammenschlägt. Aber ich konnte sowieso schon nicht verstehen, wie eine Frau mit so einem zusammen sein konnte.
Mein Bruder tat mir ehrlich leid. Aber ärgerlich war ich auch auf ihn, weil er immer eine Eisenschere bei sich tragen mußte, damit er die Drähte an seinen Zähnen aufschneiden konnte, für den Fall, daß ihm mal schlecht wird, und er sich übergeben muß. Sonst wäre er erstickt. Und dieser Idiot hat die Eisenschere manchmal einfach liegenlassen!

Neben unserem Haus hatten wir auch hier eine Wiese mit einem steilen Abhang. Die Wiese gehörte einer alten Frau. Das war eine dieser wunderbaren alten Frauen, deren Augen so unvergleichlich warm aus einem durch ein langes Leben (und viel zu viel Arbeit) gegerbten Gesicht funkelten. Eine der alten Frauen, bei denen aus jeder einzelnen der unzähligen Falten Weisheit und Güte strahlen, wenn sie lächeln.

Im Sommer haben wir ihr beim Heuen geholfen. Das piekste zwar heftig an den Beinen auf dem Heuwagen, aber dafür roch es phantastisch. Fast so gut wie frisch gemähtes Gras oder frisch aufgebrühter Kaffee. Das sind so ziemlich die Sachen, die am allerbesten riechen.
Im Winter sind meine Schwester und ich regelmäßig Schlittschuh laufen gegangen. Manchmal ist mein Bruder mitgefahren, aber meistens ist er mit seinen Freunden zu anderen Zeiten gelaufen.
Das Schlittschuhlaufen selbst machte Spaß, aber einmal hat meine Schwester mich damals total gelinkt: Es war schon immer so, daß sie unbedingt sofort irgendwas zu essen haben mußte, wenn wir auf den Markt fuhren oder einkaufen gingen. Und auch wenn alle schon nach Hause wollten, schrie sie nach einem Schaschlik oder sowas, bis sie ihren Willen bekam. Und so war das dann auch in der Eishalle: Sie wollte partout ihre Pommes oder Curry-Wurst oder was das war haben, *obwohl sie wußte,* daß ich kein Geld dabei hatte! Sie wußte es, und trotzdem stellte sie sich hin und fing ein großes Geschrei an: „Ich habe *HUUUNGEEEER*!!! Ich habe *HUUUNGEEEER*!“, so daß wirklich alle dachten, daß sie gleich aus den Latschen kippt. Es wußte ja nur ich, daß sie gerade eben was gegessen hatte. Die Leute haben mich – auch erst zehn Jahre alt – angeschaut, als würde ich grausamerweise meine kleine Schwester verhungern lassen. Als wäre ich ein verabscheuungswürdiges Geschöpf, das nicht für das kleine Schwesterlein sorgt. Und sie schrie weiter – und merkte ganz genau, daß es ankam, daß ihre Rechnung aufging.
Irgendwann ist dann tatsächlich jemand angekommen, hat mich angeguckt wie ein Stück Scheiße und meine Schwester an der Schulter zum Imbißstand geführt: „Komm, wir gehen und kaufen Dir jetzt was. Hast Du nichts bekommen von der? Ist das Deine Schwester? Nun ja, heute ist ja nichts mehr selbstverständlich!“ Da saß sie nun mit ihren ergaunerten Pommes und schaute triumphierend zu mir herüber. Ich habe sie gehaßt.
Das war weinerlich, heuchlerisch und hinterhältig zugleich! Und das sind so ziemlich die Sachen, die ich am meisten hasse.

Perverserweise hatten wir auch zu Hause teilweise echte Kämpfe um Lebens-mittel – im Ernst! Wenn ich nachmittags Unterricht hatte und erst danach nach Hause kam, wollte ich mir zum Beispiel das Mittagessen warm machen. Was passierte: Sie wollte genau *diesen* Rest und zwar *sofort* und *nichts* anderes.
Manchmal haben wir tatsächlich gestritten – wegen Spaghetti!
Irgendwann hab ich ihr das Ganze dann rübergeschoben und mir ein Brot gemacht. Einmal hab ich dabei sogar „Erstick dran!“ zwischen den Zähnen gemurmelt.

Wenn ich heute – mit all meinen Erinnerungen – an diese Szenen denke, verstehe ich sie – und mich. An die eigentliche Erklärung für dieses völlig sinnlose Verhalten habe ich mich erst mit 26 erinnert.

Die Erinnerung daran, daß wir zu Hause immer helfen mußten, war dagegen stets präsent. Das machte mir an sich auch nichts aus. Mir machte nur was aus, daß meine Schwester und ich mehr arbeiten mußten als mein Bruder: Er hat sich nach dem Essen der Länge nach auf das Sofa im Wohnzimmer gelegt, die Lider fast geschlossen, aber immer noch so weit auf, daß er fernsehen konnte. Das hat er sich wirklich 1:1 von seinem Vater abgeguckt! Währenddessen mußten meine Schwester und ich in der Küche den Abwasch machen. Oft sogar nur ich mit meiner Mutter zusammen, weil die Schwester doch „noch so klein war". Sie war drei Jahre jünger als ich. Ich war aber sogar fünf Jahre jünger als mein Bruder. Wenn's tatsächlich danach gegangen wäre, hätte immer er spülen müssen. Wann immer ich mich deswegen beschwert habe, nahm meine Mutter ihn in Schutz: Er würde ja auch mehr in der Garage helfen und so. Aber in die Garage hat mein Vater ihn nicht jeden Tag zitiert, während wir jeden Tag abwaschen mußten. Und außerdem hat mein Vater meine Schwester und mich zum Beispiel zum Autowaschen auch nach draußen zitiert – und zwar *nachdem* wir drinnen schon alles sauber machen mußten. Manchmal haben wir auch ewig bei ihm am Auto rumgestanden und hatten dann drinnen noch nichts fertig, während er schon in der Badewanne lag.

> „So zeigt sich auch hier wieder – wie in der gesamten Entwicklung – daß die angebliche weibliche >>Andersartigkeit<< in der Realität eine >>Minderwertigkeit<< ist. Nämlich die stärkere Einengung und die Anerziehung leichter ausbeutbarer Eigenschaften und Fertigkeiten."
>
> Scheu, U.: „Wir werden nicht als Mädchen geboren – wir werden dazu gemacht. Zur frühkindlichen Erziehung in unserer Gesellschaft", 1981, S. 78

Draußen beim Auto war mein Vater sowas wie ein Kommandoführer. Zumindest hatte er den entsprechenden Tonfall drauf. Dabei war es sowieso nie richtig, was und wie wir etwas gemacht haben. Zum Schluß standen wir dann in Reih' und Glied neben dem Auto auf dem Hof, während er daran herumputzte: „Zu nichts seid Ihr zu gebrauchen! Nicht mal Autowaschen könnt Ihr richtig! *So* muß man das machen. Jetzt schaut auch her, vielleicht könnt Ihr das dann wenigstens das nächste Mal." Und so weiter und so fort. Das ging jedes Wochenende so, bis dann mal ein Nachbar dazukam und fragte, ob wir denn nichts für die Schule zu machen haben, daß er uns hier so lange neben dem Auto stehen läßt. Das war ihm dann peinlich, und danach hat er uns dann entweder machen lassen oder reingeschickt.
Überhaupt: „Die Leute"! Was die Leute dachten, war meinen Eltern immer sehr wichtig: Mein Vater hätte sich ein Bein ausgerissen, um helfen zu können, wenn es andere mitbekamen. Wenn z.B. irgendwo irgend jemand Probleme mit dem Auto hatte, dann war mein Vater nicht abzuwimmeln. Auch auf irgendwelchen Landstraßen: Da ist er immer stehengeblieben – und hat sich bewundern lassen dafür, daß er so gut mit Autos Bescheid wußte.

Wobei ich von letzterem ja auch profitierte, weil er einen Unfallwagen fit machen konnte. Sonst hätte ich später bestimmt kein eigenes Auto gehabt.
Und meine Mutter achtete sehr darauf, daß der Weg vor unserem Haus immer gefegt war. Da durfte kein Blättchen liegen und nichts: „Das sehen doch die Leute!" Die „Leute", in diesem Fall die Nachbarn, waren in etwa die höchste Instanz für meine Eltern. Außen hui, innen pfui.
Und das war denn auch das einzige, was sie während ihrer Streitereien im Zaum halten konnte, der Gedanke an „die Nachbarn!", die ja was mitbekommen könnten. Dafür haben wir Kinder immer alles mitbekommen. So eine „Vorstellung" fing dann zum Beispiel damit an, daß mein Vater unter dem Ehebett rumgekrochen war, weil er da ein paar Staubwolken finden konnte, die er dann zusammenklaubte und sie meiner Mutter vor die Nase hielt: „Da schau, was man in diesem Haushalt findet. So eine Hausfrau bist Du!" Dann erinnerte meine Mutter ihn üblicherweise daran, daß er Geld, das ihre Mutter für einen Teppich gegeben hatte, einfach eingesackt hatte – und so gab ein Wort das andere. Sie haben sich oft und gern hineingesteigert. Der übliche Höhepunkt war dann schließlich, wenn mein Vater schrie: „Ich schlag' Dich tot!"

> Gewalt an Frauen durch den Ehemann oder Intimpartner ist die Normalität: durchschnittlich ein Drittel der Frauen in den entwickelten* Ländern erlitten körperliche Angriffe durch ihre „Partner". In anderen Ländern liegen die Angaben bei bis zu 60 Prozent.
>
> UN-Veröffentlichung: „The World's Women 1995. Trends and Statistics", S. 158

Und meine Mutter antwortete: „Tu's doch! Los, schlag mich! Aber selbst das traust Du Dich nicht, Du jämmerlicher Waschlappen!" Ich war nie sicher, ob es diesmal wirklich passierte, weil er ein so wütendes, hochrotes Gesicht bekam, die Hände zu Fäusten ballte und nicht mehr ruhig stehen konnte. Sein letzter Satz, bevor er dann doch das Haus verließ: „Das bist Du gar nicht wert, daß ich für Dich ins Gefängnis gehe!"
Ich hatte ehrliche Angst, daß er das mal tut, weil ich dachte, daß wir dann bei ihm bleiben müssen. Daß *er* in dieser Gesellschaft für was auch immer er tat, bestraft werden würde, hielt ich nicht wirklich für möglich. Obwohl er es ja selbst jedesmal sagte. Ich war der Meinung, daß, wenn es darauf ankam, mein Vater eben nicht bestraft würde für die Dinge, die er tut.

> Gemäß § 78 III Nr. 4 StGB verjährt Sexueller Mißbrauch von Schutzbefohlenen (§ 174 StGB) nach 5 Jahren.
> Sexueller Mißbrauch von Kindern (§ 176 StGB, gemäß § 78 III Nr. 3)

* Die Übersetzung von „developed" – entwickelt – aus dem UN-Bericht, bekommt hier eine bemerkenswerte Färbung.

verjährte bisher nach 10 Jahren. Seit der Gesetzesänderung 1997 (die Höchststrafe beträgt nunmehr 15 Jahre) beträgt die Verjährungsfrist für sexuellen Mißbrauch von Kindern gem. § 78 III Nr. 2 StGB 20 Jahre. Zwar verlängern sich die Fristen für Opfer, bei welchen die Verjährungsfrist noch nicht abgelaufen war, entsprechend dem neuen Gesetz, auch setzt die Verjährungsfrist bei sexueller Ausbeutung von Kindern (§ 176 StGB) erst mit dem 18. Lebensjahr ein. Ein bereits verjährter Mißbrauch wird jedoch nicht mehr nachträglich verfolgbar. Gerade bei sehr frühem Mißbrauch ist es unwahrscheinlich, daß Opfer sich pünktlich zu den anvisierten Stichtagen vollständig erinnern.

Für den allergrößten Teil der heute erwachsenen Opfer bedeutet diese Regelung, daß der Täter nur noch zivilrechtlich, in Form von Schmerzensgeldforderungen, belangt werden kann: sein Leben verbrachte und verbringt er als freier Mann.

Ich lebte sowieso immer in Sorge, daß meiner Mutter etwas passiert, bevor ich 18 bin. Aus diesem Grund: Ich hatte Angst, daß dann entweder mein Vater oder mein Bruder das Sorgerecht für uns bekommt oder zumindest viel entscheiden kann. Die Zeit bis ich 18 sein würde – ein Minenfeld!

Als die Streitereien endlich auch für meine Eltern unerträglich wurden, haben sie in verschiedenen Zimmern geschlafen, im selben Haus. Leiser ist es deswegen bei uns nicht geworden.

Interessant an diesen Streitereien war, daß bestimmte Sätze immer wieder fielen. Sätze, die ich nicht verstand. Meine Mutter neigte zum Beispiel dazu, seine Familie anzugreifen, besonders seinen Bruder. Daß die ganze Sippe nichts sei, der aber ein besonderer „Hurensohn". Mein Vater kam dann irgendwann zu seinem Lieblingssatz: *„Die Wahrheit muß man ertragen!"* Das hat er oft und gerne gesagt – auch mehrmals hintereinander – und es war offensichtlich, daß meine Mutter diesen Satz am allerwenigsten hören mochte. Alle anderen waren nicht so schlimm für sie. Ich habe mich ständig gefragt, welche Wahrheit es da wohl noch gab. Daß meine Eltern dreimal geheiratet und sich zweimal hatten scheiden lassen – und daß sie schon „getrennt" lebten für die dritte Scheidung – das wußten doch alle. Es mußte offensichtlich noch eine Wahrheit dahinter geben. Ich habe einmal zaghaft bei ihm nachgefragt, als ein Streit gerade beendet war. Er hat mich nur wütend angeguckt und dann das Haus verlassen.

Wenn meine Mutter Angst vor dieser anderen Wahrheit hatte, hatte mein Vater umgekehrt immer die Sorge, daß meine Mutter uns irgendetwas „erzählen" würde. Er hat oft gefragt, ob und was sie mit uns redet und uns erzählt – insbesondere über ihn. Als ich irgendwann genervt zurückgefragt habe, was sie uns denn hätte oder hätte nicht erzählen sollen, war seine Reaktion dieselbe wie nach der Frage nach der anderen Wahrheit.

Mein Vater hatte ganz besonders einprägsame Unterhosen, in denen er sich oft und gerne zeigte: Er kaufte sie offensichtlich immer größer, als er sie brauchte, so daß sie am Rand abstanden und seine Geschlechtsteile nie ganz bedeckten. Ich hatte immer große Lust, ihm in die Eier zu treten. Möglichst fest und möglichst lange! Davon habe ich auch nachts oft geträumt. Ich hätte das mal machen sollen! Wahrscheinlich hätte das auch mein Hautbild verbessert. Aus- bzw. Zutritt, statt Aus-schlag.
Es war sowieso ein einziger Witz, wie er herumstolzierte: Besonders beim Telefonieren stand er betont breitbeinig da. Als würde sein Gegenüber das sehen! Wenn er das von einer Telefonzelle aus machte, sah das besonders lächerlich aus, wie er sich da produzierte. Da ging mir dann seine zweite Lieblingsbemerkung durch den Kopf: „Das ist ja *lachhaft!*" Gerade, weil das nicht seine übliche Wortwahl war, wußte ich sofort, daß der Zusammenhang wichtig war. Aber ich hab ihn nie richtig deuten können. Dieser Satz kam zum Beispiel, wenn meine Mutter sagte, daß die Kinder „mehr verstehen, als Du glaubst."
Diese bemerkenswerte Haltung meines Vaters konnte ich dann oft noch im Fernsehen beobachten: Karel Gott stand immer genau so da bei seinen Auftritten wie mein Vater. Nun ja, diese Machohaltung hatten ja viele, aber Karel Gott ist meinem Vater auch sonst wie aus dem Gesicht geschnitten, was – wohlgemerkt! – das Äußerliche angeht.
Damals hab ich die Theorie entwickelt, daß immer *die* Männer besonders starke O-Beine kriegen, die ihren Sack so verkrampft nach vorne geschoben spazieren führen. Da muß mann ja O-Beine bekommen!

Mein Vater hatte einen Fernseher mit Kindersicherung gekauft. An diesem Gerät war der Einschaltknopf herausnehmbar, so daß Fernsehen nicht mehr möglich war. Dieser Stecker wurde für meinen Vater so etwas wie der Schlüssel zur Macht – der ganz alltäglichen Tyrannei: Er hat ihn mit Vorliebe genau dann gezogen, wenn wir gespannt auf das Ende eines Filmes warteten. Dazu beobachtete er aus den Augenwinkeln, wie aufmerksam wir den Film verfolgten. Wenn wir wollten, daß nichts passiert, hieß es also: möglichst unbeteiligt gucken. Dennoch stand er kurz vor dem Showdown auf, gähnte genüßlich, zog diesen Stecker vom Fernseher und verließ den Raum.
So war der Fernseher ein ständiger Kriegsschauplatz – auf dem wir tatsächlich alle ruhig geblieben sind. Es hätte sowieso nur wieder Streit gegeben. Später haben wir dann einen zweiten Fernseher gehabt, auf dem wir schwarz/weiß weiterschau'n konnten. Dafür sind wir, meine Schwester, meine Mutter, mein Bruder und ich, dann gesammelt ein Stockwerk höher ins Zimmer meines Bruders gepilgert.
Mein Vater hat das mit dem Stecker dann zwar auch nicht seltener gemacht, aber ich vermute, es hat ihm nicht mehr so viel Spaß gemacht.
Aber auch wenn er so gnädig war, den Stecker nicht zu zieh'n, war es oft nicht möglich, etwas zu verstehen, weil er betont geräuschvoll auf seinem

Knäckebrot und auf seinen Mohrrüben rumkaute. Wenn wir dann lauter machen wollten, schnauzte er los: „Ist hier einer schwerhörig, oder was!?" Mein Vater legte nämlich besonderen Wert auf seine Linie. Er wollte eine gute Figur machen bei seinen regelmäßigen Schwimmbadbesuchen. Er wußte sehr genau, was wieviele Kalorien hatte – während er mich dazu aufforderte, viel Sahne und Butter zu essen, „weil das schlank hält".

Fast jeden Sonntag fielen abwechselnd die Schwester meines Vaters oder sein Bruder mit ihren Familien wie ein Heuschreckenschwarm über uns her. Manchmal auch beide Familien gleichzeitig. Das hieß dann im Zweifel, daß zwischen acht und vierzehn Leute zu versorgen waren. Meine Mutter stand schon Stunden vorher in der Küche, um die Verwandtschaft meines Vaters zu bekochen – während er im Schwimmbad war. Als sie dann alle bei uns das Eßzimmer belagerten, rannte sie den ganzen Nachmittag zwischen Küche und Eßzimmer hin und her, brachte Platten und räumte ab. Die anderen schlugen sich die Bäuche voll und hoben einen nach dem anderen, während mein Vater auch noch rummeckerte: „Geht das hier nicht schneller!", wenn mal eine Platte für zwei Sekunden leer stand. Zum Abend hin wurde es immer unangenehmer und lauter. Mein Vater nutzte die Situation auch gleich, um klarzumachen, wer „der Herr im Haus" ist, wobei dann Sätze fielen wie „solange Du Deine Füße unter meinen Tisch streckst ...!" oder „Ich bring das Geld nach Hause."
Zwar hatte meine Mutter *immer* auch gearbeitet – und zwar auch für Geld. Das schien aber nicht ins Gewicht zu fallen. Seine Überraschung über unseren Lebensstandard, die er in Wolfsburg nicht verhehlen konnte, hatte er offensichtlich schon wieder vergessen.

Auch waren diese Zusammenkünfte willkommene Gelegenheiten, die alten Geschichten zu wiederholen – jedes Mal!
Zusammen saßen sie dann da und ergossen sich in Selbstmitleid, mein Vater zuvorderst: „*Ich* hab mein Leben lang geschuftet! Wir konnten nicht lernen und so lange in die Schule gehen, wie ihr. Ich hab nur vier Jahre gelernt. Und dann hab ich Säcke schleppen müssen. Ich war stark! Hab immer gesagt: 'Leg noch einen drauf.' Jetzt ist das Kreuz kaputt. Wir hatten es nicht leicht nach dem Krieg, haben geschuftet wie die Idioten, damit wir was zu fressen hatten. Und das haben wir nur geschafft, weil unsere Mutter uns richtig erzogen hat. Durchgeprügelt hat sie uns, daß uns Sehen und Hören verging! ..."
An dieser Stelle hab ich immer versucht, ganz fest in mich hineinzuhorchen, ob ich vielleicht mein Sehen und Hören wiederfinden konnte, weil ich wußte, daß es da einen Moment gab, an dem es mir verloren gegangen war.
„... Die hat uns erst zu richtigen Männern gemacht! – Ihr habt es leicht heute. Alles wird euch in den Hintern gesteckt!"
Ich ertappte mich dabei, daß ich mir den Krieg oder die Zeit danach als Lebenszeit wünschte, weil ich wußte, daß es besser gewesen wäre, als das,

was ich hatte. Aber ich wußte wieder nicht, weswegen. Ich hätte aber auch nichts gesagt, selbst wenn ich hätte schildern können, was sie damals in Ebingen gemacht hatten. Mein Vater ist ein gefährlicher Mann. Gerade weil er ein unsicherer Mann ist. Und auch wenn ich ihn nie ernst nehmen konnte, sein Verhalten nahm ich ernst! Zumal ich wußte, daß nicht mit der Hilfe der anderen zu rechnen war.
Als die Verwandten meines Vaters dann – langsam und widerwillig – nach dem Abendessen gingen, war der Kühlschrank leer, die Küche ein Chaos, meine Mutter ein Wrack und ich schon sauer, weil ich wußte, daß ich herangezogen werden würde, um den Geschirrberg wegzuspülen. Ich hasse Geschirrspülen!
Mein Vater hat derweil noch den einen oder anderen alleine gekippt, während er auf dem Sofa vor dem Fernseher lag: die Augen fast geschlossen. Meine Cousinen, das waren die Töchter meiner Tante und jünger als ich, verstanden es, diesem absurden, allwöchentlichen Schauspiel die Krone aufzusetzen, indem sie einmal – schon an der Tür – nochmal kehrtmachten, um im Wohnzimmer noch einmal tief in die Bonbonschale zu greifen und sich die Taschen vollzustopfen. Ihr Vater quittierte diese Unhöflichkeit mit einem sparsamen Lächeln: „Nun ja, das hättet ihr nun nicht zu machen brauchen."
Mein Onkel, der Bruder meines Vaters, war so ziemlich das anzüglichste Wesen, das ich kannte. Da waren selbst die Bemerkungen meines Vaters nichts dagegen. Mein Onkel hatte immer einen schleimigen Blick, mit dem er jeden Zentimeter an mir zur Kenntnis nahm. Und die Anzüglichkeiten meines Onkels waren auch das Schlimmste an diesen „Besuchen". Es gab keinen anderen Menschen auf dem ganzen Planeten, bei dessen Anzüglichkeiten ich so angewidert und verletzt war, wie bei ihm. Und auch sonst löste kein anderer Mensch einen solchen Widerwillen bei mir aus wie der Bruder meines Vaters. Allein wenn er da saß, hätte ich ihm eine scheuern können. Der saß da bei uns am Tisch, als wäre er der „Herr im Haus" und wirkte durchtrieben und hinterhältig. Ich konnte noch nicht mal sein Auto leiden, so unangenehm war er mir.
Außer diesen Verwandten meines Vaters hatten meine Eltern überhaupt keine Kontakte, keinen Besuch. Es war eine sehr abgeschlossene, nach außen gesicherte Einheit, in der ich wie unter einer Käseglocke existierte. Für meinen Vater existierten Nachbarn nur, wenn er ihnen bei Autoreparaturen helfen konnte, um sich dabei groß zu tun. Für meine Mutter gab es einige Frauen, die sie durch die Arbeit in einer Nähfabrik kennengelernt hatte, wobei die aber auch nie unsere Türschwelle betraten. Und so hielten wir, meine Geschwister und ich, es in der Regel auch: Mein Bruder und meine Schwester hatten selten Freunde da. Und ich habe nicht im Traum daran gedacht, jemand mitzubringen.

Forschungen zeigen, daß ein sozial isoliertes Dasein typisch für Mißbrauchsfamilien ist. Diese Isolation ist vom Täter gewollt und geplant

und dient einzig der Geheimhaltung seiner Verbrechen.
Die geschlossene Kleinfamilienstruktur begünstigt den Willen des Täters.

vgl. Herman: „Die Narben der Gewalt“, 1994, S. 137ff und Rijnaarts 1991, S. 162

In den USA sind sich Fachleute darüber einig, daß in 10% aller amerikanischen Familien Kinder unter sexueller Gewalt leiden.

Trube-Becker 1992, S. 30

Es war ein äußerst begrenzter Kosmos, in dem sich all die Emotionen und Aggressionen stauten, die ständig unterschwellig brodelten. Zumal die Anwesenheit meines Vaters ohnehin von einer Art Zementdeckel begleitet war, der sich wie eine dunkle Wolke über das Haus schob, sobald er die Auffahrt hochfuhr.
Das erste, was zu wissen wichtig war, wenn ich nach Hause kam, war, ob er da war. Wenn ja, hieß es, möglichst ruhig zu sein, keine Lebensäußerung von sich zu geben, eigentlich gar nicht existent zu sein, weil jederzeit eine Bombe hochgehen konnte. Bloß nicht lachen: Er bellte: „Was gibt's denn da zum Lachen!“ (Damit hatte er in der Tat recht.) Bloß nicht seufzen: „Ach ja, *du* hast es schwer!“, bloß nicht *irgendwas* von sich geben.
Wenn er nicht da war, war es möglich, unten, das heißt im Wohnzimmer zu bleiben, ohne durch seine aggressive Ausstrahlung verpestet zu werden. Die gesamten Abläufe orientierten sich an ihm – aus purem Sicherheitsbedürfnis. Das ging soweit, daß manchmal meine Mutter schon an der Tür flüsterte: „Er ist da.“ Mehr tat sie nicht.
Immerhin hatte sie die Scheidung eingereicht.

Zu dieser dritten Scheidung konnte es nur kommen, weil meine Mutter sich von meinem Vater wieder dazu hatte breitschlagen lassen, zu heiraten: „Er kam wieder an in Wolfsburg und hat gebettelt, daß wir wieder zurückkommen sollen. Er hatte hoch und heilig versprochen, daß er sich ändert.“

Die Ehe bringt Männern Gesundheit und Frauen Stress.

Faludi 1995, S. 48f und 72ff

Und weiter: „Und ich dachte, daß wir ja schließlich vor Gott geschworen haben, bis zum Tod zusammen zu bleiben, und daß es doch irgendwie gehen muß ... schließlich geht es bei anderen ja auch.“

Ist die Ehe tot, ist das Kriterium = „bis daß der Tod euch scheidet“ erfüllt.

Ansonsten habe ich noch heute ihr „wegen der Kinder“ und „wegen Euch“ im Ohr. Damit hatte meine Mutter es ganz elegant geschafft, so zu tun, als ob sie sich auch noch für uns aufgeopfert habe – und uns damit die Verantwortung zugeschoben, daß wir wieder in dieser gewalttätigen Atmosphäre unter einem Dach mit meinem Vater leben mußten. Ich kann mich zwar nicht erinnern, daß ich damals gefragt worden bin, ob ich wieder zu ihm zurück will, aber meine Mutter meinte, daß wir von den Ferien bei ihm erzählt haben sollen, daß es da so toll gewesen sei. Ihr sei zwar sofort klar gewesen, daß es auch kaum zu erwarten wäre, daß Kinder vom Alltag schwärmen, den wir ja bei ihr verbrachten, aber: „Ich wollte nicht irgendwann von Euch den Vorwurf bekommen, daß ihr ohne Vater aufgewachsen seid!“.
Das hatte ich verstanden, da hatte sie sich wenigstens klar ausgedrückt: Wichtiger, als daß ich und meine Geschwister eine Chance auf ein gutes Leben haben, war, daß *sie* keine Entscheidung treffen mußte. So würde sie den Konventionen, die da sagten, wie eine „Familie“ auszusehen habe, genügen. Und so wäre sie sicher vor Vorwürfen, die öffentlich hätten erhoben werden können, weil es offensichtlich gewesen wäre, daß wir „ohne Vater“ aufwachsen. Was hinter der Kulisse „mit Vater“ lief, wurde fein säuberlich geheim gehalten, so daß es in dieser Hinsicht auch nicht zu öffentlichen Bemerkungen kommen konnte.

> „Ehe und Familie stehen unter dem besonderen Schutze der staatlichen Ordnung.“
>
> ARTIKEL 6, (1) GRUNDGESETZ

Abgesehen davon, daß hier äußerst schwammig formuliert wurde – es wird nicht klar, ob nur Familien, denen eine Ehe zugrunde liegt, geschützt werden ... Hier wird Schutz oder nicht Schutz von einer Organisationsform, einer Institution abhängig gemacht! Das ist genauso, als würden viereckige Häuser gegen Erdbeben gesichert, während solche mit fünf Ecken, mit Erker oder rund gebaute ohne Sicherung bleiben. Dabei wird ganz und gar aus den Augen verloren, wie die Menschen in den Häusern leben, und daß es um ihren Schutz geht.
Kinder machen eine „Familie“ aus. Der Absatz müßte lauten: „Kinder stehen unter dem besonderen Schutz der staatlichen Ordnung.“

Ich fand, daß wir erst mal hätten definieren müssen, was ein „Vater“ ist und was einen „Vater“ ausmacht. Ich war nämlich ganz sicher, daß wir sowieso „ohne Vater“ aufwuchsen! Oder aber zumindest mit einem schrecklichen, was schlimmer ist, als gar keinen zu haben.
Als wir älter und unsere Fragen, warum sie überhaupt wieder zu ihm zurück ist, drängender wurden, stellte meine Mutter klar – und ich weiß wirklich nicht mehr, ob es per direkter Rede oder „nur“ unausgesprochen präsent

war –, sie habe sich für uns „aufgeopfert“. Und auch wenn mir damals schon klar war, daß das gar nicht geht, machte es deutlich, wie sie uns für sich instrumentalisierte. Denn die Formulierung „sich aufopfern“ ist unlogisch, ein reines Konstrukt. Wer selbst etwas tut, freiwillig und noch dazu so bewußt, daß sie formulieren kann, daß sie „sich aufopfert“, ist eben kein Opfer! Entweder ich werde gezwungen – und bin Opfer. Oder ich tue etwas selbst – und bin keines. (Und dabei ist die Grundlage, auf welcher ich meine Entscheidung getroffen habe, zwar sinnvoll zu analysieren, aber zweitrangig im Hinblick darauf, einen „Opferstatus“ festzustellen.)
Die ach-so-gerne von Müttern geäußerte, meist jedoch unausgesprochen wirkende, Formulierung „*aufgeopfert* habe ich mich für Euch!“ ist demzufolge eine Floskel, die von Eigenverantwortung ablenken und bei anderen ein schlechtes Gewissen hervorrufen soll, was beides nicht zu befürworten ist. Selbst Menschen wie Mutter Teresa oder Albert Schweitzer haben sich nicht „aufgeopfert“. Würden sie nicht sehr viel Energie – in welcher Form auch immer – aus ihrer Arbeit gewinnen, hätten sie nicht die Kraft, derart harte Jobs langfristig durchzustehen.

Niemand „opfert sich auf“! Die einzigen, die immer Opfer sind, sind Kinder.

Wie gesagt: es war die dritte Scheidung. Und immer war meine Mutter diejenige gewesen, die sie einreichte.

> 2/3 aller Scheidungen werden von Frauen eingereicht.
>
> STATISTISCHES JAHRBUCH DER BUNDESREPUBLIK DEUTSCHLAND 1996

Bei der ersten Scheidung war ich noch nicht auf der Welt. Bei der zweiten war ich erst fünf, und da hat mir auch keiner der beiden erzählt, geschweige denn erklärt, was eigentlich passierte. Zumindest nicht so, daß ich es verstand. Aber beim „Vorlauf“ der dritten war ich neun, und die hatte dann schon einen gewissen „Unterhaltungswert“: „Getrennt leben“ hieß für uns zum Beispiel, daß es im Kühlschrank ein Fach gab, wo wir nicht ran durften, weil das die Sachen meines Vaters waren. Wir haben aber manchmal doch gefragt, ob wir etwas von diesem oder jenem haben konnten. Manchmal lag dort eben etwas, worauf eine von uns gerade Appetit hatte. Er hat immer „Ja“ gesagt, was sich dann meiner Mutter gegenüber so anhörte: „Du kannst die Kinder ja noch nicht mal ernähren! Die kommen zu mir, wenn sie Hunger haben.“ Da war ich neun, meine Schwester sechs und mein Bruder vierzehn.
Zu den üblichen Streitereien, die in schöner (?) Regelmäßigkeit die Tagesordnung bereicherten, kamen dann die speziellen Auseinandersetzungen darüber, wer was behalten sollte. Und da ging es ja mittlerweile nicht nur um Möbel, sondern auch um ein Haus, wenn auch eines mit riesiger Hypo-

thekenschuld. Dabei entstand der Eindruck, daß wir Kinder zur „Verteilmasse“ gehörten, auch daß wir quasi für eine der beiden Parteien die Erlaubnis, das Haus zu behalten darstellten.
Mein Vater hat dabei doch tatsächlich für möglich gehalten, daß eine von uns zu ihm ziehen wollen könnte. Unbegreiflich!
Er versuchte, uns einzunehmen, z.B. im Zusammenhang damit, daß meine Schwester regelmäßig nach Tübingen in die Universitätsklinik mußte, wegen einer Geschichte am Knie. Bei diesen Fahrten hörte sie ständig: „Da sieht man ja, was für eine Eure Mutter ist: setzt sich mit Dir in den Zug, so daß Du laufen mußt – mit Deinem Knie. Ich fahre Dich. Ich hab ein Auto!“ So ging das ständig, egal wobei: Sie sei „die Böse“ und er denke nur an die Kinder!
Aber auch meine Mutter hielt sich nicht zurück, im Gegenteil: Was der „Alte“ nicht alles gemacht hatte: fremd sei er gegangen, geschlagen hätte er uns, wenn sie nicht gewesen wäre und uns beschützt hätte, Geld habe er hinterzogen, und gesoffen und, und, und ... Bei ihr war er „der Böse“ und sie das arme Opfer. Zum Schluß hatte ich das Gefühl, daß es eine Schande ist, überhaupt mit einem der beiden verwandt zu sein.
Sie zogen beide übereinander her, wobei jede Seite von uns Zustimmung für die eigenen Anfeindungen wollte. Diese Atmosphäre des ständigen Grabenkampfes, bei dem wir direkt zwischen den Fronten aufgestellt wurden, verpestete alles. Und während das Ganze lief, wohnten wir weiter unter einem Dach ...
Aber wir waren nicht nur Kanonenfutter auf dem ideologischen Schlachtfeld, meine Schwester und ich bekamen auch amtlichen Wert. Und zwar so sehr, daß eines Tages eine Frau vom Jugendamt erschien, die uns ausfragte: ob wir uns denn in Zillhausen wohlfühlten, und bei wem wir denn bleiben wollten, und wer denn am meisten mit uns unternimmt und ob wir das Ganze verstehen ...?
Mein Bruder war schon über vierzehn Jahre alt, der saß nur dabei. Aber meine Schwester und ich wurden ausgefragt. Für mich war ganz klar, daß ich nicht zu meinem Vater gehen würde, das hieß zwar nicht, daß ich gerne bei meiner Mutter blieb, aber immerhin noch lieber als bei meinem Vater. Ich hab das nicht gesagt, daß ich bei meiner Mutter auch nicht gerne bleiben wollte, weil meine Mutter uns nämlich vorher eingeschärft hatte, daß wir sagen sollten, wir wollten bei ihr bleiben. Falls wir das nicht täten, würden wir das Haus verlieren, und meine kleine Schwester müßte auf eine andere Schule und so weiter und so fort.
Als die Frau vom Jugendamt weg war, wurde intern Bilanz gezogen: meine Mutter meinte, daß es „sehr günstig“ war, daß die Frau kam, als meine Schwester und ich gerade im Wohnzimmer auf dem Fußboden Karten gespielt haben: „So konnte sie gleich sehen, daß Ihr Euch versteht.“ Mein Bruder hat mich beschimpft, daß ich bei diesem Gespräch irgendwann, als sie nach meinem Vater fragte, vermutet hatte, daß er sich wahrscheinlich auch „einsam“ fühle, ohne uns.

Ich habe mich selbst gewundert, daß ich das gesagt hatte. Besonders, weil ich das Gefühl hatte, daß das gar nicht meine Rede war, gar nicht mein Satz und meine Meinung. Ich hatte das Gefühl, daß ich da etwas hergebetet hatte, was ich irgendwann so oft gehört hatte, daß ich es auswendig wußte. Ich wußte aber nicht, wann und wie, weil ich mich nicht daran erinnern konnte, daß mein Vater jemals davon geredet hatte, ohne uns „einsam" zu sein. Außerdem wußte ich auch irgendwie, daß sich das nicht auf meinen Bruder bezog – ohne den konnte er gut auskommen.
Ich konnte mir das nicht erklären und habe mich dafür geschämt, daß ich etwas herbetete, hinter dem ich gar nicht stand. Ich hatte das Gefühl, daß das ein Inhalt war, der mir irgendwann ins Gehirn gewaschen worden sein mußte. Das ging mir noch tagelang hinterher.
Die Frau vom Jugendamt kam nie wieder und zu dem Entschluß, daß wir bei meiner Mutter bleiben sollen.

Dann ging es um das Haus: sie begannen, sich über jeden einzelnen Gegenstand zu streiten. Mein Vater kam sogar auf die Idee, eines der Gobelin-Bilder mitnehmen zu wollen, weil meine Mutter diese Bilder ja in ihrer „Hausarbeitszeit" gestickt hatte – und die habe er finanziert. Zum Schluß meinte er, er würde sogar die Nadeln im Nadelkissen nachzählen und die Hälfte davon mitnehmen: „Ich laß' Euch gar nichts. Du wirst schon sehen, wo Du ohne mich bleibst!" Mein Vater hatte einen Gutachter bestellt, den er durch das ganze Haus führte. Der sollte feststellen, wieviel meine Mutter ihm für das Haus auszubezahlen hätte. Sie machte sich große Sorgen, daß wir vielleicht wieder aus dem Haus und in eine enge Wohnung würden ziehen müssen, falls sie nicht das Geld auftreiben konnte, um meinen Vater bei der Scheidung auszubezahlen – so wie das all die Jahre gewesen war.

> Eine der Hauptursachen für die Obdachlosigkeit bei Frauen liegt im Bruch der Partnerschaft: „Das soziale Netz ist nicht dafür geschaffen, daß Frauen sich aus ihren Partnerschaften lösen können."*
>
> Karolin Balzar, Fachfrau beim Kölner Sozialdienst Katholischer Frauen in: frau in bonn, Nr. 606, 16.12.1996

Er kam mit Schuldscheinen an, die er angeblich bei seinen Verwandten einzulösen hatte. Über 20.000 Mark soll er von ihnen bekommen und ins Haus gesteckt haben. Meine Mutter wußte davon überhaupt nichts. Sie ist sogar zu diesen Verwandten, seinen Eltern, gefahren, um das aufzuklären. Die blieben dabei, daß sie das Geld gegeben hätten und nun also wieder zurückhaben wollten. Diese Summe müsse also auf den Auszahlungsbetrag aufgeschlagen werden. Vor Gericht und unter Eid aussagen, daß sie diese Summe weitergegeben hatten, wollten sie dann allerdings nicht. Soviel ich weiß, wurde

* In diesem Satz fehlt das agierende Subjekt: *Wer* hat „das" soziale Netz geknüpft?

davon dann nicht mehr gesprochen. Das heißt mein Vater erklärte, daß er „großzügig“ darauf verzichte, auch damit „die Kinder was zu beißen haben“. Trotzdem war es sehr schwer, das Geld aufzubringen, um ihn auszuzahlen. Es waren mehrere zehntausend Mark. Wir haben alle zusammengelegt: mein Bruder hatte noch eintausend Mark auf seinem Sparbuch, meine Schwester dreitausend Mark und ich fünftausend. Das bekam dann alles meine Mutter, um es bei der Scheidung meinem Vater zu geben. Wir waren alle miteinander blank.
Ich hab das gern gegeben, auch wenn ich mehr gab als die anderen und auch wenn es alles war, was ich über die Jahre an Weihnachts- und Geburtstagsgeld gespart hatte. Nur: wenn ich hin und wieder danach fragte, weil ich mir was kaufen wollte, scherzte sie: „Tja, das Geld siehst Du nie wieder!“ Ich wußte damals nicht, daß es kein Scherz war. (Erst Jahre später, als sie ein neueres Auto – wonach ich nie gefragt hatte – mitfinanzierte, war das für mich abgegolten.)
Aber es gab anderes, wovon ich sofort wußte, wie es gemeint war, auch wenn ich mir gewünscht hätte, daß dem nicht so sei: Meine Mutter fand immer etwas an mir zu kritisieren. Wenn mein Bruder eine Sonnenbrille aufhatte, sah das schick aus, hatte ich eine Sonnenbrille auf, war das „wie bei einem Mafioso“. Wollte mein Bruder bei Tisch etwas gereicht haben, war sein Tonfall völlig egal, wenn ich – ohne dreimal „bitte“ zu sagen – „Gib mir mal den Honig“ sagte, behauptete sie, ich sei „wie ein SS-Mann!“ Das sagte sie immer wieder, ganz oft: „Wie ein SS-Mann!“ Das sagte sie auch, nachdem wir alle zusammen die Dokumentationen über den Holocaust gesehen hatten: „Olga, Du bist wie ein SS-Mann.“ Normalerweise sagte sie das, während sie mißbilligend den Kopf schüttelte und dabei freudig lachte. Dieser Satz begleitete mich jahrelang. Ich weiß nicht einmal genau, wann sie damit begonnen hatte, das zu sagen. Als ich in der Pubertät war, war es schon normal für mich, das zu hören. Dagegen wehren konnte ich mich überhaupt nicht. Wie reagiert mensch darauf, daß die eigene Mutter sowas in den Raum stellt? Ich war davon gelähmt. Mein Bruder – fünf Jahre älter und mit fünf Jahren mehr Geschichtsunterricht ausgestattet – fand das wohl nicht weiter schlimm.
Außerdem begleiteten mich die Vorwürfe, die sie vorher meinem Vater gegenüber gemacht hatte: „Wie Dein Vater! Olga, Du bist ganz genau so wie Dein Vater!“ Und ihr zufolge war mein Vater: stur, egoistisch, gemein, geizig, brutal, hinterhältig, verschlagen und noch viel mehr. Das Schlimmste daran war, daß ich aus eigener Erfahrung wußte, daß das meiste davon auf meinen Vater tatsächlich zutraf. (Dieselben Vokabeln hatte sie sonst nur noch für meinen Onkel, den Bruder meines Vaters, zur Verfügung.)

Zumal er uns in dieser Zeit auch noch eine Kostprobe seiner selbst geliefert hat: Meine Schwester, meine Mutter und ich saßen zusammen am Eßtisch. Mein Vater hatte gerade „Ich geh’ jetzt!“ gerufen und war laut polternd die

Treppe in den Keller hinunter und zur Garage gegangen. Ein paar Minuten später stupste meine Mutter uns beide an, wobei sie gleichzeitig signalisierte, daß wir ruhig sein sollten. Dann zeigte sie auf die Tür zum Treppenhaus. Mein Vater hatte sich lauschend dahintergestellt, das Ohr dicht angelehnt. Es war eine *Glas*tür. Wir konnten einen Moment Ruhe bewahren, aber dann haben wir doch lachen müssen. Er zuckte zusammen und kam, sich laut räuspernd, herein und murmelte, daß er „was vergessen" habe.

In einem meiner Geschichtsbücher war eine Abbildung von einem Bild von George Grosz: „Stützen der Gesellschaft". Grosz karikierte darauf die „roaring twenties" als eine Welt der „Spießer, Schieber, der reaktionären Militärs, der phrasendreschenden Funktionäre, der verlogenen Journalisten, der heuchlerischen Richter".*
Der Parteifunktionär war als dicker Mann mit halb aufgeklapptem Schädel gezeichnet. In den Schädel war ein Haufen Scheiße gemalt, der ihn komplett ausfüllte. Bei diesem Bild habe ich sofort an meinen Vater denken müssen, und auch heute habe ich von ihm entweder dieses oder das Bild „hinter" der Glastür vor mir.
So offensichtlich fehlbar diese „Lauschaktion" von ihm auch war – leider konnte ich sie der „Allwissenheits-Aura", die er drohend aufgebaut hatte, als ich noch ein Kleinkind war, nicht entgegensetzen. Ich hatte die Kenntnis über sein Vorgehen nicht in ausreichender Weise präsent. All seine Sätze, die er schon der Einjährigen eingebleut hatte – wobei ihn seine Frau, meine Mutter, all die Jahre nach Kräften unterstützte – waren über die Jahre leider nicht verloren gegangen. Tückischerweise waren sie auf eine Art und Weise in meinen Geist eingegangen, die es mir unmöglich machte, sie einzeln abzurufen. ... Ich hätte den ganzen Rattenschwanz meiner Erinnerungen mitbekommen, was unter den gegebenen Umständen – im Angesicht der TäterInnen – unmöglich war.

1980, ich war zehn, war die Scheidung endlich über die Bühne. Was aber nicht hieß, daß mein Vater auch sofort auszog, nachdem sie schon über ein Jahr „getrennt" gelebt hatten.
Er wohnte zum Beispiel noch lange genug bei uns, um mir eines Abends eine Ohrfeige zu geben. Was dem vorausging, weiß ich nicht mehr. Wobei das auch völlig egal ist, weil es *nichts* gibt, das es rechtfertigt, einen Menschen in ihrer/seiner körperlichen Integrität zu verletzen, schon gar nicht ein Kind!

> Dreiviertel aller Erwachsenen haben in ihrer Kindheit physische Gewalt erlebt.

---

* 1928, Stiftung Preußischer Kulturbesitz, Staatliche Museen, Nationalgalerie Berlin, abgebildet z.B. in: „Unser Jahrhundert im Bild", Bertelsmann Lexikon-Verlag, Reinhard Mohn, Gütersloh, 1969

Rund 20% davon schwerste körperliche Gewaltanwendung.
Körperliche Gewalt beeinträchtigt das soziale Verhalten und wird oft von Generation zu Generation weitergegeben.

WETZELS, PETER: „ZUR EPIDEMIOLOGIE PHYSISCHER UND SEXUELLER GEWALTERFAHRUNGEN IN DER KINDHEIT. ERGEBNISSE EINER REPRÄSENTATIVEN RETROSPEKTIVEN PRÄVALENZSTUDIE FÜR DIE BRD", HRSG. VOM KRIMINOLOGISCHEN FORSCHUNGSINSTITUT NIEDERSACHSEN, 1997

Ich bin sofort nach oben und hab mich im Bad eingeschlossen. Da kam er dann an und hat vor der Tür gebettelt. Ich hab nicht aufgemacht. Er stand da ewig und hat erzählt, wie sehr es ihm leid täte, und daß das nie wieder passieren würde, und daß ich „aber auch ungezogen" gewesen sei, und noch viel mehr. Ich hab nicht aufgemacht. Und er stand da immer länger und ist gar nicht weggegangen. Und dann ist er wütend geworden und hat gegen die Tür getrommelt. Und hat gerufen, daß ich „nicht so stolz sein soll". „Du bist viel zu stolz, Olga!" Das hatte ich sowieso ständig zu hören bekommen. Das war sein Lieblingssatz mir gegenüber. Als er immer mehr gegen die Tür klopfte, hab ich dann aufgemacht, bevor er wieder total ausrastet. Ich wollte nicht nochmal eine Ohrfeige. Die erste brannte noch auf meiner Wange.
Ich saß auf dem heruntergeklappten Klodeckel, die Arme fest vor mir verschränkt, die Beine angezogen und hab auf meine Kniescheiben gestarrt. Da ist er doch tatsächlich vor mir niedergekniet und hat hoch und heilig erzählt, wie leid es ihm tun würde, und daß ich doch wüßte, daß er mir nie etwas antun würde, das mir schade ... Als er dann meine Beine berührte, anfing, an ihnen herumzustreichen, hab ich die schon nicht mehr gespürt: Körper ohne Beine.
Gleich darauf war ich neben mir und hab die Szene von außen beobachtet (das zweite Paar Augen): Ich hab's in meinem Körper nicht mehr ausgehalten, weil das so war wie in einem Liebesfilm, wo ein Typ niederkniet, um einer Frau seine Liebeserklärung zu machen, Beteuerungen ohne Ende! Ich dachte nur: *Wie* er das sagte! Und *wie* er versuchte, mich anzufassen! Was, zum Teufel, geht hier eigentlich ab!? Ich sah das von außen und hab innerlich geschrien:
„Du Arsch! *Ich bin ein KIND!*"
Ich blieb stocksteif und stumm, und schließlich ging er: „Du wirst schon noch zur Vernunft kommen."

Der Schutz des Kindes und der Geschwister ist nur durch räumliche Trennung zu gewährleisten.
Mädchenzufluchtswohnungen stellen hier lediglich eine Übergangsmöglichkeit für sexuell ausgebeutete Mädchen dar – und auch hierfür deckt das Angebot bei weitem nicht den Bedarf.
Ziel muß das Entfernen des Täters aus der Wohnung sein, damit der

familiale Zusammenhang – wo vorhanden – für das Kind erhalten bleibt – und auch Geschwister geschützt sind.

vgl. „Modellprojekt Beratungsstelle und Zufluchtswohnung für sexuell missbrauchte Mädchen von >>Wildwasser<< – Arbeitsgemeinschaft gegen sexuellen Missbrauch an Mädchen, e.V., Berlin", 1997 hrsg. vom Bundesministerium für Familie, Senioren, Frauen und Jugend; und Enders 1995, S. 139f und 180ff

Meine Oma Regina, die Mutter meiner Mutter, hatte sich irgendwann zwischendurch vor den ständigen Anschuldigungen meines Vaters und den ganzen lauten Streitereien in Sicherheit gebracht, d.h. sie ist ausgezogen. Ich wünschte, ich hätte das auch tun können.
Bevor sie auszog, gab es noch oft Streit, in dem mein Vater sie direkt anging – und sie umgekehrt schrie: „Du hast meine Tochter ja nur wieder hier runter geholt, weil ich jetzt in Deutschland war. Nur so – mit den billigen Krediten – hast Du eine Chance auf ein Haus gehabt!" Irgendwie waren einige der Kredite wohl daran geknüpft, daß meine Oma verschleppt worden war. Ich bin auch verschleppt worden, das steht zumindest in meiner Geburtsurkunde. Und zwar für die Zeit, die ich in Rußland war. Ich hab mich auch „verschleppt" gefühlt, aber von meinen Eltern.
Meine Oma hatte Alterszucker und ihren Kleiderschrank immer voll. Sie kaufte sich dumm und dusselig von ihrer Rente – und zog die ganzen Sachen dann doch nicht an. Im Krieg hatte sie ihre Kinder auf einen Wagen setzen und flüchten müssen. Als er dann zu Ende war, wurde Deutschen in der Sowjetunion karge Böden und unwirtliches Land zugewiesen, auf denen sie siedeln durften. Meine Oma war mit ihren Kindern auf eine Insel gesetzt worden, die jedes Frühjahr überschwemmt wurde. Da mußten dann Baumstämme zersägt und im Haus verteilt werden, auf denen dann alle durch das überschwemmte Haus balancierten. Meine Mutter fand das als Kind eigentlich witzig, und auch das Balancieren über die Baumstämme im Fluß. So haben sie ihn damals überquert. Zu essen gab es nicht viel. Es waren harte Zeiten, und jede hatte nur einen Haken an der Wand, an dem ihre gesamte Garderobe hing. Das hatte meine Oma wohl nicht verkraftet, weswegen ihr Schrank jetzt fast zerbarst. Sie erzählte nie vom Krieg oder von Rußland, auch als ich mal fragte. „Ach Kind, was gibt es da zu erzählen!"
Mit einer Sache gab es immer wieder Ärger mit meiner Oma: Sie pflegte ihren Müll, z.B. Orangenschalen, im Klo zu versenken, wo er dann alles zu verstopfen drohte. Meine Mutter hat die Pakete dann rausgefischt und ihr hingelegt: „Was soll denn das!? Du kannst die Sachen gerne in Deinem Zimmer liegenlassen. Ich mach' sauber. Aber bitte steck das nicht ins Klo. Was glaubst Du, wieviel ein Klempner kostet!" Meine Oma tat dann so, als wisse sie gar nicht, worum es ging. Das war die bisher merkwürdigste Variante von „etwas unter den Teppich kehren", die ich erlebt hatte. (Bei meiner Mutter sah das so aus, daß sie Wichtiges „besonders gut weglegte", damit sie es „auf

jeden Fall wiederfindet", was dazu führte, daß Dinge erst nach Jahren wieder auftauchten.)
Und noch eine Eigenart hatte meine Oma: Der 1. April war mit Abstand ihr Lieblingstag. Der schlug ihren Geburtstag und Weihnachten zusammen. Denn da konnte sie Leute reinlegen.
An einem 1. April war ich gerade aus der Schule gekommen, als sie mich schon aufgeregt erwartete: „Die Berit sitzt oben und weint sich die Augen aus. Ich weiß nicht, was mit ihr ist, aber da muß etwas ganz Schlimmes passiert sein. Du mußt ganz schnell rauflaufen." Selbstverständlich bin ich sofort hoch – ich hab mir Sorgen gemacht! Aber oben war niemand! Als ich ins Treppenhaus ging und runterschaute, stand sie unten und hat mit verzerrtem Gesicht laut gelacht: ein teuflisches Grinsen. Da war mir klar: Die Frau ist krank!
Im nächsten Jahr versuchte sie die gleiche Masche nochmal, hatte aber keinen Erfolg bei mir: „Schon gut, darum kümmer' ich mich später." Daraufhin war sie beleidigt und redete tagelang nicht mit mir. Ich fand das sehr erholsam. Es macht mir keinen Spaß, mit Leuten Kontakt zu haben, die Freude dabei empfinden, andere zu linken.

Als ich etwa zwölf war, fiel mir zum ersten Mal etwas über Gestalttherapie von Fritz Perls in die Hände. Mein erster Gedanke: „Das Schwein hat mich abgekupfert!" Vieles, was er da an Übungen beschrieb, hatte ich längst automatisch mit mir veranstaltet. Ich hatte Träume analysiert, hatte versucht, Varianten davon zu bilden und deren Bedeutung für mich getestet. Ich hatte Analogien zwischen Gefühlen und Bäumen, Landschaften, Möbeln oder was auch sonst immer zu bilden versucht, Parallelen hergestellt und so weiter und so fort.
Daß der das nötig hatte, eine Zwölfjährige nachzumachen ;-)!

Ebenso wie diese Strategien, mir, meinen Gefühlen und einer möglichen Zukunft Gestalt zu verleihen, war wichtig, daß ich meine Listen ständig pflegte, in denen ich festhielt, was ich in einer eigenen Wohnung haben wollte. Es war ein Mittel, mir selbst gedankliche Auswege zu verschaffen. Ich versuchte mit Macht, eine Realität vorwegzudenken, die ich ansonsten in meiner Umgebung noch nicht einmal zu hoffen vermocht hätte.
Dabei hatte ich mir – mit den Möbeln – auch gleich zusammengestellt, wie ich leben wollte: als Journalistin!
Das war, solange ich denken kann, immer ganz klar für mich. Nur einmal – als wir im Kunstunterricht den Grundriß für ein Haus aufstellen und es schließlich einrichten sollten, war ich unsicher. Ich habe – als Dreizehnjährige! – zwei Wochen lang schlaflose Nächte verbracht, weil ich es in Betracht zog, Innenarchitektin zu werden. Das war eine schreckliche Zeit, und ich war dann auch sehr froh, als ich wieder glücklich bei meiner ursprünglichen Berufswahl landete.

Die hat sich über die Jahre dann auch konkretisiert und spätestens mit fünfzehn hatte ich mein Lebenskonzept fertig: ich wollte als Journalistin über den gesamten Planeten fliegen!
So würde ich viel sehen und erleben, ohne eine/n direkte/n Vorgesetzte/n vor der Nase zu haben und einen strikten Tagesablauf befolgen zu müssen. Ich würde über Fax meine Artikel abliefern und per Telefon den Kontakt halten. Nette Reiseberichte, viel Kultur, möglichst nichts, bei dem ich mich hätte wirklich einbringen müssen – mit meinen Überzeugungen und meiner Meinung. Nichts, bei dem ich als Person kenntlich gewesen wäre. Und nichts, was die Welt verändert hätte. Denn: Die Welt hatte für mich nichts getan, ich würde für die Welt auch nichts tun!
Ich habe mich diesem Planeten, nach allem, was mir hier angetan wurde, im Grunde auch einfach nicht gegönnt. Die Menschheit sollte sich ruhig weiter in die Scheiße reiten, ich würde sie bestimmt nicht daran hindern.
Wer immer bestohlen wurde, gibt nicht mehr freiwillig.
Wenn ich jedoch keine Reiseberichte schreiben würde, so würde ich, wenn ich Glück hätte, in einem Krisengebiet landen und tödlich „verunglücken".*

Doch auch wenn das nicht klappte, wußte ich, daß ich nie alt werden würde. Spätestens mit vierzig Jahren hatte ich meinen tödlichen Herzinfarkt eingeplant.
Und wenn das Schicksal nicht so gnädig sein sollte, mich in einem Krisengebiet einen schnellen Tod sterben zu lassen, würde ich solange Männer aus allen Kontinenten haben, ohne mich jemals zu binden. Daß ich um Männer herumkommen würde, glaubte ich nicht, im Grunde wollte ich es auch nicht. Das Als-Journalistin-über-den-gesamten-Planeten-Fliegen war nämlich als Fliegen/Vögeln gemeint. Männer waren eingeplant, aber ernst nehmen wollte ich sie nie. Und sie sollten nie irgendeine Auswirkung haben – keine Abhängigkeit! Also war die oberste Regel: nicht verlieben! Und für den Fall, daß mir diese größte aller Ungeschicklichkeiten doch einmal unterlaufen sollte, war wenigstens gewährleistet, daß ich ja schnell wieder auf und davon wäre: „Aus den Augen, aus dem Sinn".

> Frauen kommen mit Trennungen weit besser zurecht als Männer. Das Ende einer Ehe stellt in der Regel sogar einen Fortschritt für das seelische und körperliche Wohlbefinden von Frauen dar.
>
> FALUDI 1995, S. 59F

* Die Chancen dafür stehen übrigens gut: in den letzten zehn Jahren wurden weltweit 600 JournalistInnen ermordet. Davon allein im letzten Jahr 28. In: „Menschen machen Medien" Zeitschrift der IG Medien, Nr. 6 Juni 1997, Jahrgang 46, S. 34.

Die wichtigste Regel bei diesem ganzen Lebensplan war: bloß keine Spuren hinterlassen!
Mit anderen Worten: möglichst gar nicht existiert haben.
Umso ärgerlicher war es deswegen, daß ich – spätestens seit der Pubertät – bei den Leuten immer auf den Nerv zu treffen schien. Das war im Gespräch so, und oft schien es schon durch meine pure Anwesenheit so zu sein. Da kamen sich welche durchschaut vor, auch wenn ich sie noch nicht einmal beobachtet oder auch nur besonders wahrgenommen hatte. Das ist zwar eine faszinierende Sache, weil ich auf diese Art nur äußerst selten mit banalen Gesprächen befaßt war, aber es ist auch äußerst anstrengend, all die Emotionen und all den Ärger mit abzubekommen, die gewöhnlich unter *dem* Nerv liegen.
Vor allem war es unangenehm für mich, daß dieser Umstand es denkbar schwierig machte, *keine* Spuren zu hinterlassen.
Wenn dann auch noch welche mich daraufhin ansprachen, ich solle als Therapeutin arbeiten, weil sie „das Gefühl haben, daß ich das gut könnte", oder weil ihnen „das Gespräch mit mir viel gebracht" habe, war ich vollends irritiert. Das kam immer wieder vor. Wildfremde, mit denen ich mich im Zug unterhalten hatte, oder auch Bekannte konfrontierten mich mit dieser Wahrnehmung meiner selbst. Meist habe ich nur abgewiegelt: „Das überleg' ich mir noch."

Mein Bruder erklärte mich für verrückt, weil ich diese langen Bestellisten schrieb. Das war aber nicht so schlimm. Viel schlimmer war ein anderer Stempel, den er mir gegeben hatte: „Freßsack". Er nannte mich nur noch so. Ich glaube, es gab Zeiten, wo er gar nicht mehr wußte, wie ich wirklich hieß – oder wissen wollte. Über Jahre hinweg – und während meiner gesamten Pubertät – bekam ich das von ihm zu hören: „Freßsack". Auch wenn ich abnahm, war wieder nicht richtig, wie ich es tat. Ich hatte mir zum Beispiel angewöhnt, einfach nur viel abgekochtes, warmes Wasser zu trinken. Auch das beschimpfte er wieder als Schwachsinn. Heute weiß ich, daß diese Trinkgewohnheit, nach der es mich damals automatisch verlangte, fester Bestandteil der jahrtausendealten Heilmethoden des indischen Ayur Veda ist.
Als ich mit siebzehn zu fasten begann, ist er regelrecht ausgerastet: „Du machst es Dir wieder leicht! Anstatt jeden Tag etwas zu essen, aber wenig, machst Du es Dir wieder leicht!" Da ist mir dann einiges klar geworden: Ich sollte es also nicht leicht haben. Und: Was war es, womit er es sich leicht machte/gemacht hatte, weswegen er ein so schlechtes Gewissen hatte?
Er hat es genossen, mich fertig zu machen – und er hat es genossen, sich dabei des Wohlwollen und der Unterstützung meiner Mutter sicher zu sein. Jetzt, während ich das schreibe, kommt mir der Gedanke, daß er vielleicht auch einfach nur aufgeschnappt hat, was ihre Wünsche waren und womit er ihr gefällig sein konnte. Da lag er mit dem Psychoterror gegen die jüngere Schwester ganz offensichtlich goldrichtig. Das gab Punkte bei meiner Mutter!

Wobei das nichts ändern würde: Er hat es in Kauf genommen, auf Kosten anderer Punkte zu sammeln! Er hat es getan, und zwar auch, obwohl er sehr viel älter war und es hätte besser wissen können und müssen. Und es ist umso gemeiner, als er es nicht einmal nötig hatte, extra Punkte zu sammeln, weil er ohnehin tun und lassen konnte, was immer er wollte, ohne daß meine Mutter in irgendeiner Weise eingeschritten wäre. Die beiden – meine Mutter und mein Bruder – hatten ihren Schulterschluß.
Er kritisierte mich, wo immer er konnte. So sonnte er sich umso mehr in seiner – vermeintlichen – Fehlerlosigkeit. Das heißt eben in der, die meine Mutter ihm vorbehaltlos zugestand.
In einem hellen Moment, nach einer Auseinandersetzung, die ich mit ihm hatte, setzte es bei mir in gewisser Weise aus: Ich war plötzlich gar nicht mehr betroffen. Ich hab ihn einfach mal so angeguckt und ihm dann ruhig ins Gesicht gesagt: „Weißt Du, Du bist eine große, runde Null." Er verstummte, öffnete nochmal wie ein Fisch den Mund und schloß ihn wieder. Ich wußte tatsächlich nicht, ob er jetzt auf mich einschlagen würde oder was. Er war kurz davor zu explodieren. Aber ich war ja in diesem hellen Moment und die Ruhe selbst und weit davon entfernt, Angst zu haben. Ich wußte nur: Aha, da hast du also genau ins Schwarze getroffen! Ich habe ihn einfach ruhig beobachtet. Er schlug nicht zu, er explodierte auch nicht. Er preßte nur zwischen den Zähnen hervor: „Sag das nicht noch einmal!" Mußte ich ja auch nicht! Jetzt wußten wir es ja beide.

Ich brachte möglichst niemand mit nach Hause, auch nicht, als mein Vater längst ausgezogen war. Ich wollte schon nicht, daß meine Mutter oder mein Bruder auch nur sahen, wie ich meine Bleistifte auf dem Schreibtisch verteilt hatte. Nichts sollten sie von mir wissen! Keinen Zugriff! Ich wollte mich in keiner Form offenbaren, was ja auch bedeutet hätte, daß ich erpreßbar gewor-den wäre. Das allein war auch schon Grund genug, keinen Freund zu haben. Sie sollten nichts von mir wissen, schon gar nicht, wer mir wichtig war. Ich vermied auch, daß Freundinnen zu mir kamen. Ich hatte immer eine „beste Freundin". Damals – noch in der Grundschule und die erste Zeit auf dem Gymnasium – war das Katrin: Ihr Vater war Lehrer, wofür ich sie an sich schon bemitleidete. Damals bin ich auch einmal mit gewesen, als Katrins Familie wandern und Pilze sammeln war. Aha, dachte ich, so verbringen andere Leute den Sonntag! Trotzdem war ich felsenfest davon überzeugt, daß auch bei diesen Leuten die Klappe fiel, sobald ich das Haus verlassen hatte. Genauso eben, wie bei uns auch alles anders war, sobald Fremde da waren. Immer, wenn ich bei den Familien meiner wenigen Freundinnen war, ging ich davon aus, daß sie mir Familienleben und Frieden vorspielten, und dachte daran, daß auch meine Mutter die Freundlichkeit selbst war, wenn – seltenst – meine Freundin bei mir war. Sie ließ es sich nicht nehmen, uns Kuchen auf's Zimmer zu bringen, auch wenn ich noch so deutlich gesagt hatte, daß wir nichts wollten. (Sie buk fast jedes Wochenende Kuchen, trug ihn mir teilweise regelrecht hinterher – und drang gleichzeitig darauf, daß ich abnehme.)

Später, und die meiste Zeit auf dem Gymnasium, war dann Berit meine beste Freundin. Wir gingen im Wald spazieren, zogen über die Wiesen und unterhielten uns zwischen den Obstbäumen über die Welt und was darüber hinaus geht. Wir saßen ewig zusammen, tranken Tee und hörten Musik. Berits Vater war reichlich anzüglich, fand ich, und fand Berit auch. Ihr Bruder war mindestens so ein Arschloch wie meiner, fand Berit auch. Und ihre Mutter mischte sich mindestens so sehr in Sachen ein, die sie nichts angingen, wie meine, fand Berit auch. Wir kannten uns gut.
Trotzdem gab es etwas, worüber ich auch mit Berit nicht reden konnte. Und das merkte ich, als sie einmal nach meiner Haarbürste gegriffen hatte und begann, ihr Haar damit zu kämmen. Ich bekam für einen Moment keine Luft und wollte schreien: „Laß das! Leg die Bürste *sofort* wieder hin!" Nicht etwa, weil ich ihr meine Bürste nicht leihen wollte, sondern, weil ich dachte, daß „es" jetzt auf sie übergehen könnte: „Jetzt wird sie für den Rest ihres Lebens genauso unglücklich sein wie ich." Ich fühlte wirklich, daß dieses „es", von dem ich nicht einmal sagen konnte, was es war, ansteckend war. Daß ich großes Unglück über jede und jeden bringe, die oder der sich mehr mit mir befaßt. Gleichzeitig wußte ich, daß es völliger Quatsch war, was ich da dachte – und sagte nichts. Trotzdem blieb ein schlechtes Gewissen, daß ich sie nicht „geschützt" hatte, und ich ertappte mich dabei, wie ich beobachtete, ob sie auch ja nicht krank wurde in der darauf folgenden Zeit.
(Ich habe auch meine Schwester nie etwas von mir anziehen lassen. Aus diesem Grund. Jahre später erzählte sie mir, wie weh ihr das getan hat, weil sie glaubte, daß ich überhaupt nicht – und nicht mal so – mit ihr in Berührung kommen wollte.)

Besonders glücklich war Berit zwar auch vorher schon nicht, sie vermutete immer, daß sie mal mitangesehen haben muß, wie irgendwer vergewaltigt worden sei. So ein Gefühl hatte sie. Auch ich vermutete, daß da bei mir „irgendwas in der Richtung gewesen sein muß". Ich befand mich in einem ständigen Spagat zwischen den Gedanken und Empfindungen, die sich mir aufdrängten, die in meinem Kopf Verknüpfungen fanden, wenn ich darüber nachdachte, daß ich so isoliert und anders als andere lebte. Daß ich meine Haut zerstörte. Daß ich keine Nähe zuließ. Ich habe mich daran festgehalten, daß das wohl an den drei Scheidungen liege. Ich wollte nicht noch mehr durcheinander kommen, ich wollte funktionieren. Vor allem wollte ich schnell 18 werden und mein Abitur haben. Alles Voraussetzungen, um unabhängig zu sein. Solange ich das nicht hatte, konnte ich mich unmöglich mit dem, was da in mir kochte, beschäftigen. Das fühlte ich ganz genau. So blieb es bei unseren Vermutungen. Für mich blieb es aber auch dabei, daß ich nachts immer wieder redete und schrie. Manchmal weinte ich im Schlaf.

Berit war gerade im Urlaub gewesen und zeigte mir die Fotos: Sie war mit einer Gruppe junger Frauen im Alter zwischen zwölf und zwanzig Jahren unterwegs gewesen. Die Fotos waren in eines dieser Fotoalben gesteckt, bei dem immer nur zwei Fotos auf einmal zu sehen sind, die dann von oben nach unten aufgeklappt werden. Ich sagte über jedes Foto etwas wie „Die Perspektive ist ja interessant!" oder „Ein wunderschöner Strand." oder so. Als Berit gerade ein Foto umgeklappt hatte, auf dem die ganze Gruppe von vorne auf Stühlen und alle in ausgelassener Stimmung und lachend abgebildet war, hatte mein Finger sich schon auf eine der Jüngeren gelegt: „Sie wird niemals in ihrem Leben eine befriedigende Beziehung zu einem Jungen haben." Ich starrte Berit an, Berit starrte mich an und trat einen Schritt zurück: „Dieses Mädchen ist als Zwölfjährige von einem vergewaltigt worden." Ich habe regelrecht Angst vor mir selber bekommen und bin sofort nach Hause gefahren. Damals dachte ich, daß ich wunder-weiß-wie-tolle Antennen habe, daß ich sogar solche Informationen erspüre. Heute weiß ich, daß ich leider auf jedes dritte dieser Mädchen hätte zeigen können – und jede hätte von einer derartigen Geschichte, einem derartigen Erlebnis zu erzählen gehabt! Nichts Besonderes, alles gaaanz normaaal!!!

> Jedes *dritte* Mädchen wird Opfer sexueller Gewalt, bevor sie das 18. Lebensjahr erreicht.
>
> UN-Veröffentlichung: „The World's Women 1995. Trends and Statistics", S. 160

In Deutsch saßen Berit und ich zusammen in der ersten Reihe. Neunte Klasse, glaube ich, ich war vierzehn. In einer dieser Deutschstunden war ich zum ersten Mal in meinem Leben rot geworden. Das war schrecklich, weil es sich meiner Kontrolle entzog. In dieser Deutschstunde wollte unser Lehrer darauf hinaus, daß Ludwig XIV. schon morgens, noch im Schlafzimmer, Bittsteller empfing und regierte, während er angekleidet wurde.
Er gab uns Hinweise: „Ludwig der Vierzehnte ... in seinem Schlafzimmer ... Versailles ..." Zu „Versailles" fielen mir Spiegel ein, und irgendwie verknüpfte sich da was in meinem Kopf: „Der wird doch wohl nicht etwa Spiegel über'm Bett meinen!" Er hatte es mitbekommen und wiederholte laut für alle: „Nein, Olga, Spiegel über'm Bett meine ich nicht." Die anderen amüsierten sich. Mit anderen Worten: die ganze Klasse johlte. Berit saß neben mir und stupste mich immer wieder mit dem Ellbogen: „Olga, Du wirst rot, Du bist schon ganz rot!" Ich hätte sie würgen können! (Außerdem hätte ich mich würgen können, weil sich in diesem Moment die Begriffe „Schlafzimmer" und „Spiegel" mit dem Gedanken an meine zerstörte Haut verknüpften. Ich wollte tot sein.)

Ein anderes Mal hätte ich einen Typen würgen können, als er sich einen Spaß draus machte, mein Federmäppchen aus dem Fenster zu schmeißen.

Das war übrigens derselbe, der früher meinte, er könne sich wie ein Sklavenhalter aufführen und einen anderen mit seinem Ranzen einige Schritte hinter sich laufen lassen. Wortwörtlich! Das war nicht mitanzusehen, und wir, das heißt der weibliche Teil der Klasse – die Jungs schien das nicht sonderlich zu stören – haben auf beiden Seiten die notwendigen Erziehungsschritte eingeleitet: den einen haben wir geschnitten, und dem anderen haben wir den Ranzen richtiggehend aus der Hand genommen. Immer wieder. Der Arme hatte wirklich nicht das geringste bißchen Selbstbewußtsein. Das war vor allem deshalb so traurig, weil er wirklich einer der nettesten Jungs weit und breit war: überhaupt kein bißchen aggressiv und immer hilfsbereit. Ein ganz Lieber war das.

Schade nur, daß es überhaupt notwendig zu sein scheint, daß Jungs immer wieder nacherzogen werden müssen, damit sie zu Menschen werden ...

Eben der Großkotz warf mein Federmäppchen aus dem Fenster, und weil wir im Erdgeschoß waren, hab ich den direkten Weg aus dem Fenster genommen, um es wieder zu holen. Als ich auf dem Fenstersims saß und mich mit einer Hand noch am Rahmen festhielt, bevor ich springen wollte, hat dieser Idiot doch tatsächlich das Fenster zugemacht. Er hat den Hebel *ganz* umgelegt, während mein Daumen noch im Rahmen steckte. Und erst wieder geöffnet, als ich schrie wie am Spieß. Ich landete auf der Erde vor dem Fenster und steckte meinen Daumen in den Schnee, um ihn abzukühlen. Ich war so wütend, daß ich den Schmerz gar nicht richtig mitbekam. Ich war auch sehr verwundert, daß der Daumen nicht Matsch war, als ich ihn aus dem Schnee zog und mir anschaute. Einen kleinen Riß hatte er, den mußte ich nähen lassen. Ein Lehrer hat mich ins Krankenhaus gefahren, wo ich mich dann erst mal mit dem Arzt gestritten habe, weil ich mich zum Nähen für den kleinen Riß nicht hinlegen wollte: „Doch nicht für das bißchen! Nein, ich kipp' bestimmt nicht um.“ Ich mußte mich dann doch hinlegen – und bin tatsächlich für einen Moment in Ohnmacht gefallen.
Als der Daumen im Fensterrahmen mal eben zusammengequetscht wurde, war ich da geblieben, und während dieser paar Stiche verlier' ich das Bewußtsein! Gerade ich, die ich mir ständig die heftigsten Verletzungen an der eigenen Haut beibrachte! Da war ich fünfzehn und hab mich geschämt dafür, daß ich Schwäche gezeigt hatte.
Das Schlimmste aber war, daß ich während dieses kurzen Moments der Ohnmacht keine Kontrolle hatte, weder über mich noch über meine Wahrnehmungen.

Schon früher, mit acht, als ich am Blindarm operiert wurde, hab ich versucht, gegen die Narkose anzukämpfen. Ich hab auf meinen Arm gestarrt, den der Arzt an der Stelle, in die er eine Spritze hineinstecken wollte, ganz eklig gelb angemalt hatte. Der hat wohl gemerkt, daß ich nicht begeistert war

von dem, was er da tat – und hat meinen Kopf weggedreht. Das war noch schlimmer, jetzt sollte ich noch nicht mal sehen, was er macht. Dabei hatte ich immer im Kopf, daß ich nur so ein Hemd anhatte – und nichts drunter! Als ich wegen des Daumens das Bewußtsein verlor, mußte ich daran wieder denken. Ich hatte die Kontrolle verloren! Und das Bewußtsein auch noch! Da half es auch nicht, daß ich hinterher „Komplimente" bekam: „Du, dieser Schrei, das war echt cool, wie im Film!"
Früher, mit elf oder zwölf, war ich schon mal schwach gewesen, da hatte ich Grippe. Aber weil ich sonst nie krank war, war mir sofort klar, warum ich die Grippe hatte: meine Schwester hatte zuerst Grippe, und ich wollte auch Tee ans Bett bekommen und die Gute-Nacht-Geschichte mitanhören, die sie erzählt bekam: die Schneekönigin. Dieses Märchen habe ich geliebt, weil die Hauptperson eine Junge war, die sich ganz allein auf den Weg macht, um ihren Bruder aus dem Schloß der bösen Schneekönigin zu befreien. In diesem Märchen hat die Junge alle Gefahren selbst überwunden und ist zum Schluß als Heldin nach Hause gekommen.

Es heißt, Kinder bräuchten Märchen, u.a. um ihre Ängste kompensieren zu können. Ich frage mich, ob sie so grausame Märchen bräuchten, wie wir sie kennen, wenn die Realität, die Erwachsene ihnen bereiten, nicht so grausam wäre.***

Was ich mir dabei dachte, als ich meiner Mutter erzählt habe, daß ich zum ersten Mal die Tage bekommen hatte, weiß ich wirklich nicht: mir war den ganzen Tag übel gewesen, und ich war richtig erleichtert, als endlich klar war, weswegen. Abends bin ich dann an das Zimmer meiner Mutter, sie lag schon im Bett, und sagte ins Dunkel hinein, daß sie für mich jetzt auch Binden einkaufen kann. Ich weiß nicht, warum ich das überhaupt gemacht habe, ich hab meiner Mutter sonst auch nie etwas von mir erzählt. Ich weiß wirklich nicht, was ich überhaupt erwartet hatte. Aus dem Dunkel des Raumes kam ihre Stimme: „Dann hast Du's jetzt also auch!" Und es hörte sich an wie: „Nun ist der Stab also auch über Dir gebrochen." Ich schloß die Tür und bin ins Bett gegangen. Ich stand regelrecht unter Schock. Sie hatte geschafft, im Tonfall eines einzigen Satzes ihre ganze Verachtung gegenüber Frauen auszudrücken und die ganze Chancenlosigkeit, mit der sie das weibliche Dasein verband.
Damals dachte ich, daß ihre Haltung mit der Erziehung in Rußland zusammenhing. Später erfuhr ich, daß Aufklärung bei vielen Mädchen – und Jungen – ein Desaster war, und bei Mädchen insbesondere dieser Moment.

---

* vgl. Bruno Bettelheim: „Kinder brauchen Märchen", Deutsche Verlags-Anstalt, Stuttgart, 1977
** Märchen sind, wie alle Kulturgüter, gesellschaftlichen Machtverhältnissen unterworfen. Beispielsweise waren die Frauengestalten in vielen Märchen ursprünglich weitaus positiver geschildert, als wir es heute als gegeben nehmen.

Ich bereue sehr, das damals überhaupt erwähnt zu haben. Ich habe auch nie wieder mit ihr über irgendetwas dieser Art gesprochen. Trotzdem bekam ich das Thema immer wieder von ihr vorgehalten: Während sie früher alles, was ich nicht machen wollte, oder wovon ich wollte, daß meine Schwester es auch machen sollte, mit: „Du bist doch die Ältere, jetzt sei auch vernünftig!" quittierte, gab es jetzt auch die Variante: „Jetzt bist Du doch erwachsen, dann handle auch so!"
Das einzig Gute war, daß sie nicht auf die Idee kam, mich zu einem Frauenarzt zerren zu wollen, wie die Mutter einer Freundin es gemacht hatte. Sie mußte sich untersuchen lassen. Ganz so, als wäre sie krank geworden.
Am nächsten Tag bin ich im Badezimmer über dem Waschbecken zusammengebrochen. Mein Kreislauf war weggesackt, weil es im Bauch so wahnsinnig zog und so weh tat. Wenn das Waschbecken nicht gehalten hätte, wär ich hart aufgeschlagen. Für einen kleinen Moment war ich ohnmächtig. Danach hab ich die Regel nur noch drei- bis viermal im Jahr gehabt – immerhin regelmäßig unregelmäßig.

> Wie die AMERICAN PSYCHOLOGICAL ASSOCIATION mitteilt, zeigen neue Studien, daß Mädchen, die sexuelle Gewalt erlitten, überproportional oft an hormonellen Störungen leiden. Ihr überreagierendes Immunsystem deutet auf extremen Dauerstreß hin.
> Vor allem bei Inzest, also sexueller Ausbeutung innerhalb der Familie, der in der Regel besonders früh, besonders schwer und besonders langandauernd ist, zeigen sich Streßreaktionen.*

Ich hab mir zwar etwas Sorgen gemacht, aber insgesamt war ich erleichtert. Es ging auch gut ohne. Und außerdem war es billiger: ich hatte ausgerechnet, daß ein Tampon in etwa so viel kostet wie eine Zigarette. Wenn es wieder soweit gewesen wäre, hab ich mir dann gesagt: „Wieder geschafft, Nichtraucherin zu bleiben. Ich lebe eben gesünder!"

Ich wollte unbedingt vermeiden, daß meine kleine Schwester so einen Satz von meiner Mutter hört, ohne wenigstens schon anderes gehört zu haben. Deswegen habe ich ihr dann so ein Aufklärungsheft gegeben, das wir in der Schule bekommen hatten. Das war wenigstens so gemacht, daß frau sich nicht gleich schlecht fühlt, wenn sie gerade zum ersten Mal ihre Tage bekommen hat.
A propos: der Sexualkundeunterricht war auch sowas! Wir waren ja schon aufgeklärt worden im Biologie-Unterricht, das war, glaub' ich, in der sechsten Klasse. Das ging auch recht locker vor sich, zumal wir sowieso schon weitestgehend Bescheid wußten. Den Unterricht hat eine Frau gegeben, die sehr patent war. Aber dann gab es später noch einen zusätzlichen „Sexualkunde-

---

* http://www.apa.org/monitor/apr95/schild2.html am 30.10.97

unterricht". Da waren wir zwischen 15 und 16. Es durften nur die teilnehmen, deren Eltern das ganz ausdrücklich durch ihre Unterschrift erlaubt hatten. Und es gab tatsächlich Eltern, die das nicht erlaubten. Zum Beispiel durften zwei aus besonders religiösen Familien nicht kommen.
Eine davon war Pfarrerstochter und später im Deutsch-Leistungskurs mit mir. Bei einer Fahrt nach München fiel sie durch Unselbständigkeit auf, als die Lehrerin für einen Moment verloren ging: „Oh, Gott, wie kommen wir jetzt zurück? Was machen wir bloß?" Ausnahmsweise dachte ich auch „Oh, Gott!": Wir waren in München! Alle der deutschen Sprache mächtig, mit genügend Kleingeld für ein Telefonat und keine unter siebzehn!*

Mir hat meine Mutter die Erlaubnis für den Extra-Unterricht sofort unterschrieben, aber ich hatte sowieso schon so ein Heft mit Blankounterschriften von ihr. Damit konnte ich selbst entscheiden, ob ich zum Unterricht gehen wollte. Ich habe mir meine Entschuldigungen auf dem Gymnasium so gut wie immer selbst geschrieben. Als ein Jahr vorbei war, wollte sie mir neue Unterschriften geben. War aber gar nicht nötig, weil ich noch jede Menge Unterschriften hatte. Sie wirkte enttäuscht: „Bist Du ganz sicher, daß Du keine weiteren Unterschriften brauchst?" Endlich wurde mir klar, warum sie diese lockere Regelung für mich getroffen hatte: Eigentlich *wollte* sie, daß ich nicht in die Schule gehe, *wünschte,* daß ich schlecht in der Schule bin. Dann bin ich erst recht ganz regelmäßig hingegangen, obwohl es meist langweilig war.
Der Sexualkundeunterricht fand am Nachmittag statt, so daß wir extra dafür kommen mußten. Der Unterricht wurde von einem Biolehrer gegeben – Herrn Feller. In der ersten Stunde stand er vorne und hat auf den Startknopf eines Cassettenrekorders gedrückt: „Die Brunftzeit der Hirsche ... wie alle männlichen Zuhörer wissen werden ..." Wir lagen auf den Tischen! Wir haben so gelacht, daß wir Bauchschmerzen bekamen. Das war seine eigene Stimme auf Band! Mit seiner „Brunftzeit der Hirsche" hatte er wirklich den Abschuß gelandet! Verunsichert war er schon zu Anfang der Stunde gewesen, aber als wir dann alle losgeprustet hatten, hat er den Cassettenrekorder ausgemacht und die Flucht ergriffen. Er stürzte aus dem Raum und ließ sich erstmal nicht blicken. In der Zwischenzeit sind dann einige der Jungs nach vorne gegangen und haben auf die Cassette geröhrt.
Wir haben versucht, uns zusammenzunehmen, als er wieder reinkam: „Euer Verhalten finde ich völlig unangemessen und unreif. Ich habe mir extra die Mühe gemacht, einen Text auf Cassette zu sprechen, und ich möchte diesen Text jetzt auch abspielen." Da dröhnte dann das Röhren der Jungs durch den Raum. Er drückte schnell wieder auf Stop und zog ein Buch aus seiner

---

* Die Abtreibungszahlen liegen in sehr religiösen bzw. prüden Ländern, in denen wenig und schlecht aufgeklärt wird, regelmäßig höher als in – im wahrsten Sinne des Wortes – aufgeklärten.

Tasche. Er begann vorzulesen: „Die Brunftzeit der Hirsche ..." Wir *haben* uns bemüht, still zu bleiben. Er stand da mit seinem Buch in der Hand, las mit zitternder Stimme vor, und zwischendrin flackerten seine Augenlider, er schwankte, und ich dachte, daß er gleich über mir zusammenbricht, weil er direkt vor mir stand.
Da hab ich mich sehr ungemütlich gefühlt, dieses Flackern der Augenlider kannte ich irgendwoher.
Schließlich waren die „Hintergrundgeräusche" dann doch laut genug, als daß auch er merkte, daß das wohl nicht so geeignet war, was er sich da in seiner Verklemmtheit ausgedacht hatte. Von da an hat er nur noch Filme gezeigt und es vermieden, darüber zu reden. In einem Fall fand ich das ziemlich unverantwortlich, weil das Baby in einem Geburtsfilm aussah wie ein Schimmelpilz: ganz und gar mit weißem Zeugs überzogen.
Einige haben davon einen richtigen Schock bekommen. Ich nicht, weil ich sowieso keine Kinder wollte. Ganz bestimmt nicht, ich habe Kinder gehaßt. Das war ganz plötzlich gekommen, damals wußte ich schon wieder nicht mehr, warum. Aber einmal, nachdem ich mit den Kindern von Nachbarn gespielt hatte, habe ich Kinder gehaßt. Von einem Tag auf den anderen. Da wollte ich nichts mehr mit Kindern zu tun haben und bin auch nicht mehr zu dieser Nachbarin gegangen. Damals war ich zwölf.
Vorher war es nur immer sehr anstrengend für mich, wenn ich mit kleinen Kindern zu tun hatte. Ich hab mich nicht wohlgefühlt mit Kindern.
Trotzdem, auch wenn ich ganz sicher war, niemals Kinder zu haben, hätte ich es sinnvoll gefunden, das Fach Erziehungskunde einzurichten. Was nützt es, zu wissen, wie Kinder entstehen, wenn hinterher alles falsch gemacht wird. Vor allem das Verhalten von Eltern bei einer Scheidung sollte schon in der Schule durchgenommen werden!

Drei von zehn Ehen werden geschieden.

„Die Familie im Spiegel der amtlichen Statistik", 1997 hrsg. vom Bundesministerium für Familie, Senioren, Frauen und Jugend

Später haben wir dann noch mal Biologieunterricht bei ihm gehabt. Da saß ich mit meiner Freundin in der Bank und habe gereimt: „Andere liegen im Bett zu vieren – und Feller kann nur masturbieren."
Dann war da noch ein Lehrer, der sich hervortat, weil er auch noch eine Funktion bei der Kirche hatte und den Firmunterricht (bei den EvangelikInnen: Konfirmation) gab: wieder Auswendiglernen! Die Fragestellungen an sich, die wir im Firmunterricht diskutieren sollten, wären schon interessant gewesen, aber nicht in dieser Atmosphäre, wo von uns automatisch erwartet wurde, daß wir uns firmen ließen, einfach weil wir katholisch waren. Außerdem bin ich immer haarscharf an meiner Wahrheit vorbeigesegelt, weil ich nicht das Gefühl hatte, dort offen über beispielsweise den Tod reden zu kön-

nen. Es war überhaupt und überall ein Riesenproblem, einmal *vorbehalts-* und *vorurteilslos* über ein Thema zu reden. Einfach zu diskutieren um der Diskussion willen: um nachher mehr zu wissen als vorher. Das schien allen immer sehr schwer zu fallen. Mit wenigen Freundinnen war es möglich, sie und mich in Gesprächen auch mal gegen den Strich zu bürsten, ohne daß es zu Zerwürfnissen oder gewollten Mißverständnissen kam. Diesen Mangel an Diskussionsbereitschaft habe ich noch oft bedauert.
Der Firmunterricht wurde mit der Beichte abgeschlossen. Wir mußten uns alle etwas aus den Fingern saugen. Ich hatte den Eindruck, daß die ganze Veranstaltung nur dazu da war, grundsätzlich das Gefühl „schuldig zu sein" bei uns zu säen. Und sich schuldig zu fühlen, macht folgsam – was den Kirchenmännern ja schon immer sehr angenehm war.

In der allerersten Zeit auf dem Gymnasium war ich sehr ungepflegt. Meine unreine Haut gab mir ohnehin das Gefühl, niemals wirklich sauber zu sein, und zusätzlich hatte ich immer den Eindruck, daß ich noch nicht mal berechtigt war, das Wasser für eine Dusche so oft für mich in Anspruch zu nehmen, wie ich es eigentlich wollte. Ich rationierte alles – und damit mich. Nur keine Spuren hinterlassen, nur nichts in Anspruch nehmen. Das war der Eindruck, der sich in mir verfestigt hatte. Und das war es auch, was mir durch meine Mutter bei den kleinsten Kleinigkeiten verdeutlicht wurde. Sie vermittelte mir das Gefühl, daß ich mir die pure Berechtigung zu leben damit verdienen müsse, daß ich mich nützlich machte – ohne daß ich dadurch wirklich Existenzberechtigung erlangen würde, wohlgemerkt. Ich verschob meine Ansprüche ...

> Schon als Säugling und im Kleinkindalter werden Mädchen gezwungen, ihre Bedürfnisse und Ansprüche zu verschieben: „Auffallend ist, daß die jeweiligen Schwergewichte in der Stimulierung von Mädchen immer *konträr* den jeweiligen Bedürfnissen liegen und beim Jungen *konform* diesen Bedürfnissen."
>
> Über die entwicklungsfördernde Beschäftigung mit Kleinkindern, Scheu 1981, S. 63

... und versuchte, den Anforderungen zu genügen: zum Beispiel auch, indem ich Einkäufe erledigte. Das hatte ich schon gemacht, als ich sechs war. Ich vermute, daß sie damals auch schon den Standardspruch für solche Gelegenheiten brachte, wenn ich nach dem nötigen Geld fragte: „*Mit* Geld kann jeder einkaufen!" Hätte ich also klauen sollen, oder was?! Stehlen war verboten, aber gleichwohl sollte das Bezahlen minderwertig sein? Wenn ich stehle, habe ich also was geleistet, aber trotzdem was Falsches gemacht?! Zumal meine Mutter sich selbst auch nicht an die von ihr aufgestellten Regeln hielt: Mein Bruder hatte uns nach Ebingen gefahren, zum Einkaufen. Meine Mutter wollte eine neue Jacke haben. Nachdem sie im Kaufhaus meh-

rere anprobiert hatte, gab sie mir eine davon in die Hand: „Halt mal fest. Die nehm' ich vielleicht."
Wir liefen weiter, durch andere Abteilungen. Ich trug weiter diese Jacke und hatte sie selbst schon fast vergessen, als wir in Richtung Ausgang gingen: "Mama, was ist jetzt mit der Jacke?" Sie zischte: „Sei still, und lauf weiter!"
Ich war geschockt. 13 oder 14 Jahre alt, trottete ich langsam hinter meiner Schwester und ihr her. Ich *wollte,* daß mich jemand anhält, ich *wollte* „erwischt" werden, weil ich wissen wollte, was sie tut. Ich war sicher, daß sie so tun würde, als ob ich „böse, böse" nicht daran gedacht hatte, sie darauf aufmerksam zu machen, daß wir noch zahlen müssen.
Ich bin nicht erwischt worden, als ich das Diebesgut meiner Mutter aus dem Geschäft trug. Wieder im Auto hat meine Mutter sich dann köstlich amüsiert: „Na, das ist ja was. Daß Du einfach die Jacke rausgeschmuggelt hast! Aber erzählen dürfen wir das niemand. Das ist verboten. Sonst wird die Olga bestraft!" Besonders meiner kleinen Schwester schärfte sie ein, daß sie darüber kein Wort verlieren dürfe. Mein Bruder sagte nichts dazu, er verzog nur das Gesicht. Worüber, war nicht klar. Meine Mutter hatte auch nichts von ihrer Anweisung „Sei still, und lauf weiter!" gesagt.
Ich habe nichts gesagt. Was soll mensch solchen Leuten auch noch sagen! Hätte ich vor meiner kleinen Schwester breittreten sollen, daß ihre Mutter lügt und stiehlt und auch noch anderen – der eigenen Tochter – die Verantwortung zuschiebt!? Daß sie so tut, als sei sie schuldlos.
Heute bestreitet meine Mutter, daß sie nicht bezahlt hat.
Ganz abschütteln konnte ich die Sache nicht: In der Zeit darauf habe ich hin und wieder was „mitgehen lassen". Modeschmuck für 1,95 DM oder einen Duftbleistift. Eine Tat, an die ich vorher noch nicht einmal im Traum gedacht hatte. Erst lange Zeit später war mir klar, daß es insgeheim der Versuch war, erwischt zu werden, um endlich zu hören, was sie sagen würde. Es kam nie dazu. Und schließlich verlor sich dieses Verhalten auch.

Dieses: „Mit Geld kann jeder einkaufen!" war in etwa so logisch wie ihr ständiges „Ich seh's schon auf dem Boden liegen." Wir sollten uns nützlich machen, ich besonders, aber gleichzeitig nahm meine Mutter den Mißerfolg schon im Ansatz vorweg. Keine Chance. Und wenn ich etwas schaffte, hieß es, daß es egoistisch sei. Als wenn jeder Erfolg auf Kosten von anderen ginge und ein schlechtes Gewissen bei Erfolg das Minimum sei, was erwartet werden müsse. Ähnlich destruktiv wirkte ihr Kommentar bei Noten: Brachten wir beispielsweise eine 1-2 nach Hause, hieß es: „Hätte auch eine Eins sein können!" War es eine Eins, hieß es irgendwas in der Art von: „So sollte es immer sein!" Mit anderen Worten: das Mindeste war „Perfekt"-Sein, und „Perfekt"-Sein war nicht genug – nie genug. Ein Hamsterrad!

Ich wünschte, ich wäre als Kind nicht so angewiesen auf die Vermittlung der Welt durch Erwachsene gewesen. Das hätte mir viel erspart.

Als ich etwa 14 war, kam irgendeine meiner Freundinnen auf die Idee, einen Tanzkurs zu machen. Ich sah keine große Notwendigkeit dazu – schon allein der Gedanke, andere anzufassen – und angefaßt zu werden! Mal ganz abgesehen davon, mich „führen“ zu lassen! Daß ich doch mitmachte, war mein Versuch, Normalität zu üben – wenn auch zwecklos. Ich war auch da immer Außenseiterin, Beobachtende, wobei das nicht heißt, daß ich still und stumm in einer Ecke saß. Auch extrovertiert zu sein bedeutet, sich außerhalb der Gruppe zu bewegen.
Also gingen wir alle zusammen in den Tanzkurs: Meine hauptsächliche Beschäftigung während dieser Stunden bestand darin, immer wieder eine Hand von meinem Po nach oben zu schieben, ansonsten habe ich beobachtet und war genervt vom zur Schau gestellten Rollenverhalten: Gekicher auf der einen Seite und Machoverhalten auf der anderen. Manchmal hab ich mitgemacht, das war sozusagen mein Tribut, den ich für – sogenannt! – altersadäquates Verhalten zahlte. Gleich darauf habe ich entschieden, daß das jetzt wieder für einige Zeit reichen muß.
Es war anstrengend, fröhlich zu tun, ausgelassen zu spielen und sich den Anschein von „glücklicher Jugend“ zu geben. Insgesamt verbrachte ich meine Pubertät wie unter einer großen schwarzen Wolke: unfähig, zu leben, geschweige denn, das geringste Bißchen zu genießen. Ich verbrachte die Nachmittage meist allein auf meinem Zimmer, hörte stundenlang Musik und las. Abends ging ich erst sehr spät ins Bett, weil ich sowieso nicht einschlafen konnte, immer wieder Alpträume hatte. Aber auch, weil ich mir noch nicht einmal Schlaf gönnte. Nach fünf bis sechs Stunden bin ich dann in der allerletzten Minute aufgestanden und ohne Frühstück zur Bushaltestelle gerannt. Ich hab ihn auch oft verpaßt. Aber es lohnte sich ja im Grunde auch nicht aufzustehen. Ich hatte keine Ahnung, wofür und war froh, wenn wieder ein Tag überstanden war.

Ich wünschte, es würde *irgendwas* passieren. Einfach, damit überhaupt etwas passiert. Ich tat, was im Bereich meiner Möglichkeiten lag und ließ mir eine total abgefahrene Frisur schneiden: die eine Seite fast kahl rasiert und die andere Seite – schräg angeschlossen – fast schulterlang. Meine Mutter: „Wenn die Nachbarn nicht wären: Ich würd' dich nicht mehr zur Tür hereinlassen“, und gleichzeitig: „Was soll'n die Nachbarn jetzt von uns denken! Das macht doch kein normaler Mensch!“ So befand ich mich in der bemerkenswerten Situation, daß die Nachbarn der Grund für ihren Zorn und gleichzeitig mein Schutz waren. Dabei hätte ich mir gewünscht, daß sie mich rausschmeißt.
Die Frisur, die ich mir da ausgedacht hatte, ist dann noch oft, wenn auch in abgemilderter Form, auf dem Gymnasium kopiert worden.

Mein Bruder hat Karin, Berit und mich immer vom Tanzkurs abgeholt. Wir waren nach einer der Stunden gerade im Begriff, zum Parkplatz auf der Rück-

seite des Gebäudes zu gehen, als mir jemand an die rechte Schulter tippte: „Wia konscht Du Hoa?“ (Hochdeutsch: Wie kommst Du nach Hause?). Ich wußte, daß er ein paar Häuser von mir entfernt wohnte. Ich hatte gar nichts verstanden, stand unter Schock: „Wie?“, nachdem er seine Frage nochmal wiederholt hatte, (Er wollte mich wohl nach Hause bringen.): „Ich werde abgeholt.“
Danach machte es Klick bei mir: Ich rannte los! Und schrie dabei! Aber ich hörte mich nicht. Ich hörte gar nichts mehr. Ich spürte nur, wie ich meinen Mund aufriß, ich wußte, daß ich schrie. Und ich weiß noch genau, wie ich schräg in der Kurve liegend, an Berit und Karin vorbeirannte. Sie lachten, weil ich von einem Typen angesprochen worden war, den wir alle ziemlich furchtbar fanden. Aber ich sah nur, daß sie lachten. Ich hörte nichts! Auch mein Schreien nicht: „Rennt! Rennt!“ Als ich am Auto angekommen war, sprang ich rein, machte die Verriegelung runter und schrie, während ich den Gurt anlegte: „Fahr! Fahr!“. Auch das hörte ich nicht. Wenn ich das Gesicht meines Bruders als „verdattert“ beschreibe, gibt es das nur unzureichend wieder. Er sah aus wie ein Fisch, während er den Mund auf und zu machte und in Richtung von Berit und Karin zeigte, die mittlerweile am Auto waren. Ich hörte immer noch nichts. Ich wollte die beiden nicht reinlassen, ich wollte nur schnell weg – schnell in Sicherheit. Aber ich wußte, daß er nicht losfahren würde ohne die beiden. Also hab ich den Gurt wieder ab und die Verriegelung hochgemacht, bin ausgestiegen – der Boden war wie Feuer, ich bin von einem Bein aufs andere gesprungen – habe den Sitz vorgeklappt und die beiden regelrecht ins Auto gestoßen. Sie lachten immer noch, was ich immer noch nicht hörte. Dann bin ich auf den BeifahrerInnensitz gesprungen, habe den Gurt wieder angelegt, wieder die Verriegelung runtergemacht und weiter geschrien: „Fahr! Fahr endlich!“
Erst als wir einige hundert Meter weiter waren, habe ich mich und die anderen wieder gehört.

Danach hatte ich mir auch noch Sorgen um den Typen gemacht, weil der ja nun nichts dafür konnte, daß ich diese furchtbare Angst in mir trug. Und angenehm war das sicher nicht für ihn, daß eine schreiend wegrennt, nachdem er sie gerade angesprochen hat.
Ich war sowieso immer in Sorge, jemand weh zu tun. Auf gar keinen Fall wollte ich, daß irgendwer meinetwegen leidet. Daß es mir so schlecht ging, war schon schlimm genug!
Das heißt, es war schon viel zu schlimm. Das ist überhaupt eine perverse Verknüpfung: „schlimm *genug*“!

Es gab damals nichts, was wichtiger war, als endlich ein Mofa fahren zu dürfen. Die Verkehrsanbindung auf den Dörfern war verheerend, oder wie ein Freund sagte: „Auf einem der Dörfer zu wohnen ist eine Strafe.“ Abends war gar nichts mehr möglich. Für mich war das besonders schlimm, weil ich ein-

fach keinen Kontakt mit der „Dorfbevölkerung“ bekam. Ich will nicht sagen, daß ich in Balingen besser zurechtgekommen wäre – ich war nie ein Cliquentyp – aber zumindest hätte es mir Zerstreuung schaffen können.
Der zweite Grund war, daß es jedesmal eine furchtbare Überwindung war, meinen Bruder danach zu fragen, ob er mich bringt. Ich pflegte zuerst zu fragen, ob er am soundsovielten um soundsoviel Uhr vielleicht „sowieso“ nach Balingen fährt. Dieses Antasten regte ihn dann wieder auf. Aber ich hatte immer das Gefühl, daß jeder Wunsch, den ich äußerte, ausgenutzt wird, um mich damit zu erpressen. War oft genug der Fall gewesen. Ich wußte, daß es sinnvoll war, möglichst wenig von mir preiszugeben.
Aber auch wenn wir endlich was ausgemacht hatten, war es demütigend, wie er sich aufführte: als müsse die ganze Welt – und ich insbesondere – ihm Dankbarkeit zollen, weil er sich bequemte, jemand irgendwohin zu fahren. Zum Kotzen!
Falls er überhaupt zum vereinbarten Termin kam! Einmal stand ich abends, als alle Geschäfte schon geschlossen hatten, im Gewerbegebiet. Es schneite und stürmte und war saukalt. Ich war nicht besonders warm angezogen, wir hatten ja ausgemacht, daß er schon da sein sollte. Niemand war da – und er kam auch nicht in den nächsten Minuten. Glücklicherweise war ich nahe bei einer Telefonzelle. Das war auch so ziemlich die einzige weit und breit: „Gleich“ sei er da. Klasse! Noch nicht mal unterwegs! Das heißt, daß ich noch mindestens 15 Minuten in der Kälte stehen würde: „Beeil Dich wenigstens. Es stürmt.“ Als er nach 25 Minuten noch immer nicht da war, rief ich wieder an. „Oh, ich hab Dich ganz vergessen über dem Werbefernsehen!“ Beim ersten Telefonat hatte ich zuerst meine Mutter drangehabt. Sie wußte, daß ich dort in der Kälte stand, und saß mit vor dem ach so interessanten Werbefernsehen.
Solange ich keinen Autoführerschein hatte, nutzte mein Bruder seine Machtstellung aus, wo er konnte. Er ließ Termine platzen, die schon lange vorher vereinbart waren – egal wieviele Leute mit dranhingen und genoß das Abhängigkeitsverhältnis, in dem wir uns ihm gegenüber befanden.
Meine Mutter hatte zwar den Führerschein, drückte sich aber vor dem Fahren, wo sie konnte, was ich auch verstand. Sie hatte einfach Angst. Alles, was Räder hatte, war nicht ihr Ding. Wenn sie ein paar Meter auf dem Fahrrad fuhr, hatte sie die Rillen vom Griff in ihrer Hand, weil sie sich vor lauter Angst so festklammerte. Wenn sie denn überhaupt hochkam! In aller Regel brauchte es mehrere Versuche. Die ersten Male schickte sie sich an, von der einen Seite aufzusteigen – und fiel auf der anderen sofort wieder runter. Und Auto fuhr sie nur in der Zeit, als mein Bruder – zu Recht – keinen Führerschein mehr hatte, weil er betrunken gefahren war. In der Regel auch dann nur, wenn er neben ihr saß. Aber einmal fuhr sie alleine in den Supermarkt und kam und kam einfach nicht zurück. Sie hatte vergessen, wo sie das Auto geparkt hatte, und so mußte sie warten, bis fast alle schon wieder gefahren waren und der Laden geschlossen hatte, bis sie es wiederfand!

Ansonsten mußten wir eben alles tragen, während mein Bruder den Führerschein wegen Trunkenheit am Steuer nicht mehr hatte. Einmal war es wenigstens witzig, mit meiner Mutter die schweren Tüten vom Bus den Berg hoch zu tragen: Da hatte sie einen Wickelrock an, der sich plötzlich löste und sie im Freien stehen ließ. Wenn sie nicht so losgeschrien hätte, wäre das gar nicht aufgefallen. Aber so hatte die ganze Straße den Blick auf ihre Beine. Himmel, war ihr das peinlich! Ich mußte lachen, schon allein wie die Orangen aus den fallengelassenen Tüten den Berg runterkullerten war zum Lachen.
(Das war einer der – seltenen – Momente, an denen sie sich veranlaßt fühlte zu betonen, daß Sex nicht wichtig für sie sei, und daß sie nur ihren Mann hatte und sonst niemand.)
Da gab es nochmal so eine ähnliche Situation: Als wir bei einer Arbeitskollegin Pflaumen pflücken durften, blieb deren Mann direkt unter meiner Mutter am Baum stehen. Es war ihr sehr unangenehm, weil sie dort im Rock stand, aber anstatt daß sie ihn wegschickte, kicherte sie und verknotete sich fast auf der Leiter, im Bemühen, wenig Einblick zu ermöglichen. Ich sah mir das an: „Und diese Frau hat nun schon drei Kinder!“
Es ist schrecklich, wenn Backfische Kinder haben. Da war sie schon über vierzig. Aber sie sagte ja immerhin selbst, daß sie manchmal, wenn sie so von der Arbeit nach Hause ging, den Eindruck hatte, daß sie noch das kleine Mädchen sei: „Da wundere ich mich selbst, daß ich schon drei Kinder habe und kriege gar nicht mehr zusammen, was schon alles passiert ist, und daß ich schon so alt bin. Da fühl' ich mich genau wie als kleines Mädchen.“
Meine Mutter wurde 1943 in Odessa geboren. Den Großteil ihrer Kindheit verbrachte sie auf einer Insel, auf die ihre Mutter nach dem Krieg mußte und die jedes Jahr überschwemmt wurde. Ob sie ihren Vater kennenlernte, weiß ich noch nicht einmal. Wenn überhaupt, dann nicht für lange. Er starb früh, und ihre Mutter heiratete wieder. Sie hatte Halbgeschwister. Das Einprägsamste des Wenigen, das sie erzählte, war für mich, daß einer ihrer Halbbrüder besoffen mit einem Gewehr hinter ihr hergerannt war, als sie ein Teenager war.
Sie hatte sehr gute Noten, mußte die Schule aber noch vor dem Abitur abbrechen, weil sie wegen ständiger Migräne nicht zum Lesen kam. Danach hat sie schwere Arbeit auf dem Bau gemacht, als Malerin. 20-Liter-Eimer Farbe mehrere Stockwerke hochzutragen, hat ihre Bandscheiben ruiniert. Das Abitur holte sie in der Abendschule nach. Auch hier mit sehr guten Noten. Danach wollte sie studieren, aber weil in Rußland zuerst alle RussInnen, auch wenn sie noch so schlechte Noten hatten, Studienplätze bekamen, wurde daraus nichts. Nachdem sie mehrere Jahre gewartet hatte, kamen Ehe und Kinder dazwischen.
Einen Russen, in den sie sich verliebt hatte, heiratete sie nicht, weil er ein Russe war und außerdem „hatte der ja rote Haare.“ Ein guter Tänzer soll er gewesen sein. Dann tauchte mein Vater auf der Bildfläche auf. Es gab schon

vor der Hochzeit Streß, trotzdem fand sie dann statt. In den ersten Wochen der Ehe war mein Vater ganz offensichtlich impotent, wie meine Mutter erzählte. Allerdings wußte sie sowieso von nichts, war nicht wirklich aufgeklärt worden und hat den Affenzirkus, den mein Vater dann veranstaltet hat, mitgemacht: er schleifte *sie* von einem Arzt zum nächsten, um festzustellen, was an *ihr* nicht stimmen könne, daß *er* es nicht schafft, sie zu entjungfern.
Als die erste Scheidung von meinem Vater über die Bühne war, wollte dieser Russe sie immer noch heiraten. Da hatte sie schon das erste Kind. Es kam nicht dazu. Sie heiratete wieder meinen Vater. Wenn ich heute daran denke, frage ich mich, inwiefern für diese Ehe auch die Tatsache, daß sich ihr durch meinen Vater – und dessen in Deutschland lebenden Vater – die Chance auf Ausreise bot, eine Rolle spielte.
Später meinte sie oft, daß sie diesen Russen doch hätte heiraten sollen.
Meine Mutter war ihr Leben lang intellektuell unterfordert, in ihrer Beziehung und auch in ihrer Arbeit. Das russische Abitur wurde in Deutschland nicht anerkannt, und mit drei kleinen Kindern wieder neu anzufangen, ist schwer.
Unabhängig von allem anderen, was sie getan hat, habe ich sehr viel Respekt davor, daß sie es geschafft hat, uns unter sehr harten Bedingungen durchzufüttern.
Aufwiegen tut es jedoch nichts.

Diese Abhängigkeit von meinem Bruder durch das Auto war nervenzehrend. Als ich dann endlich sein Mofa fahren durfte, das schon zwei Jahre lang verführerisch in der Garage stand, war ich selig! Endlich unabhängig! Keine Bittstellerin mehr.
Endlich konnte ich abends weg – und stellte fest, daß es mir auch nichts nützte. Ich bekam keinen Kontakt mit den anderen. Wie war das? Gemeinsam erlebte Geschichte schaffe Kultur? Nun: wir hatten keine gemeinsame Kultur, weil sie über Erfahrungen verfügten, mit denen ich nicht dienen konnte – und umgekehrt.
Es ging mir auch nicht darum, auf Teufel komm raus Anschluß zu finden, sie – und die Welt, die sie repräsentierten – waren mir ohnehin fremd. Ich hätte nur gerne Ablenkung gehabt. Jedoch: die Ansatzpunkte fehlten. Auch wenn ich immer wieder erzählt bekam, daß der und der nach mir gefragt hat, wenn ich mich mal irgendwo blicken ließ. Oder daß einer rot wurde und sein Glas umkippte, als mein Name fiel.
Ich fand das immer sehr traurig, weil ich weder verletzen noch enttäuschen wollte. Darüber habe ich mal richtigen Streit mit Berit bekommen: Da hatte sich einer in sie verguckt, der – zugegebenermaßen – jede Verhältnismäßigkeit für sein Äußeres, im Vergleich zu Berit, verloren hatte. Er begann, Briefe zu schreiben und all den Krempel. Und sie zeigte Verachtung! Sie hat sich über ihn lustig gemacht. Ganz ohne Not, ohne daß er wirklich Grenzen überschritten hatte. Er hatte sich nur eben völlig verschätzt. Daß sie so

genüßlich auf den Gefühlen von einem anderen herumgetrampelt ist, hab ich ihr sehr krumm genommen.
Wobei es tatsächlich doch immer wieder Kerle gibt, die es nicht zu schnallen scheinen: Einem, der mich zum dritten Mal anmachte, habe ich ganz freundlich gesagt, daß ich nicht an ihm interessiert bin, schon allein weil ich nicht wollte, daß er sich falsche Hoffnungen macht. Ich hab schließlich nichts davon, wenn einer letztlich enttäuscht ist. Er darauf, im wütenden Befehlston: „Du brauchst gar nicht so stolz zu sein!"
Na, das kannte ich doch! Als wenn eine Frau schon „so stolz", also „zu stolz" wäre, nur weil sie sich das Recht herausnimmt, eine Wahl zu treffen. Ich weiß wirklich nicht, was in den Köpfen von Männern vorgeht! Und was, zum Teufel, ging all die Zeit im Kopf meines Vaters vor ... ?!

Ich selbst sah weit und breit keinen Typ, der mich hätte reizen können. Dafür gab es viele Gründe:
Zum einen war tatsächlich weit und breit auch nicht ein einziger, der in der Lage gewesen wäre, mich aus der Reserve zu locken. Und das war meiner Meinung nach das Mindeste, was sein mußte. Dieses Händchenhalten und Knutschen, was manche ja *jahrelang* in der Lage waren zu praktizieren, war vollkommen uninteressant für mich. Das konnte ich mir einfach nicht vorstellen. Wenn überhaupt, dann richtig und alles! Und dafür kam eben keiner in Frage.
Auch die Pärchen, die in der Pausenhalle rumstanden, machten keine besondere Lust darauf, aktiv zu werden. Richtig leidenschaftlich sahen Küsse bei genau drei Paaren aus – und das bei über 1400 SchülerInnen!
Und dann war da ja auch noch meine Haut. Wie sollte ich mich so nackt vor einen trauen!? Undenkbar!
Spätestens bei diesem Gedanken habe ich alle weiteren Vorstellungen abgeblockt.

Das heißt, daß ich mich darauf beschränkte, *meinen* Launen nachzugehen. Was mich zum Beispiel eines Tages auf einen Hochsitz im Wald führte. Ein wunderschöner Ausblick und dabei vor Blicken geschützt – ein genialer Platz, um sich selbst zu befriedigen! Meinen ersten Orgasmus hatte ich mit *mir!* (Klar hätte wer hochsteigen können ... Und wenn ich es nicht rechtzeitig gehört hätte, wäre mir die Aktion auch peinlich gewesen – für mindestens zwei Sekunden.)

Mir wurde einmal die Frage gestellt, wo ich das Kreuzchen machen würde, wenn ich mich einstufen müßte: „heterosexuell", „bisexuell", „homosexuell", „asexuell" oder „egozentrisch, also masturbationsorientiert".
Kalt erwischt!
Meine Antwort: „Ich stelle mir diese Frage nicht. Wenn mich eine Person fasziniert, werde ich schon früh genug merken, welches Geschlecht sie hat."

Ansonsten habe ich mich darauf konzentriert, meine Zeit mit unverfänglichen Dingen totzuschlagen: Sobald ich das Mofa hatte, habe ich mir einen Job gesucht. Ich habe in einem Eiscafé gearbeitet. Da bin ich ganz schnell gefeuert worden. Am Tag zuvor hatte mir ein Gast einen aufgeschlagenen „Playboy" mit den gespreizten Beinen einer Frau auf der gesamten Doppelseite hingehalten: „Toll, nicht!?" (Sabber, lechz!) Ich darauf: „Wer's nötig hat!" Das war's dann schon. (Vielleicht kam aber auch dazu, daß mein Kreislauf nicht für die Rennerei in der Hitze geeignet war.)
Ich habe zwar nicht gesagt, weswegen, mußte aber doch sagen, daß ich dort nicht mehr arbeite. Das erfuhr auch mein Vater, als er meine Schwester und mich mit seiner Freundin im Auto abholte. Auf die Frage weswegen, habe ich nur gesagt, daß das meine Sache ist. Auf der Rückfahrt saß ich mit meinem Vater allein im Auto und traute meinen Ohren nicht: „So, Olga, jetzt sind wir allein. Jetzt kannst du mir sagen, was da passiert ist."
Ich hätte fast laut gelacht, weil ich einfach nicht glauben konnte, was er da redete: „Ich sehe keinen Grund, ausgerechnet *dir* etwas zu erzählen! Ich weiß gar nicht, wie du darauf kommst!" Da ist er wütend geworden: „Da will ich mich kümmern ... gut, dann sag es eben nicht!" Daß er tatsächlich in der Lage war anzunehmen, daß er für mich eine Vertrauensperson darstellte – nach allem! Unglaublich! (Und damals hatte ich noch nicht mal die etlichen Vergewaltigungen im Bewußtsein.)

Und trotz allem sind ich und meine Schwester auch noch mit meinem Vater und seiner Freundin nach Spanien in Urlaub gefahren. Da waren wir etwa 15 bzw. 12. Ich wußte genau, daß es schrecklich sein würde, aber ich wollte so gerne einmal ans Meer, und ich hätte sonst auch nicht das Geld für eine Reise gehabt. Und auch meine Schwester wollte einmal in Urlaub fahren, aber auf gar keinen Fall alleine mit ihm und seiner Freundin. Wobei seine Freundin um einiges umgänglicher war als er.
Also sind wir zusammen nach Spanien zum Campen gefahren. Der Bruder meines Vaters war anfangs am gleichen Ort. Er war so schleimig wie eh und je. Und mein Vater hatte nichts Besseres zu tun, als meine Schwester und mich ständig zu schikanieren. Bei mir nahm das in folgendem Satz Gestalt an: „Ich will nicht als Großvater nach Hause kommen."
Das ist die Denke meines Vaters, zumindest in bezug auf mich und meine Schwester. Auch seine Flüche waren immer sexueller Natur, nur daß andere Leute die russischen Wörter nicht verstanden. Wenn er sich aufregte, sprudelte es nur so die „Hurensöhne, Nutten, Huren, Wichser" u.s.w. ... – Das hieß für mich und meine Schwester, daß wir abends noch nicht mal alleine auf der Kaimauer sitzen durften. Was meinen Vater besonders wurmte, war, wenn ich mich auf Französisch oder Englisch mit irgendwelchen Leuten unterhielt. Das verstand er nicht.
Das einzige, das ich von diesem Urlaub hatte, war braune Haut. Zu diesem Zeitpunkt traute ich mich noch vor die Leute. Vor allem, weil ich zu Hause

schon „vorgebräunt“ hatte, damit die Akne nicht gar so furchtbar war. Und in diesen Tagen riß ich mir nur die Partien auf, die der Badeanzug verdeckte. Ganz ohne schaffte ich es nicht. Mit anderen Worten: mein Busen war ein Trümmerfeld.

Ich konnte den letzten Tag dieses „Urlaubs“ nicht erwarten, meine Schwester auch nicht. Wir lagen nebeneinander im Zelt, und am Tag unserer Abreise bin ich kurz bevor der Wecker klingelte aufgewacht. Da habe ich schon mal den Stöpsel aus dem Kopfteil der Luftmatratze meiner Schwester gezogen. Das sah sehr witzig aus, wie ihr Kopf langsam nach unten sank! Als sie aufwachte, griff sie sofort nach dem Stöpsel: „Olga, wenn ich jetzt noch zehn Minuten hätte schlafen können, dann kannst Du was erleben!“ Da klingelte der Wecker. Ihr Gesicht war ziemlich klasse in diesem Moment!

Auf der Rückfahrt hat mein Vater mich in Mulhouse geweckt, damit ich auf Französisch nach dem Weg fragen sollte. In diesem Moment – noch verschlafen und vollkommen unvorbereitet – habe ich das beste Französisch gesprochen, das jemals über meine Lippen kam.

Meine Schwester und ich, wir haben uns geschworen, *nie wieder* irgendwohin mit ihm zu fahren.

In der neunten Klasse bekamen wir Unterricht in Gemeinschaftskunde dazu. Die Lehrerin hat uns gesiezt! Ab der zehnten Klasse war das normal, da konnten wir sogar darauf bestehen, gesiezt zu werden. Mich hatte dies einseitige Geduze schon lange genervt, auch wenn ich immer die Jüngste in der Klasse war: daß mich Menschen duzen können sollten, zu denen ich nicht das geringste persönliche Verhältnis hatte, war schon nicht einzusehen. Aber daß ich sie nicht zurückduzen durfte, war einfach nicht fair. Da wird ein Gefälle geschaffen, dem jede Begründung fehlt. Dabei sitzen LehrerInnen ja sowieso schon am längeren Hebel.

Eine Hausaufgabe war, daß wir einen Beruf vorstellen sollten: Berit stellte den Beruf des Pfarrers und ich den der Hebamme vor.

Weiter entfernt von unseren Neigungen hätten wir die Berufe nicht aussuchen können. Im Anschluß wurde in der Klasse diskutiert, wie unsere Leben wohl aussehen könnten. Einer erklärte, daß seine Frau „nicht zu arbeiten braucht“. Die Lehrerin fragte nach, und es zeigte sich, daß „sie nicht arbeiten soll“. Sie fragte nochmal nach, und es zeigte sich, daß „sie nicht arbeiten darf“, weil er ja dann „genug Geld“ verdienen würde. Und was, wenn sie doch arbeiten will? „Das wär mir nicht so recht.“

Ich war entsetzt! Das war meine Generation! Das waren die Männer, mit denen ich es zu tun haben würde! Hatte sich denn gar nichts in den Köpfen verändert!?

Aber es fanden sich welche von uns, die schon im Voraus bereit waren, solche Typen zu akzeptieren: „Kinder möchte ich auf jeden Fall mal haben. Ich würde zwar auch gerne immer in meinem Beruf arbeiten, so daß mein Mann sich mit mir den Haushalt und die Kindererziehung teilt ... aber wahrschein-

lich werde ich keinen finden, der dazu bereit ist ... und dann werd' ich meinen Beruf wohl aufgeben müssen ..."
Solange es solche Frauen gibt, wird es auch solche Männer geben. Ich frage mich, was diesen Frauen ein Mann wert ist, der ihre Bedürfnisse nicht respektiert?

> Erst 1977 bekamen Ehefrauen ein eigenbestimmtes Arbeitsrecht. Vorher galt das Leitbild der „Hausfrauenehe", in der sie nur arbeiten durfte, wenn sie die „ehelichen Pflichten" nicht vernachlässigte. Der Mann konnte der Tätigkeit widersprechen. „Notfalls" mußte er auf Unterlassung klagen.

Danach habe ich mich mit Berit zusammen gesetzt, und wir haben uns für jede/n einzelne/n in der Klasse ausgemalt, wie deren Leben verlaufen könnte. Sie selbst wollte in einem Cottage, von Heidschnucken umgeben, malen und mir prophezeite sie, daß ich immer mal wieder von irgendeinem Flughafen aus anrufen würde, während ich um die Welt kurve. Eine andere Freundin ergänzte, daß ich nur in Seide und Satin schlafen würde. Ich dachte an meine Haut.

Berit war auch sonst sehr phantasievoll: Als ich Michaela, einer Freundin, erzählte, daß ich jobbe, vervollständigte Berit meinen Bericht nahtlos: „Olga arbeitet in einem Fotostudio und entwickelt Filme." Das stimmte zwar nicht, aber ich war gespannt, was sie weiter aus der Geschichte machen würde. Zum Schluß hatte sie das Bild entworfen, wie ich nachmittags bei einem perversen Fotografen im Labor stand und immer neue Stellungen entwickelte – auf dem Fotopapier. Ich selber sei dabei selbstverständlich nur als Laborhilfe engagiert. Von da an dachte ich mir immer mal wieder irgendwelche Fotoszenerien aus, für den Fall, daß Michaela nachfragte. Wochen später redete sie ganz besorgt auf mich ein, ob ich denn „diesen Job" immer noch mache, und daß sie schon mit ihrer Mutter darüber gesprochen hatte. Mir wurde klar, daß sie das tatsächlich geglaubt hatte. Da war sie also mit ihrer Mutter, beide gläubig, zusammengesessen und hatte sich echte Sorgen um mein Seelenheil gemacht! Michaela war super verletzt, daß wir sie so hinter's Licht geführt haben. Haben wir aber gar nicht. Berit dachte auch nicht, daß sie das ernst nimmt – und vor allem nicht so lange.
Da hab ich mal gesehen, was die mir so zutrau'n!
Damals war ich ohnehin in gewisser Weise „Thema" an der Schule: Meine Schwester war mittlerweile auch auf dem Gymnasium und schon genervt, überall „die Schwester von" zu sein. Die anderen SchülerInnen wußten natürlich nicht sofort, daß meine Schwester neben ihnen stand, während sie über mich herzogen. Ich hatte wohl bei den jüngeren Mädchen einen superarroganten Eindruck hinterlassen. Sie zerfetzten sich das Maul über mich: „Die denkt wohl, sie sei die Schönste!" Als ich das dann von meiner Schwes-

ter brühwarm erzählt bekam, mußte ich nur bitter grinsen – während ich an meine Haut dachte.
Jahre später, kurz vor dem Abitur, konnte meine Schwester mir dann erzählen, daß die Meinungen über mich sich geändert hatten: Eines dieser kleinen Lästermäuler hatte in einem Café neben uns gesessen und mich im Gespräch gehört. Danach hieß es über mich, daß „die eigentlich ganz nett ist".

Auf dem Gymnasium gab es einen Lehrer, der schon versetzt worden war, weil er sich an Schülerinnen rangemacht hatte: Biologie- und Sportlehrer. Bei den Versuchen in Bio stand er immer ganz nah an den Mädchen und rieb seinen Bauch an ihnen, oder er faßte ihnen auch mal unter den Rock. Beim Sportunterricht war er immer besonders „fürsorglich", wenn er Hilfestellung gab. Ich selbst hatte glücklicherweise nur selten Vertretungsunterricht bei ihm. Aber wie gesagt, alle wußten, was lief. Es war abzusehen, daß er wieder versetzt werden würde, weil da eine Beschwerde laufen sollte. Und wir warteten darauf. Die nächste Versetzung erfolgt in solchen Fällen dann oft an eine Grundschule – wo sich die Kinder noch weniger wehren können. So opfert diese Gesellschaft ihre Kinder.

> Der Versuch, konkrete Zahlen über die diesbezügliche Versetzungspraxis zu bekommen, scheiterte daran, daß Disziplinarverfahren aus diesem Grund kaum angestrengt werden – zumindest nicht offiziell. Die Verantwortlichen hüllen sich in Schweigen. Nichtsdestotrotz haben mir PädagogInnen mitteilen können, daß die Versetzungspraxis aus Gründen sexueller Belästigung bzw. Kindesmißhandlung derart eingespielt ist, daß es besonders „tolerante" Schulleitungen und Gemeinden gibt, an die „gerne" versetzt wird.
>
> VGL. AUCH: ENDERS 1995, S. 259FF UND TRUBE-BECKER 1992, S. 47

Er war aber nicht der einzige Lehrer, bei dem ich spürte, was ihm eigentlich durch den Kopf ging, wenn er uns unterrichtete. Ich hatte diese schreckliche Eigenschaft, daß ich oft die Gedanken der Leute lesen konnte – und das waren Gedanken, die wollte ich gar nicht kennen.
Es erschwert das Lernen ungemein, wenn ich mich auf eine Arbeit vorbereiten soll und dabei mit Sorge vermute, wie dieser Lehrer seine Abende verbringt. Bei einem zum Beispiel habe ich gehofft, daß er keine Tochter bekommt, als seine Frau schwanger war. Bei solchen Lehrern war ich darauf angewiesen, mir die Sachen selbst beizubringen. So habe ich zum Beispiel einmal Sport geschwänzt und mir während dieser Doppelstunde die ganzen Geometrielektionen beigebracht.
In aller Regel war es eine ganz schreckliche Interaktion, die sich zwischen mir und solchen Lehrern ergab: Sie wurden aggressiv: „Ich tret' Dir gleich in den Arsch!" und ich scharf: „Wenn ich hieraus eine intelligente Fragestellung

machen möchte ..." Bei solchen Lehrern habe ich teilweise gefehlt, weil mir tatsächlich schlecht im Unterricht wurde. Ein Englischlehrer hat mich daraufhin in der nächsten Stunde einen Test schreiben lassen, der zur Note dazugerechnet werden sollte – ohne Vorankündigung. Es war eine Eins, was ihn sehr enttäuschte. Es macht Spaß, Ablehnung vor dem Hintergrund guter Noten zum Ausdruck zu bringen. Auch der war übrigens Sportlehrer.

Glücklicherweise gab es auch andere. Einen meiner Mathelehrer zum Beispiel: Es war eine wahre Freude, ihm zuzuschauen, wenn er seine Formeln an die Tafel schrieb – von der Mathematik im allgemeinen und sich selbst im besonderen fasziniert. Vor meinem inneren Auge sah ich ihn dann immer mit Wonne an einer Modelleisenbahn spielen. Das war wirklich ein großer Junge! Leider konnte ich den Unterricht auch nicht als Unterricht auffassen, sondern eher als Spiel, in dem ich mir Auszeiten schuf: Ich „vergaß" fast immer meinen Taschenrechner, so daß ich die Aufgaben während der Stunde nicht mitberechnen konnte. Das hat er eines Tages so quittiert: „Ich möchte ja nichts sagen, aber schau'n Sie doch mal her: Dies ist ein *Taschenrechner*. Ja, ein *Taschenrechner!* Diese Tasten gehören nicht etwa zu einem Klavier, nein! Damit kann man *rechnen!*"

In der Schule habe ich mich meist gelangweilt. Ich hätte gerne schneller und mehr gelernt, aber die anderen zogen nicht schnell genug nach. An sich habe ich nichts dagegen, wenn mensch sich an der Person orientiert, die am wenigsten leistungsfähig ist, aber je langweiliger es war, je mehr ich daran dachte, daß ich hier meine Lebenszeit vergeude, kurz: je unzufriedener und frustrierter ich wurde, desto ärgerlicher wurde ich darüber, daß die anderen so langsam waren. Innerlich habe ich mich dann immer selbst zurückgepfiffen, weil die ja nun nichts dafür konnten, daß sie die Dinge nicht schneller verstanden. Nur daß ich eben auch nichts dafür kann, daß ich schneller schalte!

Es gab nur wenige Gelegenheiten, in denen ich in den Genuß höherer Anforderungen kam: So habe ich z.B. sofort nach einem Referat über Franz Kafka gegriffen, als es hieß, daß dieses Buch „eigentlich noch zu schwer" sei. Vonwegen!

Vielleicht hatte es auch damit zu tun, daß Kafkas Welt, seine Beschreibungen und Empfindungen mir seltsam vertraut waren. Die Ohnmachtsgefühle, das Ausgeliefertsein, die Unmöglichkeit, irgendeine Struktur zu finden, auf die Verlaß gewesen wäre. Der eigenen Wahrnehmung nicht trauen zu dürfen. Und diese furchtbare allgegenwärtige Kälte und Unsicherheit.

Diese seltenen Fälle, in denen ich Gelegenheit hatte, mich zu fordern, waren für mich auch deswegen so notwendig, weil ich zu Hause nicht in der Lage war, an irgendetwas konzentriert zu arbeiten. Die Atmosphäre tötete jede Kreativität. Außerdem hatte ich immer das Gefühl, meine Energie zurückhalten zu müssen – für die nächste Krise. Ich hatte immer den Eindruck, als würde die Welt jeden Moment wieder zusammenbrechen können. Auch wenn ich dies nicht so dachte, war dieses Bewußtsein immer da. Und also saß ich die meiste Zeit nur herum, hörte SWF 3, las und sah – selten – fern. Fernsehen kommt als „Familienbeschäftigung“ innerhalb meiner Erzählung oft vor. Das liegt schon deshalb nahe, weil es eine der preiswertesten Freizeitbeschäftigungen ist, was aber nicht heißen muß, daß es auch billig ist. Die Bemerkungen, die bei uns zum Fernsehgeschehen gemacht wurden, ersetzten in ihrer Ironie und ihrem Zynismus schon mal einen Cabaret-Abend.

Da die Schule mir nicht genügend Impulse als Ausgleich bot, weitete sich diese apathische Haltung aus. Schließlich sank auch meine Leistungsbereitschaft. Wer nie voll aufdrehen kann, tut's irgendwann gar nicht mehr.
Oft hatte ich auch den Eindruck, daß einige LehrerInnen selbst nicht schneller konnten oder wollten. Das hätte ja entsprechende Vorbereitung gekostet. Ein Lehrer zum Beispiel, der pflegte unsere Klassenarbeiten auflaufen zu lassen: das heißt, daß er sie erst, wenn er unbedingt mußte, also kurz vor den Zeugnissen, korrigierte. Wir wußten also nicht, wo wir standen.
LehrerInnen waren ohnehin ein Kapitel für sich: Ich hatte schnell raus, wo ihre Schwachstellen waren, und die meisten waren eindeutig dümmer als ich. Das an sich hätte nicht zu einem Problem werden müssen, aber sie hatten zu wenig Selbstbewußtsein, um es sich einzugestehen, geschweige denn, damit umgehen zu können. Also bekam ich ihren Mangel an Selbst-bewußtsein ab. Manche wurden schon unsicher, wenn ich nur den Arm hob, um etwas zu sagen.
Als ich einmal im Französischunterricht anderer Meinung war als meine Lehrerin, plauderte sie aus dem Nähkästchen: „Also, ich habe ja schon in der Konferenz gehört, daß Du manchmal aggressiv sein sollst. Bisher konnte ich das nie so recht glauben!“ Aha! Wenn eine anderer Meinung war, war sie also schon „aggressiv“. Ganz neue Definition!
Bei anderen SchülerInnen, die nicht so gute Noten hatten wie ich, war es leicht, sie fertig zu machen. Bei mir war das nicht so einfach. Selbst wenn einer es schaffte, meine Noten zu drücken, waren sie immer noch im guten Mittelfeld. Und ein beliebtes Spiel von LehrerInnen, nämlich genau dann eine Frage zu stellen, wenn sie wissen, daß die SchülerIn sich mit der NebensitzerIn unterhält, schlug bei mir normalerweise fehl, weil ich gleichzeitig reden und den Unterricht verfolgen konnte. Aber ich kann schon verstehen, daß solche Schülerinnen und Schüler die Nerven strapazieren.
Die meiste Zeit habe ich aus dem Fenster geguckt. Wenn ich mich beteiligte, dann oft nur, weil ich das Niveau sonst einfach zu peinlich fand – und auch in der Hoffnung, daß die anderen darauf einsteigen könnten, eine interessante Diskussion zu führen, spätestens, wenn mensch die Leute ein bißchen piekst, klappt das auch einigermaßen. Oder ich meldete mich, weil die Lehrkräfte mir sympathisch waren. Bei einer blieb das sogar so, nachdem sie mit mir einen Termin vereinbart hatte, wo sie etwas „besprechen“ wollte. Dieser

Termin stellte sich als „Schnüffeltermin“ heraus: wie ich mich fühle, wie es mir zu Hause gehe, usw. Sie habe den Eindruck, daß es mir nicht gut gehe und mache sich Sorgen. Ich habe mir auch Sorgen um mich gemacht und ihr auch gerne geglaubt, daß sie mir „helfen will, wenn sie kann“ und sich gerne als Vertrauensperson zur Verfügung stellte.
Zu spät! Einfach zu spät! Ich konnte unmöglich zulassen, daß mir jetzt jemand den Boden unter den Füßen wackelig macht. Kurz vor dem Abitur – und wo ich mich schon entschlossen hatte, den Deckel in mir ganz fest zuzuschrauben! In der ersten Klasse hätte jemand aufmerksam sein müssen! Irgendwann hätte jemand aufmerksam sein müssen. Aber früher! Viel früher!

> In Deutschland kann nicht davon ausgegangen werden, daß LehrerInnen in ihrer Ausbildung mit dem Thema „sexuelle Gewalt an Kindern“ und Präventionsmöglichkeiten in ihrer Ausbildung befaßt waren. Bisher bestehen auch (noch) keine Bemühungen, dieses Thema von seiten der Kultusministerkonferenz bundesweit zu thematisieren – im Gegensatz etwa zur Verkehrsschulung.

Dieses Intermezzo gab mir Gelegenheit, darüber nachzudenken, daß wirklich niemand da war, die bzw. der mich auf meine Probleme angesprochen hatte. Die mußten doch gemerkt haben, daß ich immer anders als die anderen war. Wenn ich es schon gemerkt hatte! Wenn ich selbst schon darauf angewiesen war, anhand des Beispiels von anderen zu erkennen, daß ich irgendwie anders aufgewachsen sein mußte.*
Es war nie jemand da.

Nachdem Berit auf ein Internat gegangen war, saß ich meistens neben Natascha. Wir haben uns über alles Mögliche unterhalten, aber in Ethik aus irgendwelchen Gründen besonders über Frisuren und ähnliches – das muß schon drin sein, finde ich. Was ich aber wirklich *jedesmal* bescheuert fand, war, daß sie, sobald ein Kerl auf der Bildfläche erschien, den sie süß fand, anfing, an ihren Haaren zu zupfen und nur noch Müll zu reden. So als würde sie in diesem Moment gehirnamputiert! Zwei Sekunden vorher war sie eine intelligente Frau und dann – plötzlich – mußte ich ihrer Verwandlung in ein Toastbrot zusehen. War der Kerl weg, war sofort wieder mit ihr zu reden.
Glücklicherweise hat sie das Theater auch nicht nonstop aufrecht erhalten können, so daß, je länger einer anwesend blieb, sie auch wieder normal wurde. Ich fand das äußerst anstrengend, mich dumm zu stellen. Denn was anderes hat sie nicht gemacht. In manchen Situationen half es zwar weiter, ich hab zum Beispiel einmal nichts zahlen müssen, als ich mit abgefahrenen Mofareifen erwischt worden bin. Das waren zwei junge Polizisten. Aber die

---

* Wobei sich die Unterschiede selbstverständlich verwischen – bei einem Drittel betroffener Mädchen ...

Erholungsphasen, die ich nach so einem Dumm-Trip einlegen muß, haben den Vorteil noch nie aufgewogen.

Zum Ende der elften Klasse war eine Fahrt nach Berlin geplant. Ich hatte mich darauf gefreut. Es war immer ein Fest, wenn ich von zu Hause wegkam, auch wenn es jedes Mal eine Herausforderung und Anstrengung war, mit anderen auf engem Raum zu sein. Gab es einzelne Badezimmer? Würde ich es schaffen, meine Haut verborgen zu halten?
In Berlin fand ich das Verhalten der Zöllner am Übergang nach Ostberlin am einprägsamsten. Als wir nach unserem „Osttag" wieder „raus" wollten, stand ich in der Schlange am Schalter. Den Reisepaß griffbereit. Da wurde ich – zusammen mit einer neben mir – an einen anderen Schalter gerufen. Schluck! Was war jetzt los? So eine alte Besorgtheit meiner Eltern aufgrund meines Geburtsorts im Paß war wohl noch da. Der Typ hat mein Foto dann ewig mit mir verglichen. Schaute hin und her und tat unheimlich wichtig. Bis er dann schließlich meinte, daß wir durchkönnen. „Und warum haben sie uns jetzt hier rüber gerufen?" „Ich schau mir schöne Mädel eben gern länger an." Arschgeige! Da hätte er mal lieber den Schalter ganz öffnen sollen, damit sich die Schlange am anderen schneller auflöst.
Zum Ende der elften Klasse bin ich für einen Au-Pair-Aufenthalt in den Flieger nach London gestiegen. Gegen alle Erwartungen und Prophezeihungen hatte es geklappt, eine Au-Pair-Stelle für nur zwei Monate zu bekommen. Ich wollte meine Ferien nicht in diesem Haus verbringen, aber *auf gar keinen Fall* wollte ich noch ein Schuljahr dranhängen.

Als wenige Tage vorher immer noch nicht klar war, ob es klappen würde, war ich fest entschlossen, eher ins Ungewisse zu fliegen, als meine Ferien zu Hause zu verbringen. Als ich dann endlich den Anruf von Ms. Miller bekam, bin ich vor Freude nur so herumgehüpft.
Meine Mutter hat sich nicht für mich gefreut. Ihre Begründung: „*Dafür* bist Du noch zu klein."
Da war ich siebzehn.

7. London

England war ein Schock für mich, weil ich dort vor Augen geführt bekam, wie Familie sein konnte. Denn rein gefühlsmäßig war ich immer noch davon überzeugt, daß mir Familienleben und Frieden bei anderen nur vorgespielt wurde, auch wenn ich im Kopf wußte, daß es wohl doch nicht immer so war. Und nun erlebte ich, daß der Schein nicht trog: Ich war immer da, ich *wohnte* dort, und sie blieben nett innerhalb meiner Au-Pair-Familie.
Aber es war noch eine Menge mehr, das für mich einer Offenbarung gleich kam: Zum Beispiel habe ich mich fast wieder auf dem Absatz umgedreht, als ich in die Küche kam, während Mrs. Miller ihrem Mann auf dem Schoß saß und ausgiebig mit ihm knutschte. Noch erstaunlicher war für mich, daß es nur mir peinlich war, dazwischen geplatzt zu sein.
Leute, von denen behauptet wird, sie seien „beziehungsunfähig", hatten wohl nur keine Vorbilder. „Beziehungsunfähigkeit" gibt es nicht, lediglich Beziehungsungeübtheit.

Schon am Flughafen fand ich zwei Dinge faszinierend: kleine Kinder Englisch sprechen zu hören und die Disziplin, mit der die EngländerInnen die U-Bahn-Treppen nutzten: rechts stehen, links gehen! (Da halten die BritInnen es merkwürdigerweise wie in den U-Bahnen auf dem Festland.) Als ich mich am ersten Tag schüchtern ins Wohnzimmer begab, saß Clark, der 17jährige, mit der Katze auf seinem Schoß vor dem Fernseher. Als mein Po gerade im Begriff war, die Sitzfläche des anderen Sofas in der äußersten Ecke zu berühren, landete die Katze schon auf meinem Schoß und begann zu schnurren. Clark: „What have you done?" Die Familie hatte noch einen Kater. Der war sehr scheu und ein echter „Männerkater". Der ließ sich nur von Männern streicheln. Frauen ließ er normalerweise links liegen, da hatte er Angst. Selbst Mrs. Miller durfte ihn nur selten streicheln. Nach zwei Wochen legte er sich längs an meinen Schenkel. Er ließ sich zwar nicht streicheln, aber er berührte.
Ich hatte großes Glück mit dieser Familie. Keine schreienden Gören! Die drei Söhne waren schon 15, 17 und 21! Das hieß für mich, daß ich die meiste Zeit Hemden bügeln mußte. Da Hemden so ziemlich das sind, was ich mit Abstand am liebsten bügle, weil es am einfachsten ist, und da ich währenddessen englisches Fernsehen anschauen konnte, war es einfach ideal.
Und ich konnte lange und auch gute Gespräche mit ihnen führen. Nach weniger als zwei Wochen habe ich auf Englisch geträumt, und als in einem Film ein paar deutsche Sätze fielen, bemerkte ich es gar nicht. Ich war sehr verwundert, als eine Übersetzung von mir gewünscht wurde.
Ich hatte wirklich Glück mit dieser Familie. Einmal allerdings war ich wenig erbaut von Mr. Miller: Ich hatte mir eine Videocassette von Steven King eingelegt, als nach und nach alle nach Hause kamen. Ich öffnete jeweils die Haustür und setzte mich wieder fasziniert und angewidert vor den Fernseher –

an meiner Gänsehaut hätte mensch Kartoffeln reiben können. Mr. Miller war schon einige Zeit da, als er sich aus dem Garten um mich herum an-schlich, so daß ich ihn nicht bemerkte. Dann faßte er mich an die Schulter. Mir wäre fast das Herz stehen geblieben! Ich schrie, während er wie ein Lausbub kichernd in der Ecke stand. Ich hätt' ihn würgen können!

In London habe ich meinen ersten Kuss provoziert. Ich hatte beschlossen, daß ich das jetzt ausprobiere, mir in einer Disco einen ausgeguckt, der mir gefiel und ihn ausreichend angemacht. Danach bin ich dann unauffindbar für ihn gewesen. Das war auch nicht besonders, so daß ich mir ein anderes Mal einen anderen ausgesucht habe, weil ich sicher war, daß das noch anders gehen mußte. Ging es auch. Auch den habe ich nicht mehr gesehen. Ich wußte, was ich wissen wollte.
Und in London war ich zum ersten Mal zum Tee auf einer Polizeistation. Als ich mit einer französischen Gastschülerin abends unterwegs war, ist uns ein Typ hinterher gelaufen und erzählte uns, daß er uns beide würde befriedigen können: „Do you want to see my dick?“ (Wollt Ihr meinen Schwanz sehen?) Als der Typ einfach nicht verschwinden wollte, sind wir ins Polizeigebäude gerannt. Dort haben wir erstmal englischen Tee bekommen und mit den Polizeibeamten Konversation betrieben. Wenn ich es mir genau überlege, waren die „Witze“ der Polizisten nicht weniger anzüglich und unverschämt als die dieses Arschlochs, das uns auf der Straße hinterher gestiegen ist – und kurz danach sogar noch auf die Station kam, um zu „gestehen“, daß er uns angesprochen hatte. Aber nur, weil er etwas getrunken hatte – „nie hätte er“ uns etwas „angetan“!

> Alkoholkonsum wird vor Gericht nach wie vor oft als „Strafmilderungsgrund“ anerkannt. (Umgekehrt wurde vor Gericht ein „minder schwerer“ Fall bei Vergewaltigung postuliert, weil eine Frau Alkohol getrunken hatte, als ein Mann sie vergewaltigte!)
>
> Vgl. Kroll 1992

Ich konnte mir damals nicht erklären, weswegen dieser Arsch sich sogar noch auf die Polizeistation traut, aber angesichts des „Humors“ der Polizisten konnte er wohl mit einem stillen Einverständnis rechnen, was derartige „Anmachen“ angeht.

> „Acht Polizeibeamte an Niedersachsens Landespolizeischule sollen ihre Schülerinnen sexuell mißbraucht haben. Junge Polizistinnen bezeugen die Macho-Sitten an der Schule [...] Zwei Polizeilehrer, im Alter von 40 und 50 Jahren, hat die Landespolizeischule inzwischen vom Dienst suspendiert. Einer der beiden Beamten soll sich nach einer Feier in das Zimmer einer Polizeischülerin geschlichen haben,

der im Bett liegenden die Decke weggezogen und sie berührt haben. Die Leitung der Polizeischule sieht sich allerdings zu Unrecht um ihren guten Ruf gebracht. 'Die Geschlechter gehen hier auch nicht anders miteinander um, als etwa an der Universität in Göttingen', sagt der Verwaltungschef der Schule, Erwin Poppe."

TAZ, 2. JULI 1996: „GRAPSCHEN, KÜSSEN, VERGEWALTIGEN"

Ein wahres Wort gelassen ausgesprochen! Bis auf einen „kleinen" Fehler: Nicht „die Geschlechter", sondern Männer gehen hier auch nicht anders mit Frauen um, als etwa ...
Kein Wunder, daß die Polizei Frauen lange Zeit – ungestraft – dazu riet, sich nicht zu wehren, wenn sie in Gefahr gerieten, vergewaltigt zu werden. Teilweise hieß es sogar, sie sollten „auf den Mann eingehen". Und hinterher, vor Gericht, hieß es dann, da die Frau sich nicht gewehrt habe, habe sie es „gewollt". Das ist die „Argumentation" der Mächtigen.

Eine Studie der Polizeidirektion Hannover ergab: „In 84% der untersuchten Fälle konnten Frauen mit massiver Gegenwehr den Täter in die Flucht schlagen, bevor er seine Tat vollendete. Fiel die Abwehr eher zögerlich aus, erreichten die Betroffenen in nur 64% der Fälle den Abbruch der Tat."

HAMBURGER ABENDBLATT, 27./28. APRIL 1996, DIE STUDIE WURDE INITIIERT VON KRIMINALHAUPTKOMMISSARIN SUSANNE PAUL.

Wenigstens wurden wir dann mit dem Petra-Wagen nach Hause gebracht.

Je näher mein Abreisetermin rückte, desto mehr aß ich. Ich habe in England furchtbar zugenommen. Zum Schluß wog ich fast 80 Kilo – bei einer Körpergröße von 1 Meter 68. Der Gedanke daran, zurück zu müssen, war unerträglich. Wenn mir mein Abitur nicht so wichtig gewesen wäre, hätte ich mir dort einen Job gesucht und wäre nie wieder zurück gegangen. Aber: volljährig sein und einen Abschluß haben, *das* war wichtig.

Vor England war mir nicht so recht klar gewesen, daß ich depressiv war, woher denn auch: Ich wußte nicht einmal, daß mensch sich anders als kaputt, einsam und krank fühlen konnte. Danach nahm das Tief kein Ende.

Außer vielen neuen Vokabeln und Kilos habe ich aus England noch etwas mitgenommen: das Wissen um meine Intelligenz. Und das ging so: Clark hatte mir eines Tages seinen Mitgliedsausweis von Mensa e.V. direkt vor die Nase gehalten und erklärt, daß es sich dabei um einen Intelligenzclub handelt, für den nur zwei Prozent der Weltbevölkerung die Aufnahmeprüfung schaffen würden. Ich meinte, daß er darauf wohl ganz besonders stolz sei, worauf er heftig nickte. In diesem Moment war für mich klar: I'm going to be member of that club as well! (Ich werde auch Mitglied in diesem Club.) Sowas stachelt mich einfach auf: Dem Jüngelchen würde ich es zeigen!

8. Balingen II

Wieder in Deutschland, telefonierte ich mich zu diesem Club durch und machte mit 17 den Intelligenztest, der als Aufnahmebedingung für den Mensa-Club bestanden werden muß. Den Vortest ließ ich gleich weg, weil ich ja meinen Mitgliedsausweis möglichst schnell in der Hand haben wollte, um Clark eine Kopie davon zu schicken. Leider mußte ich meinen Bruder einweihen, weil ich zu dem Test nach Stuttgart gefahren werden mußte. Allein die Fahrt war schon wieder energiezehrend. Einerseits, weil er sich wieder in einer besonders gefragten Position fühlte, andererseits, weil er deutlich signalisierte, wie abwegig er mein Vorhaben fand.
Während des Tests war ich in etwa so fit wie ein Schluck Wasser in der Kurve, weil ich alles daran setzte, so schnell wie möglich wieder abzunehmen. Mit Erfolg übrigens. (Gegen die entmutigenden und verletzenden Bemerkungen meines Bruders immun zu sein, war weitaus schwieriger als gegen den Kühlschrankinhalt.)
Dabei half sehr, daß meine Mutter sechs Wochen nicht da war. Sie machte eine Kur.
Als sie zurückkam, hatte sie endlich gelernt, was meine Schwester und ich ihr schon die ganze Zeit predigten: daß wir nie vorhatten, vom Fußboden zu essen und sie sich also auch kein Bein auszureißen braucht, wenn es ums Putzen ging. Es war natürlich bitter, all das nun als große Erkenntnis aus ihrem Munde zu hören, was wir ihr schon jahrelang gesagt hatten: „Ja, tatsächlich, ich brauch' mich nicht so zu schinden!" Aber wenigstens blieb es bei ihr hängen. Manche Dinge müssen wohl von Fremden gesagt werden, damit mensch sie annehmen kann.

Ich bekam Post von Mensa e.V.: „Sie sind qualifiziert für eine Mitgliedschaft."
Ich war also in die „Gemeinde der Hochintelligenten" aufgenommen. Nur daß das leider nichts daran änderte, daß die „Gemeinde der Unglücklichen" für mich viel besser gepaßt hätte.
Zunächst habe ich mich aber trotzdem sehr gefreut. Schon allein das Gefühl, irgendwo dazuzugehören. Mit voller Berechtigung, ohne daß ich auf irgend jemandes Wohlwollen angewiesen war. Ich hatte die Kriterien erfüllt.
Etwas komisch war es dennoch, daß ich jetzt sogar schriftlich hatte, was ich vorher – wenn auch unbewußt – noch nicht einmal offensichtlich machen wollte.
Der Eindruck, daß es besser war, meine Fähigkeiten zu verbergen, ergab sich erst durch ein unausgesprochenes Gesetz bei uns zu Hause: „Überflügle nicht den A.! (mein Bruder)" Dieses Gesetz hatte meine Mutter aufgestellt, indem sie alles und jedes an ihrem geliebten Sohn maß. Ich war mir dessen zu diesem Zeitpunkt nicht wirklich bewußt, aber ich habe automatisch versucht, die Liebe meiner Mutter zu bekommen, indem ich versuchte, nicht besser zu sein, als mein Bruder. Ein hoffnungsloses Unterfangen!

> London, 28. Juni 1996 (rtr). Für die Vererbung der Intelligenz ist ausschließlich das weibliche X-Chromosom verantwortlich. Das ist das Ergebnis einer am Freitag in der medizinischen Fachzeitschrift „Lancet" veröffentlichten Sekundärstudie der Genetikerin Gillian Turner. Die Wissenschaftlerin rät den Männern, bei der Partnerwahl mehr auf geistige Fähigkeiten zu achten als auf attraktives Äußeres. Die Volksweisheit, Kinder erbten die Schönheit der Mutter und die Intelligenz des Vaters, sei genetisch widerlegt.
>
> Turner, Gillian: „Intelligence and the X chromosome",
> Lancet 1996; 347, S. 1814-1815

Meine Mutter konnte sich noch nie selbst leiden. Ich hatte den Eindruck, daß sie sich erst mit der Geburt eines Sohnes Existenzberechtigung zusprach. Sie lebte durch ihn. Und sie war eifrig dabei, diese furchtbare, selbstzerstörerische Haltung auf mich – und meine Schwester – zu übertragen.
Ich konnte lange Zeit nicht glauben, daß Wohl oder Wehe in diesem Haus tatsächlich nur am Geschlecht liegen sollte – und suchte den Fehler bei mir. Schließlich ließ ich sacken, daß dieses Urteil tatsächlich so einfach wie tragisch war. Klaren Geistes läßt sich so ein absurder, unmenschlicher Zusammenhang gar nicht erschließen, aber ich habe dann gelernt, meinen Geist zu verdrehen – und zu denken wie meine Mutter.

Die Reaktion meines Bruders auf mein Testergebnis: „Ich bin ja auch überdurchschnittlich intelligent. In der Schule haben wir das mal getestet." Der Neid stand ihm ins Gesicht geschrieben, und seine Bemerkungen über meine Figur wurden in der Folge noch schärfer. Ist es das? Versuchen Männer Unterlegenheitsgefühle zu kompensieren, indem sie die Körper von Frauen angreifen?
Für die Fälle, in denen ich nicht so wollte wie meine Mutter, entwickelte sie von da an zusätzlich zu: „Du bist doch die Ältere, jetzt sei auch vernünftig!" und „Jetzt bist Du doch erwachsen, dann handle auch so!" nun noch eine dritte Variante: „Du bist doch so intelligent, dann handle auch so!" (A propos: „Die/der Klügere gibt nach", ist großer Humbug und müßte eigentlich heißen: „Die/der Klügere überzeugt.")

Am nächsten Tag, in der Schule, war meine Stimmung noch einen Punkt tiefer als normalerweise. Eine Freundin, Kerstin, fragte, ob irgendetwas Besonderes passiert war.
Ich überlegte: Besonders war eigentlich nur, daß ich das Testergebnis bekommen hatte, was ich ihr also mitteilte. Kerstin: „Mensch, Olga, das sind die absoluten Überflieger, die in so einen Club kommen. Das sind doch nur so'n paar Prozent. Das macht doch nichts, wenn Du das nicht geschafft hast. Das merkt man doch auch so, daß Du nicht doof bist. Wegen diesem Ergebnis brauchst Du doch nicht traurig zu sein." Ich war etwas verdattert: „Ich

bin ja drin." Sie schaute mich an, verwuschelte mir mein Haar: „Du hast echt 'n Knall!", und drehte sich auf dem Absatz um.
Neugierdehalber bin ich auch einmal auf ein Treffen von Mensa e.V. in Stuttgart gegangen. Der Club hatte einen Freiburger Parapsychologie-Forscher zu einem Vortrag eingeladen. Die Art und Weise, wie über den Vortrag diskutiert wurde, fand ich sehr erholsam, weil wirklich viele Argumente kamen, die nicht sofort aus lauter Vorbehalten untergebuttert wurden. Auch wenn mich dieser Vortrag nicht von parapsychologischen Phänomenen überzeugen konnte. Jedes Phänomen konnte in gewisser Weise auf telepathische Fähigkeiten zurückgeführt werden. Und da ich telepathische Fähigkeiten für normal halte, fand ich auch nichts Para-normales.
Bemerkenswerter fand ich zwei Gäste: eine Mutter, die schon etliche Male mit ihrem 16jährigen Sohn zu den Treffen gekommen war. Sie war überzeugt davon, daß er qualifiziert sei. Sie promotete ihn regelrecht, jedoch ohne den Test endlich einfach mal zu machen bzw. ihn machen zu lassen. Ich hatte den Eindruck, daß sie Angst davor hat, er würde es nicht schaffen – und als persönliche Minderbewertung ihrer selbst sehen würde. Das kannte ich doch irgendwoher?
Es war nicht so recht herauszubeobachten, wie sich der Sohn dabei fühlte. Ich fand das Schauspiel traurig.
Übrigens: Clark hat sich, nachdem ich ihm meine Ausweiskopie geschickt hatte, nicht mehr gemeldet.

Ich bin fast nie ausgegangen. Schon allein, weil es immer ein Akt mit dem Holen und Bringen war. Außerdem war es auch zum Kotzen, wenn mein Vater mich von der Disco abholte und als erstes fragte, ob „alle sich so herrichten", während sein Blick sagte: „Du siehst aus wie eine Hure." Für meinen Vater hätte ich auch in einer Nonnenkluft erscheinen können, und seine Vorstellungswelt wäre dieselbe.
Aber zu Hause habe ich getanzt, allein, nur für mich. Das beruhigte und entspannte und belebte und überhaupt. Tanzen ist viel mehr als nur Tanzen – viel mehr. Es war immer sehr wichtig.
Und so hab ich mich auch darauf gefreut, mit Natascha zum Fasching zu gehen. Wir haben an Weiberfasnacht eine Bioklausur geschwänzt, weil wir es einfach unverschämt fanden, auf diesen Tag einen Klausurtermin zu legen. Dafür haben wir stundenlang an uns rumgemalt und gefeilt und vorbereitet. Solche Rituale machen einfach Spaß. Auf der Faschingsfeier glitzerten wir wie die Schneeköniginnen. Ich hatte gerade abgenommen, nach der Ernüchterung nach England, und paßte hervorragend in mein Kleid. (Außer für meinen Bruder: Der hätte auch da „Freßsack" gesagt.)
Was ich auf der einen Seite genoß, war auf der anderen Seite zutiefst frustrierend. Je besser ich aussah, desto mehr wurde ich an das häßliche Schlachtfeld auf meiner Brust erinnert. Und je frustrierter ich deswegen war, desto heftiger zerstörte ich meine Haut.

Ich saß zwischen Michaela und ihrem Freund. Als der auf die Idee kam, mir seinen Arm um die Schulter zu legen, schrie ich. Er hat sich erschreckt, daß ich geschrien hatte – und ich mich auch. Es tat mir auch leid, ich hab dann irgendwie versucht zu erklären, daß das eben so überraschend und „plötzlich“ für mich war. Dann wollte er wissen, wie er mir denn „unplötzlich“ den Arm um die Schulter legen soll. Gute Frage! Wie hätt' ich ihm erklären sollen, daß ich schon das dringende Bedürfnis verspüre, um mich zu schlagen, wenn mir nur jemand mit dem Finger an die Schulter tippt, um nach der Uhrzeit zu fragen?!
Einer hat mich dann zum Tanzen aufgefordert, das wollt' ich nicht. Paartanz war für mich gestorben, seit dem Tanzkurs. Aber unterhalten habe ich mich dann mit ihm – fast bis zum nächsten Morgen! Der war wirklich nett und – ganz wichtig! – kein bißchen betrunken.
In den nächsten Tagen bekam ich dann den Neid und Klatsch mit, der sich von da an um mich rankte. Anscheinend war der Typ, mit dem ich ewig in einer Ecke gestanden hatte, der Schwarm aller Frauen. Ohne es zu wissen, hatte ich, ich wußte ja nie über solche Interna Bescheid, einigen Frauen den Abend versaut, die nur darauf gewartet hatten, mal mit ihm zu tanzen. Als wenn ich seine Entscheidung zu tragen hätte, diese Nacht über bei mir zu stehen! Ich begreife diese Logik nicht.

In Balingen wohnen jede Menge MillionärInnen, was z.B. daran zu sehen war, daß die dicksten Autos auf dem Schulparkplatz nicht unbedingt vom Lehrpersonal gefahren wurden.
Auch ich würde ein eigenes Auto haben, wenn auch eine alte Kiste. Das war meinem Vater nämlich wichtig, weil er, wenn es möglich wäre, selbst den Weg zum WC mit dem Auto zurückgelegt hätte. Immer wenn er sagte: „Das tun nicht alle Väter für ihre Kinder, ihnen gleich zum 18. Geburtstag ein Auto zu schenken!“, ging mir durch den Kopf, daß auch nicht alle Väter alles andere tun, was er getan hat – und ich dachte wieder nur an den ewigen Psychoterror zu Hause. An die Vergewaltigungen erinnerte ich mich immer noch nicht.

Mein Bruder verstand – so wenig es ihm recht war, daß ich jetzt auch einen Führerschein hatte – aus der Situation Profit zu schlagen. Vier Tage, nachdem ich fahren durfte, ist er abends mit mir das dutzend Kilometer nach Balingen gefahren. Es war abgemacht, daß er anrufen würde, wenn ich ihn holen soll. Das tat er dann auch: drei Tage später um 3 Uhr nachts! Meine Mutter war ans Telefon gegangen und schrie das Treppenhaus rauf, daß ich aufstehen sollte. Ich war entschlossen, nicht aufzusteh'n. Nicht um diese Zeit. Zumal mir all die Gelegenheiten durch den Kopf gingen, in denen er mich hatte warten lassen. „Aber Olga, der ist doch ohne Auto, Du mußt aufstehen.“ Ich rief runter: „Nach drei Tagen wird er auch noch eine vierte Nacht irgendwo übernachten können. Morgen hol' ich ihn.“ Sie stand weiter

am Treppenabsatz und schrie: „Also Olga, das kannst Du nicht machen. Es ist mitten in der Nacht. Der Junge weiß doch sonst nicht, wohin! Außerdem friert er auf der Straße." Sie ließ nicht locker, schrie mir ihre ganze Besorgnis um den (23jährigen!) „Jungen" entgegen und wurde dabei immer lauter, so daß ich schließlich aufstand. Schlafen würde sie mich sowieso nicht lassen, und meine Schwester mußte nicht auch noch wach werden.
In Balingen stand er vor einer Kneipe, die er samt und sonders mitzunehmen schien, als er ins Auto stieg – ich öffnete das Fenster und sagte die ganze Fahrt über nichts. Nachdem er zuerst rummoserte, daß ich „nicht so sein" solle, brachte er, schon im Treppenflur, sogar ein zwischen den Zähnen zerquetschtes „Danke" heraus.

Da war mir die nächste einprägsame Episode, die ich mit dem Auto hatte, doch lieber: Ich war aus der Garage herausgefahren und stellte während der Fahrt fest, daß die Bremse nicht funktionierte. Ich trat durch, aber nichts tat sich. Die Handbremse war vorher schon defekt gewesen und sollte erst repariert werden. So fuhr ich also fröhlich den Berg hinunter, direkt auf die Hauptstraße zu, die sich wie ein T-Balken anschloß: „Na ja, wenigstens liegt gleich unten der Friedhof. Die werden mich nicht weit tragen müssen."
Unten habe ich dann in einen kleineren Gang umgeschaltet und, in der Hoffnung, daß jetzt keine/r abbiegt, das Steuer rumgerissen. Dann bin ich nach oben gefahren und sauber in die Garage geparkt. Kein Kratzer.
Meine Mutter: „Wolltest Du nicht schon weg sein?" „Ich war eigentlich schon losgefahren. Aber die Bremsen funktionierten nicht." Sie: „Willst Du was essen?"
Eine halbe Stunde war ich wütend, daß ich nun für den Rest des Abends festsaß, und dann sind mir plötzlich die Knie weggeklappt.
Das heißt aber nicht, daß ich hinterher auch nur einen Tag lang unsicher oder ängstlich im Auto war. Mein Fahrstil blieb mir treu – und ich ihm. Und so bin ich auch nur deshalb mit einer dieser Bustouren nach Italien gefahren, weil es einfacher war – und billiger auch. Kurz vor Schulbeginn im Sommer 1988, bin ich schier wahnsinnig geworden zu Hause. Nach einem langen Sommer in Lethargie mußte ich raus. Ich hab das erste genommen, was noch rechtzeitig zu haben war: Rimini. Die Busfahrt war ätzend, ich war mit drei weiteren jungen Frauen auf einem Zimmer, es kostete mich jeden Tag wieder Überwindung, mit meiner kaputten Haut an den Strand zu gehen, und es war der schönste Urlaub, den ich je hatte: Meine Zeit habe ich fast vollständig mit einer jungen Frau verbracht, die auf dem gleichen Zimmer war: Lisa. Wir haben eine ganze Woche geredet. Wir hatten uns immer irgendwas zu erzählen.
Morgens, solange es kühl war, machten wir Ausflüge und nachmittags waren wir am Strand, wonach ich regelmäßig das Badezimmer überschwemmte, während ich das Salz aus meinem langen Haar spülte. Abends sind wir Tanzen gegangen, wobei mir meine Handtasche geklaut wurde – war sowieso

unpraktisch. Oder wir haben die Eiskremsorten auf der Promenade durchprobiert.
Als wir so den Kai entlang schlenderten, standen plötzlich zwei aus meiner Stufe dort. Ich: „Oh, das ist ja ... ähm, ich geh' jetzt weiter." Und dann bin ich weitergegangen, mit Lisa neben mir.
Ein paar Meter weiter hab ich sie erstmal aufgeklärt: „Das waren welche aus meiner Stufe. Daß ich einfach weitergegangen bin, wundert Dich jetzt vielleicht." „Och nein, nicht daß es nicht auch Leute gegeben hätte, die stehengeblieben und sowas Ähnliches wie 'Hallo' gesagt hätten ... , aber was Du gemacht hast, war natürlich mal was anderes."
Ich war ganz einfach sauer: Jetzt fahr ich schon weg, um weg zu sein, und dann holt mich selbst hier mein Leben ein!
Das Ganze ist umso pikanter, als ich hinterher mitbekam, daß es sogar Frauen aus unserer Stufe gab, die den beiden Schönlingen hinterher gefahren waren.

Daß ich in der Lage bin, diesen Urlaub als „schönsten, den ich je verbracht habe" zu bezeichnen, kommt mir äußerst bedenklich vor, wenn ich an das allgegenwärtige „Rahmenprogramm" denke: Beispielsweise war die Belagerung der Italiener am Strand kaum auszuhalten. Wenn Frauen nicht laut und handfest wurden, meinten manche tatsächlich, auch mal eben „zum Spaß" das Bikinioberteil lösen zu dürfen. Und die Kameras lagen immer griffbereit. Teilweise wurden wir ins Wasser verfolgt und schwammen dann mit einem Pulk von grünen Jungs an unseren Fersen. Lisa: „Ich wollte immer schon Entenmama sein – von Küken umringt."
Männer, die weder der englischen noch der französischen Sprache mächtig waren, meinten, mich mittels eines sabbernden „Vorspiels" in Form von ständigen Wiederholungen von: „la luna, l'amore" ins Bett bekommen zu können. Welche Überheblichkeit! Welche Selbstüberschätzung!
Das waren welche von den Kerlen, die ihr Gehirn erfolgreich unter ihrer Vorhaut versteckt haben.
Lisa hat irgendwann kräftig ausgeholt, dann hatten wir Ruhe auf unserem Tuch – zumindest für diesen Tag.

Ich nahm das wohl damals als „unvermeidlich" hin. Schließlich hatte ich auch in Deutschland schon genug „Erlebnisse" dieser Art gehabt: Kein Christkindlmarkt, auf dem ich nicht grausam betatscht worden wäre – wie so viele andere Frauen auch.
Ich hatte also schon ein „ganz normales" Frauendasein mitbekommen, war aber leider immer noch zu „uneinsichtig", um das tatsächlich als normal zu erachten.
Ich litt darunter.
(Wobei ich sicher bin, daß auch Frauen, die meinen bzw. sich vorzumachen versuchen, daß das „alles nicht so schlimm" sei, nicht weniger leiden.)

Das Meer war es, das mich dennoch Erholung tanken ließ: das Rauschen allein, während ich am Strand lag. Das Kitzeln, wenn die Wellen langsam den Sand unter den nackten Füßen wegspülen. Der Wind im Haar und die Muscheln, deren salzige Oberfläche in der Sonne glitzerte. Wenn ich Schwimmen ging, zog ich, sobald ich weit genug draußen war, meinen Bikini im Wasser aus und band ihn mir um den Arm. Es war wunderschön, das Wasser direkt auf der Haut zu spüren. Und spannend war es auch: das Ding hätte sich ja lösen können. Aber da das auch sonst hätte passieren können, machte ich mir nicht wirklich Gedanken darüber. Und schließlich war Lisa ja mit Handtüchern am Strand.
Zwei Tage waren besondere Tage: An dem einen stürmten Wolken den Himmel. Die Sonne verzog sich fast ganz, und der Wind peitschte das Meer auf. Hohe Wellen schlugen gegen die Felsen, die weit draußen im Meer lagen, und wälzten sich, mit kaum gemilderter Wucht, an den Strand. Es blitzte, und der Donner grollte kilometerweit vom Meer, bevor er an der Küste zusammenbrach. Sturm.
Lisa verzog sich ins Hotel. Ich blieb am Strand, ging im Wind spazieren, atmete die salzige Luft und ließ die Gischt in mein Gesicht prasseln. Ich entdeckte eine Schaukel, direkt auf der Linie, wo Meer und Strand aneinanderstießen. Die Wellen schleuderten mich mit der Schaukel nach hinten und zogen mich dann wieder hinaus ins Meer. Jedes Mal, wenn sie an den Strand rollten, teilten sich die Wellen an mir. Ich hielt die Luft an, damit ich kein Wasser schluckte, wenn sie sich an meinem Bauch brachen. Die Tropfen flogen und prasselten auf mein Haar. Das Wasser umspülte meine Schenkel, strömte zwischen meine Knie und ließ Algen und Sand sich im Rhythmus der Wellen zwischen meinen Beinen sammeln und wieder ins offene Meer fluten. Die aufgespülten Algen, in denen sich etliche Muschelstückchen verhakt hatten, gossen sich kribbelnd über meine Schenkel und perlten mit tausend klitzekleinen Berührungen prickelnd über die Haut meiner Schenkel und meines Bauches, wenn das Meer sie wieder zurückholte. Immer wieder. Kein menschliches Wesen zu sehen. Ich war ganz allein mit dem Meer – und glücklich.
Ich war glücklich, zum ersten Mal in meinem Leben. Wirklich glücklich.

Als ich endlich – völlig verdreckt und blaugefroren – im Hotel ankam, meinte Lisa – leicht verwundert ob meiner gepflegten Erscheinung – daß sie spätestens jetzt ganz sicher sei, daß ich einen Knall hätte.
Aber als ich im Hotel ankam, war ich auch schon nicht mehr glücklich: Ich hatte den Bus genommen. Es war sehr voll, so daß ich mich zunächst nicht wunderte, das jemand sehr eng hinter mir stand. Ich hatte mich mit dem Gesicht zum Fenster gestellt. Mit dem Blick zum Meer. Nach zwei Stationen hatte ich eigentlich den Eindruck, daß der Bus schon nicht mehr so voll war und mir wurde ungemütlich, als die Person hinter mir nicht Platz machte. Glücklicherweise mußte ich bei der nächsten Station raus.

Draußen angekommen, fragt mich einer, der direkt hinter mir die Treppe heruntergekommen war, ob ich noch einen Cappuccino mit ihm trinken wolle. Auf Italienisch sagte er: „Sie sind ein sehr schönes Mädchen!" Er hatte einen Steifen, der nur noch durch den Stoff der Hose unten gehalten wurde.
Ich wußte, daß es jetzt richtig wäre, ihm genau auf seinen Steifen einen Schlag zu geben, der ihn die nächsten Stunden impotent machen würde. Aber ich wollte es einfach nicht wahrhaben. Gerade war ich glücklich gewesen – zum ersten Mal in meinem Leben glücklich – und jetzt das! Ich wollte es eigentlich noch nicht einmal wahr-nehmen.
Als ich im Hotel ankam, hatte ich es fast vergessen, aber auch mein anderes Gefühl war schon wieder weg, mein Glücklichsein.

An dem zweiten der besonderen Tage wollten wir in eine Disco: die – zumindest damals – größte Freiluftdisco Europas, das Baia Imperiale.
Das allein kann aber kaum der Grund dafür gewesen sein, daß ich schon lange vorher total aufgedreht war: ich sprang ständig vom Boden auf das Bett und wieder auf den Boden und immer so weiter und flötete dabei: „Heut' passiert noch was. Heut' passiert noch was." Lisa, trocken wie immer: „Stimmt, wenn Du nämlich weiter wie ein aufgeregtes Huhn hier rumspringst, dann sperr' ich Dich in den Schrank." Ich sprang lachend weiter hin und her.
Schon lange, bevor wir bei der Disco ankamen, war die Lasershow am Nachthimmel zu sehen. Riesig! Das war ein Mega-Schuppen. Mit mehreren Tanzflächen, jede anders gestylt: mit Säulen, Marmor und griechisch-inspirierten Skulpturen, mit Chrom und viel Glas. Ich habe eine supergemütliche Kissenecke entdeckt, etliche Balkone, mehrere Terrassen und einen großen Pool. Ich liebe solche verschwenderischen Bauten! Das einzige, was mich schon wieder von Anfang an störte, war die Vortanzperson, die sich da hingestellt hatte: Ihr „Tanz" bestand fast ausschließlich darin, ihre äußerst knapp bemessene Corsage gerade noch rechtzeitig über ihre Brustspitzen zu zupfen. Selbst bei ihren sparsamen Bewegungen war das nötig. Sie war dann auch äußerst ungehalten, daß ich nicht wartete, sondern mich sofort, solange noch Platz genug für mich da war, auf die Tanzfläche begab. Solch exaltiertes Getue und Gezupfe sieht spätestens dann ziemlich affig aus, wenn daneben eine wirklich Spaß am Tanzen hat.
Ich zog von einer Tanzfläche zur anderen, als mein Blick und ich bei einem Typen hängenblieben. Ein paar Minuten später hat er mich von der Tanzfläche geholt. Mitten im Tanzen hat er meine Hand gefaßt, ich hab mich noch gewundert, daß ich mich kein bißchen erschreckte. Draußen, als wir uns auf den Treppen näher kamen – genaugenommen küßten wir uns wie die Ertrinkenden – hörte ich auf Italienisch jemand direkt hinter uns sagen: „Da sieh mal: *das* ist Leidenschaft!"
Wir stiegen zusammen in sein Auto, wir fuhren zum Strand, und seither bin ich verloren für jeden phantasielosen Lover. Er hat Maßstäbe gesetzt. Und

ich bereue sehr, daß ich „es" nicht getan habe. Die Angst, schwanger zu werden, hinderte mich. Heute weiß ich, daß es sich dafür auch gelohnt hätte, bis nach Rom zu fahren, um Kondome zu holen. Er hat mich – wenn auch ungern – noch rechtzeitig zurückgebracht, als die anderen schon im Bus auf mich warteten.
Am nächsten Tag bin ich bei einem Ausflug in San Marino wortwörtlich gegen Laternenmasten gelaufen, was aber nichts mit dem Original-Amaretto zu tun hatte. Ich war vollkommen durcheinander und stellte bestürzt fest, wie sich Liebeskummer anfühlt. Lisa hat dann am Abend solidarisch mit mir eine Flasche Pina Colada geleert. (Wir sind heute noch miteinander befreundet.)
Einen Tag später glaubte ich abends an der Promenade, ihn am anderen Straßenrand zu sehen, im Auto suchend vorgelehnt. Als ich über die Straße wollte, kam ein Bus – und ich hatte ihn aus den Augen verloren. Falls er es denn wirklich war.
Ich hab ihn nie wieder gesehen. Ich wollte ja immer schon wieder weg sein, falls ich merkte, daß ich mich verliebt hatte – dem folgend hatte ich ihn nicht nach seinem Namen gefragt.

Als ich aus Italien zurück war, wurde mir mein Elternhaus von Tag zu Tag unerträglicher. Und ich bekam Panik. Eine grundsätzliche Panik, die unterschwellig immer da war. Ich war mir dessen gar nicht bewußt.
Es war wichtiger denn je, auf gar keinen Fall die Kontrolle zu verlieren.
Noch im Nachhinein sauer, daß ich in Italien nicht schon verhütet hatte, entschloß ich mich, nun endlich den befürchteten und lange hinausgezögerten Gang zu einer Frauenärztin zu machen. In Balingen gab es keine Frau, also mußte ich extra nach Ebingen fahren. Wieder draußen, habe ich vor Erleichterung so schnell geatmet, daß mir schwindelig wurde: „Ich lebe noch. Ich lebe noch!"
Sie hatte mir die Diane 35 verschrieben. Es war eine schnelle Entscheidung – ohne viel Aufklärung.
Was allerdings auch daran lag, daß ich sowieso einverstanden war, als sie mir sagte, daß diese Pille vor allem bei Hautproblemen verschrieben wird. Ich hätte alles geschluckt, wenn ich dadurch nur eine gesunde Haut haben konnte! (Genaugenommen gälte das auch heute, wenn ich überhaupt noch Hoffnung hätte.)

Ich veränderte mich. Aber es fiel mir nicht auf. Gut ging es mir sowieso nie, und der Unterschied zwischen depressiv und etwas depressiver ist schwer auszumachen. Zumal die Pille ihren Teil dazu tat, daß meine Aufmerksamkeit für mich selbst beeinträchtigt war.
In diesen Wochen begann die Waage zu meiner Feindin zu werden. Ich nahm zu. Erst langsam, dann schneller. Ohne daß ich mein Eßverhalten geändert hatte. Alles begann, mir zu entgleiten. Ich versuchte, mit drastischen Mitteln

dagegen zu halten, und ernährte mich wochenlang von Ahornsirup und Zitronensaft oder von Kartoffeln oder ..., oder ..., oder ... Es waren immer Radikalkuren. Eine dieser üblichen Diäten habe ich nie gemacht. Glücklicherweise bin ich faul genug, um nicht nach Plan einzukaufen, jedes Bißchen abzuwiegen oder gar Kalorien zu zählen. Zumal ich spürte, daß das, was da ablief, sich nicht mit Kalorien erklären ließ.

> ErnährungswissenschaftlerInnen betrachten in letzter Zeit die Diäten zur Gewichtsreduktion als eigene Ursache gestörten Eßverhaltens und auch der Ausbildung von Eßsüchten.
>
> „Zur Prävention von Ess-Störungen", 1996 hrsg. vom Bundesministerium für Familie, Senioren, Frauen und Jugend

Je mehr ich wog, desto mehr litt ich unter meiner Haut. Als die Urlaubsbräune verblaßte, kam das ganze Grauen wieder ungeschönt zum Vorschein. Ich war auf der ganzen Linie frustriert. Dazu kamen die beiden Varianten zum „Freßsack", die mein Bruder schon seit Jahren für mich auf Lager hatte: „Pizza" und „Streuselkuchen". Ich hätte mal eine Strichliste machen sollen, wie oft am Tag er das sagte, in all den Jahren, seit ich ca. neun war.
Im Nachhinein vermag ich wirklich nicht zu sagen, ob der letzte Auslöser für die folgende Entwicklung auch mit der Pille zu tun hatte. Es gab ja immer so viele Gründe, mich schlecht zu fühlen, ich bekam gar nicht mehr mit, *wodurch* was wann *noch* schlimmer wurde, als es sowieso schon war.
Sehr wahrscheinlich waren die Empfindungen, die die Erlebnisse in Italien in mir auszulösen imstande waren, und der krasse Gegensatz, den ich – zurück in Deutschland – erlebte, der eigentliche Grund. Aber gut getan hat mir die Pille bestimmt auch nicht.

Ich kann mich nicht mehr daran erinnern, was das für ein Moment war, an dem ich mich zum ersten Mal übergeben habe. Irgendwann im Winter 1988/89 fing es an: Ich wurde bulimisch. D.h. daß ich mich unwillkürlich übergab, sobald ich auch nur das geringste Bißchen gegessen hatte. Oft war es auch nicht (mehr) nötig, erst den Finger in den Hals zu stecken. Es wurde immer schlimmer. Selbst wenn ich gar keine feste Nahrung zu mir nahm, stellte sich dieses quälende Reißen im ganzen Körper ein, das mich immer wieder ins Badezimmer trieb. Es gab Tage, an denen ich diesen Würgereiz schon bekam, wenn ich nur einen Schluck Orangensaft getrunken hatte. Eine furchtbare Nervosität. Als würde ich von innen in Stücke gerissen. Unbeschreiblich. Und wenn ich etwas aß, war der Tag gelaufen. Von da an stopfte ich bei jeder Gelegenheit Lebensmittel in rauhen Mengen in mich hinein – pausenlos: Schokolade und Brot, Eiskrem und Auflauf. Gleich darauf bzw. bei der nächsten sich bietenden Gelegenheit landete das Ganze im Lokus. Es gab Tage, an denen ich mich über zehn Mal erbrach.
Ich war völlig fix und fertig.

Dabei war mein Ekel, überhaupt etwas zu essen genauso groß wie mein Bedürfnis, mich normal zu ernähren. Nur daß normale Ernährung nicht geeignet war, meine Panik zu bremsen. Freßanfälle der übelsten Sorte waren die Regel: Schokoladeneis, Banane und Schlagsahne war die Mischung, die der Angst am längsten entgegensteuerte. Aber im Grunde war es völlig egal, weil ich den Geschmack dessen, was ich in mich hineinstopfte, sowieso nicht mehr mitbekam. Ich fand keinen Geschmack – woran auch immer.
Ich habe mich gefühlt, wie mensch sich fühlt, wenn sie sich nicht gut ernähren kann, wenn sie zusehen muß, wie selbst die existentiellsten Lebensfunktionen völlig aus dem Lot geraten, wenn sie ihrem eigenen Willen nicht mehr trauen kann und völlig ausgeliefert ist – wenn das Leben auseinanderfällt.

Um in der Schule nicht die Fassung zu verlieren, aß ich morgens nichts. Etliche Stunden saß ich mit knurrendem Magen da. Wenn ich was gegessen hätte, wäre mir nichts anderes übrig geblieben, als nach Hause zu fahren. Wenn ich nicht sofort noch mehr aß, und zwar solange, bis ich mich überhaupt nicht mehr spürte, war dieses Gefühl, von innen zerfetzt zu werden, wieder da. Ich bekam Krämpfe, die Tränen stiegen mir in die Augen, und ich zweifelte an allem. Vor allem aber hatte ich Schwierigkeiten, Luft zu bekommen, wenn ich nicht irgendetwas durch meinen Hals schob. Wenn ich nichts mehr nachschob, zog er sich zusammen, ich hatte diesen Kloß im Hals stärker denn je und mußte vor lauter Sauerstoffmangel würgen – was dann über der Kloschüssel endete.
Nur einmal ist es mir gelungen, die Panik „durchziehen“ zu lassen. Ich habe mich in meinem Zimmer auf den Boden gelegt – auf den Rücken. Die Handflächen auf den Fußboden gepreßt, weil ich fast explodiert wäre vor Angst. Es war, als würde Säure durch meine Adern fließen. Alles hat wehgetan, ich hatte furchtbare Angst. Das heißt: genaugenommen war das Panik. Angst ist, wenn mensch noch weiß, um was sie Angst hat. Panik ist, wenn mensch ganz und gar aus Angst *besteht*.
Mir liefen die Tränen in die Augenwinkel und tropften in mein Haar und auf den Boden. Ich krallte meine Finger in den Teppich. Ich hatte diesen schrecklichen Rhythmus im ganzen Körper, dieses Pulsen, das mein Blut durch den Körper jagt. Viel zu schnell. Viel zu stark. Alles tat weh. Ich hatte das Gefühl, als würde jede Zelle in meinem Körper einzeln platzen und ich innen nur noch aus Blutmatsch bestehen, der sich giftig durch meine Glieder schiebt.

> Empirische Studien über sexuelle Gewalterfahrung bei klinisch erfaßten eßgestörten Patientinnen berichten insbes. für magersüchtige (anorektische) und eß-brech-süchtige (bulimische) Frauen über entsprechende Gewalterfahrungen bei mehr als der Hälfte von ihnen.

„Zur Prävention von Ess-Störungen“, 1996 hrsg. vom Bundesministerium für Familie, Senioren, Frauen und Jugend

Als die Spannung endlich nachlies, war ich völlig fertig: ganz und gar verschwitzt und nicht in der Lage aufzustehen. Meine Knochen brauchten eine Weile, bevor sie sich aus dieser Attacke wieder materialisieren konnten. Mein Körper war nicht in der Lage, mir zu gehorchen. Erst nach weiteren Minuten schaffte ich es, aufzustehen.
Noch Stunden danach war ich high, aus Anstrengung und aus Stolz.

Daran, daß mein Vater mich, mit dem Einverständnis und der Unterstützung meiner Mutter, als Einjährige als Sexsklavin benutzt hatte, erinnerte ich mich immer noch nicht.

Die erste Zeit konnte ich dieses Desaster noch geheim halten, aber irgendwann wußten es zumindest die Leute, mit denen ich zusammen wohnte.
Meine Mutter wurde sichtlich nervös. Für sie war das Ganze pervers, worin ich ihr ganz und gar zustimmte. Außerdem sollte ich „keine Schwierigkeiten" machen. Das wiederum konnte ich einfach nicht mehr leisten. Und um die Finanzen sorgte sie sich: „Wenn Du im Studium so weiterfrißt, reicht Dir auch das Bafög nicht."
An dieser Stelle sei gesagt, daß ich es ihr – und meinem Vater – immer hoch angerechnet habe, daß es nie eine Frage war, daß wir alle die Möglichkeit zu studieren bekommen sollten. Das galt für meine Schwester und mich ebenso wie für meinen Bruder. Auch wenn ich mir bewußt war, daß meine Mutter sich im Grunde nur für ihn auch Erfolg im Studium wünschte.

Mein Bruder lief in der Zeit, in der ich alles wortwörtlich zum Kotzen fand, wahrhaft zur Hochform auf: Er wurde noch nervöser als meine Mutter, und es verging kein Tag, an dem er nicht versuchte, sich zum Kenner der Materie „Bulimie" zu erklären.
Mit anderen Worten: er legte noch einen Zahn zu, wenn er mich tyrannisierte und ohne Ende an mir rumkritisierte.
Als er beispielsweise keifte, daß sie dann „wieder schuld" seien, wenn ich ein so perverses Eßverhalten an den Tag lege, stand er da mit rotem Kopf, aufgerissenen Augen und war ganz einfach hysterisch. Eigentlich hätte ich über ihn lachen können, wenn ich nicht schon so mürbe gewesen wäre. Körperlich mürbe durch die Kotzerei und nach Jahren dieser „Behandlung" auch seelisch mürbe, weil ich in diesem Haus keinerlei Rückendeckung bekam.
Er ging dann – zufrieden mit sich – und setzte sich ins Wohnzimmer vor den Fernseher, wo auch meine Schwester und meine Mutter waren.

Einige Minuten später, als ich glaubte, daß ich die Sätze ruhig würde vorbringen können, habe ich mich an die Wohnzimmertür begeben: „Ich habe noch die mündlichen Prüfungen fürs Abitur vor mir, und ich halte das einfach nicht mehr aus. Bitte, laß mich einfach in Ruhe. Sprich mich nicht an.

Laß mich einfach nur diese Wochen überleben, bis ich zum Studium ausziehe!"
Er explodierte wieder: Er mache sich Sorgen, schließlich sei er mein Bruder. Und als mein Bruder mache er sich Sorgen. Das könne er nicht mit ansehen, wie ich hier herumkotze: „Das ist ekelhaft." Teuer sei das Ganze, und schließlich müsse und wolle er sich „kümmern".
„Bitte, wenn Du Dir wirklich Sorgen machst, dann laß mich einfach nur in Ruhe. Das hilft mir am meisten." Er ließ weiter seinen Sermon ab, während ich – in der Tür stehend – den Kampf gegen die Tränen verloren hatte. Ich hasse es, wenn jemand die Macht hat, mich zum Weinen zu bringen. Ich war einfach nur fertig.
Er: „So wie Du Dir das vorstellst, geht das nicht!" Ich hatte mich nur an ihn gewandt. Meine Schwester war zu machtlos in dieser Konstellation, es war klar, daß sie mich nicht würde unterstützen können. Dann passierte etwas, womit ich nicht mehr gerechnet hatte: „Jetzt laß sie halt. Du siehst doch, daß es ihr nicht gut geht!" Ich glaubte, ich höre nicht richtig: meine Mutter hatte gesprochen!
Mein Bruder klappte den Mund zu und schaute nur verwirrt zwischen meiner Mutter und mir hin und her. Ein Satz kam noch: „Gut, macht doch, was Ihr wollt. Ihr werdet schon sehen, was Ihr davon habt", aber dann behielt er den Mund wirklich geschlossen.
Ich habe mir – eingeschlossen auf meinem Zimmer – die ganze Szene noch einmal vor Augen geführt. Sie war ja auch sonst fast immer anwesend gewesen, wenn er seine Haßtiraden über mich goß. Warum hatte sie dieses Mal etwas gesagt?
Diesmal hatte *ich*, mit dem letzten bißchen Energie, die Konfrontation gesucht! Und, anders als sonst, schien mein Bruder in dieser Situation sichtbar angegriffen. Sie hatte genau in dem Moment interveniert, als sie merkte, daß ihr Sohn in der Auseinandersetzung emotional getroffen war. Das war's! Bei anderen Gelegenheiten, wenn ich in Ruhe gelassen werden wollte, war die Reaktion meiner Mutter: „Du tust ja gerade so, als ob Du so schwer arbeitest. Als wenn du schon etwas geleistet hättest in Deinem Leben!"
Da war ich achtzehn und ein Wrack.

Bei all dem habe ich neben den Vorbereitungen fürs Abitur noch bei zwei Zeitungen gejobbt: als freie Mitarbeiterin für den Schwarzwälder Boten und den Zoller-Alb-Kurier. Beim ersten Termin, den ich wahrnahm, hatten die Veranstalter ein großes Schild auf den reservierten Stuhl gelegt: „PRESSE". Mein Platz! Dieses Schild habe ich noch jahrelang aufgehoben. Da war ich achtzehn.
Um den sprichwörtlichen KaninchenzüchterInnenverein bin ich ganz herumgekommen. Mein Job war es, neben Lokalterminen, größtenteils Theaterkritiken zu schreiben. Dabei habe ich ungemein davon profitiert, daß Balingen eine reiche Stadt ist und eine sehr rührige Stadthallen- und Messe-

leitung hatte bzw. hat. Die Tourneekalender der Schauspiel-, Tanz- oder Ballettgruppen lasen sich nicht selten so: Madrid, Paris, London, Hamburg, Frankfurt, Balingen, Rom ...
Nach einer Veranstaltung mußte der fertige Text spätestens um 11 Uhr morgens am nächsten Tag in der Redaktion sein. Das hieß für mich, daß ich die Kritiken noch am selben Abend schrieb, weil ich sie noch vor der Schule abgeben mußte. Wenn ich fünf Stunden Schlaf haben wollte, mußte ich den Text in maximal 45 Minuten fertig haben. Ich hab es immer geschafft. Außerdem machte es insgesamt keinen Unterschied: Wenn ich gearbeitet hatte, konnte ich viel besser einschlafen. Diese knappe Stunde hätte ich sonst wach im Bett gelegen.
Ich schrieb weiter. Für wenig Geld, aber dafür saß ich immer auf den besten Plätzen. Wenn ich das aufrechnete, kam ich dabei ganz gut weg. Dumm daran ist nur, daß ich diese Verwöhntheit, was die Plätze angeht, bis heute nicht ablegen konnte, auch wenn ich leider nicht immer das nötige Kleingeld habe. Zurückzudrehen ist schwerer als vor.
So war ich zunächst auch ziemlich unzufrieden mit meinem Platz im Landestheater Tübingen beim „Kaufmann von Venedig". Eigentlich wollte ich aus Geldgründen nicht mitfahren, aber meine Deutsch-Leistungskurs-Lehrerin wollte unbedingt, daß „gerade" ich dabei bin. Jetzt war ich neugierig geworden – und ging mit. Danach wußte ich, weswegen meine Anwesenheit ihr so wichtig zu sein schien. In dem Stück war eine Szene, die dem Publikum den Spiegel vorhielt. An einer sehr grausamen, menschenverachtenden Stelle, bei einem Inhalt, der überhaupt nicht zum Lachen war, stimmte das Enfant terrible der Inszenierung ein heiteres Witzereißen an. Nicht etwa, um zu erheitern und zu erleichtern, nein: die Witze riß er eben *über* die grausamen Taten und die Opfer. Der Schauspieler war gut, sehr gut! Der Saal tobte, alle stimmten ein in dieses grausige Lachen, ließen sich mitreißen. Alle, außer mir. Und außer meiner Lehrerin, die in diesem Moment von ganz vorne, quer über den gesamten Saal, zu mir herüberschaute, und vielleicht noch einigen weiteren Ausnahmen, die ich nicht bemerkte. War es das? Wollte sie wissen, ob auch ich in dieses schauerliche Gelächter einstimmen würde? Ob ich über Grausamkeit würde lachen können? Nein, ich konnte es nicht. Wir waren uns einig – und sie schien zufrieden, daß sie mich richtig eingeschätzt hatte.
Es war nur ein Bruchteil der ZuschauerInnen, der nicht in dieses ansteckende Lachen einstimmte, das sich klebrig in jedem Winkel des Saales niederließ. Der Schauspieler reizte es aus, die Leute verzogen das Gesicht zu Grimassen ...
Mir ging das kreischende Volk bei den Spielen der Römer durch den Kopf – ja, Brot und Spiele. Ich dachte an die vielzitierte Volksfeststimmung bei Hinrichtungen durch die Guillotine auf den Pariser Marktplätzen.
Auch an meine Oma, wie sie verrückt grienend am Treppenabsatz stand, mußte ich denken.

Ich war entsetzt. Ich saß in dieser tobenden Hölle, umgeben vom kreischenden Mob. Und ich sah den Planeten vor die Hunde gehen. Wer sollte hier etwas ändern, wenn all diese Menschen, ein ganzer Saal, nicht merkte, wo die Grenze war? Der größte Teil des Publikums hatte noch nicht einmal den Spiegel bemerkt, der ihnen direkt vor die Nase gehalten wurde, geschweige denn, die eigene Grimasse darin erkannt.
Als ich hinausging, war ich noch einsamer als sonst schon – und hoffnungsloser.

Ich schrieb weiter. Der Job machte Spaß. Und Kerstin bemerkte schon nach den ersten Terminen: „Du blühst richtig auf."
Bei einem Tanz-Event im Gymnasium habe ich – wo ich schon mal fürs Schreiben da war – für die TänzerInnen aus England übersetzt. Das war auch noch eine christliche Gruppe, so daß ich mich in die Lage versetzt sah, auf englisch das Heil zu verkünden. Diese Worte über meine Lippen – Premiere und Showdown in einem!
Am nächsten Tag kam ich zu spät. Es war eine Stunde bei einem älteren Französischlehrer, der an der Schule dafür bekannt war, daß er die allererste Französischstunde folgendermaßen einzuleiten pflegte: „Es gibt im Französischen drei Nasale: Äh, Äh und Äh!"
Er kam mit geöffneten Armen auf mich zu und erklärte: „Meine liebe Frau E., ich habe nachher noch etwas für Sie. Aber setzen Sie sich erstmal." Die ganze Klasse grinste. Ich hasse sowas! Ankündigungen, die dann nicht aufgelöst werden. Vor allem wenn ich zu spät komme, gehe ich automatisch alles durch, was ich vielleicht ausgefressen haben könnte. Ich glaube, dieser Mechanismus ist allen SchülerInnen eingepflanzt.
Am Ende der Stunde hatte ich immer noch keinen Schimmer, was los war. Er ließ mich mit zum Rektorat laufen, wo ich dann einen Topf mit einer wunderschönen Orchidee in die Hand bekam: „Ich hatte mich ja eigentlich schon gefreut, daß Sie nicht da waren, dann hätt' ich die meiner Frau mitgebracht..." Ich wußte, daß er mich wegen meiner Fragen schätzte, aber so sehr?! Ich hatte immer noch nicht verstanden, als ich endlich die Karte las: „Liebe Olga, nochmals herzlichen Dank für Deine Mitarbeit bei der Veranstaltung mit der 'london springs dance company' am 7.3. Du hast eine sehr aufgeschlossene Weise, auf Menschen zuzugehen. Darüber haben sich die TänzerInnen aus London besonders gefreut. Einen besonderen Gruß von ihnen. Für Dich alles Gute."
Da war ich platt. Ich hatte nichts dafür bekommen, daß ich übersetzte – und auch nichts dafür erwartet. „Aufgeschlossen"? Ich?! Ich, die ich fast täglich über der Kloschüssel hing und mich kaum auf die Dinge konzentrieren konnte, die ich machte!? Ich, die ich quer über den Planeten flüchten würde, wenn mir jemand zu nahe käme?! Sind die sicher, daß sie von mir reden? Vielleicht war es aber auch nur christlicher Humbug?!
Egal, ich hab mich trotzdem gefreut.

Meine Schwester mußte dann mit mir warten, weil ich nicht mit der Blume durch die Pausenhalle wollte, solange sie noch voll war. Zu Hause angekommen, habe ich die Orchidee in meinem Zimmer auf den Fußboden gestellt, mich daneben gesetzt und war erstmal eine halbe Stunde gerührt. Sowas schafft mich.

Da habe ich mich lieber mit klaren, für mich logisch erschließbaren Dingen beschäftigt. Das Gymnasium war für mich diesbezüglich ja leider in keiner Weise auslastend, so daß die Seminare vom FWS (Fortbildungs-Werk für Studenten und Schüler e.V. – heute: Verein zur Förderung politischen Handelns e.V. – v.f.h. – Bonn) eine echte Offenbarung für mich waren: zum ersten Mal fühlte ich mich gefordert.
Das war der Standard, den ich mir in der Schule grundsätzlich gewünscht hätte. So reichhaltig und gut strukturiert, daß wir mindestens zehn Stunden am Tag gelesen, gearbeitet und diskutiert haben. Dabei waren es nicht die einfachsten Themen: „Anspruch und Wirklichkeit des Grundgesetzes. Freiheitliche demokratische Grundordnung in Theorie und Praxis" oder „Machiavelli contra Kant". Die Unterlagen dieser Seminare habe ich heute noch. (Auch weil die so ganz und gar nicht „missionarisch" auftraten.)

Danach kotzte mich die Schule umso mehr an: Diese Institution hat mir meine Lebenszeit gestohlen, ohne mir dafür etwas annähernd Gleichwertiges zu bieten! Verwahr- und Kontrollanstalt, statt Entwicklungsbeschleunigerin. Ich habe dort den lernfähigsten Abschnitt meines Lebens verbracht – und die haben ihn verpulvert. Ich „genoß" die Schulpflicht, statt das Recht auf Bildung.
Ich halte das Schulsystem – den Frontalunterricht, das Autoritätsgebaren, die Bewertungskriterien und das dahinterliegende Menschenbild – für keinen Menschen für optimal, aber für mich war es eine Tragödie. Dabei kann ich schon von Glück reden, daß ich nicht eines der hochintelligenten Kinder bin, die auf einer Sonderschule landeten, weil LehrerInnen nicht in der Lage waren, das gelangweilte und/oder aggressive Verhalten als Zeichen von Unterforderung zu erkennen.

> Es sind Fälle bekannt, in denen hochbegabte Kinder unerkannt auf Sonderschulen vegetierten. In einem Fall aus den 80er Jahren wurden einem Kind auf diese Weise über drei Jahre seines Lebens gestohlen.
>
> Telefonische Auskunft des Vorsitzenden des Regionalverbandes Hamburg der Deutschen Gesellschaft für das hochbegabte Kind am 3.12.1997

Bildung ist Ländersache, und so stellt das Bundesministerium für Bildung, Wissenschaft, Forschung und Technologie in seiner 1996 erstellten Broschüre „Begabte Kinder finden und fördern" fest: „Eltern stoßen in diesen Fällen

nicht immer auf das rechte Verständnis für ihre Sorgen, denn für viele Lehrer und auch für manche Diplom-Psychologen ist das Thema 'Hochbegabung' immer noch Neuland, weil es nicht Gegenstand der Ausbildung war (und bis heute meist nicht ist)." So zeigt sich: die Bedürfnisse hochbegabter Kinder werden nicht ernst genommen – Mädchen sind auch in dieser Beziehung doppelt benachteiligt.
Da war es wieder: Nach unten Mitleid zu demonstrieren – und sich selbst dabei umso größer fühlen – ist leicht. Während Anerkennung nach oben Selbstbewußtsein verlangt. Es scheint leichter, den Leuten klar zu machen, daß Lernbehinderte besondere Betreuung brauchen, als Verständnis dafür zu bekommen, daß dies auch für Hochbegabte sinnvoll ist.
Wobei ich schon das Denken in „unten" und „oben" befremdlich finde, weil es einfach nur darum geht, allen das Lernen nach den eigenen Eignungen und Neigungen zu ermöglichen. Warum ist es so schwer, Extra-Klassen für Hochbegabte einzurichten, wenn das im Sport- und Musik-Bereich schon gang und gäbe ist?

Aber es fängt ja oft schon viel früher an: Wenn Menschen LehrerInnen sein dürfen, die sonst noch nichts Praktisches im Leben gemacht und nur wenig Lebenserfahrung haben. Leute, die wortwörtlich nie aus der Schule herausgekommen sind. Wie oft habe ich gehört, daß „man es ja *nur* mit Kindern zu tun" habe! Das Wertvollste, mit dem Menschen umgehen können, und es wird als „nur" gesehen! Wie wollen Leute ihrem Job gerecht werden, die diese Einstellung haben! Die werden nie begreifen, daß sie DienstleisterInnen für Kinder sind. Daß die Kinder die eigentlichen ArbeitgeberInnen sind. Jedes einzelne ChefIn im Unterricht.
Und daß sie die Zukunft in Händen halten.

Ich war wütend über meine vergeudete Zeit. Ich hätte mir sehr gewünscht, daß zum Beispiel auch eine Vereinigung wie Mensa e.V., die immerhin seit 1946 existiert und seit 1980 in Deutschland präsent ist, sich zum damaligen Zeitpunkt nachdrücklich in die Lehrpläne von angehenden Lehrerinnen und Lehrern eingemischt, und sich für neue Lehrkonzepte, speziell für Hochbegabte, eingesetzt hätte. Und ich wünschte es auch heute, denn: auch wenn Mensa e.V. selbst laut Satzung keine eigene Meinung vertritt („Mensa itself holds no opinion.") und ein ausdrücklich unpolitischer Verein ist, so hat der Verein doch genauso klar in § 2, I und II seiner Satzung stehen: „Mensa ist eine weltweite Vereinigung, deren Zweck das Aufspüren und die Förderung der menschlichen Intelligenz ist. Sie dient der Förderung der Erforschung von Art, Charakteristik und Anwendung von Intelligenz und der Schaffung einer stimulierenden und sozialen, nicht diskriminierenden Atmosphäre für ihre Mitglieder. Mensa in Deutschland (MinD) hat das Ziel, intelligente Menschen aus allen Lebensbereichen miteinander in Kontakt zu bringen. MinD strebt an, Intelligenz zum Wohle der Menschheit einzusetzen."

„Es gibt nichts Ungerechteres, als die gleiche Behandlung von Ungleichen.“*

Paul F. Brandwein, amerikanischer Psychologe

Insgesamt habe ich von der Mitgliedschaft in Mensa sehr profitiert: ein Großteil meiner FreundInnen rekrutiert sich aus Mensa e.V. Es ist sehr energiesparend und angenehm, von Leuten umgeben zu sein, die schnell schalten. Und es ist gesundheitsförderlich. Auch Dummheit kann krank machen. Insbesondere macht mir die Verkehrung von Wirkung und Ursache allenthalben zu schaffen.
Außerdem ist es eine sehr angenehme Vorstellung, zu wissen, daß ich – so gut wie an jedem Ort in der Welt – eine Ansprechpartnerin oder einen Ansprechpartner habe, der die landestypischen Gegebenheiten kennt und mir behilflich sein kann.
Und es war auch ein Mensaner, der so selbstbewußt war, mir zu sagen: „Als ich gemerkt habe, daß Du mir haushoch überlegen bist, hab ich mich erstmal erschreckt. Aber dann hab ich mir gesagt: wenn du dich weiterentwickeln willst, mußt du dich mit genau solchen Menschen konfrontieren.“ Das ist umso bemerkenswerter, als ich mit diesem Mann – immer mal wieder – eine Beziehung habe, die alles einschließt. Männer in Mensa e.V. sind für mich sozusagen „vorsortiert“. Auch das ist angenehm und zeitsparend.

Mein Abitur lief glatt. Es konnte auch nichts passieren, ich hatte so gute Noten, daß ich es mir sogar leisten konnte, in der mündlichen Matheprüfung den Vogel abzuschießen. Zumindest empfand der Rektor es wohl so: Ich soll dabei „nicht die richtige Einstellung“ gehabt haben.
Ich bekam mein Aufgabenblatt – Algebra! Geometrie hatte ich mir ja selbst beigebracht, aber mit Algebra stand ich auf Kriegsfuß. Und so, als ich schließlich zur Prüfung hereingerufen wurde: „Guten Tag, ich habe mich entschlossen, es erst gar nicht zu versuchen. Algebra ist einfach nicht mein Ding. Sie würden sich nur aufregen, bei dem, was ich hier böte, und ich will nicht, daß andere nach mir einen genervten Prüfer haben. Am besten, Sie schicken mich gleich raus, dann haben Sie auch früher Feierabend.“ Er hat dann noch versucht, mich an die Tafel zu bitten, aber da lief nichts mehr. Ergebnis: 0 Punkte.
Einen Achtungspunkt dafür, daß ich ihn nicht nerven wollte – und anderen dabei schlechtere Bedingungen schaffen – hätte er mir wenigstens geben können, fand ich.
Ich hatte aber auch so einen Durchschnitt von 2,1. Selbst in Baden-Württemberg, wo Mathematik so stark zum Schnitt gezählt wird.

* „Begabte Kinder finden und fördern“, 1996 hrsg. vom Bundesministerium für Bildung, Wissenschaft, Forschung und Technologie

Einen Tag nach der Prüfung hatte ich Algebra verstanden. Nach fünf Minuten Erklärung durch eine Mitschülerin. Was, zum Teufel, haben die Lehrer, die ich hatte, nur jahrelang erzählt, wenn die Erklärung so einfach war!?
Ich verfolgte zurück, bei wem ich Algebra zuerst bzw. vor allem hatte. Es war der Lehrer, bei dem ich hoffte, daß er keine Tochter bekommt.

Mein letzter Mathelehrer, das war der, den ich mir immer an einer Modelleisenbahn vorstellte, ist dann bei der Abiturfeier auf mich zugekommen: „Als ich gesehen habe, daß Sie Algebra-Aufgaben bekommen, hab ich mir schon fast gedacht, daß Sie irgend sowas machen. Aber ich bin sowieso sicher, daß Sie mit Ihren Qualitäten gut durchs Leben kommen."
Die Abschlußfeier fand in der Stadthalle von Balingen statt. Meine Eltern waren nicht dabei, was mir auch ganz recht war. Mein Bruder war bei der Afterparty dabei und hat sich besoffen, wie er es schon auf der Hochzeit meiner Cousine getan hatte. Da hatte mein Vater ihn nach Hause gebracht: „Ich hab ihn gefunden, wie er die Kloschüssel umarmte."
Scheinbar fand mein Bruder es nicht eklig, sich zu übergeben, weil er sich besinnungslos besoffen hatte. Da war er noch stolz, daß sein Körper sich auf diese Weise „selbst wieder reinigt". Einmal hat er sogar aus dem Fenster in seinem Zimmer gekotzt, als er nachts nach Hause gekommen war. Am nächsten Tag stand meine Mutter mit dem Gartenschlauch an der Hauswand und hat versucht, das wieder abzuspülen.
Und wenn er stinkend beim Abendessen saß, fand er es auch gar nicht ekelhaft. Während er nach dem Abitur ein Praktikum auf einem Bauernhof machte, kam er nämlich abends mit einer ganzen Jauchegrube in den Kleidern nach Hause. Und so setzte er sich an den Abendbrottisch. Er roch es ja nicht mehr, nachdem er den ganzen Tag auf dem Hof gearbeitet hatte. Wir schon. *Nach* dem Essen duschte er. Seinen Freunden wollte er das denn doch nicht zumuten, wenn er ausging. Meine Mutter fand das zwar auch nicht angenehm, aber zu diesem Zeitpunkt hätte sie, selbst wenn sie gewollt hätte, keinen Einfluß mehr auf ihn gehabt. Da war seine Erziehung zum typisch überheblichen männlichen Arschloch schon lange erfolgreich beendet. Sie hatte ihm keine Grenzen gesetzt – und er selbst war nicht Mensch genug, sich selbst Grenzen zu setzen.

Bei der Abiturfeier spielten die Leistungskurse Märchen nach, mit freiwillig-unfreiwilliger Unterstützung der LK-LehrerInnen natürlich. Ich hatte den Eingangstext zu Schneewittchen geschrieben und verkündete ihn in einem langen Kleid auf einer Leiter sitzend. Als die Szene wechselte und das Licht ausging, saß ich da oben fest in dem langen, ungeschickten Ding und habe mich selbst geärgert, daß ich mich kurz vorher noch so angenehm damenhaft darin fand. Spätestens da sah ich die Mode, die als besonders weiblich gilt, mit anderen Augen: in Stöckelschuhen und langen Kleidern läßt sich nicht gut laufen – und schon gar nicht weglaufen.

Zusätzlich anstrengend war es, weil mir da oben schwindelig wurde. Ich hatte wieder den ganzen Tag nichts gegessen. Die einzige Möglichkeit, bei der Feier nicht komplett neben mir zu stehen.
Aber ich war beileibe nicht die einzige der Abiturientinnen, die eßverhaltensgestört war: In meinem anderen Leistungskurs saß ich fünf Stunden die Woche „next to Auschwitz", wie ich es im stillen für mich nannte. Die neben mir bestand nur noch aus Haut und Knochen. Kurz vor dem Abitur wog sie deutlich weniger als 40 Kilo – bei einer Körpergröße von cirka 1.70! Allein diese dünnen Ärmchen neben meiner Hand ...
Wenn ich mir heute das Gruppenfoto meines Abiturjahrgangs anschaue und mir vor Augen führe, wie einzelne handelten, kann ich mir bei vielen vorstellen, daß sie eßverhaltensgestört waren, von einigen weiß ich es mittlerweile.
Eine sehr liebe Freundin von mir schrieb dazu unter dem Titel „Der Rest ist Schweigen//// *Reden*" im Abiheft: „Aufgerüttelt werden wir alle (?) immer nur von Ereignissen wie Selbstmord oder Krankheit. Ich kann nicht mehr übersehen, daß Lehrer und Schüler zusammenbrechen und dann wochenlang krank sind und daß Magersucht immer häufiger wird. Erst gestern habe ich sie gesehen. Sie ist nur noch Haut und Knochen. Wenn dann nach einem Grund gesucht wird, heißt es, daß Schule keine Schuld habe, er/sie hat/te gute Noten. Besser wäre zu sagen, daß Noten keine Schuld haben, denn schließlich besteht Schule nicht nur aus Noten."

Eine andere war schwerst übergewichtig. Die Art, wie sie aß, machte deutlich, daß es sich nicht um ihr sogenanntes „Wohlfühlgewicht" handelte. Es fällt mir sowieso schwer zu glauben, daß jemand mehrere Kilos einfach nur mit sich herumträgt, weil sie/er sich damit „wohlfühlt". Ich würde ja auch jedem einen Vogel zeigen, wenn er mir rechts und links kiloschwere Fahrradtaschen auf die Schultern legt – einfach nur, um sie von da an ununterbrochen mit mir herumzutragen!

Ursprünglich hatte ich nach dem Abitur vor, ein Volontariat zu machen. Aber alle Zeitungen, bei denen ich anrief, setzten ein abgeschlossenes Studium voraus, wobei „völlig egal" war, welche Fachrichtung.
Also habe ich zwischen Weihnachten und Silvester 1988, neben der Vorbereitung auf die Abitur-Klausuren, den täglichen Freß-/Kotzanfällen und den Selbstzerstümmelungsattacken, eine Reportage für die Bewerbung an der Deutschen JournalistInnenschule in München geschrieben und wurde daraufhin auch prompt zu den Auswahltests eingeladen. Ich hatte mich riesig darüber gefreut, schließlich bewerben sich da jährlich weit über tausend Leute, auch welche, die schon sehr erfahren sind!
Bei den Tests selbst habe ich dann Fragen falsch beantwortet, die ich noch am Tag zuvor meiner Schwester richtig erklärt hatte. Auch wenn mir wenig später klar werden sollte, warum ich das gemacht hatte – als ich die Ablehnung bekam, war ich erschlagen.

Bei meinem Notendurchschnitt konnte ich sicher sein, einen Studienplatz zu bekommen, aber für die Zeit zwischen Abitur und Studium stand ich auf dem Schlauch: Das Schlimme war, daß ich nun die allermeiste Zeit zu Hause war. Schon seit Ende April. Wie sollte ich es diesen letzten, langen Sommer in diesem Haus aushalten? Ich habe es nicht ausgehalten. Mein Zustand verschlimmerte sich.
Das hatte wiederum zur Folge, daß die Anschuldigungen schärfer wurden, wenn ich meine Bulimie nicht im Zaum halten konnte, wenn ich es nicht schaffte, diese Panik auszuhalten: „Verschwendung" sei es, was ich auch fand. Eine „Zumutung" sei es, was ich aus meiner Position nur bestätigen konnte, und ich solle endlich etwas unternehmen, was ich dann auch tat. Wider besseres Wissen! Denn im Grunde war mir klar, daß sich daran nichts ändern würde, solange ich mit diesen Leuten unter einem Dach wohne (meine Schwester ausgenommen!).

Von allem, das ich mir über Therapien schon angelesen hatte, war mir klar geworden, daß Gesprächstherapie vollkommen ausfällt, weil ich die Person mir gegenüber argumentativ um den Finger wickeln würde. Verhaltenstherapie hätte ich als Beleidigung empfunden, weil ich eben doch ganz sicher war, daß mit mir und meinem Verhalten alles okay ist, daß es die adäquate Reaktion war, auf Zustände, die nichts anderes als eben „zum Kotzen" sind.
Psychoanalyse wäre schon von der Dauer her nicht in Frage gekommen, weil ich ja nur noch maximal ein halbes Jahr dort sein würde. Außerdem sah (und sehe) ich nicht ein, warum ich heute mit einer Therapie arbeiten sollte, die um die Jahrhundertwende entwickelt wurde. Schließlich schreibe ich heute ja auch nicht mehr mit einer Feder! Vor allem aber waren Freuds Frontwechsel, als es um die von ihm aufgedeckte sexuelle Gewalt in den Familien der angesehenen Wiener Bourgeoisie ging, für mich nicht akzeptabel. Es spricht nicht für einen Charakter, seine Untersuchungsergebnisse umzudeuten, nur weil sie ihm nicht passen.
Was nun meine Wahl anging, so war mir ganz grundsätzlich klar, daß es etwas „Tiefergehendes" sein mußte, damit ich etwas davon hatte. Ich wußte, daß da ganz tief in mir ein Schalter wieder zurechtgerückt werden mußte, den irgend jemand ver-rückt hatte.
Ich wollte es mit Hypnose probieren: Der einzige, der damit arbeitete, war ein Psychiater mit Vollbart, was schon mal gut war, weil ich Männer mit Vollbärten nicht als Männer wahrnehme. Schon bei der ersten Sitzung kam ich mir vor wie ein Versuchskaninchen. Ich hatte ihm erzählt, daß ich so einen enormen Intelligenzquotienten habe, weil ich wissen wollte, ob Hypnose damit vielleicht ausgeschlossen ist. Und nun saß er vor mir mit dicken Brillengläsern und war höchst neugierig, wie ich denn wohl reagiere. War mir auch recht: Ich wollte sein Fachwissen und seine Erfahrung, dafür durfte er gerne einen Grundkurs in Verarbeitungsprozessen von Hochintel-ligenten bei mir absolvieren. Ich war ein bißchen wie eine Spielwiese, hatte ich den

Eindruck. Ohne daß er nun oberflächlich oder nicht engagiert war. Nein, dem war schon was daran gelegen, gute Arbeit zu leisten. Er hat sich sichtlich bemüht.
Hochintelligente sind übrigens, vorausgesetzt sie wollen, ganz besonders geeignet, sich in diesen Zustand zu versetzen, für den er gleich zu Beginn ein gutes Beispiel brachte: Wer eine bekannte Strecke fährt, erlebte sicher schon mal, daß sie/er plötzlich schon vor der Garageneinfahrt steht, ohne die Fahrt bewußt wahrgenommen zu haben. Ein Großteil der Strecke wurde also in einem hypnoseähnlichen Zustand zurückgelegt.
Was ich allerdings zutiefst befremdlich fand, war eine Frage, die er gleich in der ersten Stunde stellte: „Dürfte ich Ihren Bauch berühren?" Warum meinen solche Leute, in einer Weise unhöflich und grenzüberschreitend sein zu dürfen, die ich auch keinem/r auf der Straße zubilligen würde!? Aber ich war ja gnädig! Eine solche idiotische Bemerkung sollte ihm gegönnt sein, vielleicht war es ja aus seiner Sicht aufschlußreich, wie meine Antwort ausfiel: „Warum sollte ich das zulassen?" Außerdem war er auch der Einzige weit und breit, der Hypnosesitzungen anbot.
Die Sitzungen linderten meine Beschwerden zwar überhaupt nicht, bestätigten mich aber darin, daß da ein ganz dicker Hund begraben sein mußte. Wenn ich nur in die Nähe „meines" Alptraumes kam, wurde mir schwarz vor Augen, und ich begann zu weinen und bekam fürchterliche Erstickungsanfälle.

Wenn ich mir vorstelle, was das für eine absurde Situation war: Ich sitze bei einem Menschen in der Praxis und sage ganz deutlich, daß ich mir vorstellen kann, daß ich in meiner Kindheit sexuelle Gewalt erlebt habe – und zwar in vollem Bewußtsein darüber, an wen ich dabei zu denken hätte. Dann gehe ich nach Hause und stehe der Frau gegenüber, die das Ganze forcierte, und bekomme womöglich noch am selben Nachmittag einen Anruf des Mannes, der mir – gerade in der Lage zu laufen – sein Sperma in den Mund gewürgt hat. Und eine Woche später gehe ich wieder in die Praxis ...
Andererseits: absurder als der damalige Zustand selbst konnte gar nichts mehr sein! Und vor allem nicht grausamer.
Allerdings: erinnert habe ich mich an nichts. Wie sollte ich auch unter solchen Umständen – im Angesicht der TäterInnen?!
In deutlich unangenehmer Erinnerung bleibt mir die Bemerkung dieses Psychiaters, als ich ihn zum Schluß um meine Krankenakte bat: „Und ich dachte, Sie hätten Vertrauen zu mir!" Das ist ein Totschlagargument gegen-über einer Person, die auch nicht den geringsten Grund hat, Vertrauen zu irgend jemand zu haben. Er hatte schon geschafft, mir damit ein schlechtes Gewissen zu machen, dennoch bat ich nochmals um die Akte, wenigstens aber in Kopie. Er: „Die brauche ich als Nachweis gegenüber der Kranken-kasse. Die darf ich gar nicht herausgeben." Damit hatte er mich angelogen, erfolgreich: ich bin ohne meine Akte abgezogen.

Ich hatte (laut seiner Auflistung,) ganze sechzehn Termine dort. Ich weiß nicht, ob sie für irgendwas gut waren. Falls allerdings einer davon in Zusammenhang mit einem Erlebnis, das ich etwa in der Halbzeit hatte, stand, dann hat es sich gelohnt. Ich glaube es allerdings nicht, denn so etwas läßt sich nicht vorbereiten:
Eines Abends rief mein Vater an. Ich weiß nicht mehr, warum und wozu er mit mir sprechen wollte, aber ich weiß, daß ich in diesem Gespräch zum ersten Mal sagte, wie schlecht es mir geht. (Ohne konkret zu werden.) Als er sofort wieder anfing zu erzählen, wie schlecht er es im Krieg hatte, und daß wir (Kinder) ja gar nicht wüßten, wie es ist, wenn es einem schlecht geht, daß wir alle nicht wüßten, wie es ist, „wenn man Hunger hat", daß wir alle „von nichts eine Ahnung" hätten, saß ich weinend im Flur, das Telefon zwischen meinen Knien: „Und Du glaubst, es ist toll, wenn die eigenen Eltern sich dreimal scheiden lassen!"
Er bekam wieder diesen Tonfall, der Gewalt bedeutete: „Ach, was wißt Ihr schon! Ihr versteht das alles ja sowieso nicht. Dafür wart Ihr viel zu klein."
Mit Tränen in der Stimme: „Ich weiß, was in Ebingen passierte!" Ich weinte und weinte und merkte erst nach einiger Zeit, daß er aufgelegt hatte.
Ich hatte eigentlich daran gedacht, daß ich wußte, daß er uns in der eiskalten Wohnung sitzen ließ, als ich das sagte. Weswegen hatte er jetzt aufgelegt? Das wußten wir doch beide! Und er wußte, daß ich es wußte.
Ich legte den Hörer auf die Gabel und ging auf mein Zimmer. Schon auf der Treppe nach oben wuchs dieses Gefühl in mir: Ich fühlte mich gut, so gut wie noch nie in meinem Leben. Besser noch als am Meer in Italien. Ich war ganz high. Meine Sicht veränderte sich: alles bekam haarscharfe Konturen. Ich sah mehr als genau. Und gleichzeitig war alles mit einem Weichzeichner überzogen – es war alles weiter weg. Ich hatte das Gefühl, ich müsse ins Leere greifen, wenn ich etwas nehmen wollte. Es wurde alles eins, alles ein Ganzes. Als ich ins Bett ging, fühlte ich das Laken unter mir so deutlich wie noch nie zuvor. Und trotzdem hatte ich das Gefühl, es überhaupt nicht zu berühren – darüber zu schweben. Ich ging in allem auf. Es gab keinen Unterschied mehr zwischen mir und einem Stein, mir und dem Tisch, mir und dem Universum. Ich hatte vollkommen mein Zeitgefühl verloren. Zeit war überhaupt keine Größe mehr. Ich war in die absolute Zeitlosigkeit getaucht. Ein reines Kontinuum. Und ich war in Liebe getaucht. Es war alles eins und alles Liebe. Dieses Gefühl drang in jede meiner nicht mehr vorhandenen Poren und floß umgekehrt aus mir heraus.
Ich war in Einheit und Liebe und Ewigkeit.

In dieser Nacht habe ich keine einzige Sekunde geschlafen. Überrascht nahm ich wahr, daß es bereits dämmerte. Ich stand auf, noch bevor es richtig hell war und nahm dem Zeitungsjungen die Zeitung direkt aus der Hand. Ich war so gut gelaunt, daß selbst der Anblick meines Bruders mich nicht runterziehen konnte. An diesem Tag hatte ich das Gefühl, als wäre ich nie eß-

verhaltensgestört gewesen. Ich verstand gar nicht, wie das ist. Dabei hatte ich noch am Tag zuvor fünfmal über der Kloschüssel gehangen!
Noch über zwei Wochen lief ich wie auf Wolken. Ich war geradezu un-verschämt gut drauf und sah in allem nur das Positive. Aber es hielt nicht.
Geblieben ist das Wissen, einen der Momente erfahren haben zu dürfen, die Leute wie Buddha beschreiben – eine Erleuchtung!
Und geblieben ist das Bewußtsein, daß ein Leben nach dem Tod doch vorstellbar ist, in diesem Zustand schon, weil er zeitlos ist. Menschen sind nicht in der Lage, Ewigkeit zu denken, aber in diesem Zustand ist Zeit kein Faktor.
Geblieben ist auch eine noch tiefere Todessehnsucht, als ich sie zuvor schon hatte, weil mir sofort klar war, daß dieser Zustand nicht zu provozieren und auf Dauer lebendig nicht zu haben ist. Nicht in dieser Intensität und Absolutheit.
Dieses Gefühl war das beste, das ich jemals erlebt habe, ganz unvergleichlich. Erst Tage später wurde mir klar, was der Schlüssel zu diesem Gefühl, das in jener Nacht zu einem unbezähmbaren Wissen anschwoll, war:
Ich bin unschuldig!
Ich wußte zwar immer noch nicht, woran ich mich überhaupt schuldig gefühlt haben könnte und wo ich diesen Satz einordnen sollte, aber ich war selig. Für einen kurzen Moment war ich selig. In Einheit und Liebe und Ewigkeit.
Das war am 19. Mai 1989.

Zwei Monate später lief im Gesundheitsmagazin „Praxis" der Beitrag „Inzest – das geheimste Verbrechen". Die ZuschauerInnen konnten eine Literaturliste zu diesem Thema bestellen, was ich dann auch nach langer Überlegung tat. Ich mußte ja meine Adresse von zu Hause angeben. Also habe ich den Rückumschlag extra ausreichend frankiert, so daß der Umschlag auf jeden Fall geschlossen und nicht als Drucksache – die es damals noch gab – verschickt werden würde. Was hätte ich bloß sagen sollen, wenn meine Mutter oder mein Bruder ihn in die Hände bekommen hätte!
Ich habe sogar noch dazugeschrieben, daß sie den Umschlag *auf jeden Fall* zukleben sollen. Daß ihn dann niemand öffnen würde, wußte ich. Als meine Mutter nämlich Jahre vorher einmal einen Brief an mich geöffnet und gelesen hatte, hatte ich kurzerhand beide Briefkastenschlüssel an mich genommen – und erst nach Tagen wieder herausgegeben. Seitdem wußte ich, daß sie sich sowas in Zukunft verkneifen würde.
Der Umschlag kam offen an.

Bis zum Studium habe ich für zwei Monate in einer Balinger Fabrik Waagen montiert, um etwas Startkapital zu haben. Berit jobbte nach dem Abitur auch dort. Die Pausen verbrachten wir zusammen, nachdem wir nicht mehr in derselben Abteilung arbeiteten, weil ich versetzt worden war. Am Anfang haben wir beide Akkordarbeit gemacht: stupides Zusammensetzen irgend-

welcher Teile. Als einer der „Oberen“ mitbekam, daß ich außerordentlich schnell war, hat er mir mein Geld wohl nicht gegönnt und mich zum Waagenmontieren versetzt, wo ich nicht mehr nach Stückzahl verdient habe. Ich war auch blauäugig, daß ich auf seine Frage, wie es läuft, mit „sehr gut“ geantwortet habe. Mir war damals nicht klar, daß jede derartige Auskunft für diejenigen, die hier jeden Tag arbeiten müssen, bedeuten konnte, daß der Akkord-Satz hochgesetzt wird und sie so weniger verdienen. Ich konnte mir aber auch ehrlich nicht vorstellen, daß jemand so dumm sein könnte, an der Geschwindigkeit einer Abiturientin alle anderen zu messen, die hier tagein tagaus ihre acht Stunden abrissen! Für mich war diese Arbeit nach der Kopfarbeit zum Abitur fast schon wieder schön. Und ich wußte, daß ich fürs Studium in möglichst kurzer Zeit viel Geld verdienen konnte und wollte. Vor allem aber wußte ich, daß *ich* hier nicht würde bleiben müssen, um mir meinen Lebensunterhalt zu verdienen!
Ich nahm eigentlich an, daß es in den oberen Etagen klar sein müßte, daß meine Geschwindigkeit nicht über Wochen und Monate aufrecht zu erhalten sein würde – auch für mich selbst nicht. Aber leider ist es nicht Pflicht für Managerinnen und Manager, im eigenen Betrieb auch mal ganz unten zu arbeiten. Ich bin sicher, daß sie dann ein realistischeres Gefühl für die Verhältnisse bekommen würden. Wenn mal einer von denen dort am Fließband gestanden hätte, wäre ihr/m zum Beispiel auch aufgefallen, daß es nicht besonders motiviert, den Müll zu trennen, wenn die Putzkraft am Abend alles wieder in einen großen Container kippt. Offensichtlich standen die zweigeteilten Mülleimer nur als imagebildendes Objekt für Firmenführungen da. So gibt mensch den eigenen MitarbeiterInnen erfolgreich das Gefühl, verarscht zu werden.
Aber auch eine Etage kurz über den ArbeiterInnen – beim Meister – tummelte sich schon der Großmut: Als ein neues Waagenmodell zusammengesetzt werden sollte, konnte er gar nicht genug betonen, wie schwer das sein würde und wie kompliziert, bis dann eine der Frauen endlich rief: „Dann lernen wir's eben!“
Ich habe sie für ihre Unbefangenheit und Lernbereitschaft bewundert! Mir kam es nie selbstverständlich vor, etwas einfach lernen zu können. Alles hatte immer mit Widerständen zu tun.
Einmal war ich über meine eigene Unbefangenheit überrascht: Als mich einer mehrmals fragte, ob ich nicht mit in die Kantine wollte, habe ich einfach nur gesagt, daß ich „wie sehr viele andere Frauen“ eßverhaltensgestört sei. Einfach so. Erstaunlicherweise war der hinterher umso netter zu mir. Ich war baff.

> Ca. 10-20 % der weiblichen Bevölkerung leidet an einer Eßstörung. 5-10% davon sterben daran.
>
> TAZ 7.9.1992

Das machte allerdings den Spießrutenlauf, dem ich sonst dort auf der Etage ausgesetzt war, nicht wett. Anzügliche Witze waren besonders beliebt, wenn ich dabeistand. Oder aber das Gespräch unter den Männern brach abrupt ab, wenn ich vorbeiging. Den Höhepunkt bildete ein bierbäuchiges, schmiergesichtiges Arschloch: „Bist Du noch Jungfrau?"
Ich war sprachlos.

> Die Ergebnisse einer bundesweiten Studie von 1991 im Auftrag des Bundesministeriums für Frauen, Jugend und Familie sprechen eine deutliche Sprache:
> Insgesamt 72% der befragten Frauen gaben an, Situationen am Arbeitsplatz erlebt zu haben, die als sexuelle Belästigung oder Gewalt einzustufen sind.
> Jede Zweite der Befragten mußte sich anzügliche Bemerkungen über ihre Figur oder ihr Privatleben anhören.
> Jede Dritte hat unerwünschte Einladungen mit eindeutiger Absicht erhalten, kennt Po-Kneifen bzw. Klapsen und pornographische Bilder an ihrem Arbeitsplatz.
> Jeder Vierten, die Belästigungen erlebt hatte, ist schon mindestens einmal an die Brust gefaßt worden.
> Jede Zehnte wurde zum sexuellen Verkehr aufgefordert, oder man versprach ihr berufliche Vorteile für sexuelles Entgegenkommen.
> Jeder Zwanzigsten sind berufliche Nachteile angedroht worden, wenn sie sexuelle Handlungen verweigerte.
> Etwa jede Dreißigste wurde an ihrem Arbeitsplatz sexuell genötigt oder vergewaltigt.
>
> Die Täter sind „ganz normale Männer" mit Familie, die schon lange im Betrieb und meist – im Gegensatz zu ihren Opfern – in gesicherter Position sind. Viele sind im Betrieb unter der Hand für ihr Verhalten bekannt.
>
> Bundesministerium für Frauen, Jugend und Familie, 1991

Eigentlich hatte ich mich gefreut, für ganze zehn Stunden täglich außerhalb meines „Elternhauses" beschäftigt zu sein. So ergab es sich, daß ich von beiden Seiten Spitzen bekam. Bekömmlich war das nicht. Dementsprechend erleichtert war ich, als die zwei Monate, die ich dort arbeitete, zu Ende waren.

Zu Hause hatte ich ständig die Visage meines Bruders vor mir, weil er Semesterferien hatte. Aber auch während des Semesters war er fast jedes Wochenende aus Stuttgart gekommen. Meine Mutter pflegte irgendwelche Entscheidungen bis zu seinem Erscheinen abzuwarten, um sein Urteil zu hören. Die

Frau, die drei Kinder fast vollständig alleine großgezogen hatte, stellte sich an wie ein unmündiges Kind, wenn es um die kleinsten Einkäufe ging! Es war mir unbegreiflich. Insbesondere, da sie selbst sagte, daß er nicht mit Geld umgehen könne und sowieso nicht besonders verantwortungsbewußt war. So standen ja auch noch die Chinchillakäfige bei uns im Keller herum, mit deren Zucht er vorhatte, ein Vermögen zu verdienen, und von der ihm sowieso alle von Anfang an abgeraten hatten. Das war eine typische Aktion von ihm: Er dachte sich was aus, und andere hatten die Arbeit! Während er in Stuttgart war, versorgte meine Schwester die Tiere. Er mußte erst noch dazu überredet werden, ihr wenigstens etwas dafür zu zahlen.
Und das Urteil von eben diesem Typen also holte meine Mutter ein, bevor sie das geringste Bißchen tat. Egal, worum es ging. Sie wollte wissen, was ihr Sohn dazu sagt. Er genoß seinen Status und glaubte wohl wirklich, daß er Fachmensch auf allen Ebenen war. Und das, obwohl er oft genug nur ein „Das mußt Du selber wissen“, entgegnete. Ich nannte ihn fortan „Jesus of Stuttgart“ und die Zusammenkünfte zwischen ihm und meiner Mutter „Audienzen“. Diese Bezeichnung hat er schlecht vertragen.
Die Situation zu Hause spitzte sich zu. Ich konnte die Fresse meines Bruders einfach nicht mehr ertragen, selbst dann nicht, wenn er ausnahmsweise seinen Mund hielt. Ich bin stundenlang einfach nur durch die Gegend gefahren, um nicht zu Hause zu sein. Meistens von einer Bäckerei zur nächsten – um mich dann abends zu übergeben.
Es gab keinen Ort, an dem ich mich hätte entspannen können. Und auch die nächtlichen Ausflüge auf den Spielplatz waren nicht mehr dazu in der Lage, mich zu beruhigen: In den letzten Sommern war ich nachts oft aus dem Haus geschlichen, um zehn Minuten durch die Dunkelheit auf den Berg zu gehen. Dort oben war ein Spielplatz so angelegt, daß mensch das ganze Tal sehen konnte. Es war wunderschön, nachts die Lichter rundherum zu sehen. Wenn ich auf der Schaukel saß und ganz hoch hinausschwang, hatte ich das Gefühl, wenn ich jetzt losließe, von einem Berggipfel direkt zum nächsten fliegen zu können.
Ich hatte nie wirklich Angst da oben. Manchmal war es unheimlich, wenn irgendwelche Zweige knackten, aber die Natur war immer sicherer als irgendwelche Menschen.
Zu Hause schlich ich nur noch ein und aus. Normalerweise schloß ich mich in meinem Zimmer ein und redete nur manchmal mit meiner Schwester. Alles andere war notwendiger Informationsaustausch, mehr nicht. Die einzige Diskussion, in der ich mich noch engagierte, war die Frage, ob meine Mutter nun, da Platz war, die Einliegerwohnung vermieten sollte oder nicht: Ich war sehr dafür, weil Wohnungen knapp waren (sind) und viele Leute such(t)en. Meine Mutter nicht: „Jetzt haben wir endlich ein eigenes Haus, da will ich keine fremden Leute drin haben.“ Ich konnte das zwar verstehen, aber: „Wenn in Münster (meinem zukünftigen Studienort) auch alle so denken, werde ich dort kein Zimmer finden.“ Und ich wunderte mich, daß eine

Frau, die im Krieg mit ihrer Mutter im Planwagen herumgezogen ist, die damals schon beengt in einem Haus, das jedes Frühjahr überschwemmt wurde, lebte und die auch mit der eigenen Familie immer auf engstem Raum wohnte, so wenig Verständnis für die Wohnungsnot anderer entwickeln wollte. Diese Diskussionen ließen mir erstmals deutlich werden, daß es zwei Sorten Menschen gibt: Die einen denken nur noch an sich, wenn sie etwas Unangenehmes erlebten, oder sie sinnen sogar auf Rache. Und die anderen versuchen, gerade da sie wissen, wie es ist, verletzt zu werden, das allen anderen zu ersparen. Meine Mutter gehört zu ersteren. Ich selbst dachte damals noch, daß ich es schaffen würde, mich elegant aus allem rauszuhalten, während ich mich de facto schon entschieden hatte, lieber das letzte Glied an der Kette der Demütigungen und Verletzungen zu sein, bevor weitere geschmiedet werden.

Ich hatte noch zwei Wochen bis ich nach Münster gehen würde. Zwei lange Wochen, in denen ich irgendwo bleiben mußte. Mir fiel ein, daß mein Bruder in dieser Zeit nicht in Stuttgart sein würde, und da ich es nicht unter einem Dach mit ihm aushielt, fragte ich ihn, ob ich sein Zimmer dort nutzen könne. Wenn er nicht bereit sei, für diese zwei Wochen wegzubleiben, wäre ich bereit, es zu tun. Ein riesiger Aufschrei: Ich in sein Zimmer? Unmöglich! Was ich mir dabei denke! Überhaupt müsse ich damit klar kommen, daß er auch ein Recht habe, hier zu sein!

Der Kommentar meiner Mutter: „Aber allein in Stuttgart ist ihm doch langweilig." Ich habe gebettelt, wirklich gebettelt: „Zwei Wochen! Nur zwei Wochen! Dann bin ich ja weg. Gebt mir nur diese zwei Wochen Ruhe. Bitte!" Nach minutenlangen Versuchen argumentativ irgendetwas zu bewegen – und der Ernte in Form von fruchtlosem Geschrei, zog ich mich zurück. Zuerst ins Bad, wo ich mir die Haut aufriß, und dann auf mein Zimmer. Ich vergaß abzuschließen. Das hatte zur Folge, daß mein Bruder abends einfach reinkam. Ich lag schon im Bett: „Also Olga, das mit meinem Zimmer kannst Du vergessen! Das ist schließlich *mein Privatraum!*" Da es mir damals schon angenehmer war, nackt zu schlafen, konnte ich nicht einfach aufstehen und ihn rausdrängen. Zumal ich ihn sowieso nicht hätte berühren wollen: „Ich habe verstanden, 'Dein Privatraum', schon klar. Und jetzt laß mich bitte schlafen." Er blieb weiter in der Tür stehen: „Ja, das ist *mein* Privatraum! Meine Rückzugsmöglichkeit! Dort habe ich alle meine Sachen. Du kannst nicht erwarten, daß ich Dich da reinlasse!" Ich lag auf dem Bauch: „Bitte, geh!" Er stand in *meinem* Zimmer wie festgewachsen, während er mir weiter von *seiner* schützenswerten Privatsphäre erzählte, die ich zu achten und zu respektieren habe.

Als er endlich ging – zufrieden, seinen Privatbereich erfolgreich verteidigt zu haben – schloß ich ab und packte meine Sachen.

Am nächsten Tag ging ich zu einer Freundin. Ihre Mutter räumte ganz selbstverständlich einen Teil eines Schrankes, gab mir frische Bettwäsche für das Zimmer ihrer älteren Tochter, die schon studierte. Sie dachte sogar daran,

den Schlüssel für das Zimmer für mich rauszusuchen. Am verzweifeltsten war ich darüber, daß ich mich schon nicht mal mehr über all das freuen konnte. Ich hatte mich ganz und gar auf die Zeit in Münster ausgerichtet. Von den letzten Tagen wollte ich so wenig wie möglich mitbekommen. Wenigstens verbrachte ich einen Tag, an dem ich mich weder übergab noch meine Haut zerstörte.
Am nächsten Abend nahm mich die Mutter meiner Freundin zur Seite, um mich dringend dazu aufzufordern, nachts auch ja abzuschließen: „Du weißt schon, wegen meinem Mann ..." In diesem Moment hätte ich gerne mein Gesicht gesehen. Wo war ich hier bloß?! Was war das bloß für ein Planet?! Gibt es hier überhaupt einen einzigen sicheren Ort? Ebenso wie ich den Schlüssel im Schloß herumdrehte, drehte ich innerlich völlig ab: ich konnte nur noch lachen über dieses absurde Geschehen. Vom Regen in die Traufe, oder was?! Mir fielen alle geschmacklosen, obszönen und frauenfeindlichen Witze ein, die ich normalerweise von meiner kleinen Schwester hinterbracht bekommen hatte. (Kleinere Geschwister wissen da immer besser Bescheid, glaube ich.) Und an diesem Tag konnte ich sogar darüber lachen. Zynisch grinsend und innerlich kalt verbrachte ich die Nacht – schlafen konnte ich nicht. Als die Frau am nächsten Tag bedauernd feststellte, daß sie es nicht verantworten könne, mich weiter im Haus zu haben, weil da schon mal was vorgefallen sei mit ihrem Mann, war mir schon alles egal. Ich packte also wieder meine Tasche, fuhr nach Zillhausen, ging auf mein Zimmer und zählte die Tage.
Einige Wochen später hatte mich diese Freundin nochmal aufgesucht, um mir zu sagen, daß sie es ganz schrecklich finde, was ihre Mutter da erzählt, daß sie von keinem Fehlverhalten ihres Vaters wisse, und daß ihr alles furchtbar peinlich sei. Sie hatte übrigens auch Bulimie.

Das Letzte, das meine Mutter von mir hörte, war das Schlagen der Autotür, als ich nach Münster aufbrach. Mit meinem Bruder habe ich kein Wort mehr gewechselt – bis heute.

9. Münster

In Münster bekam ich nach einigem unerquicklichen Hin und Her ein Zimmer im Studierendenwohnheim. Ein eigener Schlüssel; einer, den nur ich hatte – allein dieses Gefühl ... phantastisch!
Das Erste, das mir von einigen meiner 18 FlurmitbewohnerInnen mitgeteilt wurde, war, daß auf der gegenüberliegenden Seeseite ein paar Tage vorher am frühen Nachmittag eine Frau vergewaltigt und mit einer Stange zusammengeschlagen worden war.

> Alle sieben Minuten wird in Deutschland eine Frau vergewaltigt.*
>
> Hamburger Abendblatt, Pfingsten 1996

Außerdem sollte ich auf gar keinen Fall die Zimmertür öffnen, wenn irgendein Kerl sich „so ein Wohnheimzimmer mal ansehen“ wolle. Da würde auch „schon mal“ vergewaltigt werden.

> In mindestens zwei von drei Vergewaltigungen ist der Täter dem Opfer bekannt.
>
> BKA-Statistik 1996, s. auch: UN-Veröffentlichung: "The World's Women 1995. Trends and Statistics“, S. 160

Das war also mein „Student Welcome Pack“, was die wichtigen Informationen angeht. Was die Studentin eben so braucht, nicht wahr?!
(Über das eigentliche „Student Welcome Pack“ habe ich mich auch geärgert: Das ist eine Werbemaßnahme, bei der verschiedene Firmen kostenlos eine Tüte voller Konsumartikel an Studierende verteilen. Als ich alles ausgepackt hatte, war mein Mülleimer randvoll mit Verpackungsmaterial und ich verärgert über die Zusammensetzung: für Frauen waren Enthaarungscreme, Tampons und Binden eingepackt. Männer bekamen Bier und ein Karten-spiel. Student Welcome Pack/SWP: Sexisten Werben Peinlich.)

Über all das sah ich hinweg. Ich fühlte mich wie neu geboren. Endlich war ich weg, allein, mit eigenem Schlüssel. Ich war fest entschlossen, einen dicken Strich unter meine Vergangenheit zu machen. Nichts davon sollte mich mehr beeinträchtigen. Ich wollte *mein* Leben führen – so wie *ich* es mir wünschte. Ich hatte all die Zeit auf diesen Moment gewartet und war der festen Überzeugung, daß die Dinge jetzt klappen mußten. Es fing auch alles so gut an: Ich hatte mich nur noch einmal übergeben in Münster und dann nie

* Die Zahl der geschätzten Vergewaltigungen pro Jahr – 150.000 – zugrunde gelegt, wäre der Abstand sogar noch kürzer. Vgl. Mona Lisa Sendung zum Thema „Verstaubt und ungerecht – Das deutsche Strafrecht“, ZDF, 31.08.97

wieder, ich nahm über fünf Kilo ab, ohne auch nur das geringste Bißchen dafür zu tun. Ich stellte mir den Stundenplan für meine Fächer – Publizistik, Anglistik und Politologie – zusammen und begann für ein Münsteraner Stadtblatt und eine Zeitung zu schreiben. Zusammen mit meinem Bafög und dem Geld, das mein Vater dazugab, stand ich für meine bisherigen Verhält-nisse finanziell richtig gut da. Wobei: „arm" habe ich mich nie gefühlt. Doch nicht wegen *Geld!* Das wäre wirklich ein Armutszeugnis. Schließlich: dafür kann ich mir zwar was kaufen – aber mehr auch nicht.
Ich war sehr aktiv, buchte einen Flamencokurs, ging reiten und war mit meinem Rad unterwegs, das ich über und über rot angemalt hatte, um sowohl die Diebstahlswahrscheinlichkeit in der Fahrradstadt Münster als auch die Wiederfinddauer an den stets überfüllten Fahrradständern herabzusetzen. Ich knüpfte Kontakte. Mit einer Studentin von meinem Flur, Sonja, war ich sofort befreundet. Kurz: Ich war selig!
Die ersten Wochen waren phantastisch. Es war wie ein anderer Planet, eine ganz andere Welt. Nur einmal war meine Fluchtburg angekratzt worden: Mein Vater stand plötzlich zusammen mit meiner Schwester und mit dem Rest meiner Sachen vor meiner Tür. Er hatte nicht Bescheid gesagt, war zu einem Überraschungsangriff gekommen, inspizierte mein Zimmer, fragte, ob auch Jungs auf dem Flur wohnen und fuhr glücklicherweise schnell wieder ab, nachdem er sah, daß in dem Zimmer keine weitere Übernachtungsmöglichkeit für ihn und meine Schwester vorhanden war. Das genau war der Moment, an dem mir klar wurde, warum ich bei der Aufnahmeprüfung an der Deutschen JournalistInnenschule in München Bekanntes falsch beantwortet hatte. München wäre viel zu nah am Wohnort meiner Eltern gewesen. Das war auch der Tag, an dem ich mich das eine letzte Mal übergeben hatte. Meine Schwester sagte mir später, daß sie davon ausgegangen sei, ich wüßte, daß sie kommen. Sonst wäre sie nicht über fünf Stunden quer durch Deutschland gefahren auf die Gefahr hin, daß ich dann gar nicht da sein würde. Er hatte sie angelogen.

Ich tat, wozu ich Lust hatte, wann ich dazu Lust hatte. Ich ging auf viele der Erstsemesterparties. Ich tanzte und zwar so einprägsam, daß ich in einem Geschäft sogar darauf angesprochen wurde: „Ah, da ist ja die Tänzerin!" Dennoch war es normal für mich, nachmittags stundenlang auf meinem Bett zu liegen, ständig den Gedanken „Ich will sterben; ich will tot sein" in meinem Kopf wälzend – um dann zu einer Party zu gehen und dort die Stimmungskanone zu sein.
Eine dieser Erstsemesterparties war etwas Besonderes für mich: sie hatte echten Termincharakter. Diese Party war verbindlich für mich. Warum, wußte ich auch nicht, aber ich wußte: Da mußt Du hin!
Ich sah ihn sofort, und er ließ seine Freunde so tanzen, daß ich schließlich direkt vor ihm stand. Ich war verwirrt. Ich sehe selten welchen in die Augen, von denen ich annehmen kann, daß sie's mit mir aufnehmen können. Er

sprach mich nicht an. Und ich hatte ihn schon wieder fast vergessen, als ich gegen drei zum Ausgang lief. Da stoppte ich bei einem seiner Freunde: „Du kannst Deinem Kumpel sagen, daß er ein Feigling ist." Er war etwas verdattert, schien aber zu wissen, wen ich meine, was mich schon wunderte. „Wieso Feigling?"
„Na ja, vielleicht nicht gerade ein Feigling, aber ein Hasenfuß ist er schon." Dies gesagt, war ich auch schon draußen – und hatte es vergessen. Richtig vergessen. Weder hatte ich vorgehabt, eine Nachricht irgendeiner Art zu hinterlassen, noch konnte ich mich daran erinnern, daß ich das getan hatte.
Zwei Tage später war ich mit Sonja auf dem „Send", was in Münster soviel heißt, wie Jahrmarkt/Rummel. Wir standen an der Absperrung zu einem Karussell, als eben dieser junge Mann plötzlich neben mir stand: „Hallo, Du hast mir da was ausrichten lassen."
Hinter uns wußten seine Freunde nicht, ob sie weitergehen sollten oder was er überhaupt vorhatte. Ich: „Ja, kann schon sein."
Er blieb bei uns stehen, so daß sie schließlich gingen. Sonja wollte sowieso nicht mit auf ein Karussell: „Ich weiß gar nicht, wofür ich eigentlich bezahle auf so einem Karussell. Da kaufe ich mir lieber eine Curry-Wurst." Sie ließ sich auch nicht durch meine begeisterte Schilderung überzeugen: „Du bezahlst für den Wind, den Du Dir um die Nase wehen läßt, für die Geschwindigkeit, plötzliche Wendungen und unerwartete Bewegungen. Du bezahlst für ein Stück luftiger Freiheit!" Ich liebte Karussells. Wann immer in einer Stadt ein Rummelplatz aufgebaut war, war ich da. Also fuhr ich mit ihm Karussell.
Später sind wir zu dritt in eins der Zelte gegangen. Ich hatte einen Glühwein bestellt. Als der Kellner ihn brachte, war ich entsetzt: „Im *Pappbecher!* Das nimmt doch den Geschmack an!" Nun ja, ich verteilte meinen Lippenstift rund um den Becher und sah es als Spiel, so dekadent zu trinken.
Wir unterhielten uns, und er erzählte einen Traum, der das Pendant zu meinem Alptraum hätte sein können. Ich war verwirrt, wenn auch nicht wirklich. Mir ging es einfach die ganze Zeit so gut. Es war alles wie ein großer, nicht enden wollender Traum, ein Traum von Leben.
Ich bin noch einmal mit ihm ausgegangen. Da waren wir in einer Disco. Er kannte eine der Barfrauen: „Der hab ich Englisch beigebracht. Aber so richtig." Die Art und Weise wie er es sagte und wie er sie begrüßte, machte deutlich, daß er mit ihr im Bett war. In diesem Moment störte mich der aggressive Unterton, mit dem er davon erzählt hatte. Aber wenn ich mir seinen Traum vor Augen führte, wunderte es mich wieder nicht.
Wir legten einen superheißen Flirt mitten in der Disco hin – ich fand das ganz in Ordnung, schließlich hat nicht wirklich jemand was sehen können, auch wenn alle wußten, was lief.
Ein paar Tage später wachte ich abrupt auf: Ich würde ab jetzt hier wohnen. Dies war *kein* Urlaub. Und da gab es jemand, den ich als Mann wahrnahm und der meinen Namen und meine Telefonnummer kannte! Ich bekam

Panik. Da er sich aber nicht meldete, beruhigte ich mich langsam: Sicherlich hatte er mich schon vergessen – keine Gefahr!

Dafür stellte sich Panik in ganz anderer Form regelmäßig ein: ich bekam wahre Panikattacken – aus heiterem Himmel. Fast täglich überfiel mich eine grausame Angst. Es konnte zu jeder Tages- und Nachtzeit passieren. Ich stand eben noch in meinem Zimmer und wollte beispielsweise Bücher in meine Tasche packen, da zog diese furchtbare Unruhe in mir auf. Wie eine dunkle Wolke, die sich drohend in mir zusammenballte. Mein Puls galoppierte, mein Blick verschwamm. Normalerweise wußte ich mir nur dadurch zu helfen, daß ich die Vorhänge schloß, das Türschloß zum zweiten Mal umdrehte und mich manchmal sogar unter das Waschbecken in meinem Zimmer kauerte. Dort saß ich mit eingezogenem Kopf und konnte nichts machen, außer zu warten, daß es vorbeiging. Ich hatte das Gefühl, als würde das Zimmer in mich gesogen, als wäre ich der Fluchtpunkt, in den die Wände jeden Augenblick einbrachen. Als würde jeder einzelne Gegenstand, jede einzelne der überdeutlichen Konturen sich in mich bohren und in mir zusammenstürzen. Ich bestand aus Angst. Und dennoch war ich gleichzeitig ganz bei mir und ärgerte mich darüber, was ich für einen Schwachsinn mache: „Warum kann ich dieses Gefühl nicht unter Kontrolle kriegen?" Es ist schrecklich, ganz genau mitzubekommen, daß überhaupt kein Grund zur Panik besteht, daß es verrückt ist, sich unter ein Waschbecken zu kauern, wenn die Angst innen sitzt und gleichzeitig nicht anders zu können, als genau so zu handeln! Als ich hörte, wie Tollwut wirkt, hatte ich einen passenden Vergleich: Tollwut ist eine der tückischsten Krankheiten, weil sie die normalen Schutzmechanis-men, das Ausfallen des Schmerzempfindens bzw. das Ohnmächtig-Werden, wenn der Schmerz zu groß wird, außer Kraft setzt. Das Tier bekommt den gesamten Todeskampf in seiner ganzen grausamen Härte und Qual mit. Es spürt den Schmerz in seiner gesamten Stärke – in jedem Moment – und bis zum Schluß. Und so fühlte ich mich. Mord wäre Gnade.*

Wie ich so zerrissen unter dem Waschbecken saß, wünschte ich mir, daß irgendwer anklopfen würde, weil ich dann sofort würde aufstehen und öffnen können – lächelnd! Das Funktionieren hatte ich gelernt.

Im Anklopfen einer anderen Person bestand auch zunächst die einzige wirkliche Chance, eine dieser Panikattacken zu verkürzen. Manchmal schaffte ich es auch, mich ein bißchen da rauszuholen, indem ich meine Fingernägel über meine mit Schrunden übersäte Haut gleiten ließ. Wenn Blut floß, wurde ich etwas ruhiger.

---

* Tollwütige Tiere sterben an Herz- und Atemlähmung. Bis diese eintritt, verfügen sie über ihr Bewußtsein, wobei zu sagen ist, daß Wildtiere ein anderes Schmerzempfinden haben als Haustiere, und daß Forschungen zum Schmerzempfinden von Tieren selbstverständlich dadurch beeinträchtigt sind, daß Tiere nicht Auskunft geben können und ein solcher Vergleich zwischen Tier und Mensch zwangsläufig in gewisser Weise hinkt.

Und nach einiger Zeit begann ich, um mich in solchen Momenten zurückzuholen, aufzuzählen: „Wir haben heute den soundsovielten Januar 1990. Ich befinde mich in Münster/Westfalen, Deutschland, Europa, Planet Erde – unter einem Waschbecken – unter einem ziemlich putzbedürftigen Waschbecken!" Da mußte ich lachen. Das half.

Diese Panikattacken jagten mich auch nachts aus dem Bett: Ich wachte schweißgebadet auf und schoß aus dem Bett, um nachzuschaun, ob die Tür auch ja abgeschlossen war. Danach legte ich mich wieder hin und war – kaum auf dem Laken ausgestreckt – schon wieder unsicher, so daß ich nochmals das Schloß prüfte. So konnte das bis zu zehnmal gehen: aufstehen, nachschauen, hinlegen. Immer wieder, aber irgendwann zählte ich auch nicht mehr. Immer wieder stellte ich fest, daß ich abgeschlossen hatte, wollte mich ins Bett legen und bekam Panik beim Gedanken, daß vielleicht doch nicht ganz zu war, so daß ich schon wieder an der Tür stand. Ich traute meiner eigenen Wahrnehmung nicht. Obwohl ich mir dabei die ganze Zeit sagte, daß es totaler Quatsch ist, was ich da mache, weil ich doch eben erst nachgeschaut hatte und *wirklich ganz sicher wußte*, daß abgeschlossen ist. Aber ich konnte nicht anders: ich mußte mir nochmals und nochmals und immer wieder Sicherheit verschaffen. Einmal war es so schlimm, daß ich überhaupt nicht mehr ins Bett konnte. Ich stand ängstlich und ärgerlich im Raum – während ich mir gleichzeitig sagte, daß das ja alles nicht wahr sein konnte – und wußte mir dennoch nicht anders zu helfen, als mein Bettzeug direkt unter die Tür zu holen, um mich dort hinzusetzen und darin einzuwickeln. Ich hatte also den Türknauf direkt im Blick, so daß ich sofort sehen würde, wenn er sich drehte. Irgendwann muß ich so zusammengekauert eingeschlafen sein. Am nächsten Morgen tat mir alles weh.
Diese Panikattacken begleiteten mich die ersten Monate – und beunruhigten mich immer mehr. Außerdem hatte ich ständig Alpträume.

Und zusätzlich stellte sich eine ganz neue Variante des neurotischen Verhaltens ein: Ich konnte keine Packungen mehr ertragen, die nur noch halb- oder weniger als halbvoll waren. Es war ganz egal, worum es sich dabei handelte: Shampoo oder Saft, Kekse oder Nudeln, Creme oder Farbe. Das heißt, daß ich ständig am Umfüllen war. Ich hob Behältnisse in allen möglichen Größen auf und verbrachte jede Woche etliche Zeit damit, den Inhalt einer halbvollen zum Inhalt einer mehr als halbvollen Packung zu machen. Bei Zahnpasta begnügte ich mich dann damit, eine neue Tube direkt neben eine halbvolle zu legen. Das beruhigte mich. Bei Lebensmitteln hieß es, daß ich entweder die Hälfte einer Packung auf einmal aufaß, oder aber den Rest wegwarf, damit ich es ertragen konnte. – Ich weiß gar nicht mehr richtig wann, aber dieses Verhalten war das einzige meiner vielen problematischen Überlebensstrategien, das sich tatsächlich wieder so einfach auflöste, wie es sich gebildet hatte. Irgendwann war es mir egal geworden, wieviel noch in einer

Packung war. Und selbst daß es mir nicht mehr wichtig war, bemerkte ich erst nach Ewigkeiten. In gewisser Weise war es sehr tröstlich, das feststellen zu können, bot es doch die potentielle Möglichkeit, daß sich auch die anderen Probleme einfach so auflösen könnten, als hätten sie nie existiert.
Das Schlimmste war, daß ich mich ganz offensichtlich nicht auf mich selber verlassen, mich nicht selber schützen konnte. Daß ich wußte, daß jede Menge schief ging und ich nichts dagegen tun konnte, so heftig ich auch probierte, mich bzw. die Situation zu kontrollieren. In dieser Zeit sah ich alles aus den Fugen geraten und überlegte ununterbrochen, wie ich mich bezähmen konnte. Lange Spaziergänge halfen ein wenig, vor allem nachts ging ich im Dunkeln um den Aasee. Schließlich: wenn schon am hellen Nachmittag vergewaltigt wurde und kein Mensch der schreienden jungen Frau zu Hilfe kam, konnte ich genauso gut auch nachts spazieren gehen.

Zu einer Zeit, in der auffällig viele Vergewaltigungen in Israel passierten, soll der Vorschlag laut geworden sein, daß Frauen sich nach einer Sperrstunde richten sollten, wonach sie abends und nachts nicht mehr auf die Straße dürften, worauf die Politikerin Golda Meir erwidert habe: „Die Sperrstunde sollte für Männer gelten.“ *

So drehte ich meine Runden und atmete die kühle Luft, als ich hinter mir hörte, wie jemand vom Rad gestiegen war und, es schiebend, hinter mir herlief. Das Klackern der Speichen im Ohr, ging ich mit festem Schritt weiter, ohne meine Geschwindigkeit zu verändern. Ich hab es überhaupt nicht eingesehen, weswegen ich jetzt Angst haben oder gar welche zeigen sollte. Ich wollte schließlich spazieren gehen und meine Ruhe haben. Und damit basta.
Er kam neben mich: „Hast Du gar keine Angst!?“ Ich ging im selben Tempo weiter: „Wieso? Sollte ich?“
Ein „ganz normaler“ Student, mit dem ich mich dann „ganz normal“ unterhielt, der offensichtlich „ganz normale“(?!) Gedanken hegte ...

> Jede 4. Frau im Alter zwischen 17 und 20 Jahren wurde bereits einmal unter Einsatz oder Androhung von körperlicher Gewalt zu sexuellen Handlungen gezwungen.**

„Sexuelle Aggressivität zwischen Jugendlichen“, Prof. Krahé
Universität Potsdam, November 1997

---

* Diese Anekdote ist mir mehrfach zu Ohren gekommen. Leider konnte ich sie mit den mir zur Verfügung stehenden Mitteln bisher nicht verifizieren, gebe sie aber dennoch wieder, da sie einen grundsätzlichen Denkfehler, nicht nur von Männern, illustriert, und ich zuversichtlich davon ausgehe, daß Golda Meir nichts dagegen hätte, in dieser Weise zitiert zu werden.
** Amerikanische Studien bestätigen, daß jede vierte Studentin vergewaltigt wurde oder einen Vergewaltigungsversuch erlebte. UN-Veröffentlichung: „The World's Women 1995. Trends and Statistics“, S. 160.

So bekam meine „andere Welt“, in die ich glaubte, mich gerettet zu haben, immer mehr Ähnlichkeit mit der, die ich seit eh und je kannte – und ich meine Depressionen wieder. Manchmal wünschte ich mir sogar, vergewaltigt zu werden, weil ich dachte, daß vielleicht wenigstens das, *irgendetwas* in mir würde auslösen können?! Ich bin froh, daß es nicht dazu kam. (Leider nur vorerst nicht.)
Ich habe in dieser Zeit auch einen Fallschirmsprung mitgemacht. Im Tandem und in der leisen Hoffnung, daß ich dabei umkomme – oder wenigstens irgendetwas in mir passiert. Innerlich fühlte ich mich ja sowieso schon tot. Es mußte höher, weiter, schneller sein, vielleicht würde das etwas bewegen. Und wenn nicht, war die Wahrscheinlichkeit, gleich richtig tot zu sein bei einem Absturz wenigstens sehr hoch.
Den Sprung selbst fand ich dann ziemlich langweilig. Dadurch, daß keine Vergleichshöhe da war, wie bei einem Balkon an einem Hochhaus, war auch das Höhenempfinden ein anderes: Es war so, als würde eine Landkarte, die zuerst in sehr kleinem Maßstab vor einer liegt, immer schneller einen größeren bekommen. Das war es auch schon. Damit Fallschirmspringen spannend wird, muß mensch wahrscheinlich allein springen und mehr Bewegungsfreiheit in der Luft haben.

Nachts spazieren zu gehen, hielt mich vom Schlafen – und damit von den Alpträumen ab, mal ganz abgesehen davon, daß ich sowieso immer sehr lange brauchte, bis ich einschlief. Manchmal fuhr ich auch stundenlang durch die Gegend. Auch das lenkte ab. Hinterher habe ich mir dann ausgerechnet, daß Therapiestunden in jedem Fall um ein Vielfaches teurer waren als das Benzin – und vermutlich auch nicht mehr helfen würden. Und wenn ich einschlafen konnte, wachte ich oft auf und begann, alte Briefe und Fotos zu sortieren, wegzuschmeißen oder Teile davon auszuschneiden, die von meinen Eltern handelten. All das landete im Mülleimer. Meine Tagebücher hatte ich schon in Balingen verbrannt. Oder ich räumte meinen Schrank um, all das gab mir das Gefühl von Ordnung.
Und meine Haut blieb das ewige Schlachtfeld meiner Emotionen: Die Akne veränderte sich nicht im geringsten in Münster. Und ich mußte mir plötzlich darüber klar werden, daß meine schöne Lebensplanung spätestens daran scheitern würde, daß meine Haut nicht heil wurde, daß ich mich nie frei fühlen würde, solange mein gesamter Oberkörper in Flammen stand. Es war alles eine Illusion: nichts würde ich hinter mir lassen können. Das war irreversibel. Narben – bleibende Schäden. Jetzt hatte ich so lange durchgehalten – und wofür?

frustra, lat. = vergeblich

Es gab sogar Momente, in denen ich die Spitze einer Scherenklinge „zu Hilfe“ nahm, um in jede der irritierten Poren eindringen zu können, wenn ich über mich herfiel. Es war mir alles egal – eine Narbe mehr oder weniger ... zumal die inneren Narben noch schlimmer waren als die äußeren, der physische Schmerz leichter zu ertragen als der psychische.

Ich versuchte, mich auf mein Studium zu konzentrieren. Ich hatte mich wirklich gefreut, an den Ort des Wissens zu kommen – und kam an den Ort der überfüllten Hörsäale, der desinteressierten ProfessorInnen

> Nur ca. 8 % der Professuren in Deutschland werden von Frauen eingenommen.
>
> STATISTISCHES BUNDESAMT 1997

und des kleinsten gemeinsamen Nenners, was das Niveau anging: Die Einführungsvorlesung bei den PolitologInnen war ständig so überfüllt, daß die Luft eh schon dünn war. Zusätzlich schien der Bodenbelag eine Mischung von chemischen Ausdünstungen von sich zu geben, die mir den Rest gab. Nach spätestens zehn Minuten stand ich japsend auf dem Flur. Ich konnte es kaum glauben: aus gesundheitlichen Gründen war es mir nicht möglich, eine Vorlesung zu besuchen.
Für die wenigen Minuten, die ich diese Vorlesung mitverfolgen konnte, saß ich einmal neben einer Studentin, die die charakteristischen Druckstellen auf dem Handrücken hatte, die viele Bulimiekranke von ihren Zähnen haben. Ich habe sie ehrlich verachtet dafür, daß sie so ungeschickt war. Ich hatte diese Male nie. Heute denke ich, daß es eigentlich immer alle wissen müßten, wenn Menschen sich zu derartigen Überlebensstrategien gezwungen sehen.
Da ich an der Vorlesung nicht teilnehmen konnte, nahm ich mit den Tutorien (begleitende Kurse) vorlieb und langweilte mich zu Tode. Ich langweilte mich sowieso immer mehr und fragte mich schon allen Ernstes, ob Studium überhaupt etwas für mich ist. Aber vielleicht lag es ja auch nur daran, daß ich mich erst eingewöhnen mußte? Ich wollte mir wenigstens zwei Semester Zeit geben, bevor ich die Sache mit dem Studium neu überlegen wollte.
Zumal Konzentrationsstörungen, Alpträume und Schlafstörungen „normal" waren, mußte ich auch davon ausgehen, daß ich im Moment wohl sowieso kaum etwas wirklich verfolgen konnte.
Intellektuell befriedigend waren für mich nur die „Schübe", die ich mir selbst besorgte: Ich begeisterte mich für irgendwelche Themen unterschiedlichster Natur, rannte in die Bibliothek, um mit einer ganzen Tasche Bücher zurückzukommen, die ich darauf in einem Affenzahn durcharbeitete. Danach hatte ich dann wieder Stoff, über den ich einige Wochen sinnieren und Bezüge zwischen meinem Erleben im Hier und Jetzt herstellen konnte.
Aber auch diese „Schübe" wurden immer seltener, weil ich viel zu oft kopfschüttelnd oder laut fluchend vor Logik-Fehlern und sprachlicher Ungenau-

igkeit strotzende Seiten umblätterte – und weil mich ohnehin immer weniger interessierte, ich alles nutz- und sinnlos wähnte.

Der einzige Kurs, der mich nicht langweilte, war Latein. Wobei das erste, das ich anhand dieses Kurses einmal mehr vor Augen geführt bekam, darin bestand, nicht auf das zu hören, was andere sagen. Vor „meinem“ Dozenten war ich schon mehrfach regelrecht gewarnt worden, dementsprechend vorbelastet ging ich in den Kurs – und stellte fest, daß ich mich ganz ausgezeichnet mit diesem Herrn verstand. In der Folge sollte sich sogar zeigen, daß ich meist richtig lag, wenn ich genau vom Gegenteil dessen, was die Mehrheit annahm, ausging. Das zeigte sich schon in Kleinigkeiten. So deklinierte ich die Substantive z.B. von links nach rechts, während alle anderen aus für mich unerfindlichen Gründen automatisch von oben nach unten gegangen waren. Latein fand ich hochphilosophisch: Mir war aufgefallen, daß alles Kriegsgerät bei den Lateinern weiblichen Geschlechts war – bis auf einen etwa fünfzehn Zentimeter langen Dolch. Interessant! Später hörte ich von einem meterlangen Schwert, das ebenso männlichen Geschlechts sein soll. Aber das halte ich für ein Gerücht ;-).
Heute sage ich, daß die Sprache nicht hochphilosophisch, sondern hochsexistisch, und das heißt in der Regel: frauenfeindlich ist. Wie ja ohnehin die Philosophie meist mehr dazu diente, die Dinge zu *ver*klären, als zu *er*klären. Nichts existiert im luftleeren Raum. Auch „die“ Philosophie entspringt den gesellschaftlichen Machtverhältnissen.
Und nur was *nicht* natürlich ist, muß begründet, ja promoted werden: je komplizierter Philosophen sich ausdrücken, desto mehr haben sie entweder was nicht verstanden oder etwas zu verstecken!
Komplex sind die Dinge von allein, kompliziert werden sie erst gemacht.

Es waren schon zwei Monate vergangen, seitdem ich den einen jungen Mann kennengelernt hatte. In dieser Zeit war ich ihm mehrmals fast begegnet, Münster ist eine kleine Stadt. Ich hatte Angst, auch wenn ich mir nicht genau erklären konnte, weswegen. Dennoch wollte ich ihm unbedingt ein bestimmtes Buch schicken, an das ich denken mußte, während er von seinem Traum erzählte, was ich dann – kurz vor Weihnachten – auch tat.
Am Tag, als ich das Buch, ohne Absender, weggeschickt hatte, rief er an und wollte mich sehen.
Mir blieb fast das Herz stehen. In diesem Moment setzte sich eine Spirale in Gang, gegen die ich nichts tun konnte: Ich war kreuzunglücklich dabei, aber ich tat alles, um ihn davon zu überzeugen, daß ich so ziemlich die ekelhafteste Person sei, die auf diesem Planeten herumläuft.
Ich hatte nie die Erfahrung gemacht, daß mein „Nein“ akzeptiert wurde. Wenn ich also schon nicht das Bewußtsein hatte, „Nein“ sagen zu können, so hatte ich nur die Möglichkeit, ihn dazu zu bringen, gar nicht erst „Ja“ sagen zu wollen. Er durfte sich auf gar keinen Fall in mich verlieben, und vor

allem durfte sich keine Situation ergeben, die mich (weiter) daran erinnerte, daß mir dieser Super-GAU, dieser größte anzunehmende Unfall, passiert war: daß *ich* mich verliebt hatte.
Warum das so schrecklich gewesen wäre, war mir damals nicht klar. Beim Gedanken allein bekam ich keine Luft mehr, hatte das Gefühl, in eine schreckliche Abhängigkeit zu geraten und Verpflichtungen einzugehen, die ich auf gar keinen Fall wollte. Und dann war da noch der ständige Gedanke an meine Haut: wie hätte ich ihm dieses Desaster erklären sollen?! Die eigentlichen Ursachen entzogen sich meiner Kenntnis.
Ich war erfolgreich in meinen Bemühungen, ihn denken zu lassen, daß es kein Verlust für ihn sei, nichts mit mir zu tun zu haben. Er meldete sich nicht mehr.

> „In engem Zusammenhang mit der Fähigkeit zur Wahrnehmung steht die Fähigkeit, Grenzen zu setzen oder fallenzulassen. Sie ist eine Voraussetzung für den Kontakt mit anderen und dafür, die eigene Person zu spüren. Sexueller Mißbrauch zerbricht auf brutale Art die Grenzen des Körpers und damit auch die seelischen Grenzen des Opfers."
>
> Breitenbach 1991, S. 42

Wen ich in Münster nicht abwimmeln konnte, waren all die Kinder, die sich um mich scharten, wo immer ich mich aufhielt. Ich brauchte nur einen Moment auf einer Parkbank zu sitzen, da war mir garantiert auch schon das erste Gör auf den Schoß geklettert. Oder ich stand vor einem Schaufenster und hatte irgendein Kleinkind um mein Bein gewickelt, das zu mir hochstrahlte: „Invasion der Zwerge"! Hier mußten irgendwelche Leute in einem fort die „Invasion der Zwerge" drehen!
Ich wurde immer so schrecklich traurig, wenn diese Kinder meine Nähe suchten. Wenn ich noch in Balingen gedacht hatte, daß ich Kinder haßte, so wurde ich jetzt nur unendlich traurig bei deren purem Anblick. Besonders wenn ich ganz kleine Mädchen sah, die vielleicht noch in niedliche Kleidchen gesteckt waren, stieg eine unbändige Traurigkeit in mir auf. Ich wußte nicht, wohin damit.
Eines Tages, als ich wieder wider Willen ein Kind auf meinem Schoß vorfand, stieg die Erinnerung, stiegen Bilder in mir hoch: es war im Garten einer Nachbarin, die Sonne schien. Es war heiß und Sommer. Ich war etwa zwölf und spielte mit der Enkelin dieser Frau. Die Kleine war vielleicht zwei oder drei. Wir saßen auf einer Gartenliege, und ich malte ein A, ein B und ein C in die Luft. Die Kleine fand das sehr spannend und konnte sich die Buchstaben sofort merken. Danach hatte ich ihr die ersten drei Zahlen beigebracht. Und dann hatte ich sie raten lassen, indem ich ihr die Buchstaben und Zahlen im Wechsel auf den Rücken malte. Das Seitenverkehrte war wohl zuviel für sie, also malte ich ihr das Ganze auf den Bauch. Da hatte sie dann

schon häufiger richtig bestimmt, meinte aber, daß sie das nicht genau genug spüre, wie ich das male. Also hatte ich ihr das T-Shirt hochgezogen, um direkt auf ihrer Haut zu zeichnen.
Plötzlich war mir heiß geworden. Die Konturen verschwammen vor meinen Augen, und ich hatte nur noch einen Satz in meinem Kopf: „Sonst passiert was!“ Mir war heiß, und ich war ein einziges „Nein“, ein „Hör sofort auf, sonst passiert was.“ Abrupt zog ich ihr das T-Shirt wieder runter: „Laß uns zu den anderen gehen.“ Die Kleine schrie auch noch, daß sie weiterspielen will und zappelte an meiner Hand herum. „Wir gehen an den Tisch zu den anderen, und malen das nochmal mit bunten Stiften auf Papier, ja?“ Da war sie dann zufrieden.
Das war also an jenem Nachmittag passiert! An jenem Nachmittag, der dazu führte, daß ich mir Kinder fern hielt. Und all die Zeit dachte ich, daß ich Kinder hasse ...
Mit zwölf Jahren hatte ich einem möglichen Wiederholungsdrang widerstanden, von dem erwachsene Männer (und Frauen) dreist genug sind zu behaupten, sie hätten „nicht anders gekonnt“, als zu vergewaltigen.

> Sexuelle Ausbeutung von Mädchen und Jungen ist eine Wiederholungstat. Täter beuten fast immer mehrere Opfer – innerhalb und außerhalb der Familie – aus. Die Taten werden sorgfältig geplant und bewußt begangen.
>
> Enders 1995, S. 41ff

Wenn ich heute lese, daß ein Kindervergewaltiger milde behandelt wird, weil er „eine schwere Kindheit“ hatte, bekomme ich das große Kotzen! Was, verdammt nochmal, soll *ich* da sagen? Bekomme ich vielleicht einen Preis dafür, daß ich nicht vergewaltigt habe? Bekomme ich eine Entschädigung dafür, daß ich meinen Schmerz mit mir abgemacht habe, anstatt ihn an anderen auszulassen? Bekomme ich eine Auszeichnung dafür, daß ich Charakter bewiesen habe? Wo bleibt da die Gerechtigkeit?
Und selbst wenn es einer besonders schwer hatte: Solche Schweine werden ja auch verflucht nicht für ihre „schwere Kindheit“ bestraft, sondern dafür, daß sie anderen wieder eine solche bereiten, *obwohl* sie es besser wissen müßten!

> Nur ca. 20% bis 30% der Kindervergewaltiger wurden selbst als Kind Opfer sexueller Ausbeutung.*
>
> Der Spiegel 34/91, S. 206

* Etwa 20% der Kinder verteidigen den Täter, rationalisieren oder bagatellisieren die Ausbeutung und entwickeln asoziale Einstellungen. Herman 1994, S. 158

> Wenn Täter mit ihrer „schweren Kindheit" argumentieren, muß beachtet werden, daß „... viel dafür [spricht], daß ein großer Teil der Pädophilen (zwei Drittel), die behaupten, als Kinder sexuell viktimisiert worden zu sein, diese (falsche) Behauptung aufstellen, um ihre Tat besser entschuldigen zu können, und um eine mildere Beurteilung zu erfahren."
>
> Schneider, Hans Joachim: „Sexueller Missbrauch an Kindern. Neue kriminologische und viktimologische Erkenntnisse" S. 458-469 in: Kriminalistik 7/97

Ganz abgesehen davon, daß es jede Menge ernstzunehmende Gründe gibt, abzutreiben (Und der beste ist und bleibt: „Ich will kein Kind."), fragte ich mich, was ich wohl hätte antworten sollen, wenn ich über die Gründe für eine Abtreibung hätte Auskunft geben sollen. Selbst wenn sie mir bewußt gewesen wären ... hätte ich vielleicht sagen sollen, daß ich Angst vor mir und um das Kind hätte!?
Verantwortliches Verhalten kann sich auch darin ausdrücken, keine Verantwortung zu übernehmen. (Zumal sich sowieso die Frage stellt, ob es nicht vielleicht ohnehin weitaus verantwortlicher ist, in diese Welt keine Kinder zu setzen.)
Wäre es damals anders gelaufen – ich wäre heute nicht mehr am Leben.

Der erste Teil des Wintersemesters war schnell vorbei. Weihnachten stand vor der Tür. Mir war klar, daß ich auf gar keinen Fall nach Balingen fahren würde, wo ich sowohl meine Mutter als auch meinen Vater zu Gesicht bekäme.Ich hätte Weihnachten mit der Familie einer Freundin verbringen können, aber ich wollte alleine bleiben, um herauszufinden, ob ich vor lauter Einsamkeit vielleicht doch auf die Idee käme, nach Balingen zu fahren. Ich war also die einzige, die die Feiertage auf dem gespenstisch leeren Wohnheimflur verbrachte. Ich dachte nicht ein einziges Mal daran, „nach Hause" zu fahren – und ich war einsam!

Silvester 1989/90 werde ich nie vergessen: Sonja hatte viele palästinensische Bekannte, die Silvester in einer Begegnungsstätte für AusländerInnen feierten. Ich ging mit.
Den ganzen Abend über wurde orientalische Musik gespielt und Bauchtanz getanzt. Das konnte ich zwar nicht, aber irgendwann hielt mich nichts mehr, wie das so ist, wenn ich Rhythmen höre. In der Musik versunken tanzte ich, bis ich endlich feststellte, daß ich allein auf der Tanzfläche war: die Frauen und Männer hatten sich im Kreis um mich herum aufgestellt. Die erste Reihe kniete, die weiteren standen und klatschten den Rhythmus für mich. Zuerst wußte ich gar nicht, was ich machen sollte, ich hatte mich ziemlich erschreckt, aber die Musik trug mich weiter, und ich blickte nur in begeisterte, fröhliche Gesichter. Einer kam zu mir und band mir ein Tuch um die Hüften.

Und so wurde mein Tanz erst durch die Knaller auf der Straße unterbrochen. Ich wurde umarmt, mit Komplimenten übersät und mit auf die Straße gezogen, wo wir den Glitzerregen am Himmel betrachteten.

Ich hatte mich wirklich gefreut, direkt neben dem internationalen StudentInnenheim zu wohnen. Und mein „Vorurteil" – also mein Gerüst, in das ich nun bereit war, meine Erfahrungen einzugliedern – bestand aus Neugierde auf andere Kulturen. Mit den Ausländerinnen kam ich wunderbar klar, aber die Typen, die sich in Rudeln vor das Wohnheim stellten und ihre Hodensäcke aufzumöbeln versuchten, indem sie Fäuste in den Hosentaschen machten und ins Hohlkreuz gingen, waren ein gar zu jämmerliches Schauspiel.
Wirklich wütend war ich über die abschätzenden, oder viel mehr: abschätzigen Blicke, mit denen sie jede Frau wie ein Stück Vieh abmaßen. Manche sagten ganz deutlich, daß der Aufenthalt in Deutschland für sie wie der in einem riesigen, landesübergreifenden Puff war. Mit den islamischen Frauen war all das nicht möglich, was sie hier mitnehmen konnten.
Als ich einer Ausländerin gegenüber ankündigte, daß ich demnächst ein paar gezielte Bemerkungen in Richtung dieser spätpupertären, nein: frauenverachtenden Arschlöcher schicken würde, warnte sie mich eindringlich: „Mach das nicht, Olga. Du wirst in den nächsten Tagen vergewaltigt. Die nehmen das als echte Aufforderung."
Ich war mitten in Deutschland und sollte meine Meinung nicht frei äußern können. Schöne freie Welt – für Männer!

> „Gruppenvergewaltigung ist nicht einfach der Sieg des Mannes über die Frau, sondern der Sieg von Männern über die Frau schlechthin."
>
> Susan Brownmiller: „Gegen unseren Willen", S. 150

Sonja war früher auch bulimisch gewesen. Sie hatte eine Therapie gemacht. Daraufhin übergab sie sich nicht mehr. Die Therapie mußte sie aus eigener Tasche zahlen. Was folgte?
Sonja hatte ihr Studium als Studentin an der Kunsthochschule begonnen. Dort war sie nicht mit der Atmosphäre zurechtgekommen. Diese „Atmosphäre" nahm vor allem in einem Professor Gestalt an, der sich quer durch die Studentinnenschar bumste und es auch bei ihr versuchte.

> Fast jede fünfte Studentin wurde im Laufe ihres Studiums von Lehrenden sexuell belästigt.
>
> Untersuchung im Auftrag der Frauenbeauftragten der Berliner FU, 1992/3
> in: UNICUM, 5/95

Als ich Sonja kennenlernte, hatte diese hochbegabte Frau die Kunsthochschule schon verlassen und studierte auf Lehramt – zur Grundschullehrerin. Als ich zuletzt mit ihr Kontakt hatte, erzählte sie, daß sie sich im Grunde nur für den Kunstunterricht kompetent fühle und in den anderen Fächern eher unsicher sei – und das in der Primarstufe!

Sexuelle Belästigung am Arbeitsplatz ist männliche „Prophylaxe" gegen weibliche (Karriere-) Ansprüche.

Später bin ich dann noch von einer gemeinsamen Freundin darauf angesprochen worden, ob ich noch Kontakt mit Sonja habe, weil sie sich Sorgen mache. Sonja würde immer mehr und mehr abmagern. Sogar ihr Freund hatte einmal vermutet, daß mit ihrem Vater „wohl was gelaufen sein muß", wie sie mir gegenüber einmal, ohne die geringste Emotion, erwähnte.

Ist es das, was Therapie bringen soll? Symptom ausradiert, Frau ruhig- und „*zufrieden*gestellt". Mein Eindruck ist ein anderer: eine hochbegabte und intelligente Frau wurde heruntertherapiert!
Die Bulimie ist sie losgeworden, aber um welchen Preis!
Eins war mir immer klar: Ich würde mich nicht „zufriedengeben".
„Sich ... geben" heißt, es eigentlich nicht zu sein, nur so zu tun als ob! „Sich fröhlich geben", „sich ausgelassen geben", „*sich zufrieden geben*"! Wer nicht zufrieden ist, gibt sich zufrieden.
Ich wollte haben, was ich haben konnte. Ich wollte mein Potential nutzen. Ich wollte nicht 99%, sondern 100%. Ich wollte nicht „irgendwie" zurechtkommen, ich wollte leben! Nein, ich würde mich nicht zufrieden geben, nicht auf halber Strecke Halt machen. Nie! Das war ich *mir* schuldig. Ich würde mir treu bleiben.

Als ich am schwarzen Brett in der Mensa einen Aushang von Zartbitter e.V. las, blieb ich wie angewurzelt stehen und nahm mir – schon während ich las – vor, ganz bestimmt *nicht* dort anzurufen.
Es handelte sich um neue Selbsthilfegruppen, die für sexuell mißbrauchte Frauen und Männer gegründet werden sollten. Ich notierte mir die Telefonnummer *nicht*. Ich wollte es nicht wahrhaben. Ich wollte nicht „mißbraucht", nicht „Opfer" sein.

„Opfer-sein" ist, im Gegensatz zum „Opfer-werden", ein Prozeß, der nie wirklich beginnt, weil niemand lebenslang nur Opfer ist, und nie wirklich endet, weil die Erfahrung, Opfer geworden zu sein, nicht gelöscht werden kann.

Daß „Mißbrauch" in diesem Zusammenhang ursprünglich „Mißbrauch eines Autoritätsverhältnisses", im Sinne eines „Amts-, Stellungs- und Autoritäts-

mißbrauchs", meinte, wußte ich damals nicht*– und war für mich, aufgrund dieser Verstümmelung des Begriffs, auch nicht erschließbar.
Der Begriff kam bei mir emotional genauso an, wie er logisch gemeint ist: das Schwergewicht und die Aufmerksamkeit lag nicht mehr auf dem Verbrechen derer, die ihre Autorität mißbrauchten – und Erwachsene und ältere Jugendliche sind für Kinder immer Autoritäten – nein: nun lag das Augenmerk darauf, daß Frauen und Kinder „mißbraucht" seien.

Der Begriff „Mißbrauch" stellt eine bemerkenswerte Zwischenposition dar: In der Tat können Menschen „ge-" und auch „mißbraucht" werden. Artikel 1 des Grundgesetzes, „Die Menschenwürde ist unantastbar", ist erstens eine Plattitüde – genauso gut könnte mensch feststellen: „Der Himmel ist blau", ohne zu beachten, daß sich graue Wolkenwände auftürmen können – und zweitens, wenn ich jetzt nicht sehr philosophisch werden möchte, sogar schlicht falsch. Nichtsdestotrotz stellt er einen so hehren, wie berechtigten Anspruch dar, der jedoch, solange die Menschenwürde selbst im eigenen Land tagtäglich mit Füßen getreten wird, zur leeren Phrase verkommt.
Jedoch sollte diesem Mißbrauch nicht auch noch dadurch Vorschub geleistet werden, daß schon die gedankliche Hürde dafür herabgesetzt wird, indem von „Mißbrauch" gesprochen wird, wenn es sich um Menschen handelt. Wir können nicht ernsthaft davon ausgehen, daß unser Handeln die Menschenwürde achtet, wenn schon unsere Sprache – und somit unser Denken – dies nicht tut. Für das Unbewußte ist es egal, ob beispielsweise nach dem Begriff „Nigger" ein „*So* hab ich das doch nicht gemeint." behauptet wird.
Wo sprachliche Grenzen fallen, fallen auch Handlungsbarrieren (leichter).

Was allerdings nicht heißt, daß mensch Verbrechen gegen die Menschenwürde nach Vogel-Strauß-Taktik einfach totschweigen darf. Vielmehr müssen adäquate Begriffe benutzt werden. Wo von sexueller Gewalt gegen Kinder die Rede ist, ist es noch *viel* zu wenig von „Mißbrauch" zu sprechen. Es ist ein lächerlich harmloser und nichtssagender Begriff für das zugrundeliegende Geschehen. Oder anders: In U- und S-Bahnen, in Straßenbahnen und Zügen weltweit hängt unter der Notbremse das Schild „Mißbrauch ist strafbar". Nach § 145 StGB wird der Mißbrauch einer Notbremse mit Freiheitsstrafe oder einer Geldstrafe abgegolten – nach § 176 gilt das auch für den „Mißbrauch" eines Kindes (... wie auch für alle anderen Sexualstraftatbestände, die den Begriff „Mißbrauch" führen – leider nicht nur für diese. Diese „großzügige", finanzielle „Regelung" stellt vor allem für Zuhälter und andere „gewerbliche Täter" eine „Bedrohung" dar, die sie aus der Portokasse bezahlen.)!

---

* Vgl. das Allgemeine Landrecht für die Preußischen Staaten von 1794, Frankfurt am Main, Alfred Metzner Verlag, 1970

Wer von „Mißbrauch“ spricht, leistet denjenigen Vorschub, die sexuelle Ausbeutung als „Kavaliersdelikt“ (Der Begriff wirft ein bezeichnendes Licht auf das Handeln, mit dem Männer sich als „Kavaliere“ zu definieren imstande sind.) propagieren wollen.
Das „Argument“, das habe sich „so eingebürgert“, zeugt erst recht von kritikloser Gewöhnung, von Anspruchslosigkeit – und Faulheit.
Diese „Faulheit“ geht zu Lasten von Kindern und hilft denjenigen, welchen es nützt, Wertigkeiten zu verdrehen: Kinder und Frauen werden – dieser Sprachverdrehung entsprechend – scheinbar zu Gebrauchsartikeln. Wen wundert es da, daß – insbesondere weibliche – Menschen im Strafgesetzbuch in geringerem Maße geschützt werden als materielle Güter:

> Raub mit Todesfolge (§ 251 StGB):
> Freiheitsstrafe nicht unter 10 Jahren oder lebenslänglich
> Sexueller Mißbrauch von Kindern mit Todesfolge (§ 176 IV StGB): Freiheitsstrafe nicht unter 5 Jahren
> Vergewaltigung mit Todesfolge (§ 177 IV StGB):
> Freiheitsstrafe nicht unter 5 Jahren.*

Zumal das geltende Strafgesetzbuch auf das Strafgesetzbuch für das Deutsche Reich vom 15.5.1871 zurückgeht. Somit sind die grundsätzlichen Züge ausschließlich von reichen Männern gemacht worden, weil diese Zugang zur Ressource politischer Macht hatten. Unser „Recht“ nützt – welch Überraschung auch! – Männern, Reichen und vor allem reichen Männern.

> „Das Rechtssystem ist darauf ausgelegt, Männer vor der überlegenen Macht des Staates zu schützen, und nicht darauf, Frauen oder Kinder vor der überlegenen Macht der Männer zu schützen. Daher sind die Rechte des Angeklagten sehr gut abgesichert, die Rechte des Opfers aber so gut wie überhaupt nicht. Wollte man ein System schaffen, mit dem absichtlich intrusive posttraumatische Symptome erzeugt werden können, wäre das Gericht die beste Lösung. Frauen, die auf rechtlichem Weg um Genugtuung gekämpft haben, bezeichnen diese Erfahrung oft als eine zweite Vergewaltigung.“**
>
> HERMAN 1994, S. 105

---

* Die Mindeststrafe für sexuellen Kindesmißbrauch mit Todesfolge (§ 176b) wie auch für Vergewaltigung mit Todesfolge (§ 178) soll nach der neuen Strafrechtsreform zehn Jahre betragen – ein Tropfen auf den heißen Stein, angesichts eines insgesamt frauen- und kinderfeindlichen Rechtssystems. Die Strafrechtsreform, die das Recht „harmonisieren“, das heißt – angeblich – dem heutigen Rechtsempfinden anpassen sollte, stellte sich als Mogelpackung heraus. Ohnehin: Strafrechtsänderungen allein bewirken gar nichts, wenn sie nicht durch sensibilisierende Weiterbildung bei Polizei und Justiz begleitet werden.

** Vgl. auch Kroll, Claudia: „Vergewaltigungsprozesse. Die gegenwärtige Situation der Opfer von sexueller Gewalt im Gerichtsverfahren und Möglichkeiten zur Verbesserung“, hrsg. und beziehbar über den Notruf für vergewaltigte Frauen und Mädchen e.V. Kiel, 1992

> Von geschätzten 150.000 vergewaltigten Frauen pro Jahr in Deutschland zeigen nur 6000 ihren Täter an.
>
> MONA LISA: „VERSTAUBT UND UNGERECHT - DAS DEUTSCHE STRAFRECHT“, ZDF, 31.08.97

Es ist mir ein Rätsel, wie überhaupt irgend jemand so naiv sein kann, von „dem“ Recht zu sprechen: Es ist nichts weiter als ein Katalog gesellschaftlicher Spielregeln, die von jenen diktiert wurden, die in der jeweiligen Gesellschaft den größten Einfluß hatten.
Wäre der Begriff „Mißbrauch eines Autoritätsverhältnisses“ in aller Munde, wäre dies jenen Autoritäten kaum recht.

Wenige Tage später ertappte ich mich dabei, wie ich diese Nummer gewählt hatte, von der ich mir so fest vorgenommen hatte, sie mir nicht zu merken. Ich wollte schließlich ein ganz neues Leben leben, ich vermied jeden Kontakt mit meiner Familie und versuchte, meine Probleme in den Griff zu kriegen.
Schließlich ging ich doch zum ersten Termin einer Selbsthilfegruppe für sexuell ausgebeutete Frauen.

> Es gibt mittlerweile auch „Selbsthilfegruppen für Pädophile“. Das einzige Ziel solcher „Selbsthilfegruppen“ ist die gegenseitige Unterstützung bei der Beschaffung von Kindern und der straffreien Ausbeutung dieser Opfer.
>
> GALLWITZ/PAULUS 1997, S. 109 UND FOCUS 11/1997, S. 26-30

Mit der Gruppenleiterin von Zartbitter waren, wenn ich mich richtig erinnere, zehn Frauen da. Ich war, mit meinen 19 Jahren, die Jüngste. Die Älteste war etwa 50. Ich saß da und fragte mich die ganze Zeit, was ich dort überhaupt mache, und daß es viel sinnvoller wäre, Englischvokabeln zu lernen, anstatt hier meine Zeit zu verdaddeln. Gleichzeitig war etwas in diesem Raum, das ich kannte, dieser grundlegende Vertrauensverlust in alles und jede/n.

Die Leiterin betonte, daß sie sich höchstens als Anleiterin verstehe, die Übungen zur Verfügung stelle. Das fand ich gut. Dann forderte sie uns auf, in einer Vorstellungsrunde unseren Vornamen zu nennen, was wir hier wollen und was wir sonst noch sagen wollen. Eine sagte, sie sei hier, weil in ihrer Eßstörungs-Selbsthilfegruppe immer wieder das Thema sexuelle Gewalt angesprochen wurde und sie nicht wisse, wie sie mit den Gefühlen, die dort geweckt wurden, umgehen soll. Eine andere wollte diese Gruppe zusätzlich zu ihrer Einzeltherapie nutzen. Wieder eine andere war im Urlaub vergewaltigt worden und hatte sich daraufhin an die Vergewaltigungen durch ihren

Vater erinnert. (Mir schoß mein unausgesprochener „Wunsch", vergewaltigt zu werden, durch den Kopf. Ich hatte ihn gehegt, in der Hoffnung, daß irgend etwas in mir ausgelöst werden sollte. War es die Erinnerung, die ich so forcieren wollte?)
Jede hatte ihre Geschichte, und ich begann gerade, zum ersten Mal das Gefühl zu haben, eine von anderen zu sein, irgendwo dazu zu gehören, als ich dran war. Ich nannte meinen Namen und als ich mich fragte, was ich wollte, brach es wie selbstverständlich aus mir heraus: „Ich will, daß kein Mann auch nur auf die Idee kommt, ein Kind oder eine Frau zu vergewaltigen, ich will, daß das *ganz* aufhört."
Ich gebe zu, daß das kaum der angemessene Ort war, um mir einen solchen Wunsch zu erfüllen, aber auf das, was dann passierte, war ich nicht vorbereitet: Haß! Der blanke Haß blitzte mir entgegen. Dieser Blick ... ich kannte diesen Blick! Meine Mutter hatte diesen Blick und meine Oma auch: „Ich will nicht die Letzte sein!" Er sagte klar und deutlich: „Ich will nicht die Letzte sein, die leidet!"

Fünf der Frauen hatten diesen Blick. Ich saß da, und dachte: „Hier bist Du falsch!" Wozu treffen die sich hier überhaupt, wenn sie doch wollen, daß es weitergeht!? Wozu diese Anstrengung, wenn sie doch weiter Verrat und Selbstverrat üben wollen?!
Die Leiterin sah mich an, beide Augenbrauen hochgezogen, als wolle sie sagen: „Arme Irre!" Ich fragte mich, wie sie diesen Job überhaupt machen kann, wenn sie sich eine grundsätzliche Veränderung gar nicht wirklich vorstellen kann. Zwei Frauen in meinem Alter schauten mich erstaunt an, wobei ich sowas wie einen Hoffnungsschimmer in ihren Augen erkennen konnte. Ich fühlte mich in ihren Augen wie eine Heldin, die ausgesprochen hatte, was sie nur zu träumen wagten. Und nur eine nickte selbstverständlich, so als wolle sie sagen: Ja, genau dahin muß es gehen. (Und ich hatte zuvor auch meine eigene, wenn auch nur vermutete Betroffenheit geschildert.)

Als ich da wieder draußen war, war ich wie benommen. Auf wen sollte mensch denn zählen, wenn nicht auf die Frauen, die das erlebt hatten!? Gab es dann überhaupt noch Hoffnung, wenn selbst *sie* so negativ und selbstverräterisch eingestellt waren?! Ich war geschockt – und noch ein Stückchen einsamer als eh schon.
Daß Frau-sein allein nicht genügte, war mir schon lange klar. Ich hielt mich ohnehin lieber an Menschen – egal welchen Geschlechts. (Wobei auch dieser Begriff ein Akt auf einem Drahtseil ist: „menschlich" ist *alles* von Menschen gemachte. Ich nutze den Begriff im Sinne von „human", im positiven Sinne menschlich.) Aber daß selbst Frau mit Gewalterfahrung zu sein nicht genügte, um Einsicht und Menschlichkeit zu zeigen, entsetzte mich. Durch welche Gehirnwäsche müssen Frauen über die Jahrhunderte gegangen sein, daß *das* das Ergebnis sein konnte?!

Und ich dachte wieder an die zwei Sorten Menschen: die einen versuchen, es besser zu machen, wenn sie zutiefst verletzt worden sind, die anderen wollen „nicht die Letzte sein, die leidet.“

Ich wollt', ich wär' die Letzte, die litt!

Wenn nicht die beiden gewesen wären, in denen meine Bemerkung Hoffnung weckte, und die eine, die sie selbstverständlich auch so hätte formulieren können, wäre ich überhaupt nicht mehr hingegangen. So nahm ich die Gelegenheit wahr, um wenigstens auch die anderen Frauen in ihrem Erleben zu verstehen. Ich wollte es wirklich begreifen, wie eine so denken kann, wie es einer lieber sein kann, daß die Demütigungen weitergehen, als daß sie eine derjenigen ist, bei der sie enden.

In einer der Stunden sollten wir uns malen. Da ich bei einem Seminar schon mal versucht hatte, mich von vorne zu malen, wobei es mir dann plötzlich nicht möglich war, einen Mund in mein Gesicht einzufügen, malte ich mich von hinten – weggehend. Damit konnte ich umgehen. Als wir unsere Bilder kommentieren sollten, staunte ich Bauklötzchen, als eine Frau nicht in der Lage war, ihre sekundären Geschlechtsmerkmale zu bezeichnen, geschweige denn die primären. Sie wußte wohl, daß Busen Busen heißt, aber dieses Wort wollte einfach nicht über ihre Lippen. Sie hyperventilierte und wäre wohl ohnmächtig geworden, wenn wir nicht gesagt hätten, daß es schon genug sei, was sie geleistet hatte.

> „Die deutschen Strafverteidiger haben sich gegen die Zulassung der Video-Vernehmung sexuell mißhandelter Kinder vor Gericht gewandt. Eine entsprechende Gesetzesinitiative greife in die Grundsätze der Mündlichkeit und der Unmittelbarkeit des Strafprozesses ein.“
>
> Hamburger Abendblatt vom 12./13. April 1997, S. 4 – ap Kassel

Eine Frau konnte ganz genau erzählen, wie es passiert war: „Mein Onkel fragte mich, ob ich denn schon weiß, ‘wie das zwischen den Männern und den Frauen ist’. Als ich nein sagte, tat er furchtbar besorgt: ‘Na, dann werd’ ich Dir das jetzt zeigen müssen!’ und zog mir mein T-Shirt hoch. Da war ich acht.“
Eine andere wußte, daß während einer Faschingsfeier ihrer Eltern ein „Clown“ sie mit in den Keller genommen hatte. Seitdem war sie nie wieder im Zirkus, und jedes mal, wenn ein Zirkus in Münster gastierte, hatte sie Alpträume allein durch die Plakate.
Alle erzählten ihre Geschichten, mehr oder weniger ausführlich, aber alle konnten einen Zeitpunkt oder eine Situation nennen, wo „etwas passiert sein müsse“. Ich kam mir blöd vor, weil ich mich nicht erinnerte und zweifelte

irgendwann an meiner „Berechtigung“, überhaupt dort zu sitzen. Die Antwort: „Olga, glaubst Du im Ernst, daß Du es Dir freiwillig antust, hier zu sitzen und Dir all die Scheiße anzuhören, wenn das nichts mit Dir zu tun hat?“ Nein, das glaubte ich in der Tat nicht.
Aber ich wollte auch nicht glauben, daß „es“ passiert war. Ich hoffte immer noch, daß ich mir alles einbilde, daß die Panikanfälle sich einfach in Luft auflösen würden, ich hoffte sogar darauf, daß ich verrückt sein müsse. Es ist so furchtbar schwer zu glauben, daß die eigenen Eltern so etwas getan haben können!

Ich pflegte besonders aufmerksam zu sein, weil ich jedes Wort zu Hause für mich nochmal analysierte. Ich hatte ja keine Hoffnung, von diesen mehrheitlich von Selbsthaß zerfressenen Menschen echte Unterstützung zu erfahren, also wollte ich mir selbst helfen. (Ganz abgesehen davon, daß auch Menschen, die in sich ruhten, wenig Chance hatten, zu mir durchzukommen. Mein Mißtrauen war fundamental.) Dennoch machte ich die Erfahrung, daß ich ganze Passagen der wöchentlichen Stunden einfach nicht mehr wußte.
Es war also möglich: Da hatte ein Treffen stattgefunden, bei dem soundso viele Beteiligte waren, die auch redeten – und ich erinnerte mich nicht, obwohl ich unter Zeugen anwesend war! In einer dieser Stunden, die ich nur schemenhaft erinnere, war das Thema sehr früher sexueller Mißbrauch. Ich blendete das vollkommen aus; ich konnte allein den Gedanken daran nicht ertragen.

Jede Woche ging ich also zu diesen Treffen – glauben, daß auch ich eine Betroffene war, konnte ich immer noch nicht. Ich wollte es einfach nicht wahrhaben.
Bis in einer Stunde eine der Frauen von Mißbrauch durch ihre Mutter erzählte. Die darauffolgende Woche war ich nicht ansprechbar. Nicht, daß das falsch verstanden wird. *Selbstverständlich* funktionierte ich: besuchte meine Seminare, brachte den Mülleimer raus und die Bücher rechtzeitig wieder in die Bibliothek. Ich weiß sehr genau, was ich machte, hatte nur eben keine Erinnerung daran, was ich zwischen diesen Erledigungen dachte oder fühlte. Ich ging nur immer am See spazieren und war entsetzt. Ich war in einer Weise entsetzt, die sich tief in meinen Eingeweiden festgesetzt hatte, und konnte dieses Gefühl nicht besänftigen. Schließlich rief ich diese Frau an und verabredete mich zu einem Spaziergang mit ihr. Ich erzählte ihr, daß ich seit ihrem Bericht nicht ein noch aus weiß. Sie hörte zu und bestätigte, daß es ihr genauso ging, bevor sie sich an jene Szenen, in welchen ihre Mutter sie ins Schlafzimmer holte, erinnerte. Mein Entsetzen stieg, und ich machte für Tage innerlich den Rolladen runter, gab mich fröhlich und erzählte nichts davon. Frauen mißbrauchen nicht! Das war so sicher für mich gewesen. Männer sind meist nur Männer, aber Frauen waren Menschen: die könnten so etwas gar nicht übers Herz bringen.

Frauen vergewaltigen einfach nicht!
Dachte ich.

> Bei weiblichen Opfern wird der Anteil der Frauen an Kindervergewaltigern auf ca. 1-6% geschätzt, bei männlichen beträgt er maximal 16%. (Es ist zu beobachten, daß Forscher geneigt sind, die Definition sexueller Ausbeutung zu erweitern, sobald Frauen als Täter in Frage kommen.)
>
> „Sexueller Missbrauch von Kindern und Jugendlichen. Intervention und Prävention", 1997 hrsg. vom Bundesministerium für Familie, Senioren, Frauen und Jugend, vgl. auch: Breitenbach 1991, S. 33

Von da an pochte immer und überall das Wort „Mißbraucht" hinter meiner Stirn. Ich konnte an gar nichts anderes denken. Es war wie eine Leuchtreklame, die sich flimmernd vor meinem inneren Auge abspulte: „Mißbraucht! ... Mißbraucht! ... Mißbraucht! ..." Ununterbrochen: „Mißbraucht! ... Mißbraucht! ... Mißbraucht! ..." Tag und Nacht, egal, wo ich war und mit wem ich sprach. Das demütigend-unzutreffende Wort (s.o.) und meine Unfähigkeit, allein den Gedanken ertragen zu können, taten ihre Wirkung – und hielten mich wirksam davon ab, die Realität wahrzunehmen:
Ich konnte es immer noch nicht glauben. Wissen und Bewußtsein gingen strikt getrennte Wege. So wollte ich auch gar nicht verstehen, warum mir immer und überall die Tränen kamen: etliche Male mußte ich eine Vorlesung oder ein Seminar verlassen, weil ich verzweifelt feststellte, daß auch mein langes Haar nicht mehr in der Lage war, meine glasigen Augen zu verbergen. Ich schlich mich mit gebeugtem Kopf raus – und zur nächsten Bäckerei oder Imbißbude – oder was auch immer, wo ich etwas Eßbares bekam: die einzige Möglichkeit, die Tränen hinunterzuschlucken. Auf diese Weise aß ich viel zu viel für meinen Körper – und noch nicht genug für meine Seele. Um nicht mitten in der Stadt loszuheulen, aß ich, wo ich stand und ging. Ich stopfte mich zu.
(Dabei wäre es so notwendig, daß Frauen und Männer dieses Verbrechen, und was es nach sich zieht, öffentlich machen.
Was ist es übrigens für eine Gesellschaft, in der öffentliches Pöbeln und verletzende Anmache allerorten erlaubt ist, öffentliches Weinen jedoch verpönt?!)

Zu Hause war es wie verhext: ich konnte nicht eine einzige Träne loswerden. Auch wenn ich noch bis zur Türschwelle gehastet war, weil ich auf dem Flur in Tränen auszubrechen drohte, kaum eingetreten, rührte sich nichts. Ich saß da wie eine tränenschwere Wolke und konnte nicht einen einzigen Tropfen loswerden. Auf diese Weise nahm ich die sieben Kilo, die ich in den ersten Wochen verloren hatte, wieder zu – und noch einige darüber hinaus.

Ich fühlte mich wie ein Nilpferd und ging auch nicht mehr tanzen, was mein Befinden noch verschlimmerte, weil ein wichtiges Ventil fehlte.

Auch in dieser Zeit schrieb ich Klausuren – und bestand sie.

Die Selbsthilfegruppe zerlief sich irgendwann. Zu zwei der Frauen behielt ich einen losen Kontakt. Die eine – nennen wir sie Beate – hatte mich zum Tee zu sich eingeladen. Ihr Zimmer war das eines Teenagers: mit Duftkerzen, bunten Gläsern, Plüschtieren und lauter Schnickschnack vollgestellt. Sie zeigte mir eine große Schrankschublade, in der sie fertig eingepackte Geschenke aufbewahrte. Liebevoll mit kostbarem Geschenkpapier, Blumen und Geschenkband verschönert und jeweils mit einem kleinen Zettel ausgestattet, auf dem stand, was sich in der Verpackung befand. Ich wußte nicht, was ich sagen sollte: Diese Frau wollte sich so gerne verschenken, und konnte doch nicht.
Wir unterhielten uns: sie war neugierig, wie lange ich bulimisch war. Sie selbst war magersüchtig und wog vielleicht 43 Kilo bei 1 Meter und 65 Zentimetern Körpergröße: „Was?! Fast ein Jahr warst Du bulimisch! Das hätte ich nicht durchgehalten! Das ist ja so anstrengend! Nach zwei Wochen Bulimie war ich schon magersüchtig." Fett- und Magersucht – die zwei Seiten einer Medaille. Und Bulimikerinnen zerreißen sich zwischen diesen Extremen. Sie stehen mit einem Bein auf der einen Seite der Schlucht, mit dem anderen auf der anderen – Grenzgängerinnen.
Weiter im Gespräch erwähnte sie, daß sie „gerade blutet".
Ich wunderte mich etwas, warum sie das erwähnt, dachte mir aber nichts dabei, bis ich ihre erstaunten und hilflosen Augen sah. Ich fragte: „Ja und? Das tun doch alle Frauen regelmäßig?!" Sie riß die Augen noch mehr auf: „Ja, wirklich?"
„Ja, klar, das ist vollkommen normal."
„Und ich dachte, ich bin krank."
„Wie kommst Du denn darauf?! Krank wärst Du, wenn Du Deine Tage nicht hättest. Mit Dir ist alles in Ordnung. Hat Dir das denn nie jemand erklärt?"
„Nein. Ich denke wirklich die ganze Zeit, daß da etwas ganz Schlimmes in mir passiert, daß ich todkrank bin."
„Gar nichts Schlimmes. Du kannst froh sein, daß es so ist. Einmal im Monat bereitet sich Dein Körper darauf vor, ein Kind bekommmen zu können." Schrecken auf ihrem Gesicht. „Nur, wenn Du mit jemandem Sex hattest natürlich. Aus heiterem Himmel wirst Du nicht schwanger! Das, was Dein Körper ausspült, wäre sonst die Kinderstube, weiter nichts."
Verblüffung pur: „Das ist also nur die Kinderstube, nichts Schlimmes, keine Krankheit ... die K-i-n-d-e-r-s-t-u-b-e – oh, ist das schön!" sagte es, sprang auf, rannte aufs Klo und blieb dort eine ganze Weile.
Da hatte ich nun den Salat! Ausgerechnet ich, die ich sowieso nie Kinder haben wollte und mir auch nicht im geringsten überlegt hatte, wie ich auf-

klären würde, war nun mit einer Frau konfrontiert, die von nichts eine Ahnung hatte und dabei auch noch drei Jahre älter war als ich. Am liebsten hätte ich auf der Stelle die Kurve gekratzt. Aber: So kannst Du sie unmöglich hier sitzen lassen, Olga. Jetzt mußt Du ihr den Rest schon auch erklären. Die macht sich sonst vollkommen unnötige Sorgen.
Diese Minuten werde ich nie vergessen!
Schließlich sagte ich mir, daß sie schon wissen wird, warum sie ausgerechnet jetzt und bei mir damit rausrückt, daß sie keine Ahnung hat – und wurde ganz ruhig. Mir fiel auch wieder ein, daß sie eine der beiden war, die so hoffnungsvoll schauten, als ich meinen Wunsch formulierte, daß nicht mehr vergewaltigt würde.
Ich hatte überhaupt keine Zeit, mir etwas zurecht zu überlegen und legte also einfach los, als sie wieder ins Zimmer kam: „Du bist noch nicht aufgeklärt, oder?!"
„Nein, meine Mutter hat nur gesagt 'Geh duschen!' als ich ihr erzählt habe, daß ich blute."
Ich war entsetzt. Diese Frau hätte ich jetzt gerne vor mir gehabt, um ein paar Takte mit ihr zu schreien: „Okay, Beate, dann frag am besten, was Du wissen möchtest, soweit ich kann, werde ich es beantworten."
Drucks, würg, grmpf – nach mehreren Anläufen hatte sie noch immer nichts raus, außer: „Ich weiß zum Beispiel nicht, wie das funktioniert mit ... und ich kann auch gar nicht sagen, ob alles bei mir richtig ist ..." Da fiel mir wieder ein, daß sie ja schon während einer Übung in der Gruppe die Bezeichnungen für ihre Körperteile nicht aussprechen konnte: „Oder soll ich einfach erzählen?!" Sie nickte heftig.
Ich wußte zwar nicht, was ich gleich erzählen würde, aber ich begann schon mal.
Nach einigen Sätzen wurde mir an ihren fragenden Augen klar, daß sie nicht mal über ihre Anatomie Bescheid wußte. Ich zeigte nicht, wie verwundert ich war: „Okay, ich erklär' Dir einfach alles im Detail, nur damit *ich* nichts vergesse", sondern erzählte, wieviele Organe und Körperöffnungen sie wo hat und wofür sie da sind. Eine ähnliche Beschreibung lieferte ich für den Körper eines Mannes. Und dann habe ich am Beispiel eines Abends erzählt, wie so eine Verabredung mit einem Mann ablaufen kann. Vom ersten Blick über das Herabstreifen des Oberteils bis zum Koitus. Ich habe versucht, nicht das geringste Detail auszulassen, damit sie nicht gleich wieder aus lauter Unsicherheit Angst bekommt: „Und wenn Deine Brustspitzen hart werden, dann ist das auch okay. Das ist sogar ein Zeichen dafür, daß Dir gefällt, was gerade läuft." Dabei habe ich immer mehrere Varianten durchgespielt, so nach dem Motto: Dann könntet Ihr Euch z.B. weiter streicheln, oder aber Du läßt ihn in Dich eindringen oder aber Ihr hört auf. „Das ist zu jedem Zeitpunkt möglich, das muß er auch akzeptieren, wenn Du ihm was wert bis. Und wenn Du nicht sicher bist, ob Dir was gefällt, kannst Du es lassen oder auch neugierdehalber ausprobieren, ohne daß das gleich heißt, daß Du das

dann immer mitmachen mußt.“ Und wenn Ihr es tun wollt, dann gibt es folgende Möglichkeiten – ich habe ihr Oral-, Anal- und Vaginalsex beschrieben – und wahrscheinlich noch jede Menge mehr, die mir jetzt nicht einfallen. Außerdem hast Du den Sex, den Du Dir ausdenkst, dafür gibt es keine Vorschriften. Okay ist, was *beiden* gefällt! Ich habe jede Beschreibung mit dem Satz: „Und nur wenn sich das gut für Dich anfühlt, dann ...“ eingeleitet und immer betont, daß es auch anders laufen könnte. Nach jeder kleinen Szenenbeschreibung habe ich wieder betont, daß sie immer auch anders (sein) kann, und daß das jetzt nur Vorschläge von mir sind, wie das möglicherweise laufen könnte.
Ich konnte die Leuchten, die in ihr aufgingen, förmlich sehen. Zum Schluß hatten wir ein ganzes Lampengeschäft im Zimmer.
Ich hatte auch erwähnt, daß das alles genauso gut mit einer Frau geht. Im Nachhinein finde ich aber, daß ich diese Möglichkeit nicht genug betont habe. Heute würde ich diese Variante auch durch die gesamte Beschreibung ziehen.
Als ich einmal so einen möglichen Ablauf durcherzählt hatte, habe ich ihr noch den Vorschlag gemacht, nun die Wörter zu üben, die ihr schwer fallen. Wie ich das mit ihr tun wollte, wußte ich zwar nicht, aber ich konnte sie schließlich in dieser Hinsicht unmöglich so aufgeschmissen und stumm lassen! Sie wollte gerne. Nachdem einfaches, wenn auch langsames Nachsprechen eines Wortes wie „Busen“ einfach unmöglich war, habe ich mir folgendes ausgedacht:
Ich ließ sie die Buchstaben zuerst von hinten und einzeln wiederholen: „n“, „e“, „s“, „u“, „b“. Dann verknüpften wir schrittweise: „ne“, „nes“, „nesu“ und schließlich „nesub“. Ich kann wirklich nicht beschreiben, durch welche Qual Beate dabei ging. Ich lobte sie für jeden einzelnen Buchstaben. Dann haben wir das Ganze herumgedreht: „b“, „u“, „s“, „e“, „n“ und „bu“, „bus“, „buse“, und schließlich „busen“. Welch ein Triumph! Sie strahlte bis über beide Ohren. Denselben Ablauf haben wir dann noch mit weiteren Wörtern gemacht. Das waren alles Premieren.
Dann habe ich ihr noch gesagt, daß sie mal in eine öffentliche Bibliothek gehen und sich ein paar Bücher zu dem Thema ausleihen soll. Wenn sie sich nicht alleine traut, würde ich auch mitgehen.
Nach über fünf Stunden bin ich nachts nach Hause gefahren. Erst da habe ich mir vergegenwärtigt, was ich alles erzählt hatte. Besonders pikant fand ich, daß ich selbst ja noch nicht einmal die Chance hatte, einen derart schönen und freiwilligen Abend zu verbringen, wie ich ihn ihr geschildert hatte – zumindest nicht in Gänze!
Ich hatte mir wirklich Mühe gegeben, ihr das Ganze so schön wie möglich zu schildern. Ausgerechnet ich – verrückte Welt!
Ich konnte mir einfach nicht erklären, wie ein Mensch es in über zwanzig Jahren auf diesem Planeten schaffen konnte, *nicht* aufgeklärt zu sein. Es gab Zeitschriften, Werbung, Filme, es gab Bücher! Unbegreiflich! Ein mentaler

Keuschheitsgürtel. Weitaus effektiver als jedes Metall. Aber warum wunderte ich mich: Ihr erstes Erlebnis in dieser Richtung war von Gewalt geprägt! Woher sollte sie auch die Lust auf mehr Information bekommen! Trotzdem war ich geschockt.

Es wundert nicht, daß Frauen, die sexuelle Gewalt erlitten haben, versuchen, jeder Information darüber aus dem Weg zu gehen.
Und Frauen, die (bisher) „ungeschoren“ davonkamen, hoffen einfach, daß es so bleibt.
Nur: Wenn keine/r bereit ist, die Realität zu sehen, wer soll sie dann ändern?!

Außerdem fand ich es höchst beunruhigend, daß niemand darauf aufmerksam geworden war. Und das bei einer Frau, die in einer betreuten Wohngruppe wohnt und an mehreren Selbsthilfegruppen teilnimmt.

> Ein Paar kam mit folgendem Problem in die Sexualberatungsstelle eines Universitätskrankenhauses: „Wir sind nun schon zwei Jahre verheiratet, haben aber immer noch kein Kind!“ Bei der Beratung kam heraus, daß sie zwei Jahre lang friedlich nebeneinander eingeschlafen waren. Auf die Idee, daß da noch etwas anderes für ein Kind zu tun sei, außer verheiratet zu sein, waren sie nicht gekommen. (Bericht eines mir bekannten Mediziners und Mitarbeiters der Sexualberatungsstelle)
> Ich frage mich, wie die sich wohl erklärt haben, daß es auch *unverheiratete* Paare mit Kindern gibt. Und wie machen es erst Alleinerziehende?

A propos Realitätsflucht: Jahre später habe ich mich mit einer Studentin ganz schön in die Haare gekriegt, als sie allen Ernstes behauptete, sie wisse, wenn sie denn mit einem Mann ein Kind hätte, „ganz sicher“, daß er sich um die Kinder kümmern werde und ihnen „ganz bestimmt“ keine sexuelle Gewalt antun würde. Schließlich hätte sie ihn ja auch gut ausgesucht. Ich meinte nur: „So dachte zu Beginn vermutlich jede einzelne Frau derjeniger, die eines schrecklichen Tages feststellen mußten, daß sie sich getäuscht haben.“ Mir wird immer ganz graus, wenn ich welche so reden höre.
Diejenigen, die gar so sicher sind, daß *ihr* Mann *nie* Kinder anfassen würde, bieten die beste Voraussetzung, im betreffenden Moment unaufmerksam zu sein und die emotionale Neigung zu besitzen, wegzugucken. Sie machen sich blind für den Fall der Fälle, blind für die Hilferufe ihrer Kinder, wenn sie sexuelle Gewalt von seiten ihres Partners für sich als „unvorstellbar“ und „unmöglich“ definiert haben.
Zwei Wochen nach meinem „Gespräch“ mit Beate hatte ich noch immer große Lust, ihrer Mutter die Kugel zu geben – und Beate ihren ersten Freund.

Beate rief mich noch einmal an. Nachts. Ich schlief schon. „Olga, ich habe furchtbare Angst. Ich weiß nicht, wohin mit mir. Ich habe auch auf meinem Zimmer Angst. Kannst Du kommen?"
„Klar, kann ich kommen. Wenn Du das willst, ist das kein Problem. Aber was willst Du morgen oder übermorgen machen, wenn ich vielleicht nicht da bin. Ich habe noch einen anderen Vorschlag: Es nützt nichts, wenn ich jetzt komme, nicht dafür, daß Du allein damit klar kommst. Und vielleicht schaffst Du es ja, die Panik selbst durchzustehen? Wenn es wirklich zuviel wird, kannst Du mich jederzeit anrufen. Dann steig ich in meine Klamotten und steh' in einer Viertelstunde bei Dir vor der Tür. Was meinst Du?"
„Ich weiß nicht ..."
„Das liegt ganz bei Dir. Ich kann auch jetzt sofort kommen, das mach' ich gern."
„Okay, ich will es versuchen. Aber ich kann zu jeder Zeit anrufen?"
„Versprochen. Und ich komme dann auch sofort."
„Gut.". – „Wenn wir uns nicht schon vorher sprechen, rufe ich morgen früh auf jeden Fall an. Halt die Ohren steif!"
Ich blieb noch eine Weile wach und dachte daran, daß sich an diesem Abend, als ich mit einer Freundin aus dem Theater gekommen war, ein Exhibitionist vor mir aufgebaut hatte. Er hielt mir seinen Schwanz entgegen und flüsterte hektisch: „Schön, nicht?! Schön, nicht?!" Wenn er nah genug gestanden wäre, hätte ich zugepackt und kräftig gezogen, so daß er an seinem „schönen" Teil in die Knie gehen sollte. Hinterher habe ich mir angelesen, daß diejenigen dieser Schweine, die sich erwachsenen Frauen zeigen, tatsächlich glauben sollen, daß sie diesen Frauen damit „Vergnügen" bereiten könnten. Ich warte noch auf die Frauenbewegung, die uneingeschränkten Exhibitionismus für Männer fordert ...
Tatsächlich hatte ich nur gesagt: „Ich steh' nicht auf Exhibitionisten", und war mit meinem Rad weggefahren. Während ich nach Hause fuhr, hatte ich die West-Zigaretten-Werbung mit dem Exhibitionisten-Motiv vor Augen*: Ach ja, wäre ich Raucherin, wäre mir in diesem Moment bestimmt auch als erstes eingefallen, dem Schwein eine Zigarette anzubieten.

> Von 3059 exhibitionistischen Handlungen im Jahr 1996 wurden 3022 von Männern verübt.**
>
> Polizeiliche Kriminalstatistik des Bundeskriminalamtes

---

* Konzipiert von der Werbeagentur Scholz & Friends und im Juni 1990 als Plakat und Zeitschriftenanzeige geschaltet.
** Das sogenannte Dunkelfeld wird in der Regel auf das Fünf- bis Zehnfache geschätzt. Zugrunde gelegt, daß die meisten Frauen so eine „Bagatelle" schon gar nicht mehr melden dürften, angesichts handgreiflicher Belästigungen en masse, gehe ich davon aus, daß sie um ein Vielfaches höher liegen dürfte.

Am nächsten Tag war Beate die Freude selbst, als ich mit ihr telefonierte: „Ich hab es geschafft! Ich hab allein durchgehalten! Weißt Du: ich glaube, ich mußte nur wissen, daß ich jederzeit anrufen *kann*."
„Das war ja auch Sinn der Sache. Und wenn es nochmal zuviel wird, kannst Du wieder anrufen - egal wann."
Wenn sie in einer Klinik angerufen hätte, wäre sie sehr wahrscheinlich abgeholt und „ruhiggestellt" worden – mit anderen Worten: bis Oberkante Unterlippe mit Psychopharmaka vollgepumpt. Das Bewußtsein ihrer eigenen Stärke und die Freude darüber hätte sie nicht wahrnehmen können. Das wäre ihr gestohlen worden.

> 2/3 aller psychoaktiven Pharmaprodukte werden von Frauen geschluckt.
>
> JAHRBUCH SUCHT 1996, HG: DEUTSCHE HAUPTSTELLE GEGEN DIE SUCHTGEFAHREN

Mittlerweile war es 1990 und kurz vor dem Sommersemester. Mein Vater hatte angerufen, weil er wollte, daß ich für einen Autotausch nach Balingen komme; er hatte mir ein anderes zurechtrepariert. Allein der Gedanke, dorthin zu fahren, verursachte Übelkeit. Als der Termin näherrückte, bekam ich non-stop-Bauchschmerzen. Allein die Vorstellung, da 'runter zu fahren: ich bekam keine Luft mehr. Schließlich rief ich an und sagte Bescheid, daß ich nicht kommen könne.
„Wie, Du *kannst* nicht?"
„Ich kann eben einfach nicht, von mir aus ist es auch nicht notwendig, ein anderes Auto zu haben." Jetzt wollte er kommen.
Die Bauchschmerzen blieben, aber das war insgesamt erträglicher. Er würde nicht bleiben können.

Seine Freundin war im Auto geblieben, als er an meiner Tür klingelte. Seine erste Frage: „Hast Du zugenommen?" Darauf stimmte er gleich ein in das, was den Nachmittag über sein Tenor sein sollte: „Geht es Dir auch wirklich gut? Du weißt ja, wenn Du Probleme hast, kannst Du immer zu mir kommen."
Ich wollte schon wieder lachen ... aber da ich wußte, daß es nichts nützte, ihm zu sagen, daß er der Letzte ist, dem ich von mir erzählen würde, schlug ich nur vor, sofort zum Auto zu gehen. Ich wollte ihn nicht in meinem Zimmer haben.
Sie wollten ein Picknick machen und dann weiterfahren. Ich versuchte zwar zu erzählen, daß ich dringend etwas zu lernen habe, aber da mußte ich mehr übel als wohl mit. Er wollte wissen, was ich im Sommer vorhabe, ob ich verreisen wolle. „Vielleicht nach England, eins meiner Nebenfächer ist ja Anglistik. Da würde es mir ganz gut tun."
Seine Freundin: „Aber England ist doch so weit."

Ich fand zwar, daß England auch von Balingen aus nicht die Welt war, aber gut: „Von Balingen vielleicht, aber ich brauche ja nur durch Holland zu fahren und bin dann mit der Fähre schon drüben."
Das war's auch schon, was wir redeten, ansonsten habe ich erzählt, was ich immer erzählte: Alles in Ordnung, ja, auch mit dem Studium ist alles in Ordnung. Und Sport treibe ich auch.
Er wurde seinen obligatorischen Rat-Schlag los: „Schwimmen mußt Du, Olga, das beruhigt die Nerven."
Während dieser knappen Stunde hatte er nun schon zum vierten Mal aufdringlich darauf beharrt, daß ich ihm auf jeden Fall sagen müsse, wenn ich ein Problem habe, und ob es mir auch tatsächlich gut gehe. Ich fragte mich langsam, was das sollte und hatte ansonsten nur den mit Scheiße gefüllten Kopf aus meinem Geschichtsbuch vor mir. Endlich sind sie wieder weggefahren.

Am nächsten Morgen weckte mich das Telefon: Kurz vor acht! Verflucht nochmal, wer ruft zu solchen Zeiten an!
Er war dran: „Also Olga, ich sitze hier auf der Kellertreppe. Die Tür habe ich zugemacht. Es hört uns also niemand. Du kannst mir jetzt wirklich sagen, was Dein Problem ist!" Er sitzt auf der Kellertreppe, wo ihn seine Freundin nicht hört, und ich soll deswegen in Münster frei sprechen können. Das war in etwa so logisch, wie an einer Glastür zu lauschen.
Ich, noch ziemlich verschlafen: „Sag mal, was soll die ganze Fragerei? Von welchem Problem redest Du eigentlich?"
„Ja, Du hast ja gesagt, daß Du nach Holland willst ..."
„Wie – nach Holland?" Langsam dämmerte mir, daß er an die Wegbeschreibung nach England dachte: „Was soll mit Holland sein?"
„Also, es hört uns wirklich niemand. Du kannst mir alles sagen, was Dich bedrückt, Olga."
„Sag mal, glaubst Du, daß ich Drogen nehme, oder was!?"
„Neeeiiin, ich glaube, Du bist schwanger!"
In diesem Moment habe ich den Hörer von mir gehalten, die Muschel angeguckt – und aufgelegt. Als nach drei Minuten das Telefon wieder klingelte, weckte es mich erneut. Ich hatte mich hingelegt und war in derselben Sekunde wieder eingeschlafen.
Als ich den Hörer abhob und nur sein Schnaufen am anderen Ende hörte, bin ich ausgerastet: „Du elendes Arschloch! Was glaubst Du, wer Du bist, daß ich Dir überhaupt was erzähle! Und für wie blöd hältst Du mich, mmh?! Nein, ich bin nicht schwanger, aber selbst wenn ich es wäre, wärst Du der Letzte, der davon erfahren würde. Du wärst auch der Letzte, der erführe, daß ich abgetrieben habe. Du bist *keine* Vertrauensperson. Du bist es nie gewesen und wirst es nie sein. Und wenn Du Deine beschissenen Phantasien ausleben willst, dann such Dir eine andere!"
Am nächsten Tag habe ich mir eine Geheimnummer geben lassen.

Von meiner Schwester habe ich erfahren, daß er in sonnenklarer Logik kombiniert hatte: 1. Sie „kann" nicht kommen. 2. Es befanden sich Ausländer vor dem Wohnheim. 3. Sie ist vergewaltigt worden und wird jetzt in Holland abtreiben.

Nicht nur ein sexistisches, sondern auch ein rassistisches Arschloch, das sich Sexualität in Verbindung mit mir nur in Form von Vergewaltigung und Prostitution vorstellen kann. (Ohnehin funktionieren Sexismus und Rassismus nach denselben Mechanismen. Einer davon ist das „gute" alte patriarchale Prinzip des „Teile und herrsche!")
Er hatte nämlich schon vorher die Tatsache, daß ich mir einen Anrufbeantworter gekauft hatte, dahingehend gedeutet, daß ich keinen Anruf eines „Kunden" verpassen dürfe. Für ihn war ich Prostituierte. So wie ich für ihn wie eine Hure „aussah", wenn ich aus der Disco kam, so war ich zur Prostituierten „geworden", einfach weil ich nicht mehr in seinem unmittelbaren Kontrollbereich wohnte. Wobei das eigentlich Unangenehme für ihn eine selbstbestimmte Sexualität gewesen wäre, so daß bezüglich der Prostitution wohl eher der Wunsch der Vater des Gedankens war. Mein Vater kann sich Sexualität in Verbindung mit mir nur in Form von Vergewaltigung und Prostitution vorstellen.

> Im Juli 1996 suchte YoYo-TV, Dresden, in den Kleinanzeigen des Hamburger Abendblatts vom 6./7. mit folgendem Text nach Talkgästen: „Mein Vater ist eifersüchtig! Terror gegen die Tochter kann sogar bis zum Mißbrauch führen. ARD-Talk su. Frauen, die über ihr Schicksal reden."
> Verkehrung von Ursache und Wirkung: Eifersucht ist ein *Merkmal* sexuell gewalttätiger Väter.

Als ich noch keine Geheimnummer hatte, fand ich regelmäßig Sprüche von ihm auf meinem Anrufbeantworter, wo er aufgeregt fragte, was ich gerade „treibe", wenn ich den Anrufbeantworter laufen lassen „muß". Ich hatte auf meinem Anrufbeantworter einen Spruch formuliert, der in etwa so ging: „Wenn Sie mich sprechen wollen, dann nehmen Sie doch bitte die Chance wahr und hinterlassen mir Ihre Nummer." Diese „Chance" hatte es meinem Vater angetan: „Olga! Olga, was für *Chancen* bietest Du da? Sag mir, was für Chancen Du den Männern bietest!"
Seine Anrufe pflegte er mit dem Satz: „Du weißt ja, immer sauber bleiben!" zu beenden.
Der Scheißhaufen, den ich immer in seinen Schädel appliziert sah, wuchs zusehends.

Für eine andere Studentin jedoch, traf zu, was er sich für mich fast schon zu wünschen schien: Sie erzählte mir, daß sie vergewaltigt worden war – über

Stunden! Der Mann hatte erzählt, daß er eine Wohnung zu vermieten habe, die sie sich anschauen könnte. Eine Falle. Er hatte sie mehrmals vergewaltigt, geschlagen, ihr ganze Haarbüschel herausgerissen. Das Ganze war polizeilich aufgenommen, und der Täter war zu einer Strafe verurteilt worden, die so geringfügig war, daß ich mich noch nicht einmal daran erinnere. Sowieso kommen etliche mit einer Bewährungsstrafe davon – mit anderen Worten: sie gehen als freier Mann.

> Das Strafgesetzbuch postuliert den sogenannten „minder schweren Fall" bei Vergewaltigungen. Hier liegt die Mindeststrafe bei nur 6 Monaten. Strafen bis zu 2 Jahren können zur Bewährung ausgesetzt werden.
> Diese Bewertung wird regelmäßig bei Vergewaltigungen angenommen, bei denen der Täter der Frau bekannt ist. Dies trifft bei *zwei von drei* Vergewaltigungen zu.
>
> Kroll 1992, S. 11ff und 95ff

> „Eine solche Beurteilung verschiebt den Strafrahmen, indem sie den relativ seltenen Extremfall zum Regelfall definiert. Der wirkliche Regelfall wird so zum minder schweren Fall mit dem entsprechenden Strafmaß."
>
> Kroll 1992, S. 45

Aber vielleicht habe ich das auch falsch verstanden: Sollte „Bewährung" vielleicht nur heißen, daß das Verbrechen sich für den Täter bewährt!?

Ich weiß nicht allzu viel über die Folgen dieser Vergewaltigung für sie, aber das, was sie erzählte, die Art und Weise, wie sie damit umging, fand ich bemerkenswert: Zunächst hatte sie sich zurückgezogen, hatte Alpträume und jede Menge psychosomatischer Beschwerden. Ein Arzt sagte ihr dazu, daß sie die Wahl habe: „Entweder sie lassen ihn weiter ihr Leben zerstören, oder sie sagen sich: Jetzt erst recht! und nehmen es wieder selbst in die Hand." Da schwenkte sie um: Sie hängte sich voll in die Endphase ihres Studiums, räumte in ihrem Bekanntenkreis auf, sprich: sie verzichtete auf Leute, die ihr nicht wirklich gut taten und beschäftigte sich mit Dingen, die ihr Spaß machten.

Es nützt Tätern, wenn Opfer Opfer bleiben. Wer der Opferrolle entspricht, wehrt sich nicht.
Ich frage mich – ohne die Schäden einer Vergewaltigung zu unterschätzen oder zu verharmlosen – inwieweit „opfergemäße" Reaktionen gesellschaftlich gewollt sind.

Ich, fest entschlossen, mich nicht mit meinen Problemen abzufinden, versuchte auf alle möglichen Arten, mein, wenn auch vom Übergeben befreites, so doch nach wie vor gestörtes Eßverhalten zu bekämpfen. Ich versuchte, mir strikte Pläne aufzustellen. Als das nichts nützte, versuchte ich es mit dem Gegenteil und ließ ganz locker – was mich ganz locker immer schwerer machte. Ich versuchte, ein irgendwie geartetes Hungergefühl in mir auszumachen, auf das ich dann auch hören wollte, und stellte fest, daß keines dieser vitalen Gefühle in mir anzutreffen war. Ich versuchte, mich überhaupt nicht einzuschränken, mich so satt zu essen, daß ich mich daraufhin von allein einpendeln sollte, was nie geschah. Ich versuchte zu weinen, statt zu essen, was mir nicht gelang. Und ich ärgerte mich darüber, daß ich nur in dieser Hinsicht über ein fotografisches Gedächtnis verfügte: Den Mensa-Essensplan mußte ich nur einmal gesehen haben – schon wußte ich ihn auswendig. Das hätte ich mir bei meinen Englisch-Vokabeln gewünscht!
Für meine Haut war ich regelmäßig und regelmäßig ohne Erfolg bei einer Hautärztin. Die Pickel blühten weiterhin und solange das so war, wußte ich, daß ich auch meine Finger nicht würde davon lassen können. An der Universitätsklinik in Münster hörte ich nichts Neues diesbezüglich, also setzte ich bei meiner Hormonstörung an:
Ich wurde auf Herz und Nebennierenrinde untersucht. Meine Hypophyse (Hirnanhangdrüse) wurde geröngt und schließlich wurde ich sogar zu einer sogenannten Nuklearmedizinerin geschickt. Die checkte, ob meine Gewichtsprobleme durch eine Schilddrüsenfunktionsstörung verursacht sein könnten. Und immer hieß es: „Sie sind kerngesund. Organisch haben wir keinen Befund."
Ich wußte wirklich nicht mehr, ob mein kaputtes Eßverhalten meine Gewichtsprobleme bedingte, oder ob es irgendetwas gab, das mein Gewicht so beeinflußte, daß mein Eßverhalten mit allen Mitteln versuchte, es wieder meinen Wünschen anzupassen. War das Ei oder das Huhn zuerst da? Vielleicht war mein kaputtes Eßverhalten auch nur Ausdruck meiner Unzufriedenheit und würde sich geben, wenn ich nur erst – egal wie – bei meinem Wunschgewicht war?

Wobei es mir zu jedem Zeitpunkt schnurzpiep war, was das sogenannte gesellschaftliche Schönheitsideal „forderte". (Zumal ich sowieso der Meinung bin, daß – wenn es um Ästhetik geht – Männer weit mehr Grund haben, auf ihre Linie zu achten.) Ich hätte mich auch in Ländern, in denen Fettleibigkeit geschätzt wird, unwohl gefühlt. Ein Kilo ist überall ein Kilo schwer. Und ebenso egal war mir, was als „normales" Eßverhalten gilt. Selbst wenn ich mich alle paar Tage vollhauen würde und ansonsten fasten ... wenn ich mich damit wohlfühlen *und* mein Wunschgewicht halten würde, wäre das okay für mich – egal was der Rest der Menschheit sagt. Ich kann nur nicht ertragen, für mich selbst unzuverlässig zu sein. Und selbst wenn ich mich – völlig unnötigerweise, wie ich finde – mit meinem Übergewicht *zufrieden gegeben* hätte: damit wäre mein selbstzerstörerisches und energieraubendes Eßverhalten noch lange nicht gelöst.

Meine Frauenärztin hat mich dann zusätzlich in die Universitätsklinik von Münster überwiesen: Auch dort fanden sie zwar meine Hormonstörung bestätigt, aber wieder nichts, das hätte behandelt werden können.
Medizinisch haben die Termine im Universitätskrankenhaus Münster nichts Neues gebracht. Geschadet haben sie mir doch, weil ich wieder vor Augen geführt bekam, wie die Entscheider im Gesundheitssystem mit Kranken – und insbesondere mit Frauen umzugehen belieben:

Zunächst einmal war die Gynäkologie mit der Psychiatrie an derselben Anmeldung untergebracht: Und ich dachte, wir leben im 20. Jahrhundert!
Empört stellte ich fest, daß die Personalplanung tatsächlich vorsah, daß es Tage gab, an welchen nur ein Arzt behandelte. Wie konnte jemand überhaupt auf diese Idee kommen, wenn es um Frauenheilkunde geht! Daraufhin machte ich deutlich, daß ich nur von Frauen behandelt werden wollte, sie mir also immer Termine geben sollten, wenn eine Frau im Dienstplan stand.
Und so fragte ich auch, als ich eines überflüssigen Tages wieder einen Termin in der Uni-Klinik hatte, gleich zu Beginn der Sprechstunde sicherheitshalber noch einmal nach, ob auch eine Frau Dienst hat. Ich fragte mehrmals nach, nachdem die Wartezeit schon fortgeschritten war, weil ich nicht umsonst dort rumsitzen wollte. Und jedesmal versicherten mir die Sprechstundenhilfen – alles Frauen – lächelnd, daß ich von einer Frau behandelt werden würde.
Was sich ergab, als ich endlich aufgerufen wurde, beschreibt mein Brief vom 23.08.90 an die Universitätsklinik Münster:

Sehr geehrter Herr S. (Das Schreiben ist an den Leiter der Gynäkologischen Abtl. gerichtet.),

ich wende mich in einer Beschwerde und einer darauf aufbauenden Forderung an Sie.

Meine Leitkartennummer ist: 36634715 010.

Am 14.03.90 hatte ich einen Termin an der Frauenpoliklinik Münster. Ich möchte mich gar nicht erst bei den Wartezeiten, der lapidaren Behandlung, dem Unding, auch nur für einen Tag ausschließlich eine männliche Person in der Sprechstunde zu beschäftigen aufhalten ...
Ich kam also pünktlich zu meinem Termin am 14.03.90 um 8.30 h in die Sprechstunde, um mich über das Ergebnis eines Hormontests informieren zu lassen. Als ich schließlich eineinhalb Stunden später aufgerufen wurde,

mußte ich feststellen, daß ich mich – entgegen meines ausdrücklichen Wunsches – einem Arzt gegenüber sah. Ich verließ das Sprechzimmer – nicht ohne eine unfreundliche Bemerkung von seiten dieses Herrn (Dr. B.) gehört zu haben – um mich über diesen Vorfall aufklären zu lassen. Als mir mitgeteilt wird, daß „nun mal" zur Zeit ein Arzt die Sprechstunde inne hat, verzichte ich auf diesen Termin.
Als ich meine Testergebnisse mitnehmen will, erklärt mir die Sprechstundenhilfe, daß dies nicht möglich sei, versichert mir aber des weiteren, daß eine Frauenärztin meines Vertrauens diese selbstverständlich ausgehändigt bekommen würde.
Daraufhin übergab ich also meiner Frauenärztin Dr. V. diese Angelegenheit. Ich wurde über Folgendes von ihr in Kenntnis gesetzt:
Lange Zeit sei von der Klinik gar keine Reaktion eingetroffen. Auf eine Nachfrage ihrerseits habe man ihr erklärt: „Frau E. ist nicht bereit gewesen, mit Dr. B. zu sprechen, und wenn Frau E. nicht bereit sei, mit Dr. B. zu sprechen, dann sei man auch nicht bereit, Testergebnisse herauszugeben."
Der Umstand, daß Sie erst jetzt von diesem Vorfall erfahren, ist die Folge erfolgreicher Verdrängung meinerseits.
Ich bitte Sie nun also, meine Testergebnisse umgehend Dr. V. zukommen zu lassen.

Mit freundlichem Gruß,

Olga E.

Zu Ihrer Information:
Eine Kopie dieses Schreibens geht an die Frauenministerin des Landes Nordrhein-Westfalen.

Die Unterlagen habe ich bekommen. Auf meinem Brief an die Uniklinik Münster fand ich folgende Aktennotiz: „Dr. B. hat über diesen Fall mit Frau Dr. P. (die Leiterin der Gemeinschaftspraxis, in der meine Gynäkologin arbeitete) gesprochen, die die Patientin kennt. Sie sind beide der Meinung, in diesem Fall nichts zu unternehmen. Gi. 03.09.1990"
Als wenn sie nun etwas *gegen* mich unternehmen müßten!
Ich wünschte, mehr Frauen würden nach Ärztinnen fragen. Einmal, weil ich weiß, daß viele lieber eine Ärztin hätten, zum anderen, weil es die Arbeitsplatzchancen für Ärztinnen verbessern würde.

Es blieb mir also – meinte ich – nichts anderes übrig, als wieder die Pille zu nehmen. Dieses Mal war es die Neo-Eunomin, die meinen Hormonhaushalt regulieren sollte. Für meine Haut war der Effekt nahe Null. Schließlich wechselte ich wieder zur Diane 35, damit ich zusätzlich Androcur-10 verschrieben bekommen konnte. Daß dieses Mittel vorwiegend Triebtätern (in der irrigen

Hoffnung, sie damit „ruhig" zu stellen) gegeben wird, wußte ich nicht – und sagte mir meine Frauenärztin auch nicht.
Soll ich das nun Ironie des Schicksals nennen, daß ich – seit meinem ersten Lebensjahr vergewaltigt – nun auch noch dieses Mittel schluckte? Wohl kaum:

> Ein von Männern für Männer gemachtes Gesundheitssystem muß sich für Frauen zwangsläufig als Krankheitssystem erweisen.
>
> VGL.: SCHINDELE, EVA: „PFUSCH AN DER FRAU. KRANKMACHENDE NORMEN, ÜBERFLÜSSIGE OPERATIONEN, LUKRATIVE GESCHÄFTE" 1993, NORTHRUP 1994

Zur „Ehrenrettung" meiner Frauenärztin muß ich sagen, daß ich dieses Ding auch probiert hätte, wenn ich vom eigentlichen Einsatzgebiet gewußte hätte. So wie ich damals einfach alles getan hätte, um eine gesunde Haut zu bekommen – und wenn ich ehrlich bin, würde das auch heute noch gelten, wenn ich überhaupt noch Hoffnung hätte.
Bestimmt aber hätte ich Androcur damals nicht so lange genommen, wenn mir alle Informationen bekannt gewesen wären. Denn genützt hat es nichts. Ein halbes Jahr lang habe ich diesen Schocker geschluckt.

> NEBENWIRKUNGEN DER DIANE 35:
> „Vereinzelt kann es zu Spannungsgefühl in den Brüsten, Magenbeschwerden, Übelkeit, Kopfschmerzen, zur Beeinflussung des Körpergewichts und des Geschlechtstriebs sowie zu depressiven Verstimmungen kommen.
> Nach Langzeitanwendung treten gelegentlich bei besonders dafür empfänglichen Frauen bräunliche Flecken im Gesicht auf, deren Ausprägung durch längere Sonnenbäder noch begünstigt wird. Frauen, die dazu neigen, sollten sich nicht zu sehr der Sonne aussetzen.
> In Einzelfällen wurde eine schlechtere Verträglichkeit von Kontaktlinsen beobachtet.
> Falls es innerhalb der drei Wochen, in denen Diane-35 eingenommen wird, zu einer leichten Blutung 'außer der Reihe' kommt, ist die Anwendung nicht zu unterbrechen. Bei jeder stärkeren, der normalen Menstruation ähnlichen Blutung soll jedoch der Arzt aufgesucht werden. Wirkung auf das Brustdrüsengewebe: Geschlechtshormone haben einen Einfluß auf das Brustdrüsengewebe, wodurch seine Empfindlichkeit gegenüber anderen, die Krebsentstehung begünstigenden Faktoren erhöht werden kann. Allerdings sind Geschlechtshormone nur einer unter verschiedenen möglichen anderen, nicht mit der Einnahme hormonaler Empfängnisverhütungsmittel verbundenen Risikofaktoren. Epidemiologische Studien, die die Möglichkeit eines Zusammenhangs zwischen hormonalen Empfängnisverhütungs-

mitteln und Brustkrebs untersuchten, lassen offen, ob diese Erkrankung bei Frauen bis zum mittleren Lebensalter häufiger bei langdauernder und bereits frühzeitig begonnener Einnahme oraler Kontrazeptiva auftritt.
In Einzelfällen wurde das Auftreten von Brustsekretion und -vergrößerungen beobachtet.
In folgenden Fällen ist eine sorgfältige Überwachung durch den Arzt erforderlich: Diabetes (mellitus), Bluthochdruck, Krampfadern, Mittelohrschwerhörigkeit (Otosklerose), multiple Sklerose, Epilepsie, Veitstanz, Porphyrie oder Tetanie. Auch Frauen über 40 Jahre und Frauen mit vorausgegangenen Venenentzündungen sowie Neigung zu Diabetes sollten besonders überwacht werden.
Die Einnahme hormonhaltiger Arzneimittel wie Diane-35 ist mit einem erhöhten Risiko venöser und arterieller thromboembolischer Krankheiten (z.B. venöse Thrombosen, Lungenembolien, Schlaganfall, Herzinfarkt) verbunden.
Dieses Risiko kann durch zusätzliche Faktoren (Rauchen, Bluthochdruck, Störung der Blutgerinnung oder des Fettstoffwechsels, erhebliches Übergewicht, Krampfadern, vorausgegangene Venenentzündungen und Thrombosen) weiter erhöht werden, siehe Warnhinweis „Gegenanzeigen".
Hinweise:
In seltenen Fällen sind nach Anwendung von hormonellen Wirkstoffen, wie sie u.a. Diane-35 enthält, gutartige, noch seltener bösartige Veränderungen an der Leber beobachtet worden, zu deren möglichen Komplikationen lebensgefährliche Blutungen in die Bauchhöhle gehören können. Deshalb ist der Arzt zu informieren, wenn ungewohnte Oberbauchbeschwerden auftreten, die nicht von selbst bald vorübergehen [...] Die regelmäßige Einnahme von Diane-35 ist sehr wichtig, damit sowohl Zyklusunregelmäßigkeiten als auch eine Schwangerschaft (wegen eines möglichen Einflusses von Cyproteronacetat auf ein entstehendes Kind) verhindert werden."*

Außerdem muß ich der Gemeinschaftspraxis, bei der ich war, zugute halten, daß der leitende Arzt extra am Wochenende nochmal in die Praxis fuhr, nur um nachzuschauen, ob meine Krebsvorsorgeuntersuchung okay war. Ich hatte das irgendwie falsch verstanden und nahm an, daß ich auf jeden Fall angerufen werde, wenn alles okay ist. Als dann kein Anruf kam, nahm ich das Entsprechende an. Nicht, daß es mich irgendwie geschockt hätte, Brustkrebs zu haben. Ich habe mir sogar schon ausgemalt, daß ich auf diese Weise vielleicht zu einer gesunden Haut an meinem Busen kommen könnte.

---

* Die „Nebenwirkungen" anderer Pillen ähneln den hier aufgelisteten in Art und Ausmaß. Androcur verstärkt diese Nebenwirkungen.

Der Busen wird ja in der Regel mit Haut vom Rücken (Kam bei mir nicht in Frage, weil die Haut dort genauso verheerend war wie auf der Brust.) oder vom Oberschenkel geholt. War dann aber nicht.

Jeder Versuch, meine Situation zu ändern, war von lebenserhaltender Hoffnung getragen – und jedes Scheitern war die Enttäuschung auf der ganzen Linie: Frustration pur. Ich hatte ständig damit zu tun, mich nach einem Fehlschlag emotional wieder soweit zusammenzusetzen, daß ich überhaupt noch eine neue Creme, eine neue Pille, einen inneren Anlauf, mich zusammenzureißen, mitmachte. Es war ein ständiges Auf und Ab, das mich nirgendwohin führte. Es spitzte meine Situation lediglich zu, da meine Möglichkeiten, irgendetwas zu ändern, immer begrenzter wurden. Hoffnungsphasen brachen abrupt mit der totalen Verzweiflung.
Dieses Muster wiederholte sich in meinem Eßverhalten: Ich schaffte es, wochenlang zu fasten, fühlte mich phantastisch, um gleich darauf wieder total einzubrechen. Wenn ich erleichtert feststellte, daß ich meine Haut für einen ganzen Tag in Ruhe gelassen hatte, war ich umso frustrierter, wenn ich das nicht aufrecht erhalten konnte. Eine Zeit lang trug ich zu Hause Handschuhe, um mich mit meinen immer gepflegten Fingernägeln nicht zu malträtieren. Einmal versuchte ich sogar, mich unter die kalte Dusche zu stellen, als ich wieder den Drang verspürte, mich zu verletzen. Aber da ich mein Schmerzempfinden herunterschrauben kann, beeindruckte mich das nicht. Und zu idiotischerletzt habe ich sogar versucht, Stickarbeiten zu machen, nur damit meine Hände beschäftigt waren. Ich kann sagen: All das war anstrengend – und nutzlos.

Nebenbei machte ich mein Studium, hielt Termine für Arbeitsgruppen ein und versuchte, den Anschein eines normalen Daseins aufrecht zu erhalten. Was nicht schwer ist, denn die Leute sind nicht besonders aufmerksam. Heute denke ich daran, wie hellhörig ich werde, wenn jemand bestimmte Ausdrücke benutzt, oder in bestimmter Weise oder Häufigkeit ...
Damals schien es niemand aufzufallen, daß ich alles „entwürdigend" und „demütigend" fand.
Wenn ich überhaupt Erholung fand, so war sie nie an Personen geknüpft, sondern immer an Orte: in Münster war der Aasee mein liebster Ort. Es war sehr interessant zu beobachten, wie unterschiedlich die JoggerInnen sich bewegten: Die einen schlichen, die anderen boxten sich ihren Weg durch die Luft frei, einige setzten einen Fuß so geschmeidig an den anderen, daß der Eindruck entstand, sie bewegten sich auf Rädern fort. Aufrecht, gedrungen, schulterhängend, in gleichmäßigem Rhythmus oder zerbrochenen Bewegungen. Ein Schauspiel für sich. Wunderschön war es anzuschauen, wenn eine Gruppe von JoggerInnen am gegenüberliegenden Ufer vorbeizog. Die LäuferInnen sahen in ihren bunten Jogginganzügen aus wie eine riesige Girlande, die sich vibrierend weiterbewegt. Auch die Drachen waren schön, die

von den Aaseewiesen aus in die Luft geschickt wurden. Lauter bunte Punkte am Himmel – fast so schön wie ein Laternenumzug.

Als ich feststellen mußte, daß ich auf körperlicher Ebene nichts bewegen konnte, fand ich mich bereit, nach einer Psychologin zu suchen:
Bei der ersten, die ich mir anschaute, saß ich keine zwei Minuten, als ich schon wie ein Kind heulte. Die saß da und war wach und klar und interessiert – war einfach Mensch. Aber für eine Person, die nie weinen kann (zumindest nicht dann, wenn es „erlaubt" ist), ist das beängstigend. Und irgendwie war ich also auch erleichtert, daß meine Krankenkasse Stunden bei dieser Frau aus irgendwelchen Gründen nicht bezahlen wollte. Heute weiß ich, daß sie die Richtige gewesen wäre. Ich wünschte, die Krankenkasse hätte mir da freie Wahl gelassen, das hätte einiges verkürzt, denn dann hätte ich wenigstens versucht, mich dem zu stellen.
Stattdessen versuchte ich es dann bei der Beratungsstelle der Katholischen StudentInnengemeinde, weil ich dort nichts zahlen mußte. Ich stellte gleich in der ersten Stunde klar, daß ich nicht missioniert werden wollte. Ich ging da hin, um ein Dienstleistungsangebot einer Fachperson zu nutzen, das es mir ermöglichen sollte, mein Gewicht meinen Vorstellungen anzupassen und gesunde Haut zu bekommen. Ich fühlte mich als Klientin, nicht als Patientin. Nach meinem Verständnis lag nichts näher: für mich waren (und sind) Menschen, die im medizinischen Bereich arbeiten, FacharbeiterInnen, nicht mehr, aber auch nicht weniger. Wohl mit besonderer Verantwortung, die, vorausgesetzt der Job wird gut gemacht, auch entsprechend hohes Honorar rechtfertigt, aber deswegen eben auch mit entsprechend hohen Anforderungen.

> „Patient", lat. patiens (patientis): „[er]duldend, leidend" *
>
> „Klient", lat. cliens (-entis): „der Hörige"... der Klient ist ursprünglich eine landlose oder landarme Person, die in einem Abhängigkeitsverhältnis zu einem Patron steht. Er gehört dessen Geschlechterverband an und hat bestimmte, genau festgelegte Rechte und Pflichten: unter anderem gehört dazu auch der Rechtsschutz durch den Patron; mit der Veränderung der Sozialordnung in der Neuzeit und der Entwicklung anderer Formen der Rechtsvertretung entsteht dann die heutige Bedeutung."**

---

* Duden „Etymologie" Herkunftswörterbuch der deutschen Sprache, 2., völlig neu bearbeitete und erweiterte Auflage von Günther Drosdowski, Bd 7, Dudenverlag, Mannheim, Zürich, Wien, 1989
** Kluge, Friedrich: „Etymologisches Wörterbuch der deutschen Sprache", 22. Auflage unter Mithilfe von Bernd Gregor und Max Bürgisser, völlig neu bearbeitet von Elmar Seebold, Berlin, New York, de Gruyter, 1989

Mir gegenüber saß eine Psychologin, die die Herzlichkeit und Offenheit einer Drahtbürste besaß. Damit konnte ich umgehen, das kannte ich von klein auf. Ihre Überheblichkeit war mir allerdings zuwider: Als ich sie nach einer Begründung für ihre Berufswahl fragte, meinte sie doch tatsächlich, daß das „ja wohl zu intim" sei, als daß sie es mir sagen wolle.
Ich sollte ihr mein Innerstes offenbaren, und sie war nicht mal bereit, mir die kleine, popelige Frage nach ihrer Berufswahl zu beantworten! Sie hätte sich wenigstens die Mühe machen können, sich etwas Passables als Antwort auszudenken, wenn sie schon nicht zu sich selber stand. Aber ich war ja gnädig und wollte guten Willen zeigen: Ich ging also nochmal hin, um festzustellen, daß sie mir nutzlose Vorschläge machte, die ich alle schon durchprobiert hatte. Sie versuchte, an meinen Symptomen zu drehen, ohne die Ursachen zu berücksichtigen. Mit anderen Worten: Verhaltenstherapie. Das hatte ich lange genug erfolglos versucht. Ich wies sie noch darauf hin, daß diese Art und Weise der Therapie für mich nichts bringt. Sie war zwar sehr betroffen, daß ich ihre Leistung nicht zu schätzen weiß, ohne jedoch flexibel genug zu sein, sich auf mich einzustellen. Zur dritten Stunde bin ich nur noch erschienen, um zu sagen, daß ich nicht mehr komme. Das quittierte sie folgendermaßen: „Nun, wenn sie mutig genug sind, können Sie ja wiederkommen."
Eine Frau, die noch nicht einmal „mutig" genug war, eine noch so laue Erklärung für ihre Berufswahl abzugeben, wollte mir mangelnden Mut unterstellen! Das fand ich dann schon wieder witzig.

Ein weiterer Versuch mit einer Psychoanalytikerin führte nicht zu einer Behandlung, weil ein früherer Patient plötzlich wieder Bedarf hatte. Im Nachhinein bin ich froh darüber. Schon als ich reinkam und ihr nicht in genau *dem* Moment die Hand gab, in dem sie es erwartete (einfach, weil ich eben noch dabei war, schnell die Tür zuzumachen), wirkte sie beleidigt. Denkbar schlechter Start.

Das ganze Prozedere ging aber immerhin soweit, daß ich eine Computertomographie meines Schädels machen lassen sollte. Weil Psychoanalysen so langwierig und teuer sind, sollen organische Schäden zuvor ausgeschlossen werden.
Der erste Termin dafür kam nicht zustande, weil ich Dussel morgens eine getrocknete Aprikose gegessen hatte, obwohl mir bekannt war, daß ich nüchtern kommen sollte. Peinlich! Nach dem zweiten Termin hängte der Arzt die Aufnahmen an die Lichtwand: „Das da könnte ein Hirntumor sein. Wir müssen das nochmal machen. In einer Woche können wir Ihnen einen Termin geben."
Ich ging also mit dem Bewußtsein, vielleicht einen Hirntumor zu haben. Weiter tragisch fand ich das nicht.
Der einzige Gedanke, der mir immer wieder durch den Kopf ging, war: Das Leben ist ein schlechter Witz – aber wenigstens ein kurzer schlechter Witz.

Meine – damals – beste Freundin Sabine hat sich furchtbar über den Arzt aufgeregt: „*Was?!* Der sagt Dir sowas und läßt Dich dann eine Woche mit der Angst herumlaufen! Daß Du überhaupt noch was machst! Ich glaube, wenn mich einer so wegschicken würde, würde ich mich nur noch gelähmt in eine Ecke setzen und zu nichts mehr in der Lage sein. Und Dir dann erst eine ganze Woche später einen Termin zu geben!"
Als sie das so sagte, fand ich sein Verhalten auch ziemlich daneben, zumal ich ja nicht besonders repräsentativ in meiner Wahrnehmung sein konnte. Sabines Ängste fand ich allerdings auch übertrieben: Wozu sollte ich mich aufregen, wenn sowieso noch nichts entschieden war?
Die Untersuchung am 4.9.90 machte aus dem Hirntumor ein reines Hirngespinst. Wieder zeigte sich, daß ich kerngesund bin.

Ich hatte mich, nach diesen drei erfolglosen Anläufen, schon entschlossen, Psychologinnen und Psychiater sich selbst zu überlassen, als mir ein Seminar-Programmhinweis einer Psychologin in die Hände fiel. Ich fühlte mich angesprochen und rief an. Also noch ein Versuch – Einzelstunden. Dieses Mal mußte ich von vornherein selbst zahlen, was ich – in der Hoffnung, daß ich das Geld nachträglich von der Krankenkasse bekommen würde und mit der Auskunft, daß zehn Stunden ausreichen würden, auch tat. Zu diesen zehn Stunden kam es gar nicht. Ihre schon impertinent herzliche Haltung war sicherlich zum Teil dafür verantwortlich: dieses ach so *wahnsinnig herzliche* Auftreten, diese PsychologInnenmaske, die einige sich vor einer Stunde aufzusetzen scheinen! Das zweite, was unangenehm auffiel, war ihr Beharren auf einem „Vertrag", in dem ich mich verpflichten sollte, mich nicht zu töten – zumindest nicht für die Dauer der Behandlung bei ihr. Ich schätze, ihr war auch nicht ansatzweise bewußt, was sie mir damit sagte: „Mein berufliches Image, mein (Selbst-) Bewußtsein ist wichtiger, als Dein Lebens(un)wille bzw. Todeswunsch. Also bring Dich gefälligst nicht um, solange ich mit Dir arbeite!" Im Wissen, daß sittenwidrige Vertragsklauseln unwirksam sind, unterschrieb ich ihr den Wisch.*

Den Hauptgrund für meine frühe Beendigung dieser Zusammenarbeit bildete aber eine ihrer Fragen: „Was hattest Du von dem Mißbrauch?"
Ich dachte, ich höre nicht recht: Die denkt doch nicht etwa daran, daß ich „dadurch" perfekt darin bin, jeman*n*d einen zu blasen! Das hätte ich mir lieber selbst und vor allem *freiwillig* beigebracht! Zu einem Zeitpunkt, den *ich* bestimme! Ohne daß ein viel zu großer Schwanz wie ein Preßlufthammer in meinen viel zu kleinen Mund donnert und ich dabei nach Luft ringe, ich den Eindruck habe, meine Augen quellen hervor. Ohne daß ich denke, ich ster-

* Vgl. § 138 [Sittenwidriges Rechtsgeschäft; Wucher]. Hier würde eine Verpflichtung über „ein höchstpersönliches Rechtsgut, das nach allgemeiner Rechtsüberzeugung schon ihrem Wesen nach einer rechtsgeschäftlichen Bindung nicht zugänglich ist", eingegangen.

be und auch wirklich in jedem Augenblick kurz davor bin zu ersticken. Wollte sie tatsächlich damit sagen, daß jemand etwas von *Folter* hat?!
Verflucht! Im Moment ist die Tatsache, daß sie das taten, dafür verantwortlich, daß meine Haut einen blutigen Todesstreifen markiert, daß mein Leben zerbrochen ist, ganz zu schweigen davon, daß mir in dieser Hinsicht schon alles vergangen ist!

Aber nein: Sie dachte „nur" an Sachen wie eine besonders gute „Menschenkenntnis", weil ja alle Opfer sexueller Gewalt ständig auf dem Sprung sind und versuchen, so zu reagieren, daß es nicht zu einem weiteren Überfall kommt, also genau beobachten. Und sie dachte zum Beispiel an eine besondere „Reife", die ich in meinen jungen Jahren habe ...

Auch ein verdorbenes Essen enthält noch einen Rest Ballaststoffe, trotzdem kommt keine/r darauf, das zu essen. Und wenn jemand dazu gezwungen würde, käme auch keine und keiner darauf zu fragen, ob diese Ballaststoffe „verdauungsfördernd" waren - außer PsychologInnen. Einige davon scheinen tatsächlich zu meinen, daß aus einem Stück Scheiße ein Stück Gold wird, wenn es nur lange genug durch die Rosa-Psycho-Brille betrachtet wird. Welch läppische Tröstungsversuche, die erst recht Verachtung signalisieren! Wer fragt, führt, aber wer so fragt, führt sich vor.
Sie übersah geflissentlich, daß ich auch heute ständig auf dem Sprung bin, daß ich eine besondere *Verzweiflung* in meinen jungen Jahren habe.
Und vor allem erwähnte sie nicht, wie reif und beobachtungsfähig ich gewesen wäre, wenn ich andere Eltern gehabt hätte, wenn ich aus Freude gelernt, wenn ich meine Welt auf sicherem Grund mit Staunen und ständiger Bereitschaft, Neues zu entdecken, beobachtet hätte, wenn ich Reife durch Liebe erlangt hätte, statt Härte durch Hiebe.

> „Die Menschen müssen leiden, um stark zu werden, dacht' ich. Jetzt denke ich, sie müssen Freude haben, um gut zu werden."
>
> WILHELM VON HUMBOLDT*

„Was uns nicht umbringt, macht uns stark", sollte eigentlich heißen: „Was uns nicht umbringt, macht uns hart", innerlich und äußerlich.

In der Tat gibt es Menschen, die von sexualisierter Gewalt etwas haben - Opfer gehören nicht dazu.

---

* „Sein Leben und Wirken, dargestellt in Briefen, Tagebüchern und Dokumenten seiner Zeit", Berlin, 1953, S. 139: An Karoline 22.09.1790 in: Eichelberger, Ursula: „Zitatenlexikon", VMA-Verlag, Wiesbaden, 1981

Aber diese Therapeutin ist beileibe nicht die Einzige und vor allem nicht die Schlimmste, in bezug darauf, Vergewaltigungsopfer nach Gebrauchtteilen auszuschlachten, wie mensch es bei einem Unfallwagen macht:
Das weitaus Zynischste, das ich (bisher) in diesem Zusammenhang gelesen habe, war die Behauptung des Familientherapeuten Bert Hellinger: „Wenn ich es einmal etwas frivol und provokativ sage: Die Erfahrung als solche ist dabei ja nur etwas vorgezogen. Wenn ich das dem Kind sage, entlastet es das Kind."*
Vorausgesetzt Bert Hellinger sieht jegliche Form der Sexualität als Demütigung, Erniedrigung und Vergewaltigung, hat er recht damit, daß eine Erfahrung „vorgezogen" sei. Ich habe den Eindruck, daß hier bewußt der Tenor von Kindervergewaltigern übernommen wird, indem er von „Sex" spricht, wo Gewalt geschieht. Er macht sich damit zum Fürsprecher der Kindervergewaltigerszene. Ebenso wie es MedienarbeiterInnen tun, die von „*Sex*gangstern", „*Sex*tourismus" oder „*Sex*opfern" sprechen.
Sexuelle Gewalt an Kindern ist sexuelle Gewalt an Kindern, und es geht um *Macht,* nicht um Sex.
Soetwas zu behaupten, heißt, die durch die Täter vorgenommene Gehirnwäsche zu erneuern, Opfer weiter zu verwirren und in ihrer Wahrnehmung im Stich zu lassen.**

„Sexuelle" Gewalt ist geschlechtsgerichtete Gewalt gegen Frauen, für die die sexuelle Ebene als Vehikel benutzt wird: sexualisierte Gewalt!

Das Tragische an solchen „Bemerkungen" ist, daß manche Opfer zunächst geneigt sein mögen, die Dinge aus Verzweiflung auf Teufel komm raus „positiv" zu deuten. Im ersten Moment scheint dies tatsächlich, eine „Erleichterung" zu sein. Doch keine Verdrehung bleibt ohne Folgen. Und der Bumerang dieser Verdrehung ist, daß in der Folge Sexualität als Gewalt wahrgenommen würde.

---

* Gunthard Weber (Hg.): „Zweierlei Glück: Die systemische Psychotherapie Bert Hellingers", Heidelberg, Carl-Auer-Systeme, 1997, S. 94 und 95

** Auf jeder Seite der Bücher von Bert Hellinger frage ich mich, ob ich es mit einem schlauen Scharlatan zu tun habe oder „nur" mit einem verwirrten Geist, der mit einer gefährlichen Mischung aus falsch und wahr in die Köpfe der LeserInnen eindringt. Daß die Kurse für das sogenannte „Familienstellen" nach Bert Hellinger großen Zulauf haben und er seine Bücher verkauft bekommt, wirft einen Blick auf das große Bedürfnis nach einfachen „Lösungen", die sich im bisherigen System bewegen. Dementsprechend wird dann auch die Wahrnehmung zurecht(?)gestutzt: Eine sonst sehr aufmerksame Bekannte von mir, die obiges Buch gelesen hat und einen Kurs bei Hellinger belegen wollte, bestritt auf's heftigste, daß er die oben genannten Sätze darin jemals geäußert habe.
(Ich betone, daß ich das Familienstellen an sich, also das dreidimensionale Abbilden des eigenen Familienbildes, für eine äußerst effektive und sinnvolle psychologische Technik halte.)

Zurück zu dieser Therapeutin: ihre Bemerkungen sagten in der Tat etwas über „Menschenkenntnis“ aus – über ihre eigene. Insgesamt bin ich jedoch jedesmal skeptisch, wenn eine/r behauptet, diese zu haben: Ob die sich nicht einfach vormachen, daß sie Menschen schnell einteilen und in Schubladen stecken können, um sich sicherer in ihren Kontakten zu fühlen? Und sich damit nur eine trügerische Sicherheit suggerieren? Menschenkenntnis besteht darin, zu versuchen, keine zu haben. Nur so ist genügend Unvoreingenommenheit und Offenheit da, um alle Signale wahrzunehmen – und sie kontinuierlich modifizieren zu können.

Ich lief mittlerweile, nach all diesen niederschmetternden Versuchen, auf dem Zahnfleisch. An meinem zwanzigsten Geburtstag entschloß ich mich, mit irgendeinem ins Bett zu gehen, einfach nur, um es gemacht zu haben. Und eben in der Hoffnung, daß es *irgendetwas* in mir auslöst. Einige Tage später „entjungferte“ (wie ein früher datierter Eintrag meiner Frauenärztin belegt, war zu diesem Zeitpunkt ohnehin kaum mehr was übrig, was ich hätte durchschneiden können) ich mich selbst: mit Rasierklinge und Spiegel hantierte ich, während ich daran dachte, um wieviel einfacher es doch wäre, mir die Pulsadern aufzuschneiden. Ich war besessen von dem Gedanken, auf gar keinen Fall verletzt zu werden. Nicht von einem Mann, und nicht in dieser Situation. Auf gar keinen Fall durfte das passieren – nicht nochmal. Mich bringt keiner mehr zum Bluten – auf gar keinen Fall! Bevor mich nochmal einer verletzt, mache ich es lieber gleich selbst. Wenigstens das sollte in meiner Macht liegen.

> Selbstverstümmelungen sexuell ausgebeuteter Frauen gehen vom Verbrennen mit Zigaretten über das Einritzen der Haut mit Messern, Scheren oder Glasscherben bis zu „zufälligen“ (Sport-) Unfällen u.v.m.
>
> vgl. Bange 1992, S. 170f, Bass/Davis 1990, Mebes/Jeuck 1989, Rijnaarts 1991

Etwa um den Dreh passierte etwas, was mich denn doch erstaunte, so kaputt, wie ich war: Ich hatte mich in ein Eiscafé gesetzt, zückte einen Text, den ich lesen wollte, während ich auf meinen Cappuccino wartete. Dabei hatte ich meine Tasche auf den Tisch gelegt, eine weinrote Aktentasche. Am Nebentisch saßen zwei Frauen mit zwei Mädchen. Die beiden mögen etwa zehn Jahre alt gewesen sein. Eine der beiden kam zu mir herüber und schlug mit ihrer Faust fest auf meine Tasche, dann kam die andere und machte dasselbe. Das wiederholten die beiden, während ich weiterlas. Wir ignorierten uns gegenseitig, wobei ich mir dachte: Wenn die das nochmal versuchen, lasse ich meine Faust blitzschnell genau neben ihrer Hand auf meiner Tasche landen. Leider kam es nicht dazu. Die beiden stellten sich feindselig vor mir auf: „Die Tasche ist häßlich!“
Ich: „Ach was!?“

Sie guckten sich, einander versichernd, an: „Ja, häßlich ist die Tasche!"
„Mir gefällt sie."
Die beiden liefen, die Hände in den Hüften und auf dem ganzen Fuß abrollend, vor mir auf und ab und klärten mich in OberlehrerInnenmanier auf:
„Das ist eine Arbeitstasche."
„Und, was ist daran schlecht?"
Die eine: „So eine feine Dame wie Sie braucht eine Handtasche."
Die andere: „Wie meine Mutter."
Die eine: „Mit Glitzer!"
Die andere: „Und Glemmer!"
Damit hatten sie sich auch schon umgedreht und ihren Abgang genommen.
Jetzt haben sie mich aber mal zurechtgewiesen! Ich fand schon mal gut, daß die beiden Gören so frech waren. Jedoch: wie konditioniert doch Mädchen in diesem Alter schon sind! Und welch phantastische Fassade ich trotz allem in der Lage war, aufrecht zu erhalten. Oder waren „feine Damen" etwa solche, die (ganz) „schön fertig" aussahen?

Wegen meiner ruinierten Haut - und der Tatsache, daß ich mich selbst auf jede nur erdenkliche Weise zerstörte - ging ich für mehrere Tage, vom 13.9 bis 20.9.1991, in die Fachklinik Hornheide in der Nähe von Münster, eine Fachklinik für Hauttumore und plastische Chirurgie.
Ich saß dort unter Menschen, deren Gliedmaßen unvollständig waren, die keine Nase mehr hatten. Eine Person hatte eine rätselhafte Krankheit, die die Muskeln ihrer (ich glaube, es war die rechte) Gesichtshälfte zum Erschlaffen brachte, so daß sich Hautfalten wie bei einem Boxer bildeten. Diese Person war die einzige, mit der ich nicht hätte tauschen wollen, weil auch sie nicht wußte, wo sie ansetzen sollte, um sich zu heilen. Aber mit den KrebsklientInnen hätte ich gerne getauscht. Die waren wenigstens auf eine Weise krank, die eindeutig therapiert werden konnte - oder aber eben eindeutig nicht. (Wobei ich auch das heute relativer zu sehen lernte.)
Für meine Haut war der Effekt nahe null. Trotzdem wirkte sich der Aufenthalt auf mich aus. Ich ging mit einer zusätzlichen Verletzung:
Jeden Abend wurde mein Oberkörper mit Salben beschmiert. Leider gaben die mir die Salben nicht in die Hand, damit ich es selbst hätte machen können. Aber ich hatte vorsorglich gesagt, daß ich nur Frauen für den Job akzeptiere. Schwestern übernahmen das. Mit Folienhandschuhen trugen sie die Salben auf Brust und Dekolleté auf. Bemerkenswert daran war, daß eine asiatische Schwester eine ganz andere Art von Berührung hatte: Sie führte ihre Hand nicht medizinisch-klinisch-steril, es war eine heilende Berührung, sanft und anteilnehmend - und zwar ohne daß sie etwas anderes tat als die anderen Schwestern.
Als ich eines Abends wieder ungemütlich dastand und das Prozedere über mich ergehen ließ, platzte ein Pfleger herein. Oh ja, er hatte angeklopft, eines dieser Alibiklopfen, wonach direkt die Tür aufgerissen wird. Ich frage mich,

warum er es überhaupt gemacht hat. Während ich oben ohne dastand, ließ er die Tür offen stehen, durch die andere Pfleger und ein Zivi einen Panoramablick auf mich bekamen, holte etwas und verschwand. Das Grinsen der Typen werde ich nie vergessen.
Ich beschwerte mich bei dem Psychologen, dem ich dort, gegen meinen Willen, zugeteilt worden war. Seine lapidare Antwort: „Ja, der medizinische Bereich und insbesondere Krankenhäuser sind Bereiche, in denen die Privatsphäre von Menschen sehr gefährdet ist. In der Tat ist das nicht gut." Einen Veränderungswunsch, was diesen Umstand angeht, habe ich nicht wahrnehmen können. Unternommen kann er daraufhin nichts haben. Davon gehe ich aus, da der Zivi mich von da an und weiterhin mit einem breiten, verächtlichen Grinsen bedachte. Spießrutenlauf.
Die einzige Erkenntnis, die ich aus dem Aufenthalt zog, erlangte ich durch ein Buch, das ich auch überall sonst hätte lesen können. Darin waren Selbstbefragungstechniken beschrieben, mit denen ich endlich auch zu der Emotion kam, die hinter meiner zerkratzten Haut lag.
In dicken Lettern stand über meiner Brust geschrieben:
Faß mich nicht an!
(So offensichtlich das auch war – vorher hatte es sich mir nicht enthüllt.)

Trotzdem hielt ich, da meine Haut durch diese „Behandlung" wenigstens nicht schlechter geworden war, an meinem Plan, mit irgend jemand ins Bett zu gehen fest. Und prompt, während ich am See spazieren ging, sprach mich auch jemand an. Ausgerechnet als ich völlig benebelt aus der Bibliothek kam und dringend meinen Kopf auslüften mußte vom vielen Lesen. Und ich weiß noch, daß ich so ziemlich den schlabberigsten aller meiner Pullis anhatte. Erst als ich mir sicher war, daß er sich kaum in mich verlieben würde und einfach nur scharf war, verabredete ich mich mit ihm für's Kino. Er wollte mich abholen, erschien dann aber nicht. Zwei Tage später klingelte es: „Ich hab mir die falsche Hausnummer gemerkt, aber ich war mir ganz sicher: Die lügt nicht!" Wir gingen essen und tauschten Telefonnummern. Als er anrief, sagte ich, daß ich mich melden würde. Reichlich später rief ich ihn an und legte einen Termin fest.
Ich kannte das ja schon, daß mich immer Männer mit dicken Autos ansprachen, aber was da vor dem Wohnheim stand, war kein Porsche mehr, das war ein Raumschiff. Noch in derselben Nacht schlief ich mit ihm. Ich habe gleich ein paar mehr Sachen ausprobiert, weil ich ja wußte, daß dem so bald nichts folgen würde. Aber nichts kam mir neu vor. Die Nähe, die er heraufbeschwor, indem er hinterher anfing, von sich zu erzählen, verursachte mir Beklemmungen. Er lud mich auch sofort ein, mit ihm nach Sylt in den Urlaub zu fahren und, und, und. Als er ging, muß er nicht ganz bei sich gewesen sein: Er vergaß seine Tasche – mit allen Papieren, mit Bargeld und seinem Sparbuch. Ich wundere mich noch heute, daß er ein so grenzenloses Vertrauen hatte, erst am nächsten Tag zu kommen, um das abzuholen. Ich ver-

mute, ich hätte mein gesamtes Studium finanziell aufpäppeln können. Ich hab noch nicht mal in die Unterlagen reingeguckt.
Als er seine Tasche holte, erklärte ich ihm, daß es wohl doch besser sei, wenn wir uns nicht mehr sehen. Daß er so überrascht und sogar ein bißchen verletzt schien, machte mir zu schaffen, aber ich blieb bei meinem „Nein“. Nachdem er dann gegangen war, schloß ich die Tür, lehnte mich mit dem Rücken gegen sie – und sank in die Knie: „*Ich lebe noch!* Ich hatte '*Nein*' gesagt, und trotzdem lebe ich noch!“ Mein Herz schlug bis zum Hals. Ich war völlig fertig. Ich wußte nicht, woher dieses Gefühl kam, aber ich hatte wirklich den Eindruck, jetzt sterben zu müssen, als wenn mich der Schlag treffen müsse, sobald ich einem Mann gegenüber „Nein“ sagte. Mein Gefühl vermittelte mir den Eindruck, gerade von der Schlachtbank gerettet worden zu sein – während mein Verstand mein Gefühl für verrückt erklärte: „Himmel nochmal, das ist doch gar nicht Dein Denken, Du bist doch sonst keine Frau, die ihr Maul nicht aufkriegt! Was, zum Teufel, ist bloß los?“
Zusätzlich verwirrend war, daß ich in diesem Moment Angst um meine Schwester bekam. So als würde ihr etwas geschehen, als würde sie geopfert, wenn ich mich widersetzte. Ich konnte mir das nicht erklären. Damals.
Ich fand sehr nett von ihm, daß er nicht mehr anrief.

Erstmals mit dem Gedanken, schwanger werden zu können, konfrontiert, begann ich, mir darüber Gedanken zu machen, ob ich mich nicht gleich sterilisieren lasse. Denn auch wenn ich die Pille nahm: jede Verhütungsmethode birgt ein Restrisiko. Und dieses „Restrisiko“ hätte mir den Rest gegeben! Da ich sowieso keine Kinder, und schon gar nicht in diese Welt setzen wollte, lag der Gedanke an Sterilisation nahe. Ich machte lange Listen, in denen ich die Pros und Contras einer Sterilisation sammelte. Das heißt, lang wurde nur die Liste „Pro Sterilisation“:

- Nur zwei Dinge sind für mich immer gleich geblieben: zum einen, daß ich frei, ungebunden und unabhängig sein wollte und zum anderen meine beruflichen Vorstellungen, die eng mit Reisen verknüpft waren, die ja auch Ungebundenheit voraussetzen.
- Daß ich überhaupt nicht den Wunsch verspürte, Kinder zu kriegen, mich der Gedanke daran sogar vorzugsweise dann erheischte, wenn ich gerade nichts auf die Reihe kriegte, so nach dem Motto: „Dann kann ich ja immer noch schwanger werden.“
- Daß ich mir zu keinem Zeitpunkt, in keinem Traum und bei keiner Gelegenheit jemals ernsthaft vorgestellt habe, mit Kind zu leben.
- Es gibt Schmerzfreieres als eine Geburt.
- Die Angst vor einer Schwangerschaft wäre weg! Wenigstens eine Art von Sicherheit in meinem Leben.
- Ein Kind zu haben heißt, erpreßbar zu sein.
- Und kein Kind zu haben bedeutet, keine Gefahr, von einem Mann abhängig zu werden, zumal selbst die denkbar allergünstigsten familiären

Bedingungen dazu geeignet wären, mir das Gefühl vermitteln zu können, gefangen zu sein – und zu Recht!
- Amazonengefühl (Woher ich das hatte, weiß ich wirklich nicht.)
- Es wäre absolut verantwortungslos gegenüber einem Kind, aus Gründen des „Ausprobierens" in die Welt gesetzt zu werden, so nach dem Motto: „Dann war ich auch mal schwanger." oder noch schlimmer: „Das Haus ist gebaut, das Auto steht vor der Tür, jetzt fehlt nur noch ein Kind." (Bemerkenswerterweise heißt es sowohl ein Kind „durchbringen" als auch Geld „durchbringen".) Im Gegensatz dazu, empfinde ich meine Überlegungen als sehr verantwortungsbewußt.
- In diese Welt?!
- Es gibt keine richtige oder falsche Entscheidung. Reue und Zweifel hätte ich bei einer Schwangerschaft sicherlich auch.
- Allein beim Gedanken, daß es sexuell ausgebeutet werden könnte, werde ich wahnsinnig.

usw ...

Auf der Contra-Liste standen gerade vier Punkte, dessen erster schon ausreichte, um den Ausschlag zu geben: Ich würde meine Möglichkeiten beschränken. Da war eine Sterilisation schon abgehakt.
Es ist halt doch ein ganz besonders gutes Gefühl zu wissen: „Wenn ich wollte, könnte ich." (Wobei ich es nie und unter keinen Umständen darauf anlegen würde, ohne daß der Mann bescheid weiß.)
Ich bin mir wohl bewußt, daß ich gar nicht erst auf die Idee gekommen wäre, mich so ausführlich damit zu beschäftigen, wenn nicht immer noch die böse Formulierung der Frau „ohne Kind" durch die Welt wabern würde. Dennoch waren meine Überlegungen nützlich für mich.
Außerdem war es auch ein Erlebnis, wie der Arzt, der mir dazu von Pro Familia empfohlen worden war, mich behandelte. Soweit war ich nämlich schon mit meinem Vorhaben. Ich hatte mich bereits genauestens über die verschiedenen Möglichkeiten der Sterilisation informiert, als er anhob, mir diese nochmals zu erklären. „Ich bin informiert." Er sah mich einen Moment an, und als ich wiederholte: „Ich habe mich genau informiert", legte er sein Demonstrationsobjekt weg, meinte: „Okay, dann können wir zur Untersuchung übergehen." und ging zur Untersuchung über.
Auf der Heimfahrt ging mir die ganze Zeit durch den Kopf, daß irgendetwas anders war. Irgendetwas war anders gewesen, als ich es sonst in Praxen in der Regel erlebte. Da fiel es mir ein: Der hatte mich ernst genommen! *Das* war es! Und zwar ohne, daß ich erst deutlich machen mußte, daß ich meine Entscheidungsbefugnis nicht mit dem Krankenschein abgegeben hatte.

Das zweite Weihnachten in Münster hatte ich Beate und die andere Frau aus der Selbsthilfegruppe, mit der ich noch Kontakt hatte, eingeladen. Sie brachten einen Mann mit, der sich seinerseits in einer der wenigen Männerselbst-

hilfegruppen von Zartbitter e.V. befand. Wir aßen zusammen, spielten Mikado und unterhielten uns.
Völlig überraschend bedankte er sich dafür, daß er als Mann mit uns feiern durfe und obwohl er „schon so alt“ (wohl vierzig), so belastet und überhaupt problematisch aufgrund seiner Vergangenheit sei. Er saß da wie ein Häufchen Elend. Und das kann ich einfach nicht vertragen, wenn sich jemand niedrig und wertlos fühlt – und schon gar nicht, wenn er bei mir zu Gast ist! Ich nahm ihn in den Arm, worauf er anfing zu weinen und sich so sehr an mir festhielt, daß ich dachte, er bricht mir gleich die Rippen. Als er mich wieder losließ, war ihm sichtlich wohler – und mir auch.

Ich hatte fast ein Jahr – genaugenommen: seit ich mir den Geheimanschluß besorgte – überhaupt keinen Kontakt mehr mit irgendeinem Mitglied meiner „Familie“ gehabt. Bis dahin hatte mein Vater hin und wieder angerufen. Ich hatte meine Auskünfte bei diesen Kürzestgesprächen auf Auto und Studium beschränkt, während er schier verrückt zu werden schien bei dem Gedanken, nicht genau zu wissen, was ich „treibe“. Fast im gleichen Atemzug kam wieder der altbekannte Satz: „Ich weiß immer, was Du tust. Egal wo und wann. Glaub bloß nicht, daß ich nicht weiß, was Du treibst!“ Daß das ja wohl ein ganz klein wenig unlogisch ist, fiel ihm offensichtlich nicht auf. Wozu muß er fragen, wenn er es weiß? Nun ja, wenn einer sich zum Lauschen hinter eine Glastür stellt ... Einmal kündigte er sogar an, einen Privatdetektiv einzuschalten, um endlich zu wissen, was ich „treibe“. Später einmal erzählte mir seine Freundin, daß er nachts wachliege, vor „lauter Sorge um dich“. Das nehme ich ihr sogar ab: Wenn ein Kindervergewaltiger Zu- bzw. Übergriffsmöglichkeiten, wenn er Macht verliert, macht er sich Sorgen – um sich.
Der Kontakt zu meiner Mutter endete schon Weihnachten 1989. Zu diesem Zeitpunkt befand ich mich noch vollständig in dieser hellen Welt, die sich mir in Münster aufgetan zu haben schien, als sie plötzlich anrief. Sobald ich ihre Stimme hörte, bekam ich Stiche im Bauch. *Diese Stimme!* Mir wurde innerhalb eines Bruchteils einer Sekunde speiübel. Ich dachte wirklich, ich müsse gleich in den Hörer kotzen. Das würde ich nicht nochmal mitmachen, also erklärte ich, daß ich keine Anrufe mehr wünsche. Auf ihre Frage „Warum?“ sagte ich ehrlich: „Ich kann Deine Stimme einfach nicht ertragen.“ Glücklicherweise hielt sie sich daran.
Leider hatte ich in dieser Zeit auch keinen Kontakt zu meiner Schwester. Ich war mir einfach nicht sicher, ob sie meine Geheimnummer weitergeben würde, also bekam sie sie nicht von mir. Zumal ich wußte, zu welchem Schauspiel mein Vater in der Lage war, wenn er etwas wollte. Vielleicht hätte er es geschafft, ihr „Sorgen“ vorzugaukeln, die sie hätten zweifeln lassen. (Wir haben erst lange später, als wir begannen, überhaupt miteinander zu reden, herausgeschält, woher dieses Mißtrauen der anderen gegenüber kam: Meine Mutter hatte uns ständig gegeneinander ausgespielt. Was sie an meiner Schwester lobte, kritisierte sie an mir – und umgekehrt.)

So merkte ich erst, als meine Schwester eines Tages unter der Wohnheimtelefonnummer anrief, daß sie die Einzige aus meiner „Familie“ war, die mir etwas bedeutet: Sie war völlig aufgelöst und weinend am anderen Ende der Leitung: „Olga, ich weiß, daß Du mich wahrscheinlich haßt, weil ich Dich anrufe, aber ich kann nicht mehr: die Mama liegt im Krankenhaus mit ihrer Bandscheibenoperation, der A. (mein Bruder) hatte einen Unfall und wird schon seit Stunden operiert, und der Papa ist in Spanien. Ich bin ganz allein.“
Ich fragte nur: „Dir geht es gut? Dir ist nichts passiert? Bist Du verletzt?“ Die Frage schien sie genauso zu verwirren wie mich. „Nein, ich meine, ich weiß nicht, wo mir der Kopf steht, ich bin nur dabei, Sachen zusammen zu packen und in die Krankenhäuser zu bringen. Und ich bin ganz allein.“
Sie war nicht verletzt, nicht krank, sie war okay. Das war alles, was mich interessierte: „Ich geh' auf mein Zimmer und ruf' Dich von dort aus zurück, ja?“
Auf dem Weg nach oben wurde mir klar, daß mein Bruder, meine Mutter und mein Vater von mir aus hätten alle miteinander tot umfallen können. Sie waren mir egal. Mein Schwester war wichtig – und meine einzige Familie.
Im Grunde hatte ich schon ein schlechtes Gewissen, daß ich vor ihr gehen durfte und sie jetzt alleine mit meiner Mutter dort leben mußte, zwölf Kilometer von meinem Vater entfernt und seinen Bemerkungen nach wie vor ausgesetzt, mindestens dann, wenn sie wegen des Autos mit ihm zu tun hatte. Was immer er bei mir nicht mehr anbringen konnte, bekam sie jetzt doppelt ab: „Sag der Olga ...“.
Oben angekommen, rief ich sofort an. Sie beruhigte sich. Wir redeten, wahrscheinlich zum ersten Mal in unseren Leben, wirklich miteinander. Ich gab ihr meine Geheimnummer. Jetzt war ich sicher, daß sie sie hüten würde wie ihren Augapfel. (Richtigen, dauerhaften Kontakt bekamen wir erst, als meine Schwester Luft hatte, das heißt, als sie schließlich ihr Abitur hatte und auch zum Studium wegzog.)
Ich besuchte Rhetorikkurse an der Uni, wo ich Holger kennenlernte: Wir hatten in wenigen, aber intensiven Gesprächen einen interessanten Kontakt bekommen, als ich bemerkte, daß er sich reichlich heftig auf mich eingeschossen hatte. Das fiel zum Beispiel auf, als ich darüber redete, Münster vielleicht für ein Auslandssemester in Italien zu verlassen: er schien bestürzt. Da ich genauso wenig möchte, daß andere sich in Abhängigkeit zu mir begeben, wie ich abhängig sein möchte, brach ich den Kontakt ab.
(Und es lag allein an der Abhängigkeitskonstellation. Er war homosexuell.)
Ich suchte ihn dafür auf und sagte ihm auch, warum ich das tue, mit eben dieser Begründung.
Er brach in Tränen aus, was mich nur noch mehr darin bestärkte, hier einen Schlußpunkt zu setzen.
Lange Zeit später meldete ich mich nochmal. Ich war erleichtert, als er mir bestätigte, daß das, was ich getan hatte, tatsächlich das Beste für ihn gewesen war. Die Art und Weise fand er allerdings immer noch nicht besonders.

Bei weiteren Rhetorikkursen an der Uni kam ich zu der Überzeugung: „Das kann ich auch – und besser!“ Ich las mir daraufhin jede Menge Kommunikations-Fachwissen an und besuchte weitere Kurse der unterschiedlichsten AnbieterInnen: politische Stiftungen, Vereine und einen Kurs, der in einem Frauenbildungshaus abgehalten wurde. Der Kurs ging über eine Woche, und ich habe in meinem ganzen Leben noch keine so heterogene Gruppe Menschen erlebt: jede Einzelne war eine Welt für sich, ein eigener Planet. Das machte den Kurs und die Übungen sehr interessant. Und mir schien es bemerkenswert, daß es nicht zu Spannungen kam. Jede, so unterschiedlich sie waren, hatte ein Gefühl für die Grenzen der anderen. Ich genoß es und konnte nach einigen Tagen sogar feststellen, daß ich länger geschlafen hatte als die anderen auf dem Zimmer. Normalerweise wache ich automatisch *vor* allen anderen auf.

Die Atmosphäre war so entspannt, daß ich es sogar fertigbrachte, einmal für die anderen zu kochen. (Wir wechselten uns ab beim „Küchendienst“, und eigentlich hatte ich mich auf das Füllen der Tee- und Kaffeekannen beschränken wollen.) Danach bin ich zwar hyperventilierend spazieren gegangen, war völlig fertig, und konnte es kaum fassen, zumal ich mich ärgerte, daß eine solche Lappalie mich soviel Energie kostet, aber immerhin: ich hatte es geschafft.

Den krönenden Abschluß des Kurses bildete eine Party am letzten Abend. Wir hatten es uns nett und gemütlich gemacht: der Raum war liebevoll geschmückt, die Musik so ausgewählt, daß sie *allen* gefiel. Es wurde getanzt und gegessen und eine der Teilnehmerinnen, die Geburtstag hatte, wurde ausgiebig gefeiert. Ich hätte mir vorher ehrlich nicht vorstellen können, daß eine Party so ganz ohne Männer Spaß machen könnte, aber ich vermißte nichts. Im Gegenteil: keine Aggressivität, kein Machogehabe. Die Atmosphäre war friedlich und heiter, selbstbestimmt und selbstbewußt.

Ich war überwältigt von dieser Erfahrung des Frauenmiteinanders. Spät abends setzte ich mich mitten in den Raum auf den Fußboden, schloß meine Augen und nahm nur das Licht durch meine Lider wahr, das immer wieder von den Tänzerinnen, die sich um mich drehten, durchbrochen wurde. Ich war ganz entspannt. Ich sog die Atmosphäre auf.

In gewisser Weise war das eine Art Initiation für mich.

Mit all meinem angelesenen Wissen und meinen Erfahrungen kontaktierte ich Frauen, die an der Volkshochschule Rhetorikkurse gaben. Ich hatte ein Konzept für mehrere Kurse für Frauen zusammengestellt und eine dieser Kursleiterinnen war offen genug, sich das anzuhören.

Sie bot mir das Trittbrett, um selbst Kurse geben zu können, indem sie den Kontakt herstellte.

Ich wünschte, daß mehr Frauen anderen Steigbügelhilfe geben. Und das kann eigentlich jede Frau, in welcher Position auch immer, auch wenn es selbstverständlich von den oberen Plätzen leichter geht.

> Frauen „besetzen weltweit gerade einmal 14 % der höheren Posten in Management und Verwaltung, 10 % der Parlamentssitze, 6 % der Kabinettsposten.“
>
> Die Zeit, 25.08.1995

Nun war ich schon knapp eineinhalb Jahre in Münster, hatte diverse Praktika bei Verlagen und Zeitschriften gemacht, etliche Scheine an der Uni absolviert, meine Premiere als Kursleiterin gefeiert (Einige belegten gleich einen weiteren Kurs bei mir.) und einige interessante Menschen kennengelernt (von denen hier nicht alle erwähnt sind). *Wirklich grundlegend geändert hatte sich jedoch nichts.* Je mehr ich sah, daß ich meiner Vergangenheit nicht entfliehen konnte, je mehr Probleme meinen Alltag in Stücke rissen, je mehr ich damit konfrontiert war, daß meine Haut vielleicht nie wieder gesund werden würde, desto kaputter war ich. Ich ging hoffnungslos auseinander. Der Psychologe der Fachklinik Hornheide gab mir daraufhin Informationen über eine Fastenklinik, wo eine andere Klientin bereits gute Erfahrungen gemacht hatte.

Angesichts des Sommers, der gnadenlos nahte, beantragte ich die Kostenübernahme. Der Sommer war für mich die schlimmste und depressivste Zeit im Jahr, weil ich dort umso mehr vor Augen geführt bekam, daß andere – im Gegensatz zu mir – *lebten.** Im Winter fiel nicht auf, daß andere es sich, im Gegensatz zu mir, leisten konnten, in der Sonne zu liegen. Die innere Dunkelheit fällt umso mehr auf, wenn außen Sonne und Menschen strahlen. Im Selbstauskunftsformular der Klinik in Überlingen füllte ich bei der Frage nach Wetterfühligkeit aus: „Regen macht müde; Sonne macht traurig.“

(Der medizinische Dienst der Krankenkassen hatte die Kur genehmigt. Als ich die Ärztin verließ und mir den besorgten Ausdruck auf ihrem Gesicht vergegenwärtigte, zweifelte ich dennoch daran, ob es mir nun tatsächlich so schlecht ging, oder ob ich nur wieder alles falsch wahrnahm und sich das spiegelte. Mein ganzes Leben war ein Akt auf dem Drahtseil, eine Show, woher hätte ich das zu unterscheiden lernen sollen?!)

10. Überlingen

Sechs Wochen war ich in einer Fastenklinik in Überlingen. Zunächst waren vier Wochen genehmigt worden, aber meine Ärztin beantragte von sich aus noch zwei Wochen, weil sie es nötig fand. Kurz vor Ende des Aufenthaltes beugte sich die Bedienung des Speisesaals zu mir herunter und meinte: „Was ich Ihnen noch sagen wollte. Sie haben sich aber erholt! Als sie ankamen, da hab ich mir richtige Sorgen gemacht ..."

In der Tat: dieser Aufenthalt tat mir gut, wenn er auch nichts grundlegend änderte. Zunächst fastete ich gar nicht, weil die Ärztin meinte, sie wolle den Zirkel von Fressen und Fasten unterbrechen. Daß sie so flexibel war, anzuerkennen, daß ich für einen Teil der Zeit doch fastete, zeichnet sie aus.

Es waren bemerkenswert viele betuchte Leute dort. So eine Dame mit ihrem Schwiegersohn. Sie blieb mir in Erinnerung, weil sie behauptete, daß „immer 80% einer Beziehung von der Frau abhängen". Das sagte sie sehr stolz. Wieder so eine, die sich Unentbehrlichkeit vorgaukelte. Dabei ist es eine ganz einfache Rechnung: Beide Partner können sich zu 100% in eine Beziehung einbringen, was für die Beziehung selbst dann 50% pro Nase macht. Wenn der Mann nichts für die Beziehung tut, fehlen die Prozente, ausgleichen kann die Frau sie nicht, es bleibt eine halbe Sache, die sich lediglich von jener Hälfte nährt, die die Frau einbringt.

Daß sie auch den Betrieb ihres Mannes „zusammenhält", wußte ich dann einzuordnen. Ihr Schwiegersohn erklärte mir später: „Sie kauft hin und wieder Blumen für Präsentationen."

Wobei es natürlich auch sein kann, daß dieser Mann die Leistungen einer Frau bewußt reduziert hat.

Auch in dieser Klinik wollten sie, daß ich mich psychologisch betreuen lasse. Nach allem, was ich in dieser Hinsicht schon erlebt hatte, fehlte mir das Einsehen. Ich mußte mir die beiden PsychologInnen anschauen, worauf ich erklärte, daß ich mit keiner der beiden zusammenarbeiten könne, da der Mann mir „nicht besonders sensibel" und die Frau „nicht besonders intelligent" vorkam. Als der Klinikleiter konterte: „Und auf diese Art und Weise haben Sie schon von vornherein eine Blockade aufgebaut", fühlte ich mich ehrlich ertappt – das war ein Argument – wollte aber immer noch nicht. Erst als es hieß, daß sie mich „sonst nicht dabehalten können", gab ich klein bei. Ich wollte mir die Chance nicht nehmen. Ich hatte insgesamt den Eindruck, daß dort zuerst der Mensch kam – und wenn es sie beruhigt, daß ich die Spielwiese für einen Psychoheini biete ... soll sein!

Insgesamt deckte sich dort endlich mein Selbstverständnis als Klientin mit dem, was mir entgegengebracht wurde. Es wirkte sich offensichtlich aus, daß in dieser Klinik viele Leute ihren Urlaub verbrachten, das heißt: Ich muß wohl sagen: weil die Klinikleitung ein menschlicheres Verständnis von Medizin hatte, konnte mensch dort auch den Urlaub verbringen.

Die erste Stunde bei der Psychologin lief so ab, daß ich kurz erzählte, wie mein Leben ablief, wobei ich sexuelle Gewalt mit keinem Wort erwähnte. Ich war zum Abnehmen gekommen. Da fragte sie: „Und was ist mit Ihrem Vater?“ Ich zog die Stirn in Falten, dachte daran, daß ich gerade beim Aufbauen von Blockaden erwischt worden war und antwortete artig: „Wenn sie meinen, daß er mich vergewaltigt hat, dann muß ich das wahrscheinlich annehmen.“ (Glauben konnte, das heißt, wollte ich es ja immer noch nicht.)
Da kamen *ihr* die Tränen: „Entschuldigung, ich bin selbst betroffen.“
Ich wußte erstmal gar nicht, wie ich darauf reagieren sollte: *Ich* war doch die Patientin?! Sollte ich das nun für professionell halten?
Es war menschlich, das zählte. Ich mochte sie leiden und profitierte von diesen Stunden. Und ich kann mich auch nicht an einen einzigen Satz erinnern, wo sie mir emotional oder sonstwie einen Arschtritt gegeben hätte, wo sie mich nicht ernst nahm und würdelos behandelte. Und ich erinnerte mich, daß auch eine der beiden HautärztInnen, bei denen ich mich verstanden fühlte, in ihrer Jugend selbst Hautprobleme und Selbstzerstörung durchgemacht hatte.
Allerdings war ich besorgt, als ich aus dieser ersten Stunde ging: Werde auch ich noch in Jahren das Heulen kriegen, beim bloßen Gedanken daran? Nimmt das denn nie ein Ende?

Während Jungs, die als Kind sexualisierte Gewalt durchlitten, als Männer, aufgrund ihrer gesellschaftlichen Rolle, den Opferstatus hinter sich lassen können, einfach, weil für sie die Wahrscheinlichkeit, Opfer zu werden, sinkt, zieht sich sexualisierte Gewalt für Frauen durch ihr gesamtes Leben. Es ist nie zu Ende.

Was mich jedoch quält, ist der Gedanke, ob sie die Schweigepflicht verletzt hat, oder ob die Wände Ohren hatten ... Vielleicht war ich aber auch nur so offensichtlich in dieser Beziehung belastet, daß ein sensibler Mensch einfach darauf kommen mußte. Zum Beispiel weinte ich mir meine Kilos mehr herunter, als ich sie herunterfastete: Ich saß auf meinem Zimmer und heulte stundenlang. Dort ging es plötzlich.
Auf jeden Fall gab einer der anderen unvermittelt von sich: „Dir ist das Schlimmste passiert, was überhaupt einem Menschen passieren kann. Es gibt nichts Schlimmeres, als als Kind vergewaltigt zu werden.“ Ich hatte mit niemand außer ihr darüber geredet. Allerdings tat mir sein Statement gut, zumal er es erweiterte: „Deinem Vater gehört das Arschloch zugenäht, der sollte an seiner eigenen Scheiße ersticken.“

A propos: Ich fuhr bei meinem Vater vorbei, als ich nach Süddeutschland aufbrach. Ich wollte mich testen, meine Nervenstärke, wenn ich ihn sehe, und ich hoffte, meine Erinnerung dadurch aktivieren zu können. Diese Ungewissheit, dieser Zweifel „Hat er’s getan, oder nicht? Bin ich verrückt oder nur

ver-rückt?“ ist wie ein gleichzeitiges aufs Gaspedal und auf die Bremse treten. Ich hatte ja immer noch keine Erinnerung, keine Bilder.
Bei dieser Gelegenheit erfuhr er auch, wo ich mich aufhalten würde. Deshalb stellte ich mehrfach klar, daß ich auf *gar keinen Fall* Besuch von ihm oder sonstwem aus der Familie wünsche. Eines Tages stand er mit meinem Onkel, seinem Bruder, vor der Tür: „Wir waren am Bodensee schwimmen und da dachte ich, wir schauen mal vorbei.“
Ich habe sie schnell abgewimmelt, hatte in der folgenden Nacht Alpträume und rief ihn schließlich an: „Kannst Du mir vielleicht erklären, was Du hier zu suchen hattest. Ich hatte deutlich gesagt, daß ich keinen Besuch will!“
„Ja aber Olga, ich bin doch Dein Vater.“
„Und als mein Vater meinst Du, kannst Du alles machen, oder was!?“
„Nein, nein, natürlich nicht! Aber wir waren sowieso schon da und ...“
[...] „Wenn Du Dir noch einmal so einen Überraschungsangriff herausnimmst, werde ich den Kontakt ganz abbrechen.“

Zurück in Münster machte ich mich, um ein Dutzend Kilos leichter, daran, mein Jurastudium aufzunehmen. Ich hatte umgewählt, nachdem ich mir Folgendes gesagt hatte:
Ein Volontariat ist sinnvoller und kürzer als ein Publizistikstudium. Ein Jahr im Ausland ist sinnvoller und kürzer als ein Anglistikstudium - und gibt mir genau die Englischkenntnisse, die ich heute für meinen Beruf bräuchte und: anstatt Politologie - mein zweites Nebenfach - zu studieren, wäre es sinnvoller, gründlich Zeitung zu lesen und sich mit Geschichte zu beschäftigen. Also habe ich nach etwas gesucht, das es in Form und Abschluß nur an der Universität gibt. Alles Technische, Theologie oder Medizin kam für mich nicht in Frage. Auf Lehramt wollte ich auch nicht studieren. Also blieben eigentlich nur Psychologie und Jura. Psychologie würde ich bestimmt nicht anfangen, solange es mir nicht gut ginge. Ich wollte keine/r der StudentInnen sein, die das Studium mit einer Therapie verwechseln, am Ende immer noch nichts geschnallt haben und dann - diplomiert - auf die Menschheit losgelassen werden. Und Jura interessierte mich immer schon.
Studiert haben wollte ich allerdings unbedingt, einfach weil ich nie den Satz: „Sie wären genau die Richtige für uns, wenn Sie jetzt noch ein abgeschlossenes Studium hätten!“ hören wollte.
Auch die Jura-Vorlesungen waren überfüllt, diesmal mit einem hohen Anteil an geschniegelten und gezwirlten Töchtern und Söhnen aus „gutem Hause“. Ich habe mich immer gefragt, wie früh die Frauen aufstehen müssen, um so erscheinen zu können und hatte den Eindruck, daß bei den meisten die gesamte Fassade bröckelt, wenn ihre Wange berührt würde, so mit Make Up zugekleistert, wie die waren. Ekelhaft! Zumal ich bei den meisten auch überhaupt nicht verstand, warum sie sich so ver(st)deckten. Ich habe einen guten Blick dafür, ob eine/r wirklich ein so miserables Hautbild hat, daß Abdeckcreme günstig ist, und bei den allermeisten war es nicht der Fall. Ich

wäre froh gewesen, wenn ich auf meine ganzen Salben hätte verzichten können.
Bei einer hochspannenden Strafrechtsvorlesung nach einem langen Wochenende saßen zwei dieser Kleisterpuppen neben mir: „Ach, warst Du auch beim Skifahren? Ist ja toll! ... Und eine neue Jeans hast Du. Welche Marke? ... Oh, wow! ..." Haben die tatsächlich nichts Besseres zu reden?! Ich habe mich nie um Mode gekümmert, schon gar nicht um Marken. Wenn ich was kaufe, das eine Marke hat, mache ich sofort alle sichtbaren Schildchen ab. Ich finde es zutiefst unlogisch, *mehr* für etwas zu bezahlen (das mag ja in einigen Fällen aus Qualitätsgründen durchaus gerechtfertigt sein, aber:), um dann auch noch unbezahlt für eine Firma Litfaßsäule zu spielen!
Da fällt mir eine weitere Situation ein: Ich saß mit einer Arbeitsgruppe in einem Münsteraner Café, als ich mitbekam, was der Typ am Nebentisch von sich gab: „Also die Investitionen, die ich in meine Beziehungskiste gesteckt habe, haben sich noch nicht amortisiert."
Wow! Ich war ja sooo beeindruckt von diesem Gefasel! Super-passende Wortwahl in diesem Zusammenhang, oder?!
Jura als Fach hätte mir sicher gefallen, wenn ich nicht sowieso schon wieder heftig am Abbauen durch Zunehmen gewesen wäre. Was – ich gebe es zu – noch schlimmer für mich war, zwischen all den geschniegelten Frauen im Fachbereich. Würde ich denn nie jung sein können!?
Und wieder hatte ich zugenommen, weil ich immer und überall meine Tränen mit Essen erstickte. Waren nach der Heulerei in Überlingen denn immer noch nicht alle Tränen raus?! Was konnte so schlimm gewesen sein?!
Ich war widerstrebend bereit zu akzeptieren, daß ich überhaupt gar nichts dessen, was ich wollte und mir wünschte, würde verwirklichen können, wenn ich nicht *alles* wußte, *was in meiner Kindheit passiert war.* Eine Erkenntnis, die ich im Grunde immer hatte, die ich auch genau so formuliert hatte – und die mir zwischen den verschiedenen Therapiezimmern fast verloren gegangen war.
Ich entschied also, dort anzuknüpfen, wo mir bei den Hypnosesitzungen vor Jahren immer schwarz vor Augen geworden war, während ich die Hände vor meinem Gesicht zusammenschlug, um meine Tränen zu verbergen. Als ich endlich einen Arzt auftrieb, der in der Nähe wohnte und Hypnose praktizierte, fand der sich nicht bereit, mir Stunden zu geben: „BulimikerInnen sind mir zu selbstmordgefährdet, als daß ich sie ambulant behandeln würde." Ich wiederholte, daß ich schon seit Jahren nicht mehr wirklich bulimisch war, was aber nichts mehr nützte.
Andere, die mit Hypnose arbeiteten, würden noch weiter weg wohnen. Bevor die dann auch noch mit so einer Begründung kommen, wollte ich mir eine Klinik suchen. Zumal es sowieso vollkommen egal war, wo ich mich befand: schlecht ging es mir immer und überall. Es machte keinen Unterschied. Und vor allem war ich entschlossen, gar nicht weiter zu *versuchen*, ein irgendwie geartetes „Leben" aufrecht zu erhalten, das wiederum nur ein

Vegetieren sein würde. Ich wollte alles tun, um endlich Klarheit zu bekommen – schnell! Und die Fassade aufrecht zu erhalten konnte unmöglich Teil dieser Klarheit sein.

Ich hatte drei Kliniken in Deutschland ausgemacht: Eine davon behielt sich vor, erst vor Ort zu entscheiden, ob im betreffenden Fall auch tatsächlich mit Hypnose gearbeitet würde. Die schied schon mal aus. Die zweite war sehr teuer, so daß die Kostenübernahme bei der dritten wahrscheinlicher war. Auch wenn mir das Konzept der zweiten mehr zusagte, entschied ich mich, es dort zu versuchen, wo möglichst schnell ein Platz frei werden würde. So ziemlich das dümmste Kriterium, das ich mir aussuchen konnte, weil es ja schon was über die Qualität einer Klinik aussagt, wenn sie sofort Plätze frei hat, aber ich hielt es einfach nicht mehr aus. Wenn ich heute die Unterlagen lese, fällt mir Etliches auf, das mich unter normalen Umständen davon abgehalten hätte, dort zu erscheinen. Z.B. aus dem Merkblatt zur „Hypnoanalyse", einem analytischen Gespräch unter Hypnose: „Hauptthema hier sind *Sie selbst* und die Wiedererlangung Ihrer Gesundheit! Nicht die Mitpatienten und auch nicht die Qualität des Essens oder der Putzfrau. Suchen Sie nach Ihren Schwachstellen, nach Ihren Fehlprogrammierungen!" Ein überdeutlicher Hinweis für eine nächlässige Führung des Hauses, zumal ich nicht finde, daß es überhaupt irgendeinen Grund gibt, sich nicht über schlechtes Essen und eine vernachlässigte Unterbringung zu beschweren, schon gar nicht, wenn ich mich in einer Klinik befinde. Weiter war in der Klinik-Vorstellung die Frau des Klinikinhabers abgebildet, obwohl sie nicht im geringsten an der therapeutischen Arbeit beteiligt war. Sie hatte sich wie ein Filmstar – mit extravagantem Hut – ablichten lassen. Und wenn ich mir die Zeit genommen hätte, mir das Buch des Klinikinhabers, Claus H. Bick, durchzulesen, das im ersten Schreiben der Klinik propagiert wurde*, hätte ich wahrscheinlich angesichts seiner Selbstbeweihräucherung Abstand von dieser Idee genommen.

Ich muß wirklich ziemlich auf dem Zahnfleisch gelaufen sein ...

Anderes jedoch klang ermutigend: Die Klinik bestand schon 30 Jahre, die Behandlungszeit war mit „mindestens 12 Wochen und je nach Schwere des Falles wesentlich mehr Behandlungszeit" angegeben, so daß ich – entsprechend meines sonstigen Tempos – eher von 12 oder wenig mehr Wochen meinte ausgehen zu können. Diese Zeit war ich auch bereit zu investieren, wenn es nur endlich was bringen würde. Tägliche Atemtherapie und Autogenes Training waren obligatorisch. Weiter hieß es, daß ein ausführlicher Lebenslauf erstellt werden sollte. Auch das fand ich sinnvoll, zumal dieser Lebenslauf nach „mehreren eingehenden Besprechungen mit dem Arzt" den Hypnoanalysen zugrunde gelegt werden sollte. Nach jeder Hypnoanalyse sollte eine ausführliche Bilanz erstellt werden, die wiederum eingehend mit

---

* Bick, Claus: „Neurohypnose, Skalpell der Seele: Tatsache und Wahrheit über Hypnose und Hypnoanalyse", Frankfurt am Main, Ullstein, 1983

dem Arzt besprochen werden sollte. Drei bis vier ÄrztInnen sollten für maximal 35 KlientInnen zur Verfügung stehen, wobei die erste Hypnoanalyse nach spätestens fünf Wochen, alle weiteren im Rhythmus von ca. zwei Wochen stattfinden sollten. Ich rechnete nach: das hieß, daß jede/r ÄrztIn knapp 12 KlientInnen zu betreuten hatte. Jeden Wochentag eine, manchmal zwei Hypnoanalysen pro ÄrztIn – ja, das ging auf: alle zwei Wochen wäre ich auf jeden Fall dran. Außerdem fand ich gut, daß nicht nur behandelt, sondern auch geforscht werde, wie die Klinikunterlagen angaben.
Okay, war zwar nicht ideal, was die Zeiträume angeht, aber wie gesagt: wenn es nur hilft, war ich bereit, alles andere warten zu lassen, zumal es mir sowieso nichts brachte, solange ich nicht wußte, was los ist. Ich organisierte alles Nötige und fuhr am 8.11.1991 zum Konsultationstermin nach:

11. Dahn – oder die Demütigung durch die Psychiatrie

„Stein-im-Blick-Klinik* – offene Psychiatrie" stand in großen Buchstaben auf dem Schild vor dem Gebäude.

Ich wurde vom Chefarzt empfangen: ein abgebrochener Gartenzwerg mit riesigem Schnurrbart, den er nach oben zwirbelte. Na, dachte ich, wenn das mal nicht kompensatorisch ist! Er gebärdete sich von Anfang an wie ein kleiner Despot; unterbrach mich in jedem zweiten Satz, hatte nach zwei Minuten schon seine – falsche! – Diagnose erstellt und ließ gegenüber der Ärztin neben ihm deutlich den Chef raushängen. Das war einer, der keine bessere neben sich haben konnte. Seine ganze Haltung war ein Witz auf zwei Beinen: mit geschwellter Brust saß er auf dem höhergestellten Stuhl und wiegte bei jedem Satz bedächtig sein schnurrbartgezwirbeltes Haupt. Kurz: das Syndrom des kleinen Mannes in Reinkultur!
Wir konnten uns von Anfang an nicht verknusen. Das alte Problem: Ich verstand mich als Klientin, die eine Dienstleistung in Anspruch nimmt, für die mein Gegenüber bezahlt wird, und er wollte als „Halbgott in Weiß" erachtet werden. Er machte deutlich, daß er mit mir keine Behandlungen machen wolle, was ich auch gar nicht zugelassen hätte. So war es wichtig – und ausschlaggebend – für mich, daß die Frau noch da war und der Klinikinhaber und -leiter als möglicher Behandler genannt wurde. Das waren drei ÄrzteInnen. Die Rechnung würde ja wohl aufgehen.
Fünf Tage später, am 13.11.91, trat ich meinen Aufenthalt an. Heute weiß ich, daß es besser gewesen wäre, ich hätte mir zunächst ein paar der KlientInnen gegriffen und sie über die Klinik, den Tagesablauf und die Hypnoanalysen befragt, vor allem aber über deren Häufigkeit. Die Betroffenen sind hier, wie auch überall sonst, die Fachpersonen.
Ich zog in „Anebos" ein. Die Zimmer hatten alle solche komischen Namen. Als ich abends abschließen wollte und feststellte, daß der Zimmerschlüssel fehlte, wurde ich panisch. Ich verlangte einen Schlüssel, und bekam die Antwort, daß „keiner der Patienten" hier einen Schlüssel hätte, „aus Sicherheitsgründen". Ich ließ mir Paketschnur geben, um die Türklinke zu fixieren. Als ich die Schnur schon mehrfach um Klinke und Bettrahmen gewickelt, etliche Knoten gemacht hatte und kaum mehr aus den Augen gucken konnte vor lauter Angst, bemerkte ich beim Öffnen des Fensters, daß der Balkon über die gesamte Hausseite ging, also auch von dort jemand eindringen könnte. Ich kann kaum schlafen, wenn nicht irgendein Fenster geöffnet ist, und kippbar waren die Dinger nicht.
Ich setzte mich aufs Bett und sank in mich zusammen: Ist doch sowieso alles egal! Wenn das hier nichts wird, gibst Du Dir sowieso die Kugel. Und wenn

* Name geändert.

Dir das irgendeiner hier abnimmt, umso besser. Ich machte „die Leinen" wieder los und fiel erschlagen ins Bett.
Am nächsten Morgen, 7 Uhr: Atemtherapie. Sie fand in einem Kellerraum statt. Gartenliegen standen im Rund. Mehrere lila bemalte Leuchten hingen entlang der Wände, so daß ein schwummriges Licht entstand. Über Lautsprecher wurde ein Band abgespielt: die Atemtherapie! Mir war nicht klar, ob die Therapie der Therapie dienen sollte oder nur dazu da war, daß wir nicht bemerkten, wie trocken die Luft dort unten immer war. Ich habe mir dann eine Sprühflasche besorgt, um das erträglicher zu machen. Wenn ich mich recht erinnere, gab's die Atemtherapie vom Band noch viermal: vor und nach dem Mittagessen und kurz vor und kurz nach dem Abendessen.
Die Liegen waren so durchgelegen und marode, daß eine sogar mal unter einem Mann zusammenbrach. Ich fragte mich, ob die älteren KlientInnen eine Kur für den Rücken als „Nachsorge" anerkannt bekamen. Schmerzen hatten die meisten schon während sie in Dahn waren. Das Loch in meiner Liege habe ich mit einer Extra-Decke notdürftig ausgeglichen.
Nach dem Frühstück war um 9 Uhr schon wieder Autogenes Training im selben Raum und wieder über Lautsprecher. Dann leitete ein Arzt – diesmal erschien er persönlich – die Hypnose ein. Das erste Mal war ich sofort weg. Ich ärgerte mich: So sehr wollte ich die Kontrolle nicht verlieren. War dann später in der Regel auch nicht der Fall, schon allein weil ich neugierig war, ob, wie manchmal, eine neue Einleitung käme. Aber auch, weil in der Folgezeit durch die Verschleppung und Normierung des Hypnosegeschehens bei mir jede Entspannung verloren ging.

Oft hatte ich Träume oder Bilder während dieser Zeit: zum Beispiel wie dieser Nachbar aus dem Raidental und seine Frau mich filmten, auch wie er vor mir mit riesigen, brennenden Zigaretten hantierte! Als ich es – ebenfalls im Traum – seiner Tochter, meiner damaligen Freundin, erzählte, war sie entsetzt. Ich hatte Bilder, wie ich mit einem Gürtel um den Hals dasaß und kaum Luft bekam. Ich lag steif vor Anspannung auf meiner Liege und wünschte, daß es heute schnell vorbei war.

> Hypnose birgt immer die Gefahr einer spontanen Altersregression in sich, die in erlebte Traumata führen kann. Es gibt Schätzungen, wonach in cirka einem Drittel der Bevölkerung – schon alleine aufgrund von sexueller Gewalt in der Kindheit eine plausible Zahl – ein schwerwiegendes Erlebnis schlummert. U.a. aus diesen Gründen ist Showhypnose beispielsweise in Skandinavien und Israel verboten.
>
> vgl. Hypnose und Kognition, Band 8, Heft 1, April 1991

Jeweils eine Person bekam die Hypnoseeinleitung in einer Einzelkabine mit, in der hinterher eine Hypnoanalyse mit ihr angeschlossen wurde.

Wir anderen bekamen nach der Hypnose von einem der Ärzte Suggestionen ins Ohr geflüstert, die wir aufgrund der Analysebilanzen selbst formuliert hatten. Der Arzt im Praktikum, der die Ärztin, kurz nachdem ich kam, ablöste, war ein solcher Tolpatsch, daß er immer wieder über irgendetwas stolperte und einmal fast einen mit der Liege umriß. Ich hab mir vorgestellt, wie diese Person gerade erinnert, daß sie völlig unerwartet und grundlos vom Vater gestoßen worden ist – da muß so ein Rempeln durch den Arzt richtig gut kommen ...
Danach wurde noch abgezeichnet, daß auch alle da waren, und dann gab's auch schon wieder Mittagessen. Der Koch war ein echter Künstler, wenn er nicht sowieso der einzige Professionelle in diesem Haus war. Den Nachmittag über waren wir uns selbst überlassen.

Da ich auch schon Rückenschmerzen hatte – damals wußte ich noch nicht, daß ich eine Skoliose (verkrümmtes Rückgrat) habe – wollte ich mich im Sportstudio in Dahn anmelden. Zwei andere schlossen sich an. Weil die Öffnungszeiten mit den Therapiezeiten kollidierten, fragte ich den Inhaber, ob irgendeine andere Regelung möglich wäre. Er hat mir dann den Schlüssel für nachmittags überlassen – einfach so!
Einmal stand die Kasse offen, mit allem Geld drin. Da bin ich wütend geworden und habe ihn reichlich konsterniert gefragt, was er sich denn dabei denkt, das Geld hier zu lassen, wenn andere Zutritt zum Studio haben, während er nicht da ist. Seine Antwort war so einfach wie bestechend: „Wenn ich kein Vertrauen zu Dir hätte, hätte ich Dir erst gar nicht den Schlüssel gegeben."

Meinen Lebenslauf bin ich mit der Ärztin durchgegangen. Bei dem Satz: „Männer mit Bärten nehme ich nicht als Männer wahr, das sind für mich fast sowas wie Neutren", fragte sie: „Gilt das auch für Schnurrbärte?" Ich nickte. „Wollen Sie das nicht auch noch mit reinschreiben?" Wir grinsten uns an.
Dann passierte erstmal lange nichts. Nachdem ich mitbekam, daß die Ärztin in kurzer Zeit in Schwangerschaftsurlaub gehen würde, war klar, daß nur noch der Chefarzt regelmäßig Hypnoanalysen geben würde. Ein neuer Arzt wäre noch nicht in der Lage, Sitzungen zu geben. Und der Klinikleiter war nur unregelmäßig da und gab nur ausnahmsweise mal eine Stunde. Daß ich alle Sitzungen bei ihm haben würde, war eine Ausnahme, die ich mir vorher hatte versichern lassen. Für alle anderen bedeutete der Ausfall der Ärztin, daß sie, bei maximal fünf Gesprächen pro Woche, jeweils sechs Wochen würden warten müssen, wenn nicht eine qualifizierte ÄrztIn dazu kam. Und wenn der Chefarzt krank wäre, würde gar nichts passieren – die KlientInnen auf Halde gelegt. Ich wollte das nicht glauben, aber ich sollte mitbekommen, daß das der Normalzustand war:
Schon im September hatten sich die Klientinnen und Klienten zusammengetan und an die Ärtzekammer Neustadt/Pfalz geschrieben:

KORE

Verbund der Patienten in der Bick-Klinik - 6783 Dahn

EINSCHREIBEN
Ärztekammer
An den Vorsitzenden

Neustadt/Pfalz

Dahn, September 1991

Sehr geehrte Damen und Herren,

der Verbund der Patienten begründet sich aus der zunehmenden Unzufriedenheit über die organisatorischen Mißstände in der Pfälzer-Felsenland-Bick-Klinik.

Die Mehrzahl der Patienten beklagt sich zum einen über die langen Wartezeiten auf die Hypnoseanalysen und zum anderen über die mangelnde ärztliche Betreuung. Die ärztliche Behandlung bezieht sich in erster Linie nur auf die Hypnoseanalysen. Zwischen den täglichen Trainingstherapien (Atem-, Hypnose- und Trancetrainings, die weitgehend über Lautsprecher laufen) bleiben sich die Patienten selbst überlassen.

Aus den Informationsunterlagen der Klinik und aus den anfänglichen Konsultationsgesprächen mit den Ärzten geht hervor, daß nach einem Zeitraum von ca. 5 Wochen mit den Hypnoseanalysen begonnen würde und daß eine Heilung in ca. 8-12 Wochen möglich sei. Die Praxis ist jedoch anders: Patienten, die nach 10 Wochen oder auch länger erst eine Analyse erhalten haben, sind keine Seltenheit. Einige Patienten erhielten die erste Analyse sogar erst nach über drei Monaten oder nur 3 Analysen in einem halben Jahr. Ebenso dauern auch die Zwischenzeiten für die darauffolgenden Hypnoseanalysen oft viel zu lange. Bei den meisten Patienten sind erfahrungsgemäß mindestens 4 Analysen für die aufdeckende Hypnose, die dann zum Heilungsprozeß führen kann, erforderlich. Nur ist dieses unter den gegebenen Umständen kaum zu bewältigen. Patienten, die im Monat eine Analyse haben, sind hier schon sehr gut dran...

Trotz mehrfach versuchter Änderungswünsche von Seiten der Patienten, den verantwortlichen Herrn Bick zu einer

besseren Organisation zu bewegen, wurde diesbezüglich nichts von ihm unternommen. Die vorhandenen Ärzte sind u.E. qualifiziert und geben ihr Bestes, sind jedoch leider total überlastet.
Z.Z. sind hier für ca. 34 Patienten nur zwei Hypnoseärzte vorhanden und eine neue Ärztin, die auf dieses Verfahren erst noch geschult wird. Katastrophal ist es, wenn einer der beiden Ärzte krank wird oder auch Urlaub macht. Auch beides traf schon gleichzeitig ein. - Diese Behandlungszeiträume, die das vorgegebene Soll teils erheblich überschreiten, gehen auf Kosten der Patienten bzw. der Krankenkassen. Ein Zustand, bei einer besseren Organisation sicherlich zu beheben wäre.

Auch möchten wir ausdrücklich darauf hinweisen, daß sich die Kritik nicht auf die Methode der Hypnose-Therapie bezieht, sondern lediglich auf die genannten Umstände.

Wir wenden uns mit dieser konstruktiven Kritik an die Ärztekammer in der Hoffnung, daß über diesen Weg eine Verbesserung erzielt wird. Beispielsweise: Mindestens drei oder vier verfügbare Analyseärzte und ein Arzt, der in dem Zeitraum auch betreuerische Funktion für die Patienten übernimmt.

Auf Dauer sind die organisatorischen Mängel für die Patienten und auch für die Kassen untragbar. Sollte sich keine Bereitschaft zeigen auf die Kritik zu positiv zu reagieren, werden alle Krankenkassen, in denen sich die Patienten befinden, über die Mißstände informiert. Auch über einen Pressebericht über "das Geschäft mit der Angst" wird nachgedacht.

Bitte überprüfen Sie das. Neben Herrn Bick sind Ihre Ansprechpartner in der Klinik: Chefarzt Dr. D[redacted], Dr. R[redacted] und Frau Dr. S[redacted], die seit Mai d.J. hier ist.

Für Ihre Mühe danken wir Ihnen und verbleiben

Mit freundlichen Grüßen

[redacted]

(Der Schriftverkehr wird von mir übernommen. Beiliegend die Daten und Unterschriftenliste der Patienten im Verbund)

Ich war geschockt, vor allem auch weil seitdem nichts geschehen war: Soweit mir mitgeteilt wurde, hatte die Ärztekammer es noch nicht einmal für nötig befunden, sich überhaupt zu melden! Sollte ich unter diesen Umständen überhaupt bleiben? Die Hoffnung, daß es ja vielleicht endlich irgendetwas bringt und die Tatsache, daß ich sowieso von einem anderen Arzt betreut würde, ließen mich entscheiden, wenigstens bis zur ersten Analyse zu warten. Dann würde ich neu überlegen.
Ich begann allerdings, alle paar Tage nachzufragen, wann denn nun endlich mein Analysetermin sei. Lapidare Antwort: „Können wir noch nicht sagen, ist noch nicht entschieden." Auf der einen Seite gehörte das zur „Philosophie des Hauses": Mensch sollte erst wenige Minuten vor der Hypnoanalyse davon erfahren, um sich „nicht verrückt zu machen". Das war zwar einleuchtend und sinnvoll – vorausgesetzt, mensch konnte sich insgesamt darauf verlassen, daß die Abstände eingehalten werden, was hier ja wohl nicht der Fall war. So wurde diese „Informationspolitik" zum reinsten Psychoterror. Wie diejenigen, die das Ganze aus eigener Tasche bezahlten das aushielten, weiß ich nicht.

Ich sollte noch viel Zeit haben, mich intensiv mit den anderen, über 30 Leute, bekannt zu machen:
Wir waren ein wahrhaft „bunter Haufen": Einer fühlte sich ständig schmutzig, der schrubbte sich die Hände bis sie ganz rissig waren und er sie nur noch steif von sich halten konnte. Alle zwei Tage war ein neues Stück Seife fällig.
Eine andere wiederum hatte immer Angst vor Bakterien und Viren, sie hatte das gesamte „Frankenthal", ihr Zimmer, in Alufolie gepackt. Eine weitere wollte dort ihre Schreibblockade loswerden. Und noch einer war wegen extremen Asthmas da.
Zu Beginn ihres Aufenthaltes hatte eine Frau sich nicht auf die Straße getraut: Panik, das Haus zu verlassen – Agoraphobie. Als sie zum Schluß sogar ihr persönliches Ziel, auf einen Berg in der Nähe zu wandern, schaffte, habe ich mich ehrlich gefreut.

> 80% aller Agoraphobie-Kranken sind Frauen.
>
> Leimkühler, Anne-Maria: „Agoraphobie als Produkt weiblicher Sozialisation?"*

> Zum Vergleich die ganz „normale" Frau:
>
> 74% aller Frauen fühlen sich nach Einbruch der Dunkelheit gefährdet.

---

* in: Beiträge der 14. Psychologischen Arbeitstagung des Arbeitskreis Klinische Psychologie in Rehabilitationseinrichtungen. „Anxiety and Depression. Theory and Practice for Rehabilitation Psychology", Hg: Elfriede Bürchstümmer u.a., Roderer, Regensburg, 1996, S. 161-169

> 90% aller Frauen nehmen Umwege in Kauf, statt durch bedrohlich erscheinende Gegenden zu gehen. Über die Hälfte fährt abends nicht mit S- und U-Bahn und ebensoviele gehen im Dunkeln nicht allein aus dem Haus.
>
> NACH EINER UMFRAGE DER „BRIGITTE" IM DEZEMBER 1992
> IN: UNICUM 3/94, S. 8FF

Eine junge Frau war da, weil sie magersüchtig und „stumm" war. Körperlich war sie in der Lage zu reden, aber es ging einfach nicht mehr. Ein gehauchtes „Ja" oder „Nein" war schon viel, und mehr haben nur Menschen, zu denen sie Vertrauen hatte, aus ihr herausgekriegt. (Es war für mich nicht schwer zu erraten, was sich ereignet hatte. Tatsächlich: ihr Stiefvater.) Sie war rund eineinhalb Jahre in dieser Klinik auf Halde, ohne daß sich eine echte Verbesserung gezeigt hätte.
Eine Frau wurde als absoluter Notfall eingeliefert, weil sie gar nichts mehr schlucken konnte, nicht mal Wasser.
Eßstörungen waren sowieso an der Tagesordnung: In dieser grundlegendsten aller Körperfunktion, neben dem Atmen, waren zusätzlich zu BulimikerInnen, Mager- und Fettsüchtigen auch viele der anderen auf die eine oder andere Weise beeinträchtigt.

> 95% aller Eßverhaltensgestörten sind Frauen. 5-10 % aller Magersüchtigen sterben an ihrer Krankheit.*
>
> „ZUR PRÄVENTION VON ESS-STÖRUNGEN", 1996 HRSG. VOM
> BUNDESMINISTERIUM FÜR FAMILIE, SENIOREN, FRAUEN UND JUGEND

Und eine andere knirschte nachts so heftig und regelmäßig mit den Zähnen, daß mittlerweile nicht nur ihre Zähne, sondern auch ihr Kiefer kaputt waren. Einer hatte einen nahezu ständigen Schluckauf, der auch dieser Beschreibung spottet: alle paar Sekunden durchzuckte es seinen gesamten Körper.

Für manche Leute, die das Schild draußen lasen – „offene Psychiatrie" – war das sicherlich in gewisser Weise ein „Irrenhaus", für mich war und blieb mein Elternhaus das eigentliche Irrenhaus. Hier erlebte ich wenigstens nicht, daß bei einem Fernsehbericht über Fälle sexualisierter Gewalt irgend jemand dumme Kommentare wie „Sie wollte es sicher selbst", oder so machte (obwohl auch dort Männer waren, die mich einmal mehr an diesem Geschlecht zweifeln liessen). Im Gegenteil: In dieser Zeit ging durch die Medien, daß in Irland ein Mann die Tochter eines Freundes, gerade mal vierzehn Jahre jung, ein Jahr lang sexuell ausgebeutet hatte, worauf sie schließlich im Dezember 1991 schwanger wurde.

---

* Die Zahl der an Eßverhaltenstörungen erkrankten Männer bzw. deren Bereitschaft, darüber zu reden, nimmt zu.

Nach kurzer Zeit hatte die katholische Kirche es mal wieder geschafft, klares Denken durch Machtdenken zu ersetzen und aus der Vergewaltigung einer Jungen einen schauerlichen Kampf um die Position der Kirche in der Gesellschaft gemacht. Die Kirchenmänner schämten sich nicht, angesichts dieses armen Kindes zu diskutieren, ob sie abtreiben dürfen sollte oder nicht und wenn ja, wo! Widerlich! Nach dem Verbrechen, das all dem zugrunde lag, fragte irgendwann keiner mehr.
Bei diesem Bericht sagte einer in den Fernsehraum hinein: „Dem Schwein gehört der Schwanz in hauchdünne Scheibchen geschnitten – ohne Narkose!" Das von einem Mann! Ich gewann Boden unter den Füßen.

> Wußten Sie, daß Kindervergewaltiger in Gefängnissen eindeutig am untersten Ende der Hierarchie stehen?* Es ist ein Armutszeugnis dieser Gesellschaft, daß sie ausgerechnet von Gefängnisinsassen in diesem Punkt lernen kann.
> Und es stellt sich die Frage, welche Erlebnisse eine kriminelle „Karriere" fördern:**
> *Kinderschutz ist Verbrechensbekämpfung!*
>
> VGL. VACHSS 1994

Das mit Abstand Beeindruckendste in dieser Klinik war für mich der, wenn auch nicht konfliktfreie, so doch sehr lockere und offene Umgang der KlientInnen untereinander.*** Diese entspannte Atmosphäre kannte ich sonst nur noch von Mensa e.V.-Treffen. Dort hatte ich es mir so erklärt, daß niemand sich unter Beweis stellen oder Eindruck schinden muß, weil schon alle wissen, daß hier alle intelligent sind. In der Klinik war es wohl so, einfach weil alle wissen, daß hier alle ein Problem haben. Ich frage mich, warum das nicht überall geht, einfach weil alle wissen, daß wir alle Menschen sind.

Aus ungelösten Problemen, ungelösten Emotionen entstehen psychologische, philosophische und religiöse Spekulationen. In der Folge werden philosophische Probleme zu lösen versucht, die niemand hätte, wenn die irdischen beseitigt wären.

Meine erste Analyse hatte ich am Abend des 19.12.91. Sie fand im Büro des Klinikleiters statt, der auch mein behandelnder Arzt war (Er soll seinen Dok-

---

* Gallwitz/Paulus 1997, S. 158

** Leider ist die Reaktion, die Gefängnisinsassen oft gegenüber Kindervergewaltigern zeigen – sie wiederum zu vergewaltigen – ein Zeichen dafür, wie falsche Schlüsse aus richtigen Einstellungen gezogen werden. Ein solches Verhalten bleibt im System der Zerstörung.

*** Auch mit der Information, daß zu anderen Zeiten, mit anderer Zusammensetzung der KlientInnen, der Klinikalltag spürbar kühler war, komme ich zu dieser Einschätzung.

tor in Frankreich gemacht haben, was in Deutschland nicht anerkannt worden sei.) und wurde auf Cassette und Video aufgezeichnet, wie er es immer zu tun pflegte. Es war ein hartes Stück Arbeit. Und für andere mag das Video so wirken, als habe er mich dazu gezwungen, mich zu erinnern. Er tat genau das, weswegen ich da war: alles, damit ich weiß, was passiert ist. Ich bin froh, zu diesem Zeitpunkt ein Stück weiter gekommen zu sein.*

Ich habe in meinem ganzen Leben noch nie so sehr geschwitzt – zumindest nicht außerhalb einer Sauna: mir lief der Schweiß durchs Haar und den Rücken hinunter, ich schrie und weinte. Teilweise wußte ich nicht mehr, ob mein Körper noch in einem Stück existiert. Ich war so verspannt, daß ich auch ohne den Stuhl dort in sitzender Haltung geblieben wäre. Danach mußte ich ein Bad nehmen, um meine Gliedmaßen überhaupt wieder spüren zu können. Genau das schrieb ich in mein Gedächtnisprotokoll, das immer sofort nach der Analyse geschrieben werden sollte. Ich weiß nicht, wann ich eingeschlafen bin.

Am nächsten Morgen bellte die Lautsprecheranlage durchs Haus: „Frau E., kommen Sie bitte zur Anmeldung." Ich lag schwer wie Blei im Bett und konnte mich nicht bewegen. Außerdem hab ich nur gedacht: „Ihr könnt mich! Ich steh' nicht auf, die können ja kommen, wenn Sie was von mir wollen." Ich machte die Augen zu und wollte tot sein. Als die Schwester mir immer noch keine Ruhe ließ und nun schon zum vierten Mal durchs Haus schrie, schob ich wütend und dennoch ganz langsam die Decke zur Seite. Ich hatte keine Kraft. Ich hob mein Bein mit beiden Armen an und schob es, als wäre ich querschnittsgelähmt, über den Bettrand. Dasselbe nochmal beim anderen. Ich hing auf der Bettkante und brauchte wieder lange Sekunden, um mich in den Stand zu ziehen. „Frau E., kommen Sie bitte sofort zur Anmeldung." Sofort? Überhaupt kein Problem, wenn mir jemand hilft, meine Knochen zu sortieren! Ich zog mir meinen Morgenmantel über und hangelte mich am Geländer ein Stockwerk tiefer. Daß ein einziger Schritt so anstrengend sein kann! Wer mir entgegen kam, guckte, als wäre ich ein Geist. Am Glaskasten am Eingang, wo die Schwestern immer saßen, bekam ich den Telefonhörer in die Hand gedrückt. Mein Arzt: „Ich wollte wissen, ob Sie hin und wieder hysterisch sind." Das zum Beispiel wäre ein Grund, hysterisch zu werden: nach so einer Hypnoanalyse um diese Zeit für so eine Frage lautstark nach unten gerufen zu werden! Wenn ich hysterisch wäre, hätte er es in diesem Moment bestimmt zu spüren bekommen: „Ich bin eher zu beherrscht und nüchtern. Mir würde es gut tun, wenn ich mal ausflippe." Wenn er nicht glauben kann, woran ich mich erinnert habe, dann konnte ich das gut verstehen – ich will es ja auch nicht glauben – aber daß er seiner Desillusionierung damit zu entgehen versuchte, mich als hysterisch sehen zu wollen, ist unverschämt. Ich ging auf mein Zimmer.

---

* Dennoch: wenn ich diese Sitzung heute vergegenwärtige, komme ich zu dem Schluß, daß die Brecheisenmethode – so gehandhabt – äußerst fragwürdig ist.

Zum Mittagessen war ich nochmal in den Speisesaal gegangen, wo der Klinikleiter sich aufgebaut hatte und den murrenden Klientinnen und Klienten weis machen wollte, daß so wenige Hypnoanalysen stattfänden, weil sich hier „nur schwere Fälle" befänden. Wenn ich nicht so völlig k.o. gewesen wäre, hätte ich ihm mal eben vorgerechnet, daß hier auch Grinsebacken sitzen könnten, die auch nicht mehr Chancen auf eine Analyse hätten, weil einfach die ÄrztInnen fehlen bzw. nur eine Analyse am Tag geben. Aber ich konnte einfach nicht, und die anderen hielten den Mund. Als ich aus dem Speisesaal ging, kam ich dazu, wie er sich gerade mit einem anderen Klienten über mich unterhielt: „Ich glaube, das war zu früh für sie, es zu wissen", während der Koch und noch andere daneben standen. Der Arzt verstummte, als er mich sah. Schweigepflicht schien ein Fremdwort für ihn zu sein, aber ich war einfach zu fertig, um etwas zu sagen, konnte nicht einmal meine eigene Lobby sein. Und die anderen barsten eher vor Neugierde, als daß sie ihn, den Klinikleiter, darauf hinwiesen, daß er seine Kompetenzen überschritt. Daß die nicht daran dachten, daß er es bei ihnen genauso handhaben würde! (Was auch mehrfach vorkam.)
Von den darauffolgenden drei Tagen weiß ich nur noch, daß ich immer lag. Zu sitzen war schon so anstrengend, daß ich es kaum schaffte. Jeder Gang aufs Klo war die Hölle, und sofern ich überhaupt zur Atemtherapie ging, schlich ich durchs Haus, um mich schweigend hinzulegen und schweigend aufzustehen. Ich lag immer nur in meinem Bett und starrte die Decke an. Gegessen habe ich nichts. Ich spürte nur Ekel vor dieser Welt, vor allen Menschen. *Ekel!* Ich ekelte mich, zu dieser Spezies zu gehören.
Am dritten oder vierten Tag nach der Hypnoseanalyse hatte ich auch noch einen Termin beim Zahnarzt, den ich – wenn irgend möglich, werden Abmachungen eingehalten – auch wahrnehmen wollte. Die Schwester wollte mich nicht aus dem Haus lassen. Anweisung von oben. Ich müsse „unter Beobachtung" bleiben, es sei „zu gefährlich". Schließlich ließ sie mich doch raus, „aber nur eine Stunde, bis der Termin fertig ist." Ich wäre schon allein deswegen zurückgekommen, damit sie meinetwegen keine Schwierigkeiten bekämen. Wenn ich mich umbringe, dann mach' ich das anders!
Was immer der Zahnarzt gemacht hat, gespürt hab ich nichts davon. Am nächsten Tag bin ich tatsächlich aufgestanden, um spazieren zu gehen. Ich wollte möglichst weit weg von Menschen sein. Ich wollte nur die Natur um mich haben. Als ich loswollte, bat mich die Schwester, doch in einer Stunde wieder hier zu sein, sie habe einen Termin beim Assistenzarzt für mich gemacht: „Ich kann das nicht mehr mit ansehen, wie Sie hier herumschleichen. Und auch, damit Sie wieder was essen. Das geht doch so nicht." Schon gut, auch das, wenn es sie beruhigt.
Da saß ich nun vor diesem Milchgesicht, das mich unsicher und bemüht, Autorität zu erzeugen, aus seinen kreisrunden Augen anstarrte, und dachte die ganze Zeit daran, wie einmal eine Interessentin bei ihm zum Informationsgespräch war und auf dem Flur eine von uns angesprochen hatte: „Ent-

schuldigen Sie die Frage. War das wirklich ein Arzt, bei dem ich gerade ein Gespräch hatte, oder ...? Ich bin mir jetzt wirklich nicht sicher." Das „Patient" habe ihr so deutlich auf der Zunge gelegen, daß mensch es sehen konnte. Da weckte er mich aus meinen Gedanken und sprach mich tatsächlich an: „Wie geht es Ihnen?" Ich: „Mich ekelt vor der Welt." Pause. „Sie eingeschlossen." Pause. „Ich hatte auch nicht um diesen Termin gebeten. Ich bin nur hier, um der Schwester einen Gefallen zu tun. Von mir aus können wir das Gespräch hier beenden." Er nickte erleichtert, und ich stand auf. Wahrscheinlich schreibt er jetzt sowas wie „Patientin ist unzugänglich und aggressiv." in sein Buch. Wenigstens ein „sehr" sollte er jeweils davor setzen.

Ich habe mir die Videocassette dieser ersten Analyse angeschaut – und ging fast so verkrampft und angespannt aus dem Büro wie das erste Mal.
Die Toncassette bekam ich in die Hand gedrückt, um sie Wort für Wort auf die linke Seite eines quergelegten Din A4-Blattes abzuschreiben. Rechts sollten „positive Suggestionen" hinkommen. Wenn also links geschrieben stand: „Es geht mir schlecht", heißt es rechts: „Es geht mir gut."
Nachdem ich Stunden geschrieben hatte und nun an die entscheidenden Stellen kam, stand ich auf, weil ich diesen „Schwachsinn" nicht abschreiben wollte. Das konnte einfach nicht wahr sein. In diesem Moment verschwamm alles vor meinen Augen, um sich gleich darauf wieder besonders konturiert zusammenzusetzen. Die Gegenstände wurden extrem scharf wahrnehmbar und entfernten sich gleichzeitig. Die Perspektive veränderte sich. Es ist derselbe Zustand wie der, den ich hatte, als ich in Liebe, Einheit und Ewigkeit war, nur überhaupt nicht angenehm: es ist die totale Isolation und Einsamkeit, der ewige Stillstand. Die andere Seite der Medaille.
Jetzt hatte ich es: immer, wenn ich meiner Wahrnehmung nicht trauen wollte, passierte das, immer, wenn ich mir nicht glaube!
Ich setzte mich wieder und schrieb auf, wie meine Mutter reinkam, als ich, ganz klein, noch keine drei Jahre alt, nackt auf dem großen Bett meiner Eltern lag. Mein Vater neben mir. Er war nackt und lag ausgestreckt links von mir. Meine Mutter hatte einen dieser gerade geschnittenen Röcke an, die sie meistens trug. Sie blieb am Fußende des Bettes stehen und betrachtete konzentriert ihr Stickbild, das sie dort hingehängt hatte.
Arzt: „Was machen die mit Ihnen?"
„Meine Mutter steht vor'm Bett und lächelt."
Arzt: „Und Ihr Vater, was macht Ihr Vater?"
„Mein Vater liegt neben mir."
Arzt: „Und?"
„Er hat seine linke Hand zwischen meinen Beinen."
Arzt: „Aha, und die Mutter läßt ihn gewähren?"
„Sie steht vor mir und lächelt."
Arzt: „Und guckt zu, wie er seine Freude damit hat [...] Was macht er?"
„Er fährt mit seinem Finger hin und her, seinem Zeigefinger."

Arzt: „Wo tut er ihn hin?"
„Er steckt ihn nicht rein."
Arzt: „Und die Mutter?"
Meine Stimme brach sich, völlig aufgelöst und ungläubig: „Sie steht davor und tut nichts ... Ich schau entweder an die Decke, oder ich schau auf sie, und ich kann's nicht glauben." [...]
Arzt: „Was macht denn der Vater für'n Gesicht? Ein Genüßliches?"
Ich sah seine Gesichtszüge deutlich vor mir: „Ja!"
„Was macht der Vater jetzt?"
Ich schrie entsetzt auf: „Er nimmt ihre Hand und führt sie auch zwischen meine Beine. Und sie hält ihre Hand hin ... Sie tut so, als wenn sie kitzeln würde." [...]
Sie trug mich ins Kinderzimmer.

> Ein Viertel aller Kinder, die sexuelle Mißhandlung erleiden, sind während der Tat unter 6 Jahre jung, nahezu die Hälfte jünger als 10 Jahre.
> Die Angaben zum Alter der Opfer beziehen sich auf den Zeitpunkt, zu dem sie der Einrichtung *bekannt* wurden. Es ist davon auszugehen, daß der Beginn der Ausbeutung – auch weit – *vor* dem Zeitpunkt der Aufdeckung liegt.*
>
> „Sexueller Missbrauch von Kindern und Jugendlichen. Intervention und Prävention", 1997 hrsg. vom Bundesministerium für Familie, Senioren, Frauen und Jugend

Meine zweite Sitzung war erst vier!!! Wochen später, am 14.1.92: Ich erinnerte mich daran, wie der alte Mann mit den Hasen und Erdbeeren in seinem Sessel im sonnendurchfluteten Wohnzimmer saß, mich zu sich winkte, an meinem linken Schenkel auf und ab fuhr, mir den Rock herunterzog und mich zwang, sein impotentes Glied zu reiben. Ich schaute aus dem Fenster, schaute aus dem Fenster, schaute ...
Ich erkannte im Vater meiner besten Freundin, diesem Nachbarn, den Mann, der seinen Finger in mich gesteckt hatte, während er mich in seine Badewanne gesetzt hatte, wo seine Frau mir immer wieder die Beine wegzog, so daß mein Kopf unter Wasser ging und ich Angst hatte, zu ertrinken. Den Nachbarn, der mir in einer Brutalität sein Glied in den Rachen zwang, daß ich überhaupt nichts mehr wahrnahm, außer schließlich die zähe Masse zwischen meinen Milchzähnen. All das ereignete sich, noch bevor ich fünf Jahre jung war.

---

* vgl. auch: Teegen, F., Beer, M., Parbst, B., Timm, S: „Sexueller Mißbrauch von Jungen und Mädchen. Psychodynamik und Bewältigungsstrategien", in: „Sexueller Mißbrauch von Kindern und Jugendlichen", Hg: M. Gegenfurtner und W. Keukens, Westarp, Magdeburg, 1992, S. 11-32

Für die Zeit danach, in Wolfsburg, als ich gerade sechs war, erinnerte ich mich daran, wie mein Bruder, fünf Jahre älter als ich, zwei seiner Freunde mitbrachte. Er und der Ältere der Beiden hielten meine Arme fest, während sie den Jüngeren anfeuerten, der sich zwischen meine Beine gedrängt hatte. Er brachte es fertig, mich zum Bluten zu bringen. Es tat so weh.

> Das Durchschnittsalter der Täter beträgt 33 Jahre. Über ein Viertel von ihnen ist unter achtzehn Jahren alt.
>
> VGL. BAURMANN, IN: BREITENBACH 1991, S. 39,
> S. AUCH: ENDERS 1995, S. 293

Und auch meine Oma, Mutter meiner Mutter, wußte von all dem. Wenn ich ihre Rolle zu vergegenwärtigen suche, fühlt meine Erinnerung sich wie ein brüchiges Floß unter meinen Füßen an, das auf stürmischer See schwankt. In der Atemtherapie, während des Autogenen Trainings, in Flashbacks, die sich, wo auch immer, in meinen Tag schlichen, setzten sich die Puzzleteilchen langsam zusammen.

Eine Szene werde ich nie vergessen: mein Onkel, der Bruder meiner Mutter, saß im Wohnzimmer auf dem Sofa mit mir auf seinem Schoß. Ich hatte nur ein Shirt an, als er meine Beine auseinanderzwängte und versuchte, einen seiner Finger in mich zu stecken, während er „Hoppe, hoppe, Reiter" „spielen" wollte. Er probierte alle Finger seiner Hand aus. Ich schrie. Das konnte er nicht vertragen, auch nicht, wenn ich weinte. Ich weinte also, damit es schneller ging, aber auch wenn ich von Anfang an weinte, ließ er es nicht sein. Da wurde er wütend. Bei seinem kleinen Finger biß ich schließlich die Zähne zusammen. So wie ich es, Jahre später, auch nachts tat, als ich eine Zahnschiene tragen mußte.

(Eben dieser Onkel besuchte uns – Jahre später – in Balingen. Damals waren meine Schwester und ich Teenager, noch keine fünfzehn. Ursprünglich wollte er mindestens zwei Wochen bleiben, reiste aber schon nach wenigen Tagen wieder ab. Ich hatte mich schon darüber gewundert, daß er während dieser Tage kaum nach Alkohol stank. Als ich dann meine Mutter fragte, warum er früher gefahren sei, erklärte sie, daß er vor uns, vor meiner Schwester und mir, nicht trinken wollte: „Das sind ja schon richtige Frauen!")

So saß ich auf dem Schoß meines Onkels, als meine Mutter von der Arbeit kam. Sie stand in der Wohnzimmertür. Ich drehte mich um, über die linke Schulter drehte ich mich um und dachte: „Jetzt hilft sie mir!".
Meine Mutter, während sie sich ihr Halstuch herunter zog, zu ihm: „Was willst Du zum Abendessen haben?"
Nach über fünf Jahren sexualisierter Gewalt hatte ich immer noch gehofft, daß sie mir hilft.

Es war einfach nicht vorstellbar, daß die eigene Mutter nichts tut, weil sie es so will. Sie mußte nicht ganz bei sich gewesen sein. Es mußte eine Erklärung geben.

> Bei weiblichen Kindern stammen die Täter in mindestens 75% der Fälle aus dem familiären Bereich. Nur zehn Prozent sind dem Opfer gänzlich unbekannt. Wer davor warnt, mit dem „Fremden mit den Süßigkeiten" mitzugehen, betreibt gefährliche Augenwischerei.
>
> VGL: BREITENBACH 1991, S. 33

Und ich erinnerte mich daran, wie alles begann:
Zuerst war da das Gefühl, daß mir so furchtbar heiß war. Ich war unter einer Decke, unter der auch meine Eltern – beide nackt – lagen. Sie ließen mich nicht unter der Decke hervorkommen, und es war furchtbar heiß unter der Decke. Mein Vater machte, daß sein Glied steif war, dann faßte er unter die Decke und griff meine Hand, die er zu seinem Glied führte. Ich versuchte, mich nach unten wegzuziehen, aber er hielt meine Hand am Handgelenk fest, wobei er dann sowieso schon meine kleine Hand ganz in seiner hatte. Ich, ein Baby, war gerade dabei, Laufen zu lernen. Er schob meine kleine Faust an seinem Glied rauf und runter, während ich versuchte, über die Beine meiner Mutter raus zu klettern. Sie hielt von außen die Decke zu. Meine Arme schmerzten, der eine, weil ich versuchte, mich von der Hand meines Vaters wegzuziehen, der andere, weil ich die Decke anzuheben versuchte, die meine Mutter von außen zuhielt. Als ich schon fast keine Luft mehr unter der Decke bekam, zogen mich beide zwischen sich nach oben. Meine Mutter schob mir ihre Brust in den Mund, während das Gesicht meines Vaters über mir hing und er mit seinen Lippen eine Saugbewegung vormachte, die ich tun sollte. Dann schob er mich wieder unter die Decke, nahm meinen Kopf zwischen seine großen Hände und „steckte" ihn auf sein Glied. Er redete mit mir, ich verstand aber seine Worte nicht. Seine Hände bedeckten meine Ohren. Da hob meine Mutter die Decke oben an. Mein Vater schaute zu mir herunter, sichtlich entspannt und erfreut, und machte wieder diese Saugbewegung mit seinen Lippen vor. Ich konnte sein Glied kaum umfassen, weil mein Mund zu klein war. Meine Mutter klopfte mir lobend auf die Schulter: „So is' schön.". Wie ich da rauskam, weiß ich nicht mehr, ich war ohnmächtig geworden.

Diese letzte Szene sah ich in der Hypnose genau vor mir, die gesamte Szenerie, teilweise erinnerte ich mich an Gerüche. Ich spürte meine körperlichen Reaktionen – und dennoch war ich nicht bereit, das zu glauben.
Das konnte einfach nicht sein.
Das durfte nicht wahr sein.

Nach dieser Analyse, sie fand am frühen Abend statt, ging ich – als wäre nichts passiert – in den Fernsehraum und setzte mich zu den anderen, um „Mensch ärgere Dich nicht" mitzuspielen.
„Hat es nicht geklappt, Olga, oder was ist?"
Gelangweilt: „Och, doch ... laßt uns spielen."
Also spielte ich „Mensch ärgere Dich nicht" als wäre nichts gewesen.
Aber ich aß und aß und aß. Ich war ständig am Kauen an jenem Abend – und danach. Nach dieser Analyse hatte ich ständig Schleim im Mund. All die Kilos, die ich seit der ersten Analyse verloren hatte, waren schnell wieder drauf.

Mir ging wieder und wieder durch den Kopf, daß Kindervergewaltiger sich nicht scheuen, zu behaupten, daß Kinder sexualisierte Gewalt nur dann und erst dann als negativ empfänden, wenn Erwachsene ihnen das Gefühl vermittelten, etwas Negatives sei passiert. Es sei also alles nur „eine Sache der Einstellung" – behaupten Kindervergewaltiger.
Ich bin sicher, daß ich im Alter von gerade einem Jahr keiner kulturellen oder sonstigen negativen Einstellung gegenüber sexueller Betätigung an Kindern unterlag. Einfach weil ich gar nicht wußte, was es überhaupt war, das da passierte. Meine Reaktion bestand aus dem Versuch wegzulaufen. Ich wollte da raus. Und meine Eltern merkten es. Sie wußten, was sie taten, sie wußten von Anfang an, daß es nicht in meinem Sinn war. Daß ich litt. Es war von Anfang an ein abgekartetes Spiel, eine abgemachte Sache unter den beiden, ein geplantes Vorgehen: Sie versuchten sogar, Nutzen zu ziehen aus dem Saugverhalten des Säuglings, pervertierten natürliche Funktionen der Nahrungsaufnahme. Ich stand unter Schock, und die Welt war nachher nicht mehr dieselbe wie vorher. Nie mehr dieselbe.
Es ist ein sehr billiger und garstiger Versuch, der eigenen Grausamkeit und Zerstörungswut auf Kosten von Kindern freien Lauf zu lassen, und dabei auch noch zu behaupten, allein die Wahrnehmung solcher Taten ließe sie negativ oder positiv erscheinen. Wenn ich ein Bein ausgerissen bekomme, ist das negativ, dazu muß ich nicht erst erzählt bekommen, daß die Gesellschaft das auch so sieht.
Sexuelle Übergriffe zerstören die körperliche, geistige und seelische Integrität, ob diese Wahrnehmung nun noch verbalisiert und/oder von der Gesellschaft geteilt wird oder nicht.

Diese erste sexualisierte Gewalt wirkte auf mich wie eine Abrißbirne, die mit voller Wucht in ein noch im Rohbau befindliches Haus prescht. Körper, Geist und Seele fallen auseinander und weiter in sich in tausend Stücke. Jeder weitere Gewaltakt setzte die Zersetzung fort, so daß zum Schluß nur noch feiner Sand blieb, der durch den kleinsten Windhauch zerstob.
Seitdem verbringe ich mein Leben bei dem Versuch, Sandkörner aufeinander zu setzen.

Es ist nicht möglich, ein Trauma zu vermitteln. Erst wenn Sie fallen, wissen Sie, wie es ist, wenn sich die Erde unter ihnen auftut.

Die dritte Analyse war ein voller Schlag ins Wasser. Wir kamen überhaupt nicht weiter. Ich erntete Vorwürfe: „Ja, haben Sie denn nichts an Ihrer Sache gemacht?!" und ging frustriert. Während der gesamten Sitzung hing ich am Anfang meines Traumes fest, an genau der Stelle, an der alle Kinder diese Schablone mit den Buchstaben und Zahlen und den Aussparungen zur Mengenlehre bekamen, und ich nicht.

Völlig frustriert ging ich hinaus, schrieb alles gelangweilt ab und wußte nicht mehr, was ich machen sollte. Aber ich wußte, daß da noch etwas ist – ganz sicher! Dieser Satz: „Da ist noch was", begleitete mich in jeder Sekunde. Mir ging es immer schlechter und schlechter.
Also setzte ich mich nochmal hin und schrieb alle Assoziationen auf, die mir zum Traum und dieser Schablone kamen:
Schablone:
- großes Oval = Ei, Leben/Geburt
- großes Oval = Loch – befriedigen müssen
- großes Oval auf fleischfarbener Schablone = gestohlene Weiblichkeit

1. Schultag:
- 1. Tag der sexuellen Ausbeutung
- 1. Lebenstag

Meine Lebensschule bestand ja fast ausschließlich aus Gewaltschulung und Psychoterrorausbildung.
Drei Stufen führten in die dunkle Kammer, und drei Stufen führten im Raidental zu unserer Tür. Fünf Stufen führten aus der Kammer in die Felswüste, und fünf Stufen führten zur Wohnung des Nachbarn.
In der Felswüste herrschte „High Life": Das Meer war aufgepeitscht, während aber keine Luftbewegung stattfand, kein Geräusch zu hören war. So wie bei uns niemand Aufhebens, niemand Wind machte um das, was meine Eltern taten, und so wie bei uns kein Ton, nicht ein einziges Geräusch darüber verlautete.
Bei der Höhle hatte ich die Wohnung dieses Nachbarn vor Augen.
Das Felsmassiv war etwas, das ich nicht überwinden, nicht umrunden konnte, das mich einholte.

Ich machte weiter: Mein ständiger Knoten im Hals brauchte mich nicht zu wundern, bei ständiger oraler Vergewaltigung. Daß ich eßverhaltensgestört war, war auch nur logisch: wenn direkt von der Brust an den Schwanz weitergereicht wird.
Ich ging einige andere Träume durch, die ich in den letzten Tagen gehabt hatte: In einem hatte ich einen Paß ohne Foto gefunden, auf dem „Olga unt Tod" stand, in dieser Schreibweise.

Es fiel auf, wie oft ich von Schiffen träumte: Schiffe – Gefäße, Schiffskörper, werden mit Frauennamen benannt ... einen Traum hatte ich besonders präsent:
Ich befand mich im Bauch eines riesigen Schiffes. Im Schiffsbauch war eine große Kinoleinwand, auf der sich Bilder abwechselten. Es kam immer wieder das Bild von einem Mann, jedoch immer nur so kurz, daß ich mir nicht sicher war, ob ich den richtigen erkannt hatte. Da stand plötzlich meine Mutter neben mir. Ich wußte, daß sie weiß, wer dieser Mann ist, aber sie wollte es mir nicht sagen. Ich wachte auf, während ich weiter verzweifelt auf den Bildschirm starrte und versuchte zu erkennen, wer es nun wirklich war.

Danach träumte ich immer wieder, wie ich in einem kleinen Boot in der Nähe eines riesigen Schiffes auf dem Meer fuhr. Ich hatte keine Orientierung. Der einzige Fixpunkt, den ich ansteuern konnte, war ein gelber Briefkasten, der – mitten auf der Oberfläche des Ozeans – aus dem Wasser ragte. Immer wieder fuhr ich hin, in der Hoffnung, die nötigen Koordinaten zu erhalten. Mir fehlte eine Information. Eine wichtige Information.
Nacht für Nacht fuhr ich so – orientierungslos – über den Ozean und hoffte auf die für mich so wichtige Information.
In einem weiteren Traum schrie ich eine meiner Freundinnen an, nachdem sie mir eröffnete, daß der Hauptdarsteller des Films im Schiffskino gleichzeitig auch der Regisseur war: „Was?! Und das erzählst du mir erst jetzt!"

Diese Schiffsträume ließen mich das Bild des „Taue-Kappens" denken. Denn „quitt-sein" mit meinen Eltern ... das ist unmöglich. Sie haben mir etwas genommen, das ich nicht wieder haben kann. Ich werde nie wieder Kind sein. So war das Taue-Kappen – und zwar ein für alle mal – das einzige, was erfolgversprechend erschien. Die einzige Möglichkeit, mich wirklich zu befreien, denn Haß wirkt stark bindend, zumal er die hassende Person Energie kostet und nicht die Gehaßten. Ohnehin ist Haß noch eines der netteren, weil engagierten Gefühle, die einer Person entgegengebracht werden können. Haß kommt in einer Negativskala frühestens auf Platz vier. Davor liegen noch Mitleid, Verachtung und – das Schlimmste, was mensch jemand antun kann – Gleichgültigkeit. In dieser Reihenfolge. Wobei noch die Frage ist, ob es sowas wie Gleichgültigkeit überhaupt gibt.

Anfang Februar hatte ich wieder Bilder. Für die meisten Erinnerungen mußte ich nicht einmal in Hypnose sein. Sie überfielen mich, wo immer und wobei auch immer ich mich gerade befand. Beim Zähneputzen, beim Essen, beim Spazierengehen oder Lesen. Plötzlich legte irgendwer eine Filmrolle ein, die sich vor meinem inneren Auge abspulte.
Dennoch, das Gefühl, „daß da noch was ist", blieb. Ich bewegte mich immer weiter von meiner Alltagswahrnehmung fort. Schließlich, eines Nachmittags, hatte ich mich wieder in diesen Zustand der veränderten Sichtweise hinein-

gearbeitet. Ich war panisch. Ich war nicht mehr von dieser Welt, ohne daß ich Zuflucht in einer anderen gefunden hätte.

Ich klingelte am Büro meines behandelnden Arztes. Ich wußte, daß er da war. Ich bat ihn darum, mir *jetzt* eine Hypnoanalyse zu geben. Ich wußte, daß das *der* Moment war. *Jetzt* war es nötig, *jetzt* würde es funktionieren. Ich bettelte darum, daß er mit mir sprach: „Nur eine halbe Stunde." Ich sagte ihm, daß es nicht lange dauern würde, daß ich nicht mehr viel Zeit habe, daß *jetzt* der Moment war. Ich bettelte. Ich stand da im Flur und, verflucht!, bettelte darum, noch irgendwann *an diesem Abend* ein Gespräch zu bekommen! Schließlich bat ich – in letzter Verzweiflung – ob er mir wenigstens direkt für den nächsten Tag einen Termin geben könne. „Das kann ich jetzt noch nicht sagen, ob ich Zeit habe."

> Aus dem Aufnahme- und ärztlichen Behandlungsvertrag mit der Stein-im-Blick-Klinik in Dahn: „3. Ich kann mich mit allen Sorgen und Ängsten, die mich bedrücken, vertrauensvoll an Dr. Bick oder einen der in der Bick-Klinik behandelnden Ärzte wenden."

Schließlich ging ich. Beim Abendessen wurde ich höchst dringend aus dem Speisesaal geholt und zum Chefarzt ins Büro geschickt. Er versuchte, den Assistenzarzt an seiner Seite, mich dazu zu überreden, Medikamente zu nehmen. Für diesen Überredungsversuch hatten sie sich viel Zeit genommen. Ich lehnte dankend ab, versprach aber, daß ich das Haus nicht verlassen würde, was ich ja sowieso nicht wollte, weil ich noch auf ein Gespräch bei meinem Arzt hoffte. Es kam nicht dazu.
Ich wunderte mich, daß der Chefarzt sich überhaupt zu einem Gespräch bequemte. Ich kannte nur einen Fall, wo er Extra-Zeit mit einer KlientIn verbrachte, viel Zeit, auch nachmittags und außer Haus. Diese Klientin – oh Wunder! – bekam prompt wöchentlich Analysen.

> Sexuelle Handlungen zwischen TherapeutInnen und KlientInnen kommen in ca. 20% der Therapien vor.*
> Männer stellen 90% der Täter – Frauen 90% der Opfer**
>
> Heyne, Claudia: „Grenzverletzungen in Therapie und Beratung: Typische Abläufe im Spannungsfeld von Machtmissbrauch und Manipulation", S. 55-76

---

* 10-12% aller männlichen Therapeuten haben nach *eigenen* Angaben „sexuelle Beziehungen" zu Klientinnen. Bei Frauen liegt der Anteil bei 2-3,5%. S. Enders 1995, S. 230
** in: „Übergriffe und Machtmißbrauch in psychozozialen Arbeitsfeldern. Phänomene – Strukturen – Hintergründe", Ute Sonntag u.a., Tübingen, DGVT-Verlag, 1995, vgl. auch: die Studie des Freiburger Instituts für Psychotraumatologie von 1995, hrsg. vom Bundesministerium für Familie, Senioren, Frauen und Jugend

Am nächsten Tag rief mein behandelnder Arzt mich zu sich, aber nicht für eine Analyse, nein! Auch er wollte, daß ich Medikamente, genauer gesagt: „Saroten" nehme. „Ich bin hier, um mich zu erinnern, nicht um mich vollpumpen zu lassen. Wie soll ich denn da noch klaren Geistes mein Leben rekonstruieren?!" Er redete weiter davon, daß das „in diesem Stadium notwendig" sei und daß ich mich dazu bereit erklären sollte.
Ich fragte mich, warum er die Zeit, in der er mich hier vollquatscht, nicht für eine Analyse nutzt.
Schließlich: „Wenn Sie nicht bereit sind, Saroten zu nehmen, kann ich es nicht verantworten, daß die Behandlung hier weitergeführt wird." Während er das sagte, hatte er seine Hand schon neben den Hörer des Telefons gelegt.
In meinem Kopf drehte sich alles: Vor einigen Tagen hatten sie eine junge Frau fortgeschafft, plötzlich war sie weg, ohne daß sie selbst etwas davon gewußt hatte. In ihrem Zustand war klar, daß sie nicht entlassen worden sein konnte. Wenn er mich jetzt auch in eine Geschlossene überweisen ließe, würde niemand davon erfahren. Ich hatte mich nicht rückversichert, niemand gesagt, sie sollten mich hier rausholen, wenn ich mich nicht melde, keine Vollmachten geschrieben.

> Jede und jeder kann, bspw. durch einen Unfall, in die Situation einer schweren, evtl. unheilbaren Erkrankung kommen. Für den Fall einer folgenden psychischen Belastung kann ein rechtzeitig hinterlegtes „psychiatrisches Testament" Zwangsbehandlungen, bspw. in Form von Elektroschocks oder Psychopharmaka, vermeiden helfen.
> Für nicht-psychiatrische Erkrankungen erhöht ein rechtzeitig hinterlegter „PatientInnenschutzbrief" die Chancen, Maßnahmen, die dem eigenen Willen nicht entsprechen, zu verhindern. (Solche Maßnahmen können z.B. lebensverlängernde intensiv-medizinische Maßnahmen sein.)
>
> MUSTERTEXTE FÜR PATIENTINNENSCHUTZBRIEFE SIND BEI DEN ÄRZTINNENKAMMERN,
> SOLCHE FÜR DAS „PSYCHIATRISCHE TESTAMENT"
> SIND BEIM ANTIPSYCHIATRIEVERLAG IN BERLIN ERHÄLTLICH.

Und wenn meine Eltern davon erfahren würden, woran ich mich erinnere, würden sie alles tun, damit ich da nie wieder rauskomme. Ich würde mein Leben, vollgepumpt mit Psychopharmaka, auf einer Station herumschlürfen, vielleicht noch zwei oder drei abgedrehte Gedichte schreiben – und nie eine Chance haben. Es war eine Falle, und ich mußte Zeit gewinnen: „Okay, ich nehme Saroten."
Im ÄrztInnenbericht liest sich das so: „Sie erklärte sich bereit, ein Antidepressivum einzunehmen (Saroten retard 75-0-75 mg)."

> Später bestritt der Arzt, der ja gleichzeitig Klinikleiter war, mir dieses Medikament je verschrieben oder auch nur nahegelegt zu haben: „Ich

> habe Saroten nie verordnet und würde es auch nie verordnen. Der Dr. D. (der Chefarzt, von mir) verschrieb sowas schon mal gerne, aber ich nehme höchstens Equilebrin.“ Pause. Dann fügte er einen Satz hinzu, den ich in Formulierung und vor allem Tonfall schon kannte: „Das überlegen Sie sich nochmal!“ Dieser Satz fiel oft im therapeutischen Setting, und zwar immer dann, wenn ich meiner eigenen Wahrnehmung nicht trauen wollte.
> Interessant, wie er diesen Satz mit therapeutischer Prägung hier einsetzte, um die Wahrheit zu verdrehen.
>
> Mitschrift eines Telefonates am 21. Juli 1996

Ich wollte nur so tun, als ob ich es schlucke, aber die Schwestern standen so lange neben mir, bis ich das Dragée nicht mehr in meinem Mund lassen konnte. Ich schlief tagelang, hatte einen trockenen Mund und zitterte wie eine alte Frau. Sie hatten geschafft, mich auch innerhalb der Klinik auf ein Abschiebegleis zu setzen. Die Dragées taten ihre Wirkung. Ich wurde apathisch.

Die nächste Hypnoanalyse, am 4.3.92, war genau so ein Schlag ins Wasser wie die letzte, ich erzählte querbeet, was mir im Kopf umherging. In irgendwelche früheren Leben meinte er, mich schicken zu müssen. In einem soll ich einen Teenager verführt haben. (Wobei mich sowas nicht wundert, kommt immer wieder in Reinkarnationsgeschichten vor: Wenn der eigenen Aggression und Wut im Hier und Jetzt schon nicht Ausdruck verliehen werden kann, ist es nur verständlich, daß – in welcher Weise auch immer – die aktive Rolle, auch die TäterInnenrolle, gesucht wird – und sei es in sogenannten früheren Leben.) Der einzige Teil, den ich als echt erkannte, war der, in welchem ich gesehen hatte, wie ich entstand: eine Vergewaltigung. Ich sah alles genau vor mir: Wie er die Arme meiner Mutter festhielt und mit seinem linken Fuß ihr rechtes Bein zur Seite drückte. Ich bekam alle ihre Gefühle in diesem Moment mit. Und als mein behandelnder Arzt mich fragte, wer das gewesen sei, sagte ich – absolut wahrheitsgetreu: „Mein Vater.“ Nur daß dies nur die halbe Wahrheit war, wie ich heute weiß.

Er hatte alle meine Aufzeichnungen bekommen über die Assoziationen zu meinem Traum, auch die Aufzeichnungen über die neuen Träume, über das Schiffskino. Er fragte nicht weiter.

Nach dieser Analyse begann ich aufzublühen, fühlte mich phantastisch, strahlte alle und jede an und war der Sonnenschein der Klinik. Ich machte alle glauben, daß ich gesund sei – selbst mich. Wie ich heute weiß, hatte mein System alle Register für diesen Anschein gezogen, damit ich gefahrlos aus der Klinik kommen konnte.

So ging ich eines Tages ins Büro meines Arztes und verkündete freudestrahlend: „Ich bin gesund." Er schaute unter zusammengezogener Stirn vom Schreibtisch auf. Er glaubte es nicht - und wußte im Grunde auch, daß es nicht so war.
Aber er schluckte es, griff danach, mich - und damit sein Versagen - auf diese Weise loszuwerden. Eine letzte Analyse wollte er noch machen, in der „nochmal alles" durchgegangen werden sollte. Jetzt? Nachdem er den entscheidenden Moment nicht wahrgenommen und den letzten, wichtigsten Schritt versiebt hatte! Ich hatte schon gepackt, ich wollte nur noch weg, weg von dem Ort, an dem ich nichts mehr zu erwarten hatte, an dem ich erpresst worden war. Aber ich hatte sowieso keine Wahl.
Es kam nichts Neues in dieser letzten Sitzung dazu, ich behielt die Fassung und war, am 23.4.92, endlich draußen.

Drei Tage später träumte ich, wie mein Vater mich durch ein KZ führt: „Kinder muß man, gleich nachdem sie ausgeschlüpft sind, fressen."

Noch während ich in Dahn war, fuhr ich einmal ins Raidental. Nachdem die dritte Analyse fehlschlug, wollte ich, nennen wir es „Inspiration" holen. Erst da fiel mir ein, daß ich seit der Zeit als Kleinkind schon mal hier war. Auf meiner allerersten Fahrt mit dem Mofa hatte es mich hierher gezogen. Ich war damals einmal rauf und runter gefahren, hielt oben an und konnte mir nicht erklären, was ich überhaupt hier wollte.
Dieses Mal wußte ich es: Tatorte aufsuchen.
Die Freundin meiner Mutter, die über uns wohnte, fand ich immer noch auf dem Klingelschild. Sie erkannte mich sofort. Sie und ihr Mann ließen mich Platz nehmen, während ich erklärte, daß ich einfach mal wissen wollte, wie ich denn als Kind so gewesen sei. Ja, munter sei ich gewesen und dann wieder ganz ruhig. Ein ganz normales Kind eben! Ich wollte wissen, ob es einen Moment gegeben hatte, an dem ich mich sehr verändert hatte, ob sie sich an irgendwelche Ereignisse von damals erinnerten. Nein, alles ganz normal. Die Frau, damals meine „zweite Mutter", hatte sich eine Decke über die Knie gelegt, die sie ständig hoch und wieder runter rollte, während ich dort saß. Schließlich liefen ihr in einem fort die Tränen herunter, und sie murmelte irgendwas von: „Das ist wie ... das Abstreifen von einer Eierschale."
Dann habe ich bei den Eltern von Tina geklingelt. Auch sie wohnten noch dort. Oben am Flur ging das Fenster auf, aus dem Tinas Mutter den Kopf streckte. Ich brachte mein Sprüchlein: „Guten Tag, vielleicht erinnern Sie sich an mich. Ich war früher als Kind sehr gut befreundet mit Ihrer Tochter Tina. Ich bin Olga, Olga E.. Darf ich reinkommen?" Sie starrte zu mir herunter, nickte: „Einen Moment." Aus dem Moment wurden Minuten. Endlich betätigte sie den Türöffner. Ich ging hoch. Sie führte mich ins Wohnzimmer, die Tür ließ sie offen. Es waren Fotos von Tina als Kind aufgestellt, wie ich sie kannte. Ich erfuhr, daß Tina vor kurzem geheiratet hatte. Auch hier frag-

te ich, wie ich denn als Kind gewesen sei. „Ein sehr höfliches Kind und immer sauber angezogen. Wir haben die Mutter damals bewundert, wie sie alles so schaffte, und alle haben wir gestaunt, daß sie sich getraut hat, mit drei kleinen Kindern zu gehen." Ob ich mich jemals verändert hatte? Da wollte sie wissen, wie ich das meine. Ob sie sich erklären könne, warum ich solche Angst vor ihrem Mann hatte? „Nein, überhaupt nicht. Da haben wir uns immer gewundert." Ich wollte wissen, ob er da ist? „Ja, aber er schläft nebenan. Er legt sich immer ein Stündchen hin, wenn er von der Arbeit kommt." Die Tür „nebenan" hatte sie einen großen Spalt offen gelassen. Würde ich beide Türen offen lassen, wenn nebenan jemand schläft und ich mich laut unterhalte ...?
Ich ging mit einem ganz bösen Gefühl. So als würden sich in mir schwarze Spinnen hin und her schieben. Ich klingelte nochmal in der Wohnung darunter, nur um die Wohnung von damals zu sehen, weil Tinas Mutter gesagt hatte, sie seien seit damals ein Stockwerk höher gezogen. Zwei Männer drückten sich ans Küchenfenster und starrten mich ängstlich und feindselig an. Schließlich öffnete eine Frau, bei der mich bald der Schlag traf, weil sie der Freundin meiner Mutter, bei der ich eben gewesen war, so ähnlich war: dieselben Ohrläppchen. „Nein, wir lassen niemand rein zum Gucken." Ich hatte noch gar nichts gesagt ...
Das Haus des alten Mannes konnte ich nicht finden. In meiner Erinnerung war es „ganz weit weg" und „so richtig im Wald". Ich lief etliche Meter durch den Wald und gab dann auf. Ich hatte nicht miteingerechnet, daß die Entfernungen damals viel größer für mich waren und nahm das Haus einfach nicht wahr, obwohl ich es von der Straße aus sehen konnte.
Als ich wieder zum Auto ging, lief mir der Vater von Tina entgegen, grinsend. Er erkannte mich und ließ es mich wissen, sprach mich aber nicht an. Ich hatte abgeschaltet, fühlte nichts, setzte mich wie ein Automat in mein Auto und startete.
Diese Straße vermittelte mir in Reinkultur das Gefühl des Beobachtet- und Verfolgt-Seins.

Und eine weitere Aktivität erledigte ich noch während ich Klientin in Dahn war: am Wochenende des 4./5. April 1992 war ich – zwischen den Analysen – nach Münster gefahren, wo ich einen Wochenend-Rhetorikkurs gab, für den ich schon gebucht war.

Zurück in Münster habe ich erstmal, ausgestattet mit einem Attest der Klinik, beantragt, daß mein Nachname geändert wird. Ich hatte schon lange vorher diesen Wunsch gehabt und ständig überlegt, wie ich denn nun heißen wolle, als mir ein Bericht, den ich in der Klinik auf dem von einer Freundin geborgten Fernseher sah, die Entscheidung leicht machte: Bei einer Übertragung aus Australien war unten noch ein Teil des Testbildes, dieser bunten Farbflächen, zu sehen. Warum das so war, weiß ich auch nicht, auf jeden Fall

stand da ganz klein „Masur". Das Bild blieb nur ein paar Sekunden so, und ich wußte: das is' er!
Den Nerv, einfach so mit meinem Studium weiterzumachen, als wäre nichts gewesen, hatte ich nicht. Ich ließ mich beurlauben und fuhr in die französische Schweiz zu einer Freundin – ebenfalls Opfer sexualisierter Gewalt. Dadurch, daß ich mein Französisch auffrischen würde, hätte ich in jedem Fall etwas von der Zeit dort – und würde auch meinen Anspruch, nützlich zu sein, ausreichend abdecken.

Von einem Kontakt zu meinen Eltern in nächster Zeit war mir *dringend abgeraten* worden: Ich hatte ohnehin nicht das Bedürfnis.

12. Lausanne

In Lausanne wohnte ich die meiste Zeit bei einer Freundin, Cécile, die ich in Münster, bei Zartbitter, kennengelernt hatte, als sie für ein Semester in Deutschland studierte. Nun begleitete ich sie zu ihrer Mutter und ihrem Stiefvater, *dem* Stiefvater.

> Das Risiko, sexualisierte Gewalt durch den Stiefvater/"Freund" der Mutter zu erleiden, ist erheblich höher als beim leiblichen Vater.
>
> „Sexueller Missbrauch von Kindern und Jugendlichen. Intervention und Prävention", 1997 hrsg. vom Bundesministerium für Familie, Senioren, Frauen und Jugend*

Sie ging durch die Räume und konnte, wie in einem Film, die Szene wahrnehmen. Ich fand bemerkenswert, wie offensichtlich diese Menschen ihre Doppelexistenz lebten: Im unteren Teil des Hauses, wo das Restaurant war, war alles piccobello. In der Wohnung im ersten Stock konnte mensch kaum einen Fußbreit Platz finden. Brotreste lagen zwischen Kleidern, die in dicken Haufen über den Fußboden verteilt waren: „Früher bin ich oft im Restaurant auf's Klo gegangen, weil es mir hier zu schmutzig war - und weil hier oben 'die Politik der offenen Türen' galt." Ich sah dem Mann in die Augen, der meine Freundin - zumindest zeitweise - zum Gefühlskrüppel gemacht hatte. Und ihrer Mutter, der Frau, die, als sie davon erfuhr, meinte, daß Cécile die Vergangenheit doch „ruhen lassen" solle. Und vor allem solle sie es nicht ihrem kleinen Bruder erzählen, der doch einen Vater brauche! So ihre leibliche Mutter.

Cécile ist eine derer „ohne Familie" und zwar nicht, weil sie den Kontakt abgebrochen hat (was weitestgehend zutrifft), sondern, weil sie ohnehin nie eine Familie hatte, die diese gesellschaftlich ohnehin ungerechtfertigterweise glorifizierte Bezeichnung verdient - zumindest nicht, was den engeren Kern betraf.

(Heute hat sie immer noch einen Sack Probleme, aber ein Umfeld, das sie unterstützt.)

Ich träumte davon, wie ein Mann alle Gewichte in einem Fitness-Center durcheinandergeworfen hat, mühsam ordnete ich sie wieder.

Und ich träumte wieder von KZs: Wie ich im Zug an riesigen Öfen vorbeifuhr und erzählt bekam, daß sie „ja, auch ihre Kinder und Kindeskinder" in die Öfen geworfen hatten. Ich wurde gefoltert, während ich den Satz „Sobald es aus dem Ei geschlüpft, noch beweglich ist, wurde es sofort gefressen", hörte.

---

* vgl. auch: Russell, Diana: „The Secret Trauma: Incest In The Lives Of Girls And Women", New-York, Basic Books, 1986

Ich habe einen Französischkurs an der Lausanner Uni gemacht, der mich dazu veranlaßte, bei der xten Literaturanalyse von „masturbation mentale" zu sprechen. So oft, wie der Dozent diese Schöpfung aufgriff, würde es mich nicht wundern, wenn es jetzt Teil des Lehrplans wäre.
Und ich habe Deutsch-Französische Konversationsstunden im Austausch wahrgenommen und an einem bezahlten Forschungsprojekt mitgemacht, das die Wirkung von Alkohol abhängig zum Körpergewicht untersuchte. Für die Teilnahme erhielt ich eine finanzielle Entschädigung. Das war das einzige Mal, das mir mein Übergewicht etwas brachte.

Ansonsten habe ich in Lausanne nichts gemacht, außer mich von Dahn zu erholen. Dabei habe ich Riesenrindvieh auch noch weiter Saroten genommen, um es „auszuschleichen", wie arzt/ärztin das nennt, wenn langsam mit so einem Medikament aufgehört wird. So habe ich eine Medikation fachmenschlich beendet, die von vornherein nicht fachmännisch, geschweige denn fachmenschlich war.
Mein Eßverhalten, und damit mein Gewicht, hat das zusätzlich negativ beeinflußt.
Ich glaube, ich habe es auch deswegen weitergenommen, weil ich gar nicht so klar vor Augen haben wollte, „daß da immer noch was ist", daß ich erpreßt worden war, von Menschen, die mir hätten helfen sollen, daß es so ein schmaler Grad war, auf Nimmerwiedersehen in den Katakomben der Psychiatrie zu verschwinden,

> Oft tragen Klientinnen und Klienten schwerer an der Diagnose als an ihrer Krankheit.
>
> Paul Watzlawick

daß ich mich wie ein verwundetes Tier fühlte, dem der letzte, heilende Verband versagt worden war und das sich nun – zusätzlich angeschossen – blutend weiterschleppte, im ständigen Bewußtsein, „daß da noch was ist". Und nicht nur das: Ich fühlte mich als Versagerin, daß ich es bei einem fast halbjährigen Klinikaufenthalt immer noch nicht geschafft hatte, alles klar zu kriegen. Und ich hatte Angst davor, wie schlimm das, „was da noch war" wohl sein muß, wenn es so schwer zu heben war. Ich fühlte mich wie eine Tretmine und Zeitbombe in einem.

Und ich träumte wieder von dem großen Schiff. Oben an der Reling stand meine Mutter und zog mich an einem Tau durch das aufgewühlte Wasser der Fahrrinne des Schiffes durchs Meer, so daß ich Wasser schluckte und ständig in Gefahr war abzusaufen. Ich träumte von einer Vergewaltigung auf einem Schiff. Danach kam die Hafenpost und brachte die Nachricht, daß eine „Bestellung" auf mich existiere.

In einem anderen Traum springe ich ins Wasser. Ich schlage auf der Wasseroberfläche auf, muß irgendetwas durchbrechen, um mir selbst zu helfen. Ich bin verletzt, zunächst desorientiert, aber endlich gelandet.

Das Schlimmste war dieser – der wievielte? – totale Vertrauensverlust, den ich in Dahn erlitten hatte, was blieb, war grenzenlose Hoffnungslosigkeit und ebenso grenzenloser Hunger. Ich fraß – ununterbrochen. Zum Schluß wog ich fast neunzig Kilo! Ich habe nichts von diesem Sommer gehabt.
Es wundert mich, daß ich überhaupt noch ins Freibad gegangen bin, aber dort ging es, weil mich sowieso niemand kannte.
Eines Tages, strahlender Sonnenschein, der gar nicht wirklich bis zu mir durchdrang, blauleuchtendes Becken und gepflegte Rasenfläche, wurde ich im Freibad Zeugin einer Szene: Ein Paar war mit einem kleinen Kind da, sie mag vielleicht sechs gewesen sein. Als die beiden Erwachsenen aufbrechen wollten, fing die Kleine an zu toben und wollte sich partout nicht anziehen. Die Frau ging schon, während der Mann versuchte, die Junge auf dem Boden festzuhalten, damit er sie anziehen konnte. Dabei schlug er freudig auf sie ein. Plötzlich griff er ihr ins Haar und zog sie – an ihrem Haar! – in den Stand. Sie schrie nun erst recht vor Schmerz. Und ich hielt es nicht mehr aus: Ich stand auf und fragte erregt auf französisch, ob es ihm denn auch gefallen würde, am Haar in den Stand gezogen zu werden? „Wenn Sie sie die ganze Zeit hätten, würden Sie das auch machen. Ich geb' Sie Ihnen gerne mal eine Woche ab, dann werden Sie ja sehen.“ „Kein Problem“, sagte ich, „Ich habe Zeit. Das können wir gerne machen.“ Er murmelte irgendwas, ohne mir nochmal in die Augen zu schauen. Als ich gegangen war, funktionierte es plötzlich, sie anzuziehen, *ohne* in einer Tour zu schlagen – obwohl sie immer noch bleiben wollte und während sie zappelte.
Das Schlimmste für mich waren ihre Augen. Ich sah ihr in die Augen – und ich sah mich als Kind: Sie war so überrascht, daß jemand Partei für sie ergriff, konnte es kaum fassen. Wenigstens wußte sie nun, daß ihre Wahrnehmung stimmt: Schläge sind nicht okay! Sie wußte es vorher schon, aber jetzt konnte sie sich sicher sein, daß nicht sie verrückt ist, sondern die (meisten) anderen.
Es waren noch jede Menge anderer Leute da, die durch das Geschrei des Kindes aufmerksam geworden waren, aber nach kurzem Aufblicken hatten sie sich wieder, genervt über den Lärm, weggedreht. Natürlich muß das Kind in solch einer „gleichgültigen“ Umgebung denken, daß es an ihr liegt, wenn sie Schläge nicht normal findet.
Ich ekelte mich vor all diesen Menschen. Menschen, die sich nie angesprochen fühlen, nie Rückgrat zeigen, die ihr Leben verbrachten, wie die drei Affen: nichts sehen, nichts hören, nichts sagen.

„Man mischt sich nicht in and'rer Leute Familienangelegenheiten ein“, sagte der Kinder-/Schläger zum Kinder-/Vergewaltiger, der nickte.

Eine Bekannte meiner Freundin hatte in einem Kloster in Frankreich als Au-Pair gearbeitet, eines, das einfache Zimmer für UrlauberInnen bot, die kontemplative Ferien verbringen wollten. Normalerweise mußte mensch sich für mehrere Monate verpflichten. Ich bekam die Gelegenheit, für zwei Wochen dort zu arbeiten und griff zu, um „Klostererfahrung" zu sammeln. Nicht etwa, weil ich auch nur einen einzigen Moment mit dem Gedanken, einem Kloster beizutreten gespielt hatte, es gibt so ziemlich gar nichts, das mir ferner liegen würde – ich war ohnehin ausgetreten – aber ich war halt neugierig.
Es waren noch andere junge Frauen aus Schweden, Deutschland und der Schweiz da, und weil die französischen Schulferien noch nicht angefangen hatten, war das Haus leer, und wir hatten viel Zeit. So nahm ich einmal an allen fünf Gottesdiensten bzw. Bet-/Singrunden teil, die jeden Tag stattfanden. Wenn ich schon mal da war ... Ein runder Raum, an dessen Wand eine Bank rundum verlief, bildete die Kapelle. Das fand ich schon mal Klasse: kein vorne und hinten, oben und unten. Während ich da saß, füllte sich das Rund, einige der Nonnen hatten ihre Tracht an, andere kamen in Zivil. Als es schon gut gefüllt war und eigentlich hätte losgehen können, passierte nichts. Es war längst Zeit. Worauf warten sie denn noch ...?
Und? Was passiert?! Ein Priester kommt rein! Und erst jetzt ging es los. Da ziehen sich Frauen zurück und brauchen dann immer noch einen Mann, den sie sich vor die Nase setzen (lassen)! Noch dazu einen, der qua Amt über alles Bescheid weiß, weil bei ihm gebeichtet wird. Da können die Frauen genauso gut draußen leben.
Ich habe mich angepaßt, den Tisch mit abgeräumt und all das, habe keine blasphemischen Bemerkungen gemacht und auch meinen Zynismus zurückgeschraubt. Dennoch war ich innerhalb kürzester Zeit bei einigen die bestgehaßte Person: Ich habe nämlich Fragen gestellt. Und das schien so ziemlich das Schlimmste zu sein, was mensch sich da leisten konnte. Dabei wollte ich bloß die Haltung dieser Frauen kennenlernen. Was motiviert eine dazu, in ein Kloster zu gehen? Ich finde, das ist eine spannende Frage. Aber Fragen zu stellen heißt ja immer auch, in Frage zu stellen. Das konnten einige nicht so gut vertragen. Und zwar besonders die, von denen ich den Eindruck gewann, daß ihre Entscheidung, ins Kloster zu gehen, in erster Linie eine Flucht war. Und daß sie sich vorher nicht ausreichend damit auseinandergesetzt hatten, wovor sie flüchten und womit sie nicht klar kommen. Um keine Mißverständnisse aufkommen zu lassen: auch Fluchtbedürfnis ist ein legitimer Grund, ins Kloster zu gehen. Schließlich nahmen sie sich ohnehin selbst mit bei ihrer Flucht, so daß sie hinter Klostermauern auch nicht in sich ruhten, während die anderen ihre Mitte hatten.
Besonders mit einer Novizin habe ich mich oft unterhalten. Sie würde sich innerhalb des nächsten Jahres entscheiden müssen, ob sie das Gelübde ablegen wollte. Ich fand diese Unterhaltungen immer sehr interessant, weil ich bei ihr wirklich sowas wie ehrliche Auseinandersetzung und diesen Funken Inspiration spürte, der echten Glauben ausmacht. Eines Tages sagte sie

mir, daß sie sich nicht mehr mit mir unterhalten *dürfe*. Ich dachte, ich hör' nicht richtig. Wer will ihr denn sowas verbieten? Die Mutter Oberin! So einfach war das: Keuschheit, Armut und Gehorsam. Ich war geschockt. In einem demokratischen Staat konnte eine Person der anderen verbieten, sich zu unterhalten?! Das wollte ich genauer wissen: Ich bat um ein Gespräch mit der Mutter Oberin, was sie mir auch gewährte. Diese Frau war als Mensch sehr überzeugend: über achtzig und topfit, strahlte sie Ausgeglichenheit und Glück aus jeder Pore und konnte meinen Fragen standhalten. Sie war, wie sie mir mitteilte, ins Kloster gegangen, nachdem ihr alles andere (schmunzelnd bemerkte sie: „Ich kenne sogar die Männer") einfach nicht soviel gab. Das nenne ich eine gute Entscheidung.

Zu ihrem Verbot sagte sie nur, daß sie es zum „Schutz" der Novizin erteilt habe, die durch die Gespräche mit mir verunsichert worden sei.

Wäre es da nicht sinnvoller, wenn sie diese Novizin sich auseinandersetzen ließe, *bevor* sie ein Gelübde ablegt? Wenn sie meinen winzigen Fragen schon nicht standhielt, wäre es vielleicht auch nicht das Richtige, diesen Schritt überhaupt zu tun?! Und wie konnte sie es vor sich selber vereinbaren, für eine erwachsene Person Entscheidungen zu treffen. Das ist anmaßend! In diesem Kontext wären vielleicht einmal ein paar kontemplative Gedanken zum vielzitierten Kirchenthema „Demut" angebracht.

Zurück in Münster machte ich mich gleich wieder auf den Weg. Diesmal nach Köln. Einen Bekannten aus Dahn besuchen. Er war in Dahn gewesen, weil er Depressionen bekam, nachdem er in den frühzeitigen Ruhestand geschickt worden war. Vor allem hatte er extreme Todesangst entwickelt, nachdem das, worüber er sich sein ganzes Leben definiert hatte, weggefallen war: sein Job und ein Teil des Geldes, das er verdient hatte.

Seine Frau, Elke, ist eine ganz Nette und sein Sohn, Klaus, der etwas älter als ich war, auch. Mir wurde ein Teil der Stadt, ein echt Kölsches Brauhaus inklusive, gezeigt, und es schien ein schönes Wochenende zu werden. Da bekam ich mehr und mehr sein „normales" Verhalten mit, wie er seinen Sohn, besonders aber seine Frau niedermachte, wo er nur konnte. Als Elke komplett zurechtgemachte Schnittchen hereinbrachte, meinte ich erfreut, daß sie sich meinetwegen nicht solche Mühe hätte machen müssen. Ich konnte nicht wissen, daß auch dies „normal" war. Er hatte sich in seinem ganzen Leben noch nie selbst ein Brot gemacht. Er griff beherzt zu und betonte, daß er ja „das Geld nach Hause gebracht" habe. „Moment mal, Deine Frau hat Dir den Rücken frei gehalten: Sie hat den ganzen Haushalt geschmissen, immer alle Behördengänge erledigt und Dir die gesamte Erziehung abgenommen. Du glaubst doch nicht im Ernst, daß Du Deinen Job in der Weise hättest ausfüllen können, wenn sie nicht gewesen wäre! Mit anderen Worten: Dein Lohn ist zur Hälfte ihrer!" Er setzte sich in Pose und eine gewichtige Miene auf: „Meine Frau wäre gar nicht in meine Position gekommen, und ohne mein Geld hätten wir nichts von dem, was wir heute haben!"

Ich hatte versucht, ihm klar zu machen, daß auch dies nicht so hätte sein müssen, wenn Frauen immer dieselben Ausbildungschancen wie Männer gehabt hätten. Es kam gar nicht bis zu ihm durch, so daß ich schließlich nur meinte: „Weißt Du, Gerhard, so wie Du Dich Dein Leben lang definiert hast – und es ganz offensichtlich noch heute tust – wundert es mich nicht, daß Du jetzt solche Probleme hast, wo Du nicht mehr im Beruf stehst!"
Elke hatte sich eingeschaltet und ihm erklärt, wieviel Arbeit sie tat, die er gar nicht sah, von der Anmeldung der Kinder zur Schule, übers Einkaufen und Wäschewaschen bis zur Urlaubsplanung. Als ich dann noch erwähnte, daß Frauen von der Schule bis zur Uni die besseren Abschlüsse machen und trotzdem nur mit weniger als 5 % in den oberen Etagen der Wirtschaft vertreten sind, hielt er dem nicht mehr stand: Er sei müde und gehe jetzt ins Bett.
Da die Luft ziemlich dick war, fragte ich Elke, ob das denn in Ordnung sei, wenn sie jetzt in einem Zimmer schlafen müßten. „Ach Olga, da brauchst Du Dir keine Gedanken zu machen! Wir streiten jetzt nicht bis in die Nacht hinein. Wir legen uns einfach ruhig hin, murmeln 'Gute Nacht' und das ist es. Was glaubst Du, wieviele Streits unsere Ehe schon ausgehalten hat!"
Dafür lag ich wach. Was für eine schreckliche Vorstellung: Ich streite mich mit meinem Mann und liege dann neben ihm, als wäre nichts gewesen! Ich könnte das nicht!
Am nächsten Morgen gaben sich alle sehr freundlich. Als Gerhard mit dem Hund Gassi ging und auch Klaus nicht da war, haben Elke und ich uns lange in der Küche unterhalten, und ich erfuhr Einiges, das mich an eine andere Geschichte denken lies:
Nach über zwanzigjähriger Ehe hatte der Mann sich eine Geliebte im Alter seiner Tochter geangelt und war – kaum zu glauben – mit ihr in die Wohnung seiner Familie gezogen. Genauer gesagt: seine Frau hatte sich ins Wohnzimmer ausquartieren lassen, damit er und seine Geliebte das große Bett hatten. Als ich davon hörte, meinte ich: „Dem hätt' ich seine Klamotten vor die Tür geschmissen!" Der Kommentar der Frau: „Aber ich hab seine Hemden ja noch gar nicht gebügelt!"
Ich erzählte Elke diese Geschichte und fragte, ob sie das nicht auch unglaublich finde. „Weißt Du, Olga, wenn ich ehrlich bin: mir ist so oft nach Gehen zumute. Ich könnte z.B. jetzt sofort das Haus verlassen, aber da steh' ich hier und denke: So unaufgeräumt kannst du die Küche nicht hinterlassen. Was werden die Leute über dich denken, wenn sie das sehen!" Sie sah meinen Gesichtsausdruck. „Ja, im Ernst, Olga, so denke ich, dabei weiß ich, daß es verrückt ist."
Am nächsten Morgen wollte ich fahren, so saßen wir noch einen Abend zusammen und sahen fern. Ich hatte mir vorgenommen, meine Argumente nicht an einen so hoffnungslosen Fall zu verschwenden, aber Gerhard legte es regelrecht darauf an, seine Spitzen gegen Frauen und Emanzipation im allgemeinen und gegen seine Frau im besonderen loszuwerden. Was er in

meine Richtung sagte, steckte ich einfach weg: „Auch der Klaus hat heute gemeint, daß er es gar nicht aushalten konnte, was Du da gestern für'n Mist geredet hast, sonst hätte er sich zu uns gesetzt, aber so meinte er, daß Du ja wohl verrückt bist mit Deinen Ansichten." Ich sah nur kurz auf: „Dafür, daß er mich für verrückt halten soll, hat er mir aber heute Morgen sehr nett seine Uhrensammlung gezeigt." Aber als er immer wieder auf seiner Frau herumhackte: „Ohne mich, wäre sie nichts!", ließ ich mich doch wieder verwickeln, was dann in meiner sehr ruhigen Feststellung gipfelte: „Weißt Du, Gerhard, Deine Frau ist genauso viel wert wie Du, Dein Sohn ist genauso viel wert wie Du, und genaugenommen ist sogar Dein Hund genauso viel wert wie Du." Und ich dachte mir weiter, daß er vermutlich auch nicht mehr solche Angst vor dem Tod hätte, wenn er das mal sehen und sich nicht auf so ein Podest fern von allen stellen würde.
Nach meinen Worten war er ruhig geworden, und starrte stumm auf den Fernseher. Als es schon sehr spät war, fragte ich, ob wir das Fenster schon mal öffnen könnten, oder aber das Rauchen einstellen. Ich sollte im Wohnzimmer schlafen und vertrage dicke Luft nicht gut. Darauf hatte er gewartet: „In meinem Haus lasse ich mir nicht sagen, ob ich rauchen darf oder das Fenster öffne! Olga, Du verläßt sofort die Wohnung!" Es war schon nach elf, und ich habe nur sehr gespannt beobachtet, was passieren würde. Ich hatte wirklich nicht gedacht, daß ein erwachsener Mann so hysterisch werden kann, nur weil er daran erinnert wird, daß er auch nur ein Mensch ist!
Er blitzte mich an: „Pack sofort Deine Sachen." Ich sah Elke fragend an: „Gerhard, Olga ist auch mein Gast, und ich setze niemand mitten in der Nacht vor die Tür." Gerhard: „Ich sage: Olga geht!" Elke: „Wenn Olga geht, gehe ich auch." Da fiel ihm der Kiefer runter, aber er blieb hart. Elke packte einige Sachen, und wir haben uns erstmal zusammen in mein Auto gesetzt. Ich konnte zu einer Freundin, es würde auch kein Problem sein, jemand mitzubringen. Elke hat sich dann aber verabschiedet; sie wollte sich alles durch den Kopf gehen lassen.

Sie war zwei Stunden spazieren gegangen und dann doch wieder zurück zu ihm, erfuhr ich später am Telefon. Gerhard habe völlig verheult auf dem Sofa gesessen. Er habe zwar gleich am nächsten Tag versucht, in alter Manier seine Stellung zu verteidigen, eher noch schlimmer als vorher, aber immer, wenn es ihr zu bunt würde, bräuchte sie nur noch zu sagen: „Denk dran, als Olga hier war!"

13. Hamburg

Seit ich aus Münster fortging, war ich schon zweimal umgezogen, wenn ich seit Dahn rechne, waren es innerhalb von zwölf Monaten sechs Umzüge für einen längeren Aufenthalt. In den folgenden zwölf Monaten folgten vier weitere („Notunterkünfte" bei FreundInnen und Bekannten für eine Nacht nicht mitgezählt). Ich habe Telefonnummern in meinem Notizbuch gehabt, von denen ich nicht mehr wußte, daß es mal meine eigenen waren, und die Nachsendeanträge überlappten sich, so daß meine Briefe aussahen wie Überseepost – mit Adressen vollgepflastert.
Wenn ich die Probleme bei der Zimmersuche in Hamburg esoterisch betrachten möchte, dann könnte ich mir vormachen, daß es immer Provisorien auf Zeit waren, nie was Eigenes und immer mit viel Streß verbunden, weil ich sowieso nicht Tritt faßte auf diesem Planeten. (Mag sein, daß dies auch Gründe waren, es ist ja immer eine Mischung.) Tatsächlich lag die schwierige Zimmersuche aber daran, daß meine „beste Freundin" Sabine, die zuvor ein halbes Jahr mietfrei bei mir wohnte, mich furchtbar linkte und mich so in plötzliche Wohnungsnot brachte. (Ich weiß noch, wie ich mir damals sagte, daß ich von jetzt an ganz bestimmt *nicht* völlig dicht machen würde, nur weil *eine* so ein Aas war. Diese Macht würde ich ihr nicht geben.) Geldmangel war der andere, noch wichtigere Grund.

> Frauen stellen die Hälfte der Weltbevölkerung, verrichten zwei Drittel aller Arbeitsstunden, erhalten ein Zehntel des Welteinkommens und besitzen weniger als 1% des Weltvermögens.
>
> UN-Nations-Report 1980
> 15 Jahre später zeigt die UN-Veröffentlichung: „The World's Women 1995. Trends and Statistics": Die Armut ist immer noch (wahrscheinlicher) weiblich.

Geldmangel erschwerte mir meine allgemeine Situation – und vor allem nahm er mir die Zeit, die ich dringend gebraucht hätte, mich innerlich zu stabilisieren. Denn Zeit ist nicht nur Geld, sondern Geld ist auch Zeit.
In der durchweg schlechter gestellten finanziellen Position von Frauen steckt System: wie Gelder verteilt werden, läßt Zeit zur Regeneration und zum Nachdenken – oder nicht. Zeit und Sicherheit, die gerade Opfer schwerer Gewalt dringend brauchen, während sie daran arbeiten, ihr Leben wieder zusammen zu setzen – wobei dies nicht wieder in Abhängigkeit führen darf, sondern selbstverständliche Wieder„gut"machung einer Gesellschaft sein sollte, die zuläßt, was passiert, ja sogar strukturell und systematisch fördert. Wo diese Regenerationsmöglichkeit fehlt, greift die „patriarchale Falle": Wer keine Kraft hat, kann sich nicht wehren – der Teufelskreis der Unterdrückung von Frauen schließt sich. Und je früher Frauen zerstört werden, desto sicherer ist die Vorherrschaft von Männern.
Es ist so einfach wie genial, wie verheerend.

Sexualisierte Gewalt an Mädchen ist integraler Bestandteil patriarchaler Macht.

Hamburg kannte ich eigentlich gar nicht, aber ich wollte in eine Großstadt mit viel Wasser. Und auch wenn ich zu Beginn nur Streß hatte, fuhr ich nach einem Praktikum, das ich in Freiburg absolviert hatte, wieder nach Hamburg. Das war Anfang 1993. Immer hatte ich das Gefühl gehabt, nur auf Zwischenstation zu sein, weiterzieh'n zu müssen. Hamburg war die erste Stadt, in der ich mich „richtig" fühlte: allein der Hafen! Die großen Pötte, wenn sie sich kehlig und tief tutend durchs schmuddelige Hafenwasser schoben. Und die „Ameisen" (kein norddeutscher „Fachausdruck", aber die sehen einfach so aus) auf Stelzen, mit denen die Container verladen werden: diese potthäßlichen, rostigen Gestelle waren einfach immer schön – selbst beim garstigsten Hamburger Pieselwetter.
Der Hafen ist phantastisch!

Auf der Fahrt zu meinem Praktikum nach Freiburg, im Winter 1992, war ich bei meinem Vater vorbeigefahren. Ich wollte meine Nerven und seine Reaktion testen, wenn ich ihm sage, daß ich mich daran erinnere, daß er mich vergewaltigt hat. Er darauf: „Jetzt mußt Du vollkommen verrückt geworden sein."
Ich hatte nichts anderes erwartet, stieg in mein Auto und fuhr weiter.
Sein Verhalten änderte sich daraufhin nicht im geringsten: Er rief weiter an, sofern er meine Nummer auftreiben konnte, erwähnte nie wieder, was ich gesagt hatte und versuchte weiter, herauszufinden, was ich „treibe". Daß er über Monate noch nicht einmal wußte, wo ich war, hat er sehr schwer verkraftet. Meine Schwester, die gezwungenermaßen von Zeit zu Zeit mit ihm zu tun hatte, hielt mich darüber auf dem laufenden, daß er schon einen Detektiv einschalten wollte, an die Polizei hatte er nicht gedacht, aber den Geheimdienst hatte er zu diesem Zweck schon mal in Betracht gezogen.
Nach jenem „Besuch" meinte er nun wichtig zu meiner Schwester, daß er nicht hinters Licht zu führen sei und ich vor ihm „sowieso nichts verheimlichen" könne. Und als Krönung erklärte er triumphierend, daß er auch wisse, daß ich in der Schweiz war. Als meine Schwester wissen wollte, woher, erklärte er nebulös, daß er „immer weiß, wo die Olga ist und was sie treibt". Außerdem deutete er an, daß er „alles" wisse, was ich in der Schweiz gemacht habe.
Er hatte schlicht und ergreifend die Schweizer Autobahnvignette an meinem Auto gesehen. Welch profaner Gegenstand solch grenzenloser, ja, bewundernswerter Hellsichtigkeit!
Ähnlich „hellsichtig" erwies er sich, nachdem ich die hohe Kilometerzahl auf dem Tacho mit meinem Zimmer im äußersten Osten Hamburgs erklärte: „Ich fahre schließlich jeden Tag fast zwanzig Kilometer in Hamburgs Zentrum von hier aus."

Was er gegenüber meiner Schwester aus dieser Information gemacht hatte, war Folgendes: „Die Olga arbeitet als Prostituierte auf der Reeperbahn, dafür fährt sie jeden Tag ins Zentrum."
So wie er sich Sexualität für mich – und auch für meine Schwester – nur in Form von Prostitution und Vergewaltigung vorstellen kann, bestand eine Stadt, in der eine von uns wohnte, nur aus Bordellen. Ich weiß noch nicht einmal, wem alles mein „väterlicher Verwandter" diese Verleumdungen erzählt hat.
Mit jedem Satz offenbarte er, daß er sich sehr bewußt darüber war, wozu er mich gedrillt hatte. Daß seine Handlungen genau dieser Natur waren.

Ich hätte auch Super-„Chancen" auf dem Strich gehabt, zwar nicht auf der Reeperbahn, aber auf dem Hamburger Drogenstrich auf St. Georg: Dort stehen oft sehr junge Prostituierte auf der Straße, die entsprechend vom Drogenkonsum gezeichnet sind. Zum Beispiel in Form der sogenannten „Schleppscheiße", wie sie die blutigen und eiternden Ausschläge nennen, die sich unter Umständen auf der Haut bilden.
Manche Zahlenden – auch „Freier" genannt – („Freier" suggeriert, daß hier einer „freit", also den Hof macht. Der Strich als großer Heiratsmarkt? Es handelt sich um bezahlte Vergewaltigung.) geben sogar noch was Extra, wenn dergestalt entstellte Prostituierte ihre Verbände abwickeln und ihre Wunden offen zeigen.*

> Nach einem Bericht der Vereinten Nationen ist Frauenhandel ertragreicher als der Drogen- und Waffenhandel. Schätzungen zufolge sollen die Gewinne vier- bis fünfmal höher sein.
>
> IN DER FREITAG VOM 26.04.1996: „GEWALT NICHT VERHARMLOSEN"

Bei mir würde ein ähnlicher „Service" noch schneller gehen, ich müßte nur T-Shirt und BH ausziehen ... Und in der Tat hatte ich von Zeit zu Zeit die Phantasie, mich irgendwo an einer Straßenecke von *irgendeinem* „nehmen" zu lassen. Dabei war es wichtig, daß es der erste X-beliebige war. Ich hätte es nie wirklich gemacht, dennoch verschwand dieser Gedanke erst dann schlagartig, als ich einmal einen Kerl sah, der so unbeschreiblich dumm wirkte, daß ich das Gefühl gehabt hätte, mit einem Tier ins Bett zu gehen. Alt ginge, häßlich auch noch, alt *und* häßlich wäre sehr schwierig, aber dumm ist einfach nicht drin, das würde ich nicht ertragen.
Erst im Nachhinein war mir die Grundlage dieser absurden Phantasie klar: Ich hatte damit versucht, nachträglich eine Art „Freiwilligkeit" zu konstruieren, was mir das Geschehen von damals erträglicher machen sollte. Hatte ich mich „freiwillig" entschlossen, mit mir *was auch immer* von *wem auch*

---

* Hamburger Abendblatt vom 22.07.1995: „Erfrorene Träume"

immer machen zu *lassen*, dann hatte ich doch wenigstens darüber die Entscheidung getroffen, oder nicht?! Ein jämmerlicher Tröstungs- und Befreiungsversuch der Ohnmächtigen! Ich glaube, daß die sogenannten „freiwilligen" Prostituierten, also die wenigen, die nicht sowieso durch Menschenhandel ins Milieu gekommen sind,

> Auf einem Werbeplakat der Philip Morris-Zigarette „Chesterfield", das im Juni/Juli 1996 als Plakat und in Zeitschriften geschaltet wurde, ist eine Frau als Prostituierte abgebildet. Eine Männerhand streckt einige Geldscheine ins Bild. Text: „Du kommst als Fremder und gehst als Freund."*
> Jährlich werden 500.000 Frauen nach Westeuropa verschleppt. Sie kommen als Fremde – und gehen als Vergewaltigte.
>
> ZAHLEN DER EUROPÄISCHEN UNION, IN: FRANKFURTER RUNDSCHAU, 12.4.1997

durch ständige Wiederholung versuchen, die damalige Ohnmacht zu überwinden, indem heute *sie* die Konditionen festlegen – und wenigstens Geld dafür bekommen. Der Versuch, durch die Anhäufung ähnlicher Ereignisse aus einem schrecklichen Erleiden eine Erfahrung zu machen bzw. durch Wiederholung Sinn zu stiften, ist von vornherein zum Scheitern verurteilt.

> Ca. 95% der Prostituierten waren als Kind Opfer sexualisierter Gewalt.
>
> CHILDHELP USA NATIONAL STATISTICS, 1997**

In diesem Zusammenhang wird mir ganz übel bei der Bezeichnung „ältestes Gewerbe der Welt". Was in Männern wohl vor sich geht, wenn sie Sex kaufen wie eine Schachtel Zigaretten, wenn sie Frauen benutzen wie Papiertaschentücher?

> Die Prostitution degradiert unter den Frauen nur die unglücklichen, die ihr verfallen, und auch diese bei weitem nicht in dem Grad, wie gewöhnlich geglaubt wird. Dagegen erniedrigt sie den Charakter der gesamten Männerwelt.
>
> FRIEDRICH ENGELS***

---

* Das Chesterfield-Motiv „Window" wurde aufschlußreicherweise auf einer der sogenannten Creative Parties von den Konsumenten selbst gestaltet. Zynischerweise ist dieses Motiv in der Reihe mit dem Slogan: „Everyone is an Original", aufgenommen und mit diesem versehen.
** http://www.serve.com/vfc/facts.html, 1997 sowie Finkelhor, D. und Angela Browne: „The Traumatic Impact of Child Sexual Abuse: A Conceptualization", American Journal of Orthopsychiatry, Oct. 1985, 55 (4), S. 530-541
*** Marx-Engels-Werkausgabe, Bd 21, Berlin 1972, S. 69 in: Eichelberger, Ursula: „Zitatenlexikon", VMA-Verlag, Wiesbaden, 1981

Ich weiß nicht, inwiefern sich Prostituierte, die schon als Kind sexuell ausgebeutet wurden – sofern sie sich überhaupt erinnern – eingestehen, daß sie dabei immer noch im alten, vergewaltigenden und männermaßgeschneiderten System handeln und es auf diese Weise stützen ...
Es ist fast schon wieder witzig, daß ein sogenannter „Therapie"-Ansatz,

> „Therapeut = griechisch: Diener, Helfer"

der sogenannte „familiendynamische oder -systemische" Ansatz der Familientherapie* genau diesen Wunsch nach angenommener Autonomie heranzieht, um dem Opfer die Rolle des Täters zuzuschieben.

> „Die familiendynamische Theorie versteht sich als eine Theorie über die *Ursachen* des Vater-Tochter-Inzest, vermittelt in Wirklichkeit aber Einsicht in dessen *Folgen*."
>
> RIJNAARTS 1991, S. 158, VGL. AUCH ENDERS 1995, S. 29FF

FamilientherapeutInnen gehen davon aus, daß jeder Bestandteil des Systems „Familie" Verantwortung trägt an jeglichem Geschehen. Was im Fall von sexueller Ausbeutung einfach heißt, daß die Grenze zwischen Ausbeuter und Ausgebeuteter/m verwischt und die Schuld des Vergewaltigers zu gleichen Teilen dem Opfer aufgeladen wird. Oft ist die Folge sogar, daß die Tochter (oder auch der Sohn) als alleinig Schuldige, als „verderbte Verführer/-in" hingestellt wird, oder als besonders „liebesbedürftiges Wesen, das die Grenzen nicht einzuhalten imstande war", so daß der „arme Mann sich nicht anders zu helfen wußte". Das Opfer wird doppelt verraten, indem ihre/seine verzweifelten Bewältigungsversuche von Psychologinnen und Psychiatern okkupiert und schließlich sogar von Wissenschaftlern benutzt werden, um sich einen Namen zu machen mit einer darauf gebauten Theorie. So wie Freud seine Karriere auf den Seelenleichen der von ihm erneut verratenen Frauen aufbaute. Tragischerweise boten sie ihm das Material, das ihn in den psychiatrischen Olymp hob – und zahlten auch noch dafür. (s. Masson, Jeffrey M.: „Was hat man dir, du armes Kind, getan?"**)

Und wenn der Täter klar benannt wird, so scheuen sich FamilientherapeutInnen nicht, von einem „sexistischen" Bündnis zwischen Mutter und Tochter zu sprechen, das versuche, den Vater als „Sündenbock" – für die von ihm begangenen Taten! – hinzustellen.***

---

* Ich betone, daß Familientherapie und Familientherapie nicht dasselbe sind und schließe nicht aus, daß auch dieser Therapieansatz in anderem Zusammenhang von Nutzen sein mag.
** Kore-Verlag, Freiburg i.B., 1995
*** vgl. Breitenbach 1991, S. 47

Daß dabei jegliches Machtverhältnis, jede Autorität des Erwachsenen und die absolute Abhängigkeit und Unwissenheit des Kindes einfach mal eben unter den Teppich gekehrt werden, scheint „FamilientherapeutInnen“ keine Probleme zu bereiten. Auch daß, selbst wenn wir innerhalb eines systemtheoretischen Ansatzes denken, konsequenterweise „Familie“ als Teil des Systems „Gesellschaft“ zu hinterfragen wäre, scheint nicht von Interesse.

> Täterbefragungen zeigten, daß Zweidrittel aller Väter, die ihre eigenen Töchter und Söhne sexuell ausbeuten, auch Kinder außerhalb der Familie sexuell ausbeuten.
>
> IN: ENDERS 1995, S. 89

Diejenigen, die auf dieser Grundlage arbeiten, bezeichnen ihren Ansatz oft – wunderhübsch! – als „familienerhaltend“ bzw. „familienorientiert“. Eine doppelte Lüge: erstens besteht in solchen Fällen schon keine „Familie“ mehr und zweitens bezeichnet dieses Vorgehen einfach nur den Erhalt patriarchaler Machtverhältnisse. Dabei dient das beliebte Mittel der Umkehrung von Ursache und Wirkung ganz hervorragend den Machtinteressen: das Verbrechen besteht dann nicht mehr darin, daß ein Mann (oder eine Frau) ein Kind vergewaltigte, sondern in der Ungeschicklichkeit, dies bekannt werden zu lassen. Sehr schön eingefädelt!*

Ein scheinbar positiver Name ist die beste Tarnung für Aktionen und Organisationen, die nur eins wollen: den Schutz von Kindern minimieren und ihre eigenen Interessen gegen die der Kinder – gegen Menschenrechte – durchsetzen. Die deutsche „Arbeitsgemeinschaft Humane Sexualität“ (AHS) beispielsweise formuliert in ihrem Positionspapier „Sexualität zwischen Kindern und Erwachsenen“, daß „pädosexuelle Kontakte trotz der Ungleichheit der Partner gleichberechtigt und einvernehmlich gestaltet werden“ könnten. (EMMA SEPT/OKT 93, S. 50)
Nichts ist logischer für einen Kindervergewaltiger, als sich auf allen ihm möglichen Wegen Zugang zu Kindern zu verschaffen. Oder anders: Wenn ich damals im Garten im Angesicht der Dreijährigen anders entschieden hätte, wäre ich heute todsicher Kinderärztin.

> Auf der indischen Badeinsel Goa betrieb ein 65jähriger mehr als 15 Jahre lang, scheinbar selbstlos, ein Kinderheim. Vergangenes Jahr kam heraus, daß das Waisenhaus über all die Jahre in Wirklichkeit ein

---

* Es ist bemerkenswert, daß der Deutsche Kinderschutzbund vorzugsweise auf dieser Grundlage arbeitet. Vgl. Enders 1995: „Zart war ich, bitter war's“.

> Knabenbordell vor allem für europäische Schwule war. Von hier wurden die Jungen auch nach Deutschland und England verschickt.
>
> Stern 14/92, S. 32

Wenn ich mich damals dazu entschlossen hätte, das Leid, das mir angetan wurde, neu aufzulegen, würde ich mich heute sicherlich überall dort engagieren, wo es um Kinder geht, wo ich Zugriff auf Kinder bekommen könnte und wo ich meine Interessen gegen die Interessen von Kindern durchsetzen könnte.

> „Manches Mal sind die sexuellen Übergriffe sogar Mitarbeitern in den unterbringenden Jugendämtern bekannt. So wurden weiterhin Jugendliche in einem Heim untergebracht, von dem bekannt war, daß der Leiter sexuelle Kontakte mit Jugendlichen aufgenommen hatte bzw. vermutet wurde, daß sogar eine Jugendliche von ihm schwanger geworden war."
>
> Conen, Marie Luise: „Institutionelle Strukturen und sexueller Missbrauch durch Mitarbeiter in stationären Einrichtungen für Kinder und Jugendliche", S. 715 in: Amann/Wipplinger 1997

Es ist nur naheliegend, daß Organisationen, die gehört werden, wenn es um Gesetzesänderungen, um Gelderzuteilung, um Befragungsmodalitäten in Prozessen um sexuelle Ausbeutung von Kindern, um Autoritätsmißbrauch durch Vergewaltigung oder um Kinderschutzbestimmungen geht, einen überproportional hohen Anteil von Kindervergewaltigern verzeichnen. Kindervergewaltiger sind ebenso vernetzt und organisiert wie jede andere Lobby. Und in der Maske des Kinderschützers aufzutreten ist der beste Schutz – für den Vergewaltiger. Und so muß auch und gerade innerhalb solcher Institutionen Vorsicht walten.

> In Brüssel flog ein Ring schwuler Kinder-„Freier" auf, der ausgerechnet im UNO-Kinderhilfswerk Unicef seinen Sitz hatte. Verhaftet wurde auch der Direktor des belgischen Unicef-Komitees. Die Organisation hatte pornographische Fotos und sexuelle Kontakte mit Kindern an 4000 feste Kunden in ganz Europa, Nordamerika, Afrika und Japan vermittelt.
>
> Stern 14/92, S. 32

Genauso wie in jedem anderen verbrecherischen Geschäft gibt es auch hier die Arbeitsteilung zwischen dem „Volk für's Grobe" und denjenigen, die die Scheckkarten dutzendweise in den Innentaschen ihrer Nadelstreifenanzüge tragen und im Hintergrund die Fäden ziehen.

Wenn ich mir vorstelle, daß ich damals eine andere Entscheidung getroffen hätte – ich wäre heute nicht mehr am Leben. Wenn ich denken müßte, daß ich zu einer Gefahr für Kinder werden könnte, würde ich mich umbringen. Und wenn ich dazu nicht die Kraft hätte, würde ich von mir aus zu einer Beratungsstelle gehen und darum *betteln*, eingesperrt zu werden, damit Kinder vor mir sicher sind. Selbst wenn mir keiner glauben würde, fände ich einen Weg, mich aus dem Verkehr zu ziehen, indem ich in irgendeiner Weise, die Menschen nicht verletzt, straffällig würde, so daß ich hinter Gitter käme. Und ich wäre *erleichtert!*
Doch leider: wenn es damals anders gelaufen wäre, hätte ich auch einen anderen Charakter, der nicht die geringsten Probleme mit diesem Verbrechen hätte. Die Frage stellt sich also gar nicht in dieser Form. Es ist in aller Regel ein, nein: nicht frommer, sondern unrealistischer und gefährlicher Wunsch, von Kindervergewaltigern Einsicht und Reue zu erwarten.

„Pädophile“, also übersetzt „Kinderliebende/-freunde“ gibt es nicht in der Kindervergewaltigerszene.
Das wäre in etwa so, als würden wir Menschen, die Asylantenwohnheime anzünden, „Xenophile“, also „Fremdenliebende/-freunde“ nennen.

Wer Kinder sexuell belästigt ist über eine Schwelle getreten, hinter die er nicht mehr zurück kann. Ausgenommen diejenigen, die als Kinder die an ihnen begangenen Verbrechen nachspielen oder – vor laufender Kamera – dazu gezwungen wurden, wieder zum „Täter“ zu werden, um gefügig gemacht zu werden. Dort ist Therapie sinnvoll und erfolgversprechend.
Ich rede von jenen, die als Erwachsene Täter gegen die eigene Spezies werden. Die gehören nach dem *ersten Mal* weggesperrt. Und zwar – solange es keine Möglichkeit gibt, sicherzustellen, daß sie keine Gefahr mehr darstellen – auch für immer! Das klingt hart und „man möchte doch nicht“ und „alle sollten eine Chance haben“ und „man kann sich doch ändern“ ...
Sogar ich hatte bei diesem Gedanken zunächst Skrupel, aber dann vergegenwärtigte ich mir, was *ich* alles gegen mich unternehmen würde, um Kinder zu schützen, wenn ich auch nur den leisesten Hauch der Möglichkeit, daß ich Täterin werden könnte, in mir spüren würde! Und wie erleichtert ich unter solchen Umständen wäre, auf einer Insel ohne Kinder zu sitzen, von der ich nicht herunterkäme. Erst da wurde mir klar, welche Haltung und welche Einfühlung Tätern *fehlt*.
Nein, die ändern sich nicht mehr, weil sie sich vom Menschen zum Täter gegen Kinder geändert *haben*. Und ihre Chance hatten sie, *bevor* sie an Kindern zum Verbrecher wurden. Ein Zurück gibt es nicht mehr.
Und selbst wenn es hypothetisch ein Zurück gäbe: Wir müssen uns fragen, ob wir Kinder schützen oder Tätern ihre Verbrechen ermöglichen wollen. Diese Gesellschaft muß sich fragen lassen, was ihre Priorität ist. Denn *eine Sekunde macht den Unterschied:*

Fachgerechte Experimente bringen uns Antworten auf Fragen, Experimente mit Soziopathen bringen uns Opfer.

Andrew Vachss (amerikanischer Opferanwalt)

Ich bin sicher, wenn diese Gesellschaft *eindeutig* Stellung beziehen würde, hätte ich auch nicht mehr die quälende Notwendigkeit gehabt, mich weiterhin mit meinem Vater zu konfrontieren, was einen meiner Freunde zu der Bemerkung veranlaßte: „Und was Du über Deinen Vater sagst, kann ich Dir nicht glauben. Schließlich hast Du ja noch nicht einmal den Kontakt abgebrochen. Du erzählst ja noch, was er am Telefon sagt."
Daß es nie ich war, die anrief, sah er nicht. Und es scheint sehr schwer, verständlich zu machen, daß gerade das Geschwätz meines ach so „väterlichen" Verwandten mir bestätigt, daß meine Erinnerung stimmt. Indem ich ihn all die beschissenen Sätze sagen höre, an die ich mich erinnere, und zwar genau in der Formulierung und Betonung, die ich kenne, weiß ich, daß er sie auch früher von sich gab. Ich wollte meine Erinnerungen vervollständigen, eine „Erklärung" oder gar „Entschuldigung" von seiner Seite strebte ich nie an. Wenn ich meiner eigenen Wahrnehmung nicht trauen konnte, konnte er sowieso erzählen, was er will. Und wenn ich ihr trauen kann, dann habe ich alle Mittel, mich zurecht zu finden und zu verorten, ohne auf was auch immer von solch einem Arschloch angewiesen zu sein.
Weihnachten '95 zum Beispiel: Da hatte er angerufen, um mir „schöne Weihnachten" zu wünschen. Vorgeblich. Als er wieder seine Bemerkungen anzubringen versuchte, von wegen was ich „treibe", rutschte ich unversehens in einen dieser klaren, heiteren Momente. Ich hatte so wunderbar deutlich ein Laufband mit allen seinen dummen Sprüchen von „Ach, was wißt Ihr schon, Ihr wißt doch gar nicht, was im Leben läuft. Ihr wart doch noch viel zu klein, als daß Ihr Euch erinnert" über „Ich weiß immer, was Du tust." bis zu „Sei nicht so stolz!" vor meinem inneren Ohr, so daß ich ihn nur grinsend fragte: „Sag mal, merkst Du eigentlich gar nicht, daß Deine alten Sprüche nicht mehr ziehen? Damit kriegst Du mich nicht mehr klein. Du solltest Dir mal was Neues einfallen lassen." Es war ein sehr befriedigendes Gefühl, festzustellen, daß ich keinen Rezeptor mehr für seine Sprüche besitze, ich war immun geworden. Am anderen Ende war Stille. Meine Schwester war zu Besuch bei mir und verfolgte gespannt das Gespräch, während ich spürte, wie mein Vater am anderen Ende der Leitung kurz vor dem Platzen war. Für einen kurzen Moment war Stille, dennoch schoß die Wut übers Kabel. Schließlich preßte er in die Leitung: „Das ganze Leben ist ein Kampf. Und Du solltest endlich aufhören, Dich zu bemitleiden. Und: Sei nicht so stolz!"
Wenn das eine nicht mehr zog, griff er einfach zur nächsten Diffamierung.

Ob ich mich bemitleide? Vielleicht. Aber das von demjenigen zu hören, der meine Kindheit zerstört hat, ist fast schon wieder putzig. Vielleicht hätte er

etwas mehr Gefühl und Mitleid mit mir gehabt, wenn er sich beizeiten selbst bemitleidet hätte. Es wäre zum Beispiel nicht schlecht gewesen, wenn er sich bemitleidet hätte, für all die Peitschenschläge, die er von seiner Mutter eingesteckt hat.
Außerdem: Wenn ich nicht (von mir) abstrahieren könnte, würde ich bestimmt nicht mehr leben. Wenn ich alles, was er mit mir gemacht hat, nur auf mich persönlich beziehen und nicht auch den gesellschaftlichen Hintergrund sehen würde, wäre es schon lange aus.
Wenn ich jene sogenannte „Gleichgültigkeit" auf mich beziehen würde:

Gleichgültigkeit ist möglich, wenn zwei gut durchtrainierte Boxer im Ring stehen, beide mit gleichen Chancen und freiwillig, weil sie gleich-gültig sind. Wenn ich zuschaue, wie ein Erwachsener und ein Kind im Ring stehen, habe ich schon *vorher* entschieden, wer den Sieg davontragen soll. Ich habe Stellung bezogen, ob ich will oder nicht.
Eine Gesellschaft, in der sexualisierte Gewalt an Kindern existiert, ist nicht „gleichgültig", sie hat sich bereits entschieden – gegen das Kind.
Eine Gesellschaft, in der Vergewaltigung existiert, ist nicht „gleichgültig", sie hat sich bereits entschieden – gegen die Frau.*

In seinen Anrufen bestätigte mein Vater mehrfach, daß er lügt: Als ich ihn daran erinnerte, daß er früher einfach die Heizung ausmachte, uns im Kalten sitzen ließ und zu seiner Mutter, wo er es warm hatte, abzog, lenkte er zuerst ab: „Deine Mutter hat so eine Atmosphäre gemacht, daß es dort nicht auszuhalten war", dann stritt er völlig ab, jemals auf diese Weise das Haus verlassen zu haben, und vor allem habe er „nie" die Heizung ausgeschaltet, wenn er ging.
Nun ist es aber leider so, daß ich mich daran zu jedem Zeitpunkt meines Lebens in allen Einzelheiten erinnerte – und da war ich gerade drei!
Außerdem bestritt er am Telefon heftig, meine Schwester oder mich jemals geschlagen zu haben. Sowohl meine Schwester als auch ich erinnern uns daran – wenn auch selten – geschlagen worden zu sein.

Ein weiterer Grund, den Kontakt zumindest zu dulden, war das allgegenwärtige Wissen, *daß da noch etwas ist.* Ich suchte nach Auslösern, die mich an dieses Wissen führen konnten.
Außerdem wollte ich es meiner Schwester – solange sie noch bei ihrer Mutter und damit in seiner Nähe wohnte – nicht schwerer als sowieso schon machen. Sie bekam ohnehin seinen Sermon ab, wenn er über mein angebli-

---

* So sollen die in dieser Arbeit genannten Zahlen auch nur das Ausmaß verdeutlichen, in dem Kindern und Frauen Gewalt angetan und Menschenverachtung entgegengebracht wird. Selbst wenn sie um ein Vielfaches geringer wären, bestünde dieser grauenerregende strukturelle Zustand.

ches „Fehlverhalten“, wie zum Beispiel meine mangelnde Auskunftsbereitschaft herzog. Er wählte dazu in der Regel seine Lieblingskommunikationsform – die Erpressung: „Also wenn Du auch nichts von mir wissen willst, wenn Du ausgezogen bist wie die Olga, dann werde ich Dir Dein Auto nicht mehr reparieren!“
Und außerdem ist da immer und immer noch die quälende Hoffnung, daß es alles nicht wahr sein möge, daß ich mich täusche und diese Menschheit nicht die ist, als die sie sich mir zeigt.

In Hamburg schrieb ich mich für Politologie ein, einfach weil ich mir Scheine anrechnen lassen konnte. Ich hatte in der Zwischenzeit vergeblich versucht, ein Volontariat zu bekommen und mich also entschlossen, das Studium bis zum Ende durchzuziehen, auch wenn mich die Universität mehr und mehr nervte. Ich konnte zum Beispiel nicht vertragen, daß keine wirkliche Diskussionsbereitschaft bestand: wenn ich einfach mal eine provokante These in den Raum stellte – die auch nicht unbedingt meiner Meinung entsprechen mußte – einfach, um eine weitere Perspektive zu entwickeln, erntete ich oft genug Unverständnis. Und die Leute fühlten sich meist sofort persönlich angemacht, wenn ich ihren Punkt auseinandernahm: „Ja, sooo hab ich das ja auch nicht gemeint!“
Als wenn ich an ihrem kleinen Ego interessiert wäre und deswegen penibel mit Argumenten umging! Da war viel pubertäres Verhalten in den Seminarräumen – aber: wo auch nicht!

Ungenauigkeit im Denken und Reden nervte mich immer und überall: zum Beispiel hatte ich in einer Diskussion gesagt, daß die Emanzipation einer Frau im persönlichen Bereich „ein wertvoller *Anfang* sein kann, schließlich nützt es nichts, wenn eine Frau im Beruf ihre Frau steht und sich zu Hause verprügeln läßt.“ Da meldet sich eine Studentin und erklärt vehement, daß private Emanzipation nicht die Wertigkeit von Emanzipation im Beruf habe und „auch kein Anfang ist.“ Hatte ich gesagt, daß es ein Anfang „sei“? Ich hatte deutlich gesagt, daß es ein Anfang sein „kann“. Außerdem steckt ja schon im Begriff „Anfang“, daß dem etwas folgen soll!
Für manche mögen das „Peanuts“ sein, aber: Wenn schon nicht auf den Wortsinn geachtet wird, muß mensch sich nicht wundern, daß Kommunikation zum Drahtseilakt wird – zumal schon die emotionalen Filter, die immer und überall eingeschaltet sind, um vor Unerträglichem zu „schützen“, eine Hürde darstellen.

Auch nicht gerade motivierend war, daß ich andere Studierende traf, die genauso viel Bafög bekamen wie ich früher, deren finanzieller Hintergrund aber ein weitaus günstigerer war. Eine wunderte sich selbst: „Ich hätte nicht gedacht, daß ich überhaupt Bafög bekomme. Mein Vater steht mit seiner Firma nämlich sehr gut da.“ Ich selbst bekam kein Bafög mehr, weil ich umgewählt hatte, meine Beweggründe und Schwierigkeiten, überhaupt Tritt zu fassen, zählen vor dem Bafögamt nicht.

Ich verdiente mir mein Geld mit Telefonmarketing. In einer Firma ging es um den Versand von Infomaterial. Es ist schon ein tolles Bewußtsein, hundert Mal am Tag „Nein“ in allen Genervt-Versionen zu hören und zu merken, daß ich davon nicht im geringsten berührt werde – Selbstbewußtseinstraining pur.

Mein Vater zahlte mir immer noch 400 DM monatlich, andernfalls hätte er nicht darauf hinweisen können, wie großzügig er sei, und andernfalls hätte er nicht damit drohen können, mir etwas zu streichen, was er auch mehrfach getan hatte. Mit anderen Worten: er zahlte es mindestens ebenso sehr für sich, wie für mich.
Da ich aus Erfahrung wußte, daß ich auch ohne seine „Spende“ klarkommen kann, nahm ich es. Es wäre auch dumm, dies nicht zu tun. Ich bin immer wieder über den falschen Stolz erstaunt, wenn Frauen, die in ihrem Elternhaus sexualisierte Gewalt erlebt haben, an dieser Stelle verzichten. (Auch meine Mutter hätte damals nicht auf Unterhalt für sich verzichten sollen.)

Auf diese Weise ließ ich ihn wenigstens teilweise für meine weiteren Versuche, mich zu heilen zahlen (ein Prozeß und angemessene Schmerzensgeldzahlungen wären der bessere Weg gewesen, aber erstens war ich damals noch nicht in der Lage dazu – und zweitens konnte ich mir ausrechnen, daß das „hohe Gericht“ sich mit Tätern solidarisch erklären würde, was ich später auch bestätigt finden sollte): Bei meinen Heilungsversuchen hatte ich den Weg, nochmal jemals Hilfe bei irgendeiner Institution oder Person psychologischer oder psychiatrischer Art zu suchen, abgehakt.
Meine Erfahrungen vor Dahn, erst recht aber die Erpressung dort, hatten mir mehr als gereicht. Ich mußte es alleine schaffen.
Also versuchte ich, über meinen Körper zu gehen und suchte wieder Hilfe bei Ärztinnen und Heilpraktikern, um meine Haut zu beruhigen und mein verkorkstes Eßverhalten klar zu kriegen:

Den Anfang machte wieder ein Rundumcheck bei der Internistin und zusätzlich bei einem Endokrinologen, der mir wiedermal bestätigte, daß ich gesund bin, und dann kam die x-te Hormonuntersuchung, weil ich immer mehr mitbekam, daß die Pille einen beträchtlichen Anteil an meinen Depressionen hatte. Das hatte sich bestätigt, nachdem ich für einige Zeit aussetzte. Meine Frauenärztin war zwar entsetzt, daß ich Androcur genommen hatte, und daß mir nicht gesagt worden war, daß es Sexualstraftätern gegeben wird, beharrte aber auf der Einnahme der Diane 35 „als der einzig in Frage kommenden Pille“ bei Hormonstörungen.
Obwohl sie wußte, daß ich nicht damit zurecht kam.

Mit dieser Pauschalauskunft wollte ich mich nicht abfinden und lies mir in einer bekannten und „renommierten" Gemeinschaftspraxis Hamburgs einen Termin geben. Ich saß also einem Herrn Prof. R. gegenüber und erklärte ihm, daß ich die Diane nicht mehr nehmen könne, weil ich davon Depressionen bekomme.
Er darauf: „Nun, Sie haben da eine hochwirksame, leistungsfähige Pille, die genau richtig ist für Ihre Hormonstörung."
„Es geht nicht. Ich bin sowieso schon angeschlagen aus anderen Gründen, und diese Pille verstärkt meine Selbstmordgedanken."
R.: „Ich denke, Sie wissen, daß Sie mit frühzeitigem und starkem Haarausfall rechnen müssen, wenn Ihre Hormonstörung unbehandelt bleibt."
„Ich will ja nicht, daß sie unbehandelt bleibt, es wird ja wohl eine andere Möglichkeit geben! Außerdem komme ich mit Haarausfall sicherlich besser zurecht als mit Selbstmordgedanken."
„Ja, das glauben Sie! Mein liebes Fräulein, ich kann Ihnen aus Erfahrung sagen, daß die Frauen, die hier erscheinen, ganz außerordentlich unter diesen Mängeln leiden – viel mehr als unter anderen Beschwerden. Denken Sie nur, wie die Männer reagieren!"
Ach, daher weht der Wind! Ich versuchte es noch ein letztes Mal: „Ich glaube, Sie haben nicht richtig verstanden: Ich habe Selbst-mord-ge-dan-ken, die stark mit der Diane zusammenhängen!"
„Nun, Sie müssen ja selbst wissen, was Ihnen wichtiger ist! Ich kann Ihnen nur nochmals zur Diane raten, das ist das adäquate Mittel in Ihrem Fall. Wenn Sie wollen, kann ich Ihnen gleich ein neues Rezept mitgeben."
Ich lehnte dankend ab.
Mit Haarausfall hätte ich umgehen können. Und wenn's zu doll gewesen wäre, hätte ich mir eine Glatze rasiert, eine Batterie Perücken und jede Menge Hüte und Stirnbänder besorgt und mir eine neckische Tätowierung hinter's Ohr gepackt. Ein Spiel. Aber ein Grabstein mit der Aufschrift: „Sie starb mit einem geregelten Hormonhaushalt." hat natürlich auch was.

Als ich beim nächsten Termin bei meiner Frauenärztin im Behandlungszimmer wartete, griff ich über den Tisch und nahm mir meine Krankenakte vor.
Prof. R. hatte seinen Bericht schon geschrieben. Neben den medizinischen Erläuterungen stand dort: „... In einem längeren Gespräch wurde versucht, der Patientin den Pathomechanismus einer Hyperandrogenämie zu erklären [...]. In diesem Gespräch wurde immer wieder deutlich, daß die Patientin mehr oder weniger allen Ärzten mißtraut, aus welchem Grund auch immer. [...] Um der Patientin reichlich Bedenkzeit über das einzuschlagende therapeutische Vorgehen nach ausführlicher Erklärung der Situation zu geben, erfolgte bei uns noch keine Verschreibung eines Ovulationshemmers. Die Patientin wird sich wieder in Ihrer Sprechstunde vorstellen und vermutlich mit der erneuten Einnahme eines Ovulationshemmers einverstanden sein.

Natürlich stehe ich Ihnen für telefonische Rücksprachen jederzeit gern zur Verfügung.
Mit freundlichen kollegialen Grüßen. Prof. R."*

Erstens reagierte meine Frauenärztin äußerst pikiert darauf, daß *ich* es mir herausnahm, mir *meine* Krankenakte anzuschauen, zweitens zeigte sie sich weder flexibel genug noch willens, nach weiteren Möglichkeiten als der Pille zu suchen und drittens suchte ich mir eine neue Frauenärztin. Und siehe da: diese Frau war bereit, einfach mal ihr Arzneimittelbuch aufzuschlagen, wo sie zwei weitere Pillen fand, die neben der Diane 35 und der Neo Eunomin regulierend auf den Hormonhaushalt einwirken. Wir probierten es zuerst mit der Ovosiston, die Gestamestrol wäre dann eine weitere Möglichkeit gewesen.
Und obwohl die Diane 35, wie hieß es noch: die „einzig in Frage kommende Pille" sein sollte, war mein Hormonhaushalt okay, und ich fühlte mich mit Pille sogar besser als ohne. (Erst lange später wurde mir klar, daß dieses künstliche „Wohlgefühl" ein zweischneidiges Schwert war: so hinderte es mich wirksam daran zu trauern.) Die Bereitschaft einer Ärztin, ein Buch aufzuschlagen und nachzulesen, machte den ganzen Unterschied!
Leider machte dies immer noch keinen Unterschied für meine Haut, aber so hatte ich wenigstens meine Hormone als Grund für das Chaos auf der Kontaktfläche zu meiner Umwelt ausgeschlossen.
Noch eine letzte Möglichkeit, von der ich mir vorstellen konnte, daß sie sich belastend auswirkend konnte, schloß ich Ende '93 aus, indem ich mir Amalgamfüllungen entfernen ließ. Auch dies blieb ohne positive Auswirkung.

---

* Im Sommer 1989 trat das von Leidenberger geführte >>Institut für Hormon- und Fortpflanzungsforschung<< (IHF) an das Gymnasium Finkenwerder heran, um das sogenannte „PCO-Syndrom", dabei soll es sich um eine Störung im Androgen-Haushalt von Frauen handeln, die zu späterer Unfruchtbarkeit führen könne, zu erforschen. Zur Erforschung des Syndroms, von Leidenberger „Volksseuche" genannt, plante das Institut, an Mädchen ab der fünften Klasse über einen Zeitraum von 10 Jahren Reihenuntersuchungen durchzuführen: „Einmal jährlich sollten sowohl Ultraschalluntersuchungen der Geschlechtsorgane als auch Blutentnahmen vorgenommen werden. In einer Informationsbroschüre für die Eltern spricht Leidenberger von Akne, vermehrter Körperbehaarung und Zyklusstörungen als Symptome für das PCO-Syndrom und eine mögliche spätere Unfruchtbarkeit. Ganz bewußt arbeitete er mit herrschenden Schönheitsidealen, um bei den Eltern Angst um ihre Kinder auszulösen und ihr Einverständnis für die Untersuchung zu bekommen ... Normale Pubertätserscheinungen wie Akne und zunehmende Behaarung sollen durch solche Untersuchungen als 'Krankheitssymptom' etabliert und ihre Behandlung durch Hormongaben in großem Umfang eingeführt werden. Neben Frauen, die die 'Pille' nehmen, und denen, die Hormone gegen Beschwerden in den Wechseljahren verschrieben bekommen, wären dann auch ganz junge Frauen und Mädchen als Absatzmarkt für die Hormonhersteller erschlossen. Die Schulleitung lehnte nach Protesten von Eltern und LehrerInnen die Zusammenarbeit mit dem >>Institut für Hormon- und Fortpflanzungsforschung<< (IHF) ab." s. „Leidenberger Schwarz-Weiss-Buch 1988-90. Gen- und Reproduktionstechnologie in Hamburg", Hg: ASTA Universität Hamburg, 1991 und: das 5. Info der Gemeinsamen Kommission und Koordinationsstelle für Frauenstudien/Frauenforschung an Hamburger Hochschulen, Hamburg, April 1990, S. 4-10.

Medizinisch war ich so durchgecheckt wie mensch nur sein kann und fast schon phantastisch gesund. Auf dem EKG-Fahrrad z.B. brachte ich auch an meinen schlechtesten Tagen Werte zustande, die „ein durchtrainierter Mann nicht so einfach hinkriegt", wie die Ärztin feststellte.
Die Natur wäre schön blöd, wenn sie ausgerechnet das Geschlecht, das die Fähigkeit zu gebären hat, mit geringeren Fähigkeiten ausgestattet hätte!

Ich würde mich nie mit meiner ausschlagenden Haut und meinem Unvermögen, mein Eßverhalten meinen Bedürfnissen und mein Gewicht meinen Wünschen anzupassen, abfinden können. Und wenn nicht mal solch grundlegende Funktionen in Ordnung waren, wie sollte ich dann Weiteres bewältigen!?

„Seien Sie doch mal realistisch!" ist ein beliebter Satz, um neue Ansätze im Keim zu ersticken.
Echter Realismus jedoch schafft die Verbindung zwischen innerer und äußerer Wirklichkeit. *

Ich entschied mich, bei HeilpraktikerInnen Rat zu suchen:
Es waren insgesamt vier, zu denen ich mit der Zeit Kontakt aufnahm, so lernte ich heilpraktische Möglichkeiten von Mora-Therapie über Bioresonanz bis Homöopathie kennen – ohne Erfolg.
Ich gebe zu, daß dies auch daran gelegen haben mag, daß ich mittlerweile nicht mehr besonders ausdauernd war, aber wenn sich nach drei Behandlungen bzw. Wochen einfach *gar nichts* geändert hat und die Behandelnden auch nicht bereit waren, überhaupt nur zu erklären, worauf sie denn nun einwirken und in welchem Zeitraum es anschlagen müßte, sehe ich nicht ein, wofür ich Geld bezahlen soll.
Zumal viele voraussetzten, daß ich mein Eßverhalten ändere, was ja – neben meinen Hautproblemen – mit ein Grund meines Erscheinens war! Sie versuchten also ein geändertes Eßverhalten zur Bedingung ihrer Therapie zu machen, was an sich ja in Ordnung ist, nur eben nicht bei einer Eßverhaltensgestörten. Und das, obwohl ich gleich zu Beginn offen und frustriert sagte, daß es mir nicht möglich ist, darauf langfristig einzuwirken. Da hätten sie mich ehrlicherweise gleich wegschicken sollen. So ist das paradoxes Vorgehen: als würde ich eine/r Ertrinkenden einen Rettungsring zuwerfen und dabei rufen: „Aufblasen mußt Du ihn noch."
Zumal ich wußte, daß ich mich so kaputt oder gesund ernähren konnte, wie ich wollte, ohne daß es den geringsten Effekt auf meine Haut hatte. Schon

---

* An dieser Stelle sei der sogenannte „Sachzwang" erwähnt: Menschen, insbesondere PolitikerInnen, scheinen sich nicht im klaren darüber zu sein, welches Armutszeugnis sie sich selbst ausstellen, wenn sie von sogenannten „Sachzwängen" reden.
Mich hat noch keine Sache gezwungen, eine Handlung auszuführen. Oder haben Sie schon einen Schlagring gesehen, der den Schlag führt?!

lange vorher hatte ich über Wochen die absurdesten und einseitigsten Rotationsdiäten hinter mich gebracht, um herauszufinden, ob ich eine Lebensmittelallergie habe. Allesamt erfolglos. Selbst pures Tee-Honig-und-Vitamintabletten-Fasten ließ meine Haut unbeeindruckt. Und ich hatte auch schon oft genug bei Ärztinnen und Heilpraktikern Allergietests über mich ergehen lassen. Das einzige, was eindeutig herausfindbar war – neben einigen Sachen, mit denen ich sowieso nicht in Berührung kam: ich hatte eine Klebeband-Allergie! Alle Hinweise, auf mein Eßverhalten einzuwirken, kamen einem zynischen Witz gleich. So zuckte ich nur mit der Augenbraue, als ich von einer angeblichen Weizenallergie hörte: warum hatte die Haut sich dann nicht verbessert, während ich wochenlang nur Obst aß?!
Daß einzige Mal, daß sich wirklich etwas auswirkte, war nach einer Akupunktursitzung: ich bekam einen Heulkrampf noch bevor die letzte Nadel drin war, hatte aber dafür über Wochen ein phantastisch unanstrengendes Eßverhalten und nahm sogar ab. Bezeichnenderweise hatte mir diese Sitzung nicht der Chef, ein im Norden sehr renommierter Heilpraktiker und außerdem ein arroganter alter Sack, gegeben, sondern eine Ärztin, die gerade die Weiterbildung in Akupunktur machte. Sie war regelrecht besorgt, *weil ich eine Reaktion zeigte* und wollte mir gleich ein Beruhigungsmittel spritzen. Ich lehnte dankend ab. Jetzt endlich tat sich was, und sofort wollten die wieder einen Deckel drauf tun! Das war doch nicht zu fassen!
Als ich beim nächsten Mal von meinem Erfolg erzählte, und wie phantastisch ich mich fühlte, runzelte der Heilpraktiker nur die Stirn: „Ich hätte diese Punkte erst lange später genadelt." Ach so, dachte ich mir, lange später hieß ja auch, daß er mehr verdiente. Daß ich sehr gut mit dieser Geschwindigkeit und dieser Heftigkeit zurechtkam, daß sie *mir entsprach,* schien nicht zu zählen.
Nachdem ich dann noch einen Mann an der Anmeldung mit einem ganzen Sack voller homöopathischer und anderer Medikamente sah, der völlig verunsichert fragte, ob das denn alles wirklich für ihn sein solle, war meine Bereitschaft, dort nochmal hinzugehen gleich Null. Wenn einer einen Sack voll homöopathischer Medikamente auf einmal verschreibt, hat er sein Handwerk nicht gelernt, mal ganz abgesehen davon, daß die Dinger ja auch einen gewissen Alkoholanteil haben ... Für einen Hypochonder mag das vielleicht die adäquate „Therapie durch Streßmedikation" sein. Der würde dann vielleicht irgendwann lieber davon ausgehen, gesund zu sein, anstatt Tropfenabmessen und Pillenschlucken als tagesfüllenden Hochleistungssport zu betreiben. Aber auch da würde ich lieber ein klares Wort sprechen, anstatt meine KlientInnen für dumm zu verkaufen.

Jede Enttäuschung kostete mich Energie, jedes vergebliche Aufraffen und Hoffnungfassen ließ mich als emotionalen Trümmerhaufen zurück.
Dennoch suchte ich nach einiger Zeit, in der ich einfach alles nutzlos wähnte, neue Wege. Verzweiflung treibt immer weiter und läßt, wenn nötig, auch

immer weitere Kreise ziehen ... Meine Kreise berührten schließlich auch das „HeilerInnenwesen“. Ich bin sicher, daß es da auch gute Leute gibt, aber meine Erfahrungen reihten sich fast ausnahmslos in meine bisherigen Mißerfolge, meine Situation zu verbessern, ein:
Ich halte einiges von Schamanismus, als der ältesten Form der Psychotherapie, und war sehr aufgeschlossen und neugierig, als ich mit einem Mann telefonierte, der mir als „Schamane“ empfohlen worden war. Am Ende des Telefonates dachte ich nur: „Was ist denn das für ‘ne Null!“ Der konnte immer nur den Satz wiederholen, daß er „nicht aus Büchern“ gelernt habe, nein!: „Ich war in Indien, ich habe meine Erfahrungen dort gesammelt, wo man wirkliches Wissen erwerben kann. Durch ein Psychologiestudium läßt sich nichts lernen, auch ich habe mich erst danach, in Indien, mit dem Wahren beschäftigt! Ich weiß, wovon ich rede. Ich habe nicht aus Büchern gelernt!“ Ach was! Und ich dachte bisher, daß es bei einem Buch darauf ankommt, *wie* ich es lese! Und vor allem: Wie kann er nur so blöd sein, Weisheit, Wissen und Wahrheit überhaupt an einem Ort festzumachen!? Erleuchtung kann im Slum von Rio de Janeiro, im 47. Stockwerk eines Wolkenkratzers in Manhattan oder in einer Reihenhaussiedlung in Wanne-Eickel stattfinden. Ich wundere mich sowieso schon immer, daß es Leute gibt, die versuchen, asiatische Weisheitslehren und Verhaltensweisen im Maßstab 1 zu 1 auf westliche Verhältnisse zu übertragen. Und zum Schluß tun die so, als wäre Erleuchtung nur zu haben, wenn mensch selig „Om“ säuselt, sich Glöckchen um das Fußgelenk und Kräutersäckchen um den Hals bindet!
Ein anderer „Heiler“ machte mir unverhüllt das „Angebot“, mit ihm ins Bett zu gehen, während seine Frau kurz vor der Entbindung der gemeinsamen Zwillinge in der Klinik lag: „Du bist eine unbefriedigte, liebesbedürftige Frau,...“ Ach wie gar so einfühlsam solche Männer ihre eigenen „Bedürfnisse“ doch in andere projizieren, um ihr Ziel zu erreichen! „... und ich habe mich in den letzten Monaten zurückhalten müssen.“ Ich weiß ja nicht, welche Regelung die beiden für sich haben, aber wenn er sich in den letzten Monaten „zurückhalten“ mußte, dann gehe ich davon aus, daß Treue abgemacht war. Doch selbst wenn die beiden es da locker nehmen sollten, ist dieses „Angebot“ ungeheuerlich.

> Mindestens die Hälfte* der sexuell ausbeutenden Therapeuten sind Wiederholungs- und Routinetäter. Sie haben Folgekosten in Millionenhöhe zu verantworten.
>
> STUDIE DES FREIBURGER INSTITUTS FÜR PSYCHOTRAUMATOLOGIE VON 1995, HRSG. VOM BUNDESMINISTERIUM FÜR FAMILIE, SENIOREN, FRAUEN UND JUGEND

Aufgrund dieser Erfahrung habe ich bei einem anderen, auf den ich durch eine Anzeige gestoßen war, als Arbeitsgrundlage genannt, daß ich erst bei

---

* Ergebnisse anderer Studien liegen bei ca. 80%

Erfolg bereit sei, etwas zu zahlen. Ich konnte mir nicht mehr leisten, Leute zu finanzieren, die meine Leistungsfähigkeit eher minderten, war immer knapp bei Kasse und mußte in jeder freien Minute neben dem Studium jobben. Zwischen Seminar und Depression, zwischen gefrustetem Eßverhalten und den Attacken auf meine Haut riß ich zum Beispiel einen Bürojob ab. Das war einer dieser SekretärInnen-Jobs, bei dem du überhaupt keinen Einfluß auf das Geschriebene hast, der dich aber trotzdem zwingt, das Datum, die Anrede und überhaupt alles penibel zu beachten, dir also deine Gedanken blockiert. Nie wieder wollte ich so etwas machen! Dann noch lieber putzen: da hatte ich wenigstens meinen Kopf frei!
Bei meinem Bürojob nervte mich besonders, daß der Typ, dessen Briefe ich tippte, sich einfach nicht entscheiden konnte. Hinterher kam er immer nochmal an und wollte dies oder jenes anders formuliert haben, und das nicht nur einmal, das ist ja nur sinnvoll, sondern zwei- oder dreimal. Mir lag immer auf der Zunge: „Erst denken, Mann! Dann diktieren!" Wenn bei mir einer mit jedem Arbeitsgang zwei oder drei Arbeitsgänge auf unterer Ebene produzieren würde, würde ich mir sehr überlegen, ob ich den noch behalte. Aber ich hielt meinen Mund; ich war schließlich selbst schuld, daß ich solche Jobs machte, wo ich bereits für weit mehr qualifiziert war. Aber, wie gesagt, ich wollte keine 99% haben, sondern 100%, und ich wußte, daß ich im Moment in keinem Job mein Bestes würde geben können. Nicht, solange das, was „da noch war", nicht geklärt war.
Oder ich jobbte im Telefonmarketing. Alle zehn Sekunden dieselben Sätze wiederholen. Stupide, aber gut bezahlt. Einmal arbeitete ich auf der „Du und Deine Welt", einer „Familienmesse". Zusammen mit einigen anderen jungen Frauen habe ich den Leuten ein Nagelpflegeset schmackhaft gemacht. Zwar überteuert, für meine Begriffe, aber gut. Wenn es den Nägeln geschadet hätte, was ich da verkaufte, hätte ich den Job nicht machen können. Ich hätte zum Beispiel nicht für Nagelmodellagen Werbung machen können. Das hatte ich einmal probiert – und auch nur, weil es gratis war. Ein furchtbares Gefühl mit diesen langen Dingern, und hinterher waren die Nägel so dünn wie Pergament, völlig kaputt. Nie wieder! Nachdem ich mir am Messestand über zehn Tage den Mund fusselig geredet hatte, wußte ich, daß ich – sollte ich jemals wieder einen der Jobs auf dieser Messe machen – als WC-Reinemache jobben will: die verdiente insgesamt auch nicht sehr viel weniger, hatte nicht weniger Tageslicht als wir, dafür ihre Ruhe und konnte wenigstens auch mal lesen. Und dann war da ja noch das „Nebengeschäft", wie eine Reinemachefrau die Münzen im Schälchen so naheliegend nannte. Das große, das kleine und das „Nebengeschäft"?
Spannend am Verkaufen war allerdings das Verkaufen selbst. Das weckte nach einer gewissen Zeit regelrecht die Jägerin und Sammlerin in mir. Es gibt da einen Moment, wo es umkippt, wo nur noch der Umsatz zählt und das große Dollarzeichen hinter der Stirn steht.
Die Schwelle zur Skrupellosigkeit.

Auch wenn ich mich so ins Verkauf-Gefühl gewühlt hatte, waren jegliche dieser Jobs meiner Gesundheit extrem abträglich. Vor allem mein Eßverhalten zeigte mir meine Befindlichkeit da sehr genau, manchmal übergab ich mich abends sogar, nachdem ich vom Jobben gekommen war und fragte mich, wozu ich überhaupt Geld verdiene, mit Jobs, die mich fertig machen, für ein Leben, das ich nicht leben will.

Auf dieser Messe hatte ich einen Typen kennengelernt, der mich als Verkäuferin für eine Messe in Frankfurt anheuerte. Wohnen sollte ich bei ihm können. Gästezimmer vorhanden? Gästezimmer vorhanden. Also okay. Als ich auf einen unmißverständlichen Annäherungsversuch mit Verwunderung reagierte, meinte er, daß ich mir schließlich hätte denken können, daß „wenn ein Mann eine Frau zu so einem Job bittet" er „auch anderweitig interessiert" sei. In der Tat hatte ich das kurz für mich abgecheckt und schließlich auch einer Freundin, die wissen wollte, ob der Typ was von mir will, geantwortet: „Der ist deutlich kleiner als ich, könnte fast schon mein Großvater sein, wahrscheinlich hat er schon die dritten Zähne, und ekelhafterweise föhnt er sich sein verbliebenes Resthaar von einem Ohr zum anderen, wo er es dann mit Haarspray fixiert, so daß das Ganze wie eine aufgemalte schwarze Badekappe aussieht. Ich kann mir nicht vorstellen, daß er unter einem solchen Realitätsverlust leidet, daß er die Relationen nicht mehr wahrnimmt."
Weit gefehlt: Nicht nur er litt unter Realitätsverlust, auch der ganze andere Haufen Verkäufer derselben Branche. Die kamen jeden Morgen an und fragten bei ihm nach: „Und? Hast Du mit ihr?" Sie wollten mich nämlich nicht anbaggern, bevor er nicht „schon hat". Schließlich sei ja er mein Arbeitgeber!
Und so sah ich mich „zurückversetzt" in die Zeit der Großgrundbesitzer, wo das sogenannte „Recht der ersten Nacht" (jus primae noctis) dem Patriarchen „zustand", der dann, wenn er lustig war, erlauben konnte, daß noch andere Männer über die Leibeigene rutschen durften.

Aber zurück zu diesem „Heiler". Ich sagte ihm also, daß ich bereit wäre, etwas zu versuchen, wenn er sich darauf einlassen wollte, erst bei Erfolg Geld zu sehen. Wenn nicht, sei es auch nicht schlimm. Dann wäre ich wenigstens sicher, einer eventuellen Enttäuschung entgangen zu sein. Er ließ sich darauf ein, war sogar ganz ausdrücklich daran interessiert, mit mir zu arbeiten.
Das war einer, der angab, mit „Energien" zu arbeiten und in Kontakt zu „Geistwesen" zu stehen. Nichts, was mich hätte (ab-) schrecken können: Erstens kann ich nicht beweisen, daß es sowas nicht gibt, zweitens gehe ich davon aus, daß sowieso mehr zwischen Himmel und Erde besteht, als sich die Schulweisheit träumen läßt, und drittens hielt ich es mittlerweile für möglich, daß die Hartnäckigkeit meiner Hautprobleme tatsächlich einer übernatürlichen Macht bedarf.

Ich machte ein paar spannende Erfahrungen, wobei ich allerdings immer mehr „undichte Stellen“ entdeckte: er offenbarte mir zum Beispiel aus seiner Philosophie, daß Menschen, die auf der Erde an böse Geister und Energien glaubten, auch nach ihrem Tod in einer solchen Spirale ihrer eigenen Phantasiewelten gefangen seien, bis sie diese Gebilde als Illusionen und Hirngespinste erkannten und sich so von ihnen befreiten.
Nun erzählte er aber gleichzeitig, daß die Geister und Energien, von denen er angab, Menschen befreit zu haben, negativer Natur waren. Und die sollten aber ganz bestimmt und sehr real hier und heute existieren. Und da frage ich mich, woher er denn wissen will, daß es sich da bei ihm nicht auch nur um Illusionen und Hirngespinste handelte ...? Vielleicht ist er einfach ein Lichtwesenjunkie, der gegen Windmühlen kämpft?
Ich bestreite dabei gar nicht, daß wir uns unsere Welt bis zu einem gewissen Grad selbst konstruieren und uns mehrerer Illusionen bedienen, um uns irgendwo zu verorten, aber es wäre schon konsequenter gewesen, wenn er seine Sichtweise nicht nur auf andere anwendet.
Eines Tages rief er an und meinte, er sei „durch“ mit mir und wisse jetzt, per Meditation, ganz genau, was der Grund für meine Beschwerden sei. Mr. Allwissend erklärte mir wichtig, daß alles nur daran liege, daß ich mich an mein Opferdasein klammere. Das fand ich nicht besonders originell. Und zwar schon allein, weil solche Anteile mit Sicherheit bei jeder Person, die sich leiden läßt, existieren und dieser Planet ein ganz anderer wäre, wenn Menschen nicht versuchen würden, dem Leiden einen Wert zu geben. Und dies nur, um einer schlimmen Situation Sinn unterzujubeln, weil sie meinen, sie auf diese Art besser ertragen zu können. (Ich wollte gerade schreiben: „Wenn es einer/m hilft und sie/ihn friedlich und freundlich macht ... Jeder das Ihre, Jedem das Seine“, aber das stimmt so einfach nicht: Wenn eine/r sich selbst zerstört, dann ist das eben *nicht* friedlich und *nicht* freundlich. Ich weiß, wovon ich rede. Was nötig ist, ist ein *Systemwechsel* – da war es wieder: „das, was da noch war“.)
Aber gut (d.h. eben nicht). Ich machte mit, was er sich ausgedacht hatte: So eine Sitzung lief so ab, daß er seine Hände einen halben Meter über mich hielt, während ich auf einer Matratze lag. Da ich es mir so einrichtete, daß ich bequem lag, war es angenehm, da ich sowieso sterben wollte, wenn sich nichts besserte, war es auch kein Zeitverlust für mich, und Angst vor irgendwelchen Wesen, sollte es sie geben, konnte ich einfach nicht entwickeln. Genützt hat es allerdings nichts – was ihn sehr erzürnte. Daraufhin wurde er unverschämt, bezichtigte mich eines „spirituell pubertären Verhaltens“, was immer das sein sollte, und erklärte, daß ich „gemein und unfair“ sei, weil ich überhaupt auf die Idee gekommen sei, erst bei Erfolg zu zahlen. Daran, daß er sich im Vollbesitz seiner geistigen Kräfte auf diesen Deal eingelassen hatte und jederzeit aussteigen konnte, schien er sich nicht zu erinnern. Aber vielleicht war ja nur eines seiner illusionären Geistwesen mit dem Deal einverstanden gewesen und gar nicht er?

Mein letzter Versuch bestand in einer sogenannten Channel-Sitzung. Ich denke – und weiß aus eigener Erfahrung – daß es Leute gibt, die mehr „sehen" als andere, so ähnlich, wie Hunde feiner hören als Menschen, und hatte mir also vorgestellt, daß jemand in der Lage sein könnte, ein irgendwie geartetes „kollektives Bewußtsein", anzuzapfen, das das gesamte Wissen zur Verfügung stelle.. Und ohnehin ließ ein einziger Blick auf meine Haut mich nach *jedem Strohhalm* greifen:
Wenn ich gewußt hätte, was diese Frau unter „Channelling" versteht, wäre ich vermutlich dennoch gar nicht erst hingegangen:
Ca. fünfzehn Leute hatten sich auf Stühlen, die im Rund aufgestellt waren, niedergelassen. Einer der Gäste wollte allen was Gutes tun und stellte also eine Metall-Pyramide unter jeden Stuhl – „wegen der Energien". Die hab ich gleich wieder weggeschoben – wegen der Verletzungsgefahr: wäre der Stuhl eingekracht, hätte ich schließlich die Spitze im Allerwertesten gehabt!
Da waren Frauen und Männer, altersmäßig meistens um die sogenannte Midlifecrisis angesiedelt, die gespannt warteten. Und neugierig war ich schon auch, wie gesagt: ich kann ja auch nicht beweisen, daß es keine „höheren Wesen" gibt.
Die Frau, die den Channel bilden sollte, was soviel wie Kanal heißt, setzte sich mit zuckersüßem Lächeln in den Kreis und lud uns ein, erstmal „bei uns" anzukommen ... Womit sie innerhalb eines Bruchteils einer Sekunde, durch eben diese Formulierung, überhaupt erst geschafft hatte, alle aus diesem Normalzustand zu holen und auf einen Umweg zu sich selbst zu schikken. (Und wer „neben sich" steht, ist so sehr bei sich, wie es gerade geht.)
Danach legte sie sich einen Gürtel um, an dem ein Walkman befestigt war. Was sie während des Channelns sagte, wurde aufgenommen, weil es sich dabei um Nachrichten eben solcher höheren Wesen handeln sollte und also was Besonderes war. Unter diesen höheren Wesen soll es nämlich welche geben, die sich sehr regelmäßig melden, und außerdem soll es einige Channels, also Menschen, geben, die zu bestimmten „Wesenheiten" in ganz besonders engem Kontakt stehen und ständig Nachrichten von dieser Quelle durchgeben.
Diese Frau würde sich nun also in Trance versetzen, so erklärte sie, um dann zu berichten und im Anschluß auch Fragen zu beantworten. Ich fand es schon erstaunlich, daß sie innerhalb der Trance immer daran dachte, rechtzeitig die Kassette umzudrehen.
Ganz allerliebst fand ich ihre Art zu reden: „Nun denn, Ihr Lieben, so lasset uns darüber nachdenken ..." oder „Haltet ein mit ..." diesem und jenem. Insgesamt kamen ziemlich viele Banalitäten, zwar harmlose und teilweise sogar alltags-weise Plattitüden, aber eben nur Sachen, die ich auch schon so in einem schlauen Buch oder meinem Alltagsbewußtsein finden kann. Für mich war klar: wenn es sich hier tatsächlich um höhere Wesen handeln sollte, dann kann „höhere" getrost gestrichen werden, weil diese sich für so einen banalen Zirkus hergeben. Ernst nehmen konnte ich das nicht, aber ich

wartete gespannt auf die „Fragestunde". Das war dann wieder witzig: Der Typ, der mir die Pyramide unter den Stuhl geschoben hatte, schien alle Channelstunden seit 1979 auswendig gelernt zu haben, auf jeden Fall zitierte er ständig in seinen Fragen: „Aber XYZ hat in der Sitzung vom 3.5.1983 gesagt, daß ... heute hingegen meinte er, daß ..." Mich wunderte es gar nicht, daß sich Widersprüche ohne Ende fanden, zumal die gleichen Wesen auch noch zu verschiedenen Zeitpunkten von unterschiedlichen Menschen gechannelt werden. Zunächst konnte ich mich nicht entscheiden, ob der Typ mir leid tun sollte, aber dann: andere füllen ihren Hirnspeicher, indem sie „Lindenstraßen"-Folgen auswendig können ...

Ein Mann war sehr betrübt darüber, daß, wo er nun endlich eine Freundin hatte, diese „die Reinheit" leben wolle, während er sich eigentlich erhofft hatte, endlich mal „richtigen Sechs" (er sprach das wirklich so aus) zu haben. Was er denn nun machen solle, um ihr den Geschmack daran beizubringen, war nun seine Frage. Als unser Channel dann meinte, daß dies doch eine Frage sei, die im Beisein der betreffenden Person erörtert werden müsse, und daß „wir" nur ungern über Leute reden, die nicht anwesend sind, verstand er das nicht: „Ja aber, wir reden doch gar nicht über sie! Ich möchte nur wissen, was ich mit ihr machen kann." Wo die zwangsläufige Verbindung zwischen „Reinheit" und einem Leben ohne Sex sein sollte, verstand ich zwar auch nicht, aber ich fragte mich, ob er jetzt allen Ernstes die spirituelle Genehmigung für eine Vergewaltigung wollte, oder was das sollte. Zu diesem Zeitpunkt war ich schon ziemlich gereizt, ich hatte meine Hände unter meine Schenkel geschoben und ließ meine Beine baumeln, während ich nur hin und wieder aufsah. Diese Leute denken doch, davon ging ich mal aus, daß sie im Moment ein „höheres Wesen" an der Strippe haben – und dann stellen sie *solche* Fragen?! Wenn eine Frage nach der Heilung von Krebs oder AIDS gekommen wäre oder eine Lösung für jahrelangen Mißerfolg oder irgendetwas dieses Kalibers, meinetwegen sogar eine Frage, wegen schlimmen Liebeskummers, aber nein: „Liegt das Erlernen von Reiki auf meinem Weg? Ich arbeite schon als Körpertherapeutin und frage mich, ob das der richtige Weg für mich ist", wollte als nächstes eine wissen.

Frage des Channels: „So denn, wenn Du in Dich fühlst ... willst Du es denn?" „Oh, ja!" Channel: „Nun denn, so tue es." Ergebnis: Person strahlt wie ein Eierpfannkuchen.

Ich war hin und her gerissen. Ich wußte nicht, ob ich laut lachen sollte oder meinem Bedürfnis Raum verschaffen sollte, laut zu rufen: „Himmel nochmal, fangt an zu denken!"

Meine Frage zu meiner Haut habe ich mir gespart, wie gesagt, wenn es sich hier tatsächlich um sogenannte höhere Wesen handeln sollte, dann waren es welche der untersten Kategorie – keine GesprächspartnerInnen für mich.

Fünfzig Mark habe ich für zweieinhalb Stunden hingelegt, leider im Voraus. Na ja, auf einem guten Platz im Thalia-Theater hätte ich auch nicht weniger gezahlt, und ein Schauspiel war es fürwahr!

Die eine Ausnahme, die mich wenigstens nicht in dem Gefühl hinterließ, in der „allgemeinen Psychiatrie“ – wie ich bestimmte Zusammenkünfte „ganz normaler Leute“ mittlerweile nannte – gelandet zu sein, war ein Mensch, seines Zeichens Schamane, der sich viel Zeit für relativ wenig Geld nahm. Zunächst einmal ließ er eine seiner „Auszubildenden“ ein Steinorakel mit mir machen, und das geht so: aus einem Haufen Edelsteine sollte ich mir eine bestimmte Anzahl heraussuchen, die dann nacheinander gelegt wurden. Jeder dieser Steine hatte etwas zu bedeuten, und die Reihenfolge, in der ich nach den Steinen gegriffen hatte, bestimmte die Lebensbereiche, für die sie standen. Diese Frau erklärte mir daraufhin, was also der jeweilige Stein über, sagen wir, den Bereich „Gesundheit“ aussagte.
Ich hörte mir das an, fand es auch sehr interessant und konnte durchaus Verbindungen zu meinem Leben herstellen. Nur: ich hätte jeden der Steine mit seiner Bedeutung auch an jeder anderen Stelle aufstellen können und ebenso gut Bezüge herstellen, was ich dann auch einfach mal tat. Ich vertauschte die Steine: „Wenn ich den hierher lege, dann macht es auch Sinn, oder hier, oder hier ... und so wird das dann wieder beliebig. Außerdem: da mein ganzes Leben schief liegt, habe ich in wirklich *jedem* Lebensbereich Deutungs- und Klärungsbedarf.“ Sie war irritiert und griff hastig nach den Steinen, um sie wieder in die ursprüngliche Reihenfolge zu legen: „Das hast *du* so aufgereiht, und in dem Moment hat es eine Bedeutung – für *dich*.“
Das sah ich noch nicht so, immer wieder drängte sich mir die Beliebigkeit allen Seins auf, und ich zweifelte alles kaputt: „Tut mir leid. Ich hab auch ein richtig schlechtes Gewissen, weil ich ankomme und Hilfe will – und dann doch nicht in der Lage bin, irgendetwas aufzunehmen. Ich weiß auch nicht, was ich tun soll ...“
Sie sah mich an, meinte „Okay“ und holte nun den Mann, der noch Tarot-Karten legen und dann eine Heilzeremonie mit mir durchführen wollte. Das mit den Tarotkarten lief in etwa so ab wie das Steinorakel. Er legte die Karten, erklärte mir, daß er nur gute Anlagen sehe und nur Erfolg: „Alles, was Du anpackst, wird ein Erfolg.“ Mir würde es nie an etwas mangeln. Er prophezeite mir ein phantastisches Leben, wenn ich auch immer etwas einsam sein würde. Allerdings sei es dazu nötig, eine Sache zu regeln, die weit zurückliege. Da habe es gleich zu Beginn meines Lebens eine fundamentale Umkehrung, eine Verdrehung der Tatsachen gegeben. Was das sein sollte, könnten die Karten aber nicht sagen. Da war ich ja nun sehr viel weiter! Wieder seufzte ich, daß ich mich fast schon schäme, daß ich überhaupt gekommen sei, wenn ich doch nichts glaube und daß es wirklich nur die Verzweiflung über meine Haut war. Ich meinte, daß ich vielleicht besser verschwinden sollte, bevor wir uns gegenseitig nerven. Er wischte die Karten zusammen, sagte „Okay“ und bat mich für die Heilzeremonie in den Nebenraum. Duftende Kräuter, ruhige Musik und leichte Berührungen an ungefährlichen Stellen folgten. Es war angenehm.
Auf meine Haut wirkte es sich nicht aus.

Nach diesen „Ausflügen“ in die sogenannte Esoterik hatte ich das dringende Bedürfnis nach etwas Handfestem. Das hört sich jetzt an, als würde ich mich sightseeingmäßig und freudig durch die Heilwelt gezappt haben ... hatte ich erwähnt, daß ich Hautprobleme habe? Nur für den Fall: ich habe nämlich seit Jahrzehnten massive Hautprobleme, die dabei waren und sind, mir den Verstand zu rauben. Wenn ich nicht das Grauen, den erstarrten Schreck auf meiner Haut herumgetragen hätte, hätte ich alle Wesen jeglicher Art gelassen, wo sie sind und wäre ins Freibad gegangen, während andere eine Sitzung eines irgendwiegearteten Geistwesens vom 4.8.1976 oder vom 2.10.1990 zitieren. Das allein war der Grund für all diese verzweifelten Versuche. Der Grund, oder vielmehr: das Zeichen, das mich wieder einmal dazu brachte, mich sogar dem schrecklichen, unpersönlichen Ablauf eines Universitätskrankenhauses auszusetzen.
Ich ging also in die Sprechstunde der Universitätsklinik Eppendorf (UKE). Wieder der gleiche Affentanz: in der Abteilung für Haut- und Geschlechtskrankheiten – die Kombination ist auch nicht ganz ohne, oder? – gab es nur eine Ärztin. Und die arbeitete oft genug auch noch in der Sprechstunde für Männer. Ich sprach eine Schwester darauf an, wie sie das findet: „Wir hatten schon mal drei Ärztinnen und drei Ärzte, da haben die doch tatsächlich alle Männer in die Frauensprechstunde gepackt und alle Ärztinnen zu den Männern geschickt! Und das bei Haut- und Geschlechtskrankheiten! Wenn Sie mich fragen: die haben einfach zu lange studiert! Die wissen schon gar nicht mehr, worum es für die Leute hier geht.“
Wenigstens haben die hier keinen Aufstand gemacht und mich ohne weiteres zu der Ärztin gehen lassen, auch wenn sie gerade die Sprechstunde bei den Männern machte. Im UKE bekam ich Roaccutan verschrieben. Mein Hautarzt war entsetzt, als er davon erfuhr: „Wissen Sie, was Sie da einnehmen? Das ist ein gentechnologisch erzeugtes Medikament. Die Nebenwirkung eines anderen so erzeugten Medikamentes war der Tod ein halbes Jahr später!“ Wohl fühlte ich mich dabei auch nicht, aber „ich habe lieber ein halbes Jahr gute Haut und sterbe dann, als so weiter zu vegetieren. Dann hatte ich wenigstens *ein halbes* gutes Jahr – es wäre das erste in meinem Leben.“ Zumal die in Aussicht gestellte „Nebenwirkung“ die beste wäre, die ich mir vorstellen kann.

Was ich nicht in Ordnung fand, war, daß ich im UKE an keiner Stelle über diese Herstellungsart des Medikaments informiert worden war – zumal es für mich auch nicht aus dem Beipackzettel zu ersehen war!!! Auch wenn ich es trotzdem geschluckt hätte, liegt es nicht im Kompetenzbereich von welchen Menschen auch immer, so etwas für andere und damit über sie hinweg entscheiden zu wollen!
Die „Nebenwirkungen“ waren heftig: ich trocknete regelrecht aus. Meine Haut juckte. Selbst meine Augen trockneten aus. Ich mußte die Dosis verringern, damit ich mich nicht noch blutiger kratzte, als ich es sowieso schon tat.

Geholfen hat es im Endeffekt gar nicht: mein Rücken war – vorübergehend – ein bißchen besser, sonst war's für die Katz!

Ich hätte mir das Ganze sparen können und aus einem anderen Grund hätte ich es mir wirklich lieber erspart: die Ärztin wußte, daß ich in Hamburg wohne, sie hatte meine Adresse, auch die meines Hautarztes. Trotzdem schickte sie einen Abschlußbericht an die Adresse meines Vaters, die auf dem Krankenschein stand, weil ich noch über ihn versichert war. Auf dem Schreiben selbst stand mein Name über seiner Adresse, ob das auch so auf dem Umschlag war, wage ich zu bezweifeln: da dort nirgends „Masur“ auf dem Klingelschild steht, dürfte der Postbote so einen Brief gar nicht eingeworfen haben, wenn er nicht direkt an meinen Vater adressiert gewesen wäre. Völlig unautorisiert, und ohne daß sie mich gefragt hatte oder daß ich davon wußte, wurde mein Krankenbericht verschickt! Das war im Februar 1995. Mein Vater schickte mir den Bericht mit einer süffisanten Bemerkung zurück, er hatte den Umschlag geöffnet. Ich fühlte mich, als hätte sie mich vor ihm strippen lassen. Mein Hautbild war en detail beschrieben, wo überall ich Narben hatte ...
Ich brauchte Tage, bevor ich mich überhaupt damit beschäftigen konnte. Dann ging ich extra nochmal ins UKE, um sie zu fragen, was sie sich dabei gedacht hatte. Sie habe mir „einen Gefallen“ tun wollen. Ich bat sie, demnächst ihre PatientInnen entscheiden zu lassen, was für sie ein „Gefallen“ ist und sich auf ihre Kompetenzen zu beschränken. Ich war völlig fertig. Ich dachte ja, daß es keine Steigerung dazu gibt, daß Pfleger die Tür offen stehen lassen, während Patientinnen oben ohne dastehen, aber das verletzte mich noch mehr.
Ich habe mich (noch) nicht an die Schiedsstelle der Ärztekammer gewandt. Solche Dinge lasse ich in aller Regel schleifen, einfach weil ich denke: „Lohnt nicht, ich bin sowieso nicht mehr lange hier.“
Vielleicht würde es helfen, wenn in die Ausbildungsordnung für Hautärztinnen und -ärzte ein paar „Praktikumstage“ aufgenommen würden: Tage, an denen ihnen eine übel häßliche Hautkrankheit aufgeschminkt wird, mit der sie 24 Stunden am Tag rumlaufen müssen. Gut sichtbar das Ganze, so daß sie wenigstens einen kleinen Eindruck davon bekommen, wie ihre Klientinnen und Klienten sich fühlen.

Wieder ließ ich lange Zeit alles liegen, versuchte, mich damit abzufinden, daß mir eventuell nicht zu helfen sei, um nach und nach die Verzweiflung nicht mehr auszuhalten und schließlich doch daran zu glauben, daß es einfach *eine* Möglichkeit geben *mußte*! Ich weiß nicht, woher ich immer wieder die Energie für einen weiteren Anlauf herbekam, nachdem alles immer vergeblich war. Aber da war immer der Gedanke: „Da ist noch was“, der mich wissen ließ, daß ich nie wirklich meine Möglichkeiten würde ausschöpfen können, wenn nicht dieser Punkt auch noch geregelt und klar wäre. Und ich wußte intuitiv, daß er mit meiner Haut zusammenhing. Das eine würde sich nicht lösen lassen ohne das andere.

Schulmedizinisch war ich austherapiert, meine Versuche mit Heilpraktikern und Heilerinnen waren enttäuschend, und so blieb mir nur die Schiene der Kosmetik als Hoffnungsschimmer:
Kräuter-Tiefenschälkuren hatte ich schon probiert: es juckte viel und heftig, schälte auch kräftig und wirkte insgesamt wenig, vor allem nicht nachhaltig. Ich telefonierte mich quer durch Hamburgs Kosmetiksalons, informierte mich über Lasertherapie, Vereisung und jegliche Paste und Creme, die helfen sollte. All das kannte ich schon, oder aber es war nur für kleine Flächen geeignet. Schließlich landete ich bei einer Frau, die so überzeugt war, daß sie „jeden Aknefall und auch Narben" beseitigen konnte, daß ich den Lichtstrahl am Horizont zu sehen glaubte. „Jeder Fall" müßte ja heißen: auch ich! Allein die Vorstellung, daß ich vielleicht endlich normale Haut haben könnte, ließ mir die Tränen in die Augen schießen, selbst mein Eßverhalten normalisierte sich schlagartig. Im Mai 1995 war ich im „Institut für Hauttherapie", ließ mir Vorher- und Nachher-Fotos zeigen und erklären, was es mit der Behandlung durch Fruchtsäuren auf sich hatte. Sie erzählte auch, daß sie zu Beginn mit ihrer Foto-Dokumentation von Hautärztin zu Hautarzt gelaufen sei, weil sie eine Zusammenarbeit anstrebte. Dabei habe sie wortwörtlich gesagt bekommen: „Wir haben gar kein Intersse, eine Jugendakne abzukürzen. Wie stellen Sie sich das vor?! Daß sind die treuesten Patienten, bringen jedes Quartal ihren Krankenschein."

> Rezeptfreie Medikamente gegen Akne und Kosmetika gegen unreine Haut enthalten häufig sogar Stoffe, die im Verdacht stehen, Akne zu verschlimmern.
>
> Ökotest 5/1997, S. 38-43

Ich ließ mir eine leichte Schälkur auf Fruchtsäurebasis auf eigene Kosten geben, um zu sehen, ob das überhaupt was bringt. Der Effekt war mäßig, aber wenn ich mir vorstellte, daß das ja nur eine leichte Version war und mehrere Behandlungen nötig sein würden ... vielleicht würde es ja was bringen? Ich ließ mir einen Kostenvoranschlag geben und fiel aus allen Wolken: für den Brustbereich wollte sie pro Behandlung 390,00 DM (in Worten: dreihundertneunzig) haben – und zehn sollten notwendig sein. Auf dem Kostenvoranschlag für den Rücken stand: „10 Spezialschälkuren gegen Akne und Aknenarben à 680,00 DM = 6800.00 Mark". (Mein Hautarzt bietet seit einigen Monaten eine Behandlung auf derselben Basis für unter 70 DM pro Mal an.) Aus eigener Tasche würde ich das nie bezahlen können. Sollte ich nun einen Antrag bei der Krankenkasse einreichen oder nicht? Ich erinnerte mich an das Jucken und Brennen während der Testbehandlung und stellte mir vor,

wie ich diese Tortur zwanzigmal durchstehen sollte. Da machte es „Klick“: Ich konnte es einfach nicht mehr ertragen. Keine Schmerzen mehr, kein Jucken und Brennen mehr, kein Leiden mehr. Ich konnte einfach nicht mehr. Lieber sterben, als immer wieder durch so eine Hölle zu gehen, um einem mittlerweile äußerst unwahrscheinlichen positiven Ergebnis hinterherzuhecheln. Ich zweifelte nicht einen Moment daran, daß ich mit dieser Haut nicht würde leben können, aber ich konnte auch nicht mehr alles und um jeden Preis versuchen. Dann lieber sterben!
Zumal um „jeden Preis“ hier ja auch geheißen hätte, daß eine Therapie, die „jedem Fall“ hilft, bei mir fruchtlos bleiben könnte. Eine Mega-Enttäuschung! Mein letztes bißchen Lebenswille bekam einen spürbaren Riß.
Noch ein anderer Grund ließ mich zweifeln: was, wenn ich tatsächlich eine bessere Haut bekam und mich danach zufrieden gab? Ich mußte ja immerhin in Betracht ziehen, daß auch ich mich zufrieden geben (lassen) könnte – auch wenn das das Letzte war, das ich mir vorstellen konnte. Auch andere haben sich korrumpieren lassen. Ich kenne genug, die es „doch eigentlich ganz nett hier“ finden. Welche, die „ganz gut“ aussehen, „ganz gut“ im Job sind, sich auch „ganz gut“ fühlen. Und die sich zufrieden geben, obwohl sie klasse aussehen könnten, wenn sie nur Persönlichkeit wagten; obwohl sie top im Job sein könnten, wenn sie nur ihrer Neigung folgen würden; obwohl sie sich ganz *und* gut fühlen könnten, wenn sie nur so leben würden, wie es ihnen entspricht. Ich *wußte* zwar, daß ich da lieber noch sterben würde, aber konnte ich darauf vertrauen? Schließlich war meine Achillesferse die Wahrnehmung. Wäre es möglich, daß ich dann darauf verzichte, „das, was da noch war“ herauszuschälen? Unter gar keinen Umständen wollte ich nur als eine billige Kopie meiner selbst existieren. Da konnte ich mich besser gleich in die Kiste legen! Nein, ich wollte an den Point-of-No-Return, an den Punkt, wo es um alles oder nichts geht. Und ich wußte, daß ein langfristiger Erfolg nicht möglich war, solange ich „das, was da noch war“, nicht hatte.
Ich reichte keinen Antrag bei der Kasse ein.

Aber da ich nicht den geringsten Schimmer hatte, was zum Teufel, „das, was da noch war“, sein konnte und wo und wie ich anzusetzen hätte, um da ranzukommen, blieb mir nichts anderes übrig, als meine Symptome anzugehen und zu hoffen, daß sie mir den Weg weisen würden oder sich vielleicht sogar einfach so würden beseitigen lassen.
Also kam es zum x-ten Versuch, mein Hautbild zu verbessern bzw. mein Eßverhalten meinen Bedürfnissen anzupassen.
Ich sag es gleich vorweg: auch dieser Versuch half nicht, hatte aber wenigstens auch nicht zur Folge, daß ich noch hinterher einen Nackenschlag durch Indiskretion und das Brechen der Schweigepflicht bekam. Mittlerweile war ich fast schon dankbar für Selbstverständliches.
Ich war zu einem Heilpraktiker extra nach Süddeutschland gefahren, nachdem ich über ihn gelesen hatte und seine Stimme kennengelernt hatte. Und

auch wenn es nichts half, bereue ich diese Anstrengung nicht. Es war eine echte Freude, mal einen Menschen zu erleben, der einfach nur in Ordnung war, der sich nicht maßlos überschätzte, der noch auf der gleichen Ebene mit seinen KlientInnen kommunizierte und sich ehrlich Gedanken machte: Er betonte, daß er als „einfacher Handwerks-Meister" plötzlich seine Berufung entdeckte und in der Lage ist zu heilen, durch etwas, das durch ihn wirke, das ihm zunächst mächtig Angst machte, und das er selbst nicht erklären kann: „Ich kann es immer nur versuchen und mein Bestes geben. Was da wirkt, kann ich auch nicht sagen. Das erste Mal, daß ich – woher auch immer – mitgeteilt bekam, was ich tun sollte, hab ich mich gefühlt wie ein Depp. Aber solange es funktioniert und hilft ..." Er erzählte so herzerfrischend ehrlich, daß ich einfach nur da saß und mich schon besser fühlte allein beim Gedanken, daß es solche wie ihn auch noch gibt.
Er hatte gute Kontakte nach Brasilien und ist einer derjenigen (wenigen), dem die brasilianischen IndianerInnen ihren Ayahuasca überlassen. Für die Indianer ist der Tee ein Gott: „Er gibt dir das, was du brauchst." Das kann ein Höllentrip sein, aber auch eine wunderbare Vision, das kann eine Spontanheilung sein oder auch eine lange unterdrückte Erinnerung – oder etwas ganz anderes. Der Tee wird aus Lianen (der Banisteriopsis) gewonnen und hat eine psychedelische Wirkung, ohne den Organismus anzugreifen. Die Indianerinnen und Indianer aus dem Amazonas geben diesen Tee auch ihren Kindern. Dabei klingt Tee wirklich harmlos: das Zeug schmeckt wie vergorene Kotze – ganz fürchterlich!
Und von diesem Tee habe ich nun also auch etwas bekommen. Glücklicherweise hat er mich vorgewarnt, so daß ich es möglichst schnell hinunterkippte. Wenn ich nur dran denke, schüttelt es mich!
Dann hab ich mich auf eine Matratze gepackt. Er hat sanfte Musik angemacht, den Raum verdunkelt und mich alleine gelassen. Zwischendrin kam er immer mal wieder rein, um nachzuschaun, ob alles in Ordnung ist und wie ich mich fühle. Und ich fühlte mich phantastisch:
Sobald ich die Augen öffnete, war ich im Hier und Jetzt, aber innen waren andere Welten. Ich wurde immer schwerer und entspannter, und dann begannen diese genialen Wellen: das war so, als würde mein gesamter Körper aus einer schweren Flüssigkeit bestehen und ich an den Knöcheln gepackt und angehoben werde, so daß sich dieser Impuls in einer Wellenbewegung von den Zehenspitzen bis zur Haarwurzel fortsetzt. Ich lag nur da und dachte ununterbrochen: „Oh, ist das geil, ist das geil. Das ist ja so geil!" Wenn ich nicht schonmal in Liebe und Einheit und Ewigkeit gewesen wäre, wäre *das* mein megasupergeilstes Erlebnis gewesen!
Ich sah alles Mögliche: ich bekam Informationen über den Heilpraktiker, die ich eigentlich nicht haben konnte, und die mich noch sicherer machten, was seinen Charakter angeht. Ich sah Freundinnen von mir auftauchen und wieder verschwinden.
Und schließlich kamen die Visionen:

Die erste Vision zeigte ein Bild von einem schwarzen Priester in weißem Gewand und einem weißen in schwarzem Gewand. Beides junge Männer. Sie gaben sich einen langen Zungenkuß und umarmten sich so, daß zu sehen war, daß sie unter ihren Kutten nichts an hatten. Nichts dahinter! Dann drehten sie sich zu mir und lachten: sie hatten beide keine Zähne. „Zahnlose Tiger!" schoß es mir durch den Kopf. „Auch nur Menschen!"
Die Atmosphäre dieser Vision war locker, selbstkritisch und heiter: Toleranz und Humor pur. Alles nur ein Witz!

Mal ehrlich: Was würden Sie denken, wenn Ihnen einer in der Fußgängerzone entgegen käme und behauptete: „Ich bin der Stellvertreter Gottes"?
Und nur weil einer ein komisches Käppi auf, ein langes Gewand mit einem bunten langen Schal darüber und Jahrtausende Herrschaftstradition im Rücken hat, soll diese Behauptung glaubwürdiger sein?! Wohlgemerkt: ich zweifle nicht an Glaube und Religiosität, nur mit der Institution „Kirche" hat das herzlich wenig zu tun.

Die zweite Vision war umwerfend: ich sah lauter Bergspitzen, die durch die Wolkendecke brachen. Auf jeder Bergspitze saß eine Frau oder ein Mann. Sie trugen weiße Gewänder, die jeweils über einer Schulter befestigt waren, den griechischen Tuniken ähnlich. Alle hatten sie weißes Haar, einige der Männer trugen Bärte. Wobei das Alter nicht zu bestimmen war, die Personen waren zeit- und alterslos. Ihre Haut war so glatt wie Pergament und wirkte durchscheinend. Die Frauen und Männer strahlten Ausgeglichenheit und Selbstsicherheit aus. Jede dieser Personen hatte eine Trommel vor sich, auf der sie ihren ganz eigenen, einzigartigen Rhythmus schlug. Soweit das Auge reichte, saßen diese Menschen, jede und jeder einzelne wie die Krone der Schöpfung auf ihren Bergspitzen – bis zum Horizont. Und alle trommelten sie ihren einzigartigen Rhythmus, der sich mit denen der anderen in einem Tosen verband und schließlich nur noch als Vibration wahrzunehmen war, die die Luft erfüllte. Die Spannung war atemberaubend, Erotik füllte die Atmosphäre. Greifbare, zugreifende Sinnlichkeit. Es war unmöglich, sich ihr zu entziehen. Alles war durchwirkt von dieser Vibration der Einzigartigkeit. Die Menschen strahlten eine ursprüngliche Kraft aus. Kompromißlos und mitreißend. Jede einzelne und jeder einzelne eine Persönlichkeit, unabhängig und stolz. Selbstsicher und in sich ruhend blieben sie unerschütterlich bei ihrem persönlichen Rhythmus, ihrem persönlichen Takt. Das hieß nicht, daß dieser Rhythmus keine Variationen kannte, aber sie bestimmten darüber und auch diese Variation war einzigartig, unverwechselbar, unersetzlich. Die Vibration schien jede Pore zu durchdringen: atemberaubende Erotik.

Ich hatte noch eine dritte Vision: Ich sah mich, wie ich im Weltall schwebe und mich immer weiter von der Erde fortbewege, um dann, in der Schwere-

losigkeit, mit einem wunderschönen Blick auf den „blauen Planeten“ zu verharren. Die Atmosphäre ist von Rührung und Fürsorge geprägt.
Dann bemerke ich, wie aus meiner Wirbelsäule, als direkte Verlängerung meines Rückgrates, hinten an meinem Kopf eine wunderschöne, weiße Feder wächst, die an der Spitze in tausend leuchtenden Farben mündet. Sie wird immer größer und größer und größer und so schwer, daß ich mich, ob des Gewichts, nach vorne biege – mich gleichsam vor dem Planeten verbeugend. Sie wächst weiter und umschließt ihn einmal ganz: Frieden.

Für fast fünf Stunden war ich in diesem Dauerhigh, die Wirkung hielt jedoch viel länger, fast zwölf Stunden an, bevor sich mir wieder mein Alltagsbewußtsein aufdrängte. In diesen Stunden schien die Welt komplett, alles war am richtigen Platz, alles würde in Ordnung gehen. Ich war die Friedlichkeit und Menschenfreundlichkeit selbst, unterstützt durch die Gesellschaft dieses angenehmen Menschen, der mich in den Genuß jener Stunden brachte. Er erzählte, wie er mit reichlich Schwierigkeiten und wunderlichen Wendungen ein Heil- und Ferienzentrum auf einer brasilianischen Insel aufgebaut hatte. Wenn ich annehmen könnte, daß ich dazu in der Lage wäre, so eine Reise zu genießen, wäre ich schon längst mal dort gewesen.
Von diesem Tee hat er mir noch etwas mitgegeben. Zweimal noch habe ich davon getrunken. Das eine Mal war wenig aufschlußreich, das zweite glich einem Höllentrip: nicht, weil ich böse Visionen gehabt hätte, sondern einfach, weil ich ständig einen Würgereiz hatte, so daß ich alles wieder erbrach und auf diese Weise diesen schrecklichen Geschmack immer wieder im Mund hatte. Danach habe ich mir geschworen, das Zeug nie wieder anzurühren. Es gibt andere, ebenso gefahrlose und dabei schmackhaftere Wege, diesen ersten phantastischen Zustand zu erleben.
Und: die richtig geilen Gefühle, sind am geilsten, wenn Du ganz klar bist.

Dieser Heilpraktiker war sogar neugierig und offen genug, sich ein Clearing von mir geben zu lassen. Das ist eine Art Selbsthilfegespräch, an das ich auf ulkige Weise gekommen war:
1994 hatte sich meine Einstellung soweit geändert, daß ich endlich den Wünschen meiner Umgebung, die über die letzten Jahre hinweg immer wieder angemahnt hatten, ich solle „im psychologischen Bereich“ arbeiten, eine Chance geben wollte. Allerdings fand ich mich einfach nicht bereit, eine der offiziell anerkannten Therapien zu verfolgen, sie waren mir nicht gut genug, sprich: nicht effektiv genug. Ich hielt innerlich die Augen offen, stieß in einem Buch auf den Begriff „Emotional Clearing“. Etwas, das ich noch nicht kannte. Ich war neugierig geworden. Nachdem ich mich informieren ließ, daß dahinter keine Scientologen stecken, eine der vielen weiteren Gruppen, die den Begriff „Clearing“ nutzt, machte ich die Ausbildung und war begeistert. Einen so effektiven, einfachen und fairen Ansatz der Gesprächsführung hatte ich noch nicht erlebt. Eine völlig offene Methode, die keine Philosophie

zugrunde legt, außer vielleicht der, daß jede und jeder selbst weiß, wie sie und er sich helfen kann. Eine/n gute/n ClearerIn zeichnet aus, das sie eine absolute Unvoreingenommenheit praktizieren kann, daß sie nicht versucht, der KlientIn das eigene Welt- und Menschenbild überzustülpen, während sie *gleichzeitig* extrem aufmerksam zu sein hat, also quasi Engagement aus dem luftleeren Raum aufbringen muß. Für mich, die ich an nichts glauben kann, ideal.

Wenn Leute mich fragen, wie die Clearings ablaufen, sag' ich mittlerweile einfach: „Probier es aus!“, weil ich nicht vermitteln kann, was sich auf emotionaler Ebene abspielt. Ansonsten kann ich nur meine Hauptgründe nennen, diesen Ansatz für empfehlenswert zu halten: Erstens wird nicht diagnostiziert. Wenn Katja Müller kommt, dann kommt Katja Müller, und nicht die „neurotische“, „psychotische“, sonstwieotische Katja Müller. Außerdem wissen die Leute schon nach der ersten Stunde einzuschätzen, wie das Ganze abläuft und können also auch ohne großen finanziellen Aufwand einen Test wagen. Jedes Gespräch ist in sich abgeschlossen. Drittens geht es ihnen am Ende einer Stunde auf keinen Fall schlechter, in der Regel besser als zu Beginn (Während es bei Psychotherapien als „normal“ gilt, daß sich in den ersten Stunden wenig bis nichts tut, es eher zunächst schlechter geht und soundsoviele Stunden „mindestens“ notwendig seien.). Viertens werden keine Rat-Schläge gegeben. Dieser Punkt war für mich besonders wichtig. Ich halte es für extrem anmaßend, einer anderen Person zu sagen, wie sie ihr Leben leben soll, außerdem könnte ich es auch nicht ertragen, wenn einer meiner Ratschläge schief geht, denn schließlich würde ja nicht ich darunter leiden, sondern die andere. Ich weiß immer erst, was ich als Nächstes sage, wenn ich die Führung der KlientIn bekomme. Und danach halte ich mich wieder raus, während sie ihre Aufmerksamkeit bei sich läßt.

Mein Hauptargument für Emotional Clearing ist die Wirksamkeit, die ich selbst erfahren konnte: zwei Wochen nachdem ich die Ausbildung hinter mir hatte, überkam mich ein Gefühl, das ich von Kindheit an kannte: ein fundamentales Gefühl des Bedrohtseins. Ich fühlte mich dann immer so, als ob sich aus meinem Inneren eine dunkle Wolke erhebt, die sich schließlich wie eine Luftblase um mich legt, mich von der Außenwelt abschneidet und mich in einer unendlichen Bedrohung hinterläßt – in echter Todesangst. Ich hatte dieses schreckliche Gefühl spätestens alle drei bis vier Tage, wobei das Schlimmste war, daß ich absolut nichts dagegen tun konnte, innerlich war ich völlig gelähmt. Es war weder möglich, es abzuschwächen, noch es zu verkürzen, egal, was ich tat. Es kam und ging, ohne daß es Regeln folgte, und ich war dem absolut ausgeliefert. Meine einzige Hoffnung war dann, daß es nicht allzu lange dauern, wenigstens aber über Nacht verschwinden würde, was glücklicherweise meist der Fall war.

Als dieses Gefühl nun wieder drohte, mich in sich einzuhüllen, lag für mich nichts näher, als dieses (gestützte) Selbsthilfegespräch bei mir selbst zu testen. Ich habe die Situation noch sehr präsent: ich war auf einen Parkplatz gefahren, saß im Auto und sprang in meinem Bewußtsein also immer hin und her, zwischen Clearerin und Geclearter. Ziemlich abgefahrene Situation eigentlich! Ich hangelte mich an meinen Gefühlen entlang, bis ich schließlich an den Satz kam: „Ich bin in einem Sarg aufgewachsen!“ Ich dachte noch, daß das bei irgendeiner, die sich der Reinkarnation verschrieben hat, vermutlich ein Tophinweis darauf wäre, irgendwann mal lebendig begraben worden zu sein ... Ich ging weiter und landete bei meinem Gefühl im Bauch meiner Mutter. Genau dort war es für mich wie in einem Sarg gewesen. Ich hatte meine Mutter als innerlich tot, als enorme Bedrohung, als Lebensbedrohung erlebt. Auch dieses Gefühl, von der Außenwelt abgeschottet zu sein, wie in einer Luftblase, paßte. Ich löste die darin verhafteten Emotionen auf, wie ich es gelernt hatte und war völlig aus dem Häuschen, als damit auch dieses schreckliche Gefühl weg war. Mit einem Schlag war weg, was ich bisher nicht im geringsten zu beeinflussen vermochte! Ich saß ganz ruhig da und fürchtete, daß die dunkle Wolke gleich wieder aufsteigt. Aber es kam nichts. Es ging mir gut. Ich konnte es nicht glauben. Auch am nächsten Tag wartete ich: nichts! Auch zwei, drei und vier Tage danach: nichts! Am fünften Tag begann ich, mich zaghaft darüber zu freuen, immer noch unsicher, ob es nicht jeden Augenblick wieder auftauchen konnte.

Dieses Gefühl, das mich bis dahin mein ganzes Leben lang im Anschlag gehalten hatte, kam nie wieder. Ich war es los – und überzeugt von Emotional Clearing.

Ich erzählte anderen ClearerInnen davon und war erstaunt, daß sie nicht auch mal versucht hatten, mit sich selbst ein Clearing zu machen. Später mußte ich feststellen, daß es wohl was Besonderes war, was ich da zustande brachte. Die allermeisten waren nicht in der Lage, sich selbst zu clearen. Für mich war das ideal: endlich konnte ich mit *meiner* Intelligenz, *meiner* Intuition und *meiner* Sensibilität arbeiten! Zwar gibt es Themen, die für mich so belastend sind, daß ein Gegenüber hilft, aber insgesamt habe ich etliche Miniclearings auf diese Weise hinter mich gebracht, weil ich von da an immer, wenn irgendwas hakte, gleich nachgeschaut habe, worum es sich dreht. Für mich war es ohne Zweifel ein Volltreffer, auf diese Methode gestoßen zu sein. Ich kann mich absolut mit diesem Ansatz identifizieren und stehe ganz und gar dahinter, dennoch kann ich nicht umhin, die Mängel in der Organisation zu sehen. Zum Beispiel wünsche ich mir wirksame Maßnahmen zur Qualitätssicherung, aber das wünsche ich mir auch und gerade auch bei offiziell anerkannten Therapien!

Und schließlich steht und fällt ohnehin jeder Ansatz mit der Integrität der jeweils ausführenden Person.

Kurz bevor ich von Emotional Clearing erfuhr, war ich sogar noch einmal „rückfällig“ geworden: Ich wollte es noch einmal mit Hypnosesitzungen bei einer Psychologin probieren. Als erstes mußte ich eine PsychiaterIn aufsuchen, weil Krankenkassen verlangen, daß eine solche im Delegationsverfahren an PsychologInnen überweist. Dann bekam ich rund fünfzig Adressen

von PsychologInnen. Ich hab mich ans Telefon gehängt und den Marathon gewagt. Ewiges Hinterhertelefonieren ergab, daß sowieso keine Hypnosebehandlungen angeboten werden, keine Plätze frei sind oder die Behandlung nur mit Schwierigkeiten und neuen Anträgen von der Kasse übernommen wird.
Frustriert legte ich die Liste weg.
Ich hatte wenige Nette, viele Gestreßte und ein echtes Früchtchen am Telefon: Im Gespräch mit dieser Frau kam ich auf Mensa e.V. zu sprechen, woraufhin sie mir eine halbe Stunde einen Blumenkohl ans Ohr quatschte und etliche Fragen stellte. Danach meinte sie gönnerinnenhaft: „Nun, jetzt habe ich ja schon fast eine Stunde mit Ihnen geredet, aber diese Stunde schenke ich Ihnen einfach."
Das war genau so eine, bei der ich wieder daran dachte, daß PsychologInnen und PsychiaterInnen ein großes Interesse haben, ihre Arbeit als besonders schwierig darzustellen. Denn was so schwierig ist, kann ja auch nicht schnell gehen, oder? Auf diese Weise ist das PsychologInnen-Ego ganz enorm gestärkt und der -geldbeutel auch.
Genau genommen heißt die Übersetzung von „Mindesttherapiedauer": „Und wehe, Du wirst vorher gesund!"

Glücklicherweise war ich nicht mehr auf die Abläufe im sogenannten Gesundheitssystem angewiesen, nachdem ich Emotional Clearing anwenden konnte. So ribbelte ich, nicht nur, aber auch mit Hilfe der Clearings, eine Reihe meiner Emotionen nach der anderen auf, gewann immer mehr Klarheit für mich und meine Umgebung. Leider waren die Erfolge, die ich dadurch für mich hatte, nicht immer so unmittelbar und durchschlagend wie bei meinem ersten Selbstclearing. Ich brauchte den richtigen Knopf, ohne den würde nichts, mit ihm alles gehen. Alles andere war nur eine leichte und kurzfristige Verbesserung *innerhalb* eines kaputten Systems.
Ich entwickelte in dieser Zeit ein Selbst-Verständnis und Selbst-Bewußtsein auf einer Ebene, die mir Sicherheit und Vertrauen ermöglichte, was mein inneres Wissen betraf – wenn auch, leider, nur in einigen Bereichen:
Im Sommer 1995 nahm ich zu einer Ärztin Kontakt auf, um mir Akupunkturbehandlungen geben zu lassen – wie immer in der Hoffnung, mein Hautbild vielleicht endlich verbessern zu können. Daß Akupunktur sich positiv auf mich auswirken kann, hatte ich ja schon erlebt. Die Ärztin nahm auf, was ich zu erzählen hatte, als ich angab, wie lange – *fünfeinhalb Monate* – ich in der Klinik in Dahn war: „Um Himmels willen, was haben die dort so lange mit Ihnen gemacht!" Das fragte ich mich mittlerweile auch.
Zwei oder drei Termine hatte ich schon hinter mir, als ich plötzlich, beim Autofahren *wußte*, welche Punkte ich brauchte, welche Punkte sie nadeln mußte. Noch vor einigen Jahren hätte ich mir einfach nur gesagt: „Spinn nicht rum! Du hast noch nicht mal Ahnung, wo überhaupt Akupunkturpunkte sitzen!", aber mittlerweile wollte ich es wissen. Ich zeigte ihr die

Punkte und bekam schon mal bestätigt, daß es an diesen Stellen tatsächlich welche gab. Sie existierten! Dann schaute sie nach, ob diese Punktkombination in einem sinnvollen Zusammenhang mit dem stand, weswegen ich da war. Auch das traf zu. Also nadelte sie meine Punkte – und welche dazu. Auf letzteres hätte ich mich besser nicht einlassen sollen. Die allerletzte Sitzung, in der ich darauf bestand, ausschließlich *meine* Punkte zu nehmen, war mit Abstand die beste, die mich im erholtesten Zustand zurückließ. Die Punkte, die sie dazunahm, waren eben *ihre* Punkte und nicht meine. Das Gesicht, das sie machte, als ich darauf bestand, auf ihre Punkte zu verzichten, hätte ich fotografieren wollen. Mürrisch-beleidigte Gesichtszüge ließen mich wissen: Jetzt führt sie mir vor, daß sie selbst die Fachperson ist, und nun darf ich noch nicht mal das bißchen von meinem Senf dazugeben! *Ich* bin doch hier die Ärztin!
Sie scheuerte die Nadeln, die sie gerade zusätzlich setzen wollte, in den Behälter zurück.
So wenig diese Reaktion für die Ärztin sprach, so hoch rechne ich es ihr an, sich überhaupt darauf eingelassen zu haben. Es gibt noch nicht viele, die das fachliche und menschliche Selbstbewußtsein für so ein Vorgehen haben.

Ich selbst hatte auch ganz schön damit zu tun, was ich da zustande brachte.*
Ich stand zu Hause vor meinem Spiegel und schwankte zwischen: „Phantastisch! Daß Du *sowas* kannst! Was für ein Geschenk!“ und „Jetzt kannst Du Dich als Hexe verbrennen lassen.“ Mir war das Ganze unheimlich. Ausgerechnet mir das, die ich versuchte, die Kontrolle zu bewahren! Jetzt hatte ich mir ein Ei gelegt, über das ich nichts wußte, dessen Ursprung sich meiner Kenntnis vollkommen entzog.
Erst als ich wütend darüber wurde, daß mir sofort der Gedanke an sogenannte „Hexen“ und das mulmige Gefühl um die Verbrennung dieser angeblichen „Hexen“ kam, wo ich doch endlich Zugang zu meinem inneren Wissen hatte, rückten sich die Relationen zurecht: Wie unmittelbar greifbar und wirksam muß das jahrhundertelange Kesseltreiben um weise und heilkundige Frauen noch heute sein, wenn ich – eine junge Frau Ende des 20. Jahrhunderts – sofort eine solche Assoziation habe!

> In Südafrika wurden (1996!) vier alte Frauen bei lebendigem Leib als „Hexen“ verbrannt.
>
> Emma, Mai/Juni 1996.

Wie tief muß der Schrecken sitzen, den – heute würde mensch sagen: karrieregeile – Männer unter Frauen verbreitet haben, indem sie ihnen ihr Wis-

---

* Mehr noch, als ich feststellte, daß ich auch für Andere Punktkombinationen angeben kann.

sen unter der Folter abzwangen, um die Konkurrenz auf dem Arbeitsmarkt anschließend durch Verbrennen ganz und gar auszuräumen?!* Und ich dachte daran, mit welch himmelschreiender „Logik“ Kirchenmänner sich an diesem Massaker an Frauen beteiligten: Die Frau wurde ins Wasser gestoßen, ging sie unter, habe „Gott“ sie angenommen, blieb sie oben, sei sie eine „Hexe“ und mußte demzufolge verbrannt werden.
Tod-sichere Argumentation!!!

Fortan lief ich im Bewußtsein, ein phantastisches inneres Wissen zu haben durch die Gegend. Dabei war es mir ganz egal, *woher* das Wissen kommt, solange es funktioniert und was Gutes dabei herauskommt: vielleicht hatte ich eine Art kollektives Wissen angezapft, vielleicht war es einfach nur Telepathie mit Heilkundigen, die ich nicht kannte, vielleicht hatte ich das Wissen einer meiner VorfahrInnen geerbt, oder ich war in einem früheren Leben – sollte es die geben – selbst einmal Heilerin und vielleicht stimmt auch die Theorie, daß in jeder einzelnen unserer Zellen die gesamte Menschheitsgeschichte gespeichert und der Körper ein einziger Brockhaus sei.
Auf alle Fälle ist es bedauerlich, daß sich nicht noch mehr Menschen an dieser ersten aller Instanzen orientierten. Für mich deutet viel darauf hin, daß alle diese Möglichkeit hätten.

Je mehr ich auf mein Inneres hörte, desto mehr geriet ich in Aufruhr angesichts meines Wissens um die Vergewaltigungen durch meinen Vater und all die anderen. Das Wissen darum schwamm immer weiter oben an meiner Bewußtseinsfläche, und ich hatte Mühe, die noch vorhandenen Verdrängungsmechanismen aufrecht zu erhalten. Zumal mein Vater selbst die notwendigen Hinweise lieferte: Eimal rief er an und erklärte hochheilig und in altruistischem Stolz: „Jetzt, wo ich eine Freundin habe und es mir gut geht, wünsche ich Dir, na ja, ich meine: Auch du sollst einen Freund haben.“
Zwei Wochen später bestritt er, diesen Satz je geäußert zu haben, im selben Atemzug keifte er: „Das kannst Du nicht beweisen!“

All das hinterließ mich in einer Hypernervosität. Meine Stimmungsschwankungen verdichteten ihre Frequenz. Mehrmals am Tag ging ich durch völlig entgegengesetzte Emotionen. Ich riß mich zusammen, so daß meine Umwelt in aller Regel nicht darunter zu leiden hatte, aber innerlich stand ich

* Wie üblich war dieses Begehren nicht der einzige Grund für die Massenhinrichtungen, weitere Ausführungen finden sich u.a. in Wisselinck 1986. Ein weiterer Grund sei hier dennoch genannt: Es wurden viele Kinder als „Hexen“ verbrannt. Ihnen wurde unterstellt, ihre Berichte von nächtlichen Überfällen seien Schilderungen von Heimsuchungen durch den „Teufel“. Es muß davon ausgegangen werden, daß die Diffamierung, eine „Hexe“ zu sein, mit „dem Teufel“ zu kopulieren, dazu diente, Opfer sexualisierter Gewalt auf diese Weise (mund-) tot zu machen, wie Florence Rush auf S. 79ff in „Das bestgehütete Geheimnis“, 1991, ausführt.

unter enormer Spannung. Ich konnte immer wieder nur erstaunt feststellen, wie gut meine Fassade war: wenn ich z.B. zu meinem Zeitungsmenschen ging, meinte er schon, als ich noch an der Tür stand: „Aah, wenn *Sie* kommen, geht die Sonne auf!" Eigentlich war ich gerade in der Laune, mal eben einen Supermarkt in Trümmer zu legen ...

Irgendwann waren mir diese ständigen Aufs und Abs einfach zu anstrengend. Ich mußte mich immer im Zaum halten, um diese Schwankungen auszutarieren, was viel Energie kostete. Also begann ich, mich über Beruhigungsmittel zu informieren. Ein Blick auf die Beipackzettel ließ mich Abstand nehmen. Selbst die rein pflanzlichen Präparate hatten eine Latte von Nebenwirkungen, die ich keiner und keinem zugemutet hätte.

Ich suchte, in der Hoffnung, daß sie mir einen Tip geben könne, sogar eine Psychiaterin auf: die Sprechstundenhilfe redete mit betont ruhiger Stimme mit mir. Wie krank sie sich verhielt, im Bemühen, „die" Gesundheit für sich zu pachten – die „Guten" ins Töpfchen, die „Schlechten" ins Kröpfchen? Im Wartezimmer hingen nur in zarten Farben gehaltene, kaum bewegte Bilder. So nichtssagend und unbeeindruckend, daß ich mich in der Tat nicht an die Motive erinnere. Auf den Tischen fand ich nur Bildbände und Kochzeitschriften. Wie sehr wir uns doch alle beruhigen! Ich saß beinewippend da: die sollte hier mal besser „Das Parlament" und einige politische Zeitschriften auslegen. Dann hätten die Leute schon einen Ansatz dessen, was sie krank macht, bevor sie zu ihr reingehen. Das würde das Ganze sehr beschleunigen.

Schließlich wurde ich aufgerufen – und dachte, ich bin in einem Comic: die Augen hinter dicken Gläsern überquellend, wie beim Basedowschen Syndrom, den Oberkiefer so weit über den fliehenden Unterkiefer geschoben, daß sie ihre Schneidezähne nicht im Mund behalten konnte, starrte diese Psychiaterin mich fachlich interessiert, das heißt, wie einen Affen im Zoo, an. Ihr Äußeres – unter anderen Umständen hätte ich es nur peripher registriert – verstärkte äußerst ungünstig diesen „prüfenden" Blick. Schlagartig wußte ich, für wen das beruhigende Interieur in dieser Praxis eigentlich da war!

Ich wollte sie dann auch nicht stressen, stellte meine Frage kurz und präzise und war nach zwei Minuten wieder draußen, nur um die Erkenntnis reicher, daß ich zurecht besorgt war, was die Nebenwirkungen anging.

Einen Tag später ging ich aus lauter Verzweiflung in eine Apotheke, fest entschlossen, da nicht herauszukommen, ohne etwas, das mir hilft, in der Hand zu haben. Da stand ich nun und hörte mich selbst, wie ich nach „Guarana" verlangte.

Häh? Was hatte ich da gerade gesagt? Von Guarana hatte ich zum ersten Mal vor einem Jahr durch einen Kommilitonen gehört. Der sprach davon, daß er es immer nimmt, wenn er nachts arbeiten muß. Es sei ein natürlicher Muntermacher. Das war es ja nun gerade nicht, was ich wollte! Ich brauchte etwas, das beruhigte und ausglich. Was hatte mir denn das nun eingeflüstert?! Ich verstand gar nichts, nahm Guarana (pflanzlich, magenschonend, koffeinhaltig) und war meine Stimmungsschwankungen los.

Diese wenigen positiven Geschehnisse machten nicht wett, daß die Jahre in Hamburg einer „Tour de Hamster“ glichen: Immer rund im Laufrad, ohne weiter zu kommen, ohne echte Fortschritte. Inneres Wissen hin oder her – ich befand mich in einem Vakuum. Ich hatte, auch mit Hilfe der Clearings und/bzw. meiner Version von Meditation eine hervorragende innere Klarheit gewonnen, die mich noch empfindlicher für den ganz „normalen“ Wahnsinn um mich machte, ohne mir jedoch „das, was da noch war“ zu entdecken. Auch wenn ich mich in immer engeren Kreisen um den Knackpunkt herum zu bewegen schien, ich hatte es nicht geschafft, ihn zu erreichen. Auch wenn meine Tage sehr viel unangestrengter verliefen als noch vor Jahren, waren sie weit davon entfernt, befriedigend zu sein.
Ich bin nicht so gestrickt, daß ich mich zufrieden gebe, und schon gar nicht mit Halbwissen. Ich blieb am Ball:
Jeden Frühling setzte ich darauf, daß ich es dieses Jahr schaffen würde. *„Diesen* Sommer erlebe ich schlank!“, was soviel heißt, wie, ihn überhaupt zu erleben. *„Diesen* Sommer kann ich meine Haut auch im Freibad sehen lassen.“ Und jeden Sommer blieb ich Zuschauerin im Theater des Lebens. Ich hielt mich mit einem Wahnsinnsenergieaufwand bei der Stange, indem ich mir versicherte, daß meine Haut sich bei diesem oder jenem Versuch „ganz bestimmt“ bessern würde.
Ich visualisierte, was das Zeug hält, war Profi in (Selbst-) Suggestion von irgendwelchen positiven Botschaften und Einstellungen. Dabei verfeinerte ich meine Sätze und Inhalte ständig, suggerierte auf immer höherer Ebene. Von Plattitüden wie „Ich liebe das Leben.“ über Konkretes wie „Meine Haut ist klar und schön.“ bis zu ganz raffinierten Sachen wie: „Jedes Ende ist ein Neuanfang!“
Das einzige Problem an solchen Suggestionen ist: Sie funktionieren nicht.
Suggestionen haben in etwa den Wert eines Spitzendeckchens, das über einen Misthaufen gelegt wird. Es nützt nichts, sich einen noch so positiven Satz zu suggerieren, solange die Emotionen dahinter nicht wenigstens ausgedrückt, besser noch geklärt sind. Wer an diesen Inhalten vorbeigeht, erreicht nur ein Funktionieren, das durch regelmäßige Suggestionen unterstützt werden muß, also im Grunde einen Suchtzustand. Mit Heilung hat das nichts zu tun.

> suggerieren (lat.): 1. jemand gegen ihren/seinen Willen gefühlsmäßig beeinflussen, jemand etwas einreden, 2. einen bestimmten [den Tatsachen nicht entsprechenden] Eindruck entstehen lassen.

Diese Erkenntnis war für mich ein Grund mehr, endlich wieder bei mir und meinen Ansprüchen anzukommen, anstatt zu versuchen, ein Faß ohne Boden immer wieder aufzufüllen. Der Boden mußte her und damit war ich wieder bei dem, „was da noch war.“
Ich mußte mir Impulse verschaffen, um es zu finden.

Ich kramte die Analysekassetten aus Dahn hervor und hörte sie mir an. Einfach in der Hoffnung, daß mir das fehlende Stück zu meinem Puzzle einfallen würde, das „was da noch war“: teetrinkend hörte ich zu, als plötzlich der eben noch lauwarme, angenehme Tee wie Säure meinen Hals hinunterbrannte.
Ich hatte eben die Stelle gehört, an der ich von der allerersten, oralen Vergewaltigung durch meinen Vater berichte. Mein Hals fühlte sich an, als wäre jemand mit einer Radspore, wie Cowboys sie an den Stiefeln haben, darin rauf und runter gefahren. Es war alles wund. Gleichzeitig hatte ich zum ersten Mal in meinem gesamten Leben *kein Kloßgefühl!* Etwas, das mir mit noch so vielen Atemübungen nicht gelungen war, hatte sich ereignet, als ich mich an den Schmerz erinnerte, das Gefühl *körperlich* wiedererlebte.
Am nächsten Tag bestätigte meine Ärztin, daß mein Hals bis tief hinein vollkommen entzündet war: „Um Himmels willen! Was haben Sie denn gemacht! Eine Erkältung ist das nicht.“ Wie sollte ich das erklären? Gar nicht. Ich hab ihr einfach erzählt, was damals passiert war. *Ich* habe bei dieser Geschichte gar nichts zu erklären.
(Die Ärztin hörte aufmerksam zu, fragte mich, wie ich damit zurecht komme und drang weder darauf, daß ich Medikamente nehme, noch versuchte sie, mir einen Psychologen ans Bein zu binden.)

Am Abend, als mein Hals sich erinnerte, konnte ich einen Freund nicht erreichen, der sich in den letzten Tagen nicht so besonders gefühlt hatte. Ich wurde panisch, ich hatte wirklich Angst, er würde sich was antun. Ich habe alle möglichen Leute kirre gemacht, damit sie versuchen, ihn zu erreichen, während ich hinfuhr. Sogar bei der Polizei habe ich angerufen. Schließlich fand ich ihn wohlbehalten und gut gelaunt, Pizza kauend, vor und fragte mich, wen ich hier eigentlich „retten“ wollte.
In den folgenden zwei Wochen hatte ich ständig Pickel rund um den Mund, oft ganz plötzlich auftretende Unterleibsschmerzen und morgens stellte ich fest, daß ich den Schlüssel abends sogar zweimal umgedreht hatte. Und noch etwas fiel mir auf: mein Gesicht verlor alles Kindliche. Der letzte Rest Pausbacken schwand.

Ich drehte mich in Zirkeln um das schreckliche Geschehen, wobei ich mich immer mehr fragte, inwieweit ich – gesetzt den Fall, daß ich es schaffte, mich zu heilen – überhaupt in einer Gesellschaft bleiben wollte, in der Menschen akzeptieren, daß *das* passiert.
Daß Erwachsene Kinder vergewaltigen – alle paar Minuten!* In der Wohnung nebenan, im Keller des Nachbarhauses, im Erker der Villa.

---

* Kavemann/Lohstöter 1991 geben auf S. 28 allein für Mädchen alle drei Minuten an. Auch wenn diese Berechnung „nur“ auf einer Dunkelzifferhochrechnung beruhte ... auch wenn es „nur“ jede Stunde wäre – es wäre unerträglich!

In Deutschland gibt es ca. 50.000 ständige Konsumenten von Fotos und Filmen, die mittels Vergewaltigung und Folter von Kindern hergestellt wurden.
Sexualisierte Gewalt kommt in allen Gesellschaftsschichten vor. Aber nur der „angesehene", „ehrbare" und gut situierte Mann kann sich die Preise von Kindervergewaltigungsfilmen und „Frischfleisch" auf Dauer leisten. Und auf Dauer ist das Geschäft angelegt, denn eines können Kindervergewaltiger mit all ihrer Macht – und Gewalt – nicht verhindern: die Kinder werden älter.

VGL: GALLWITZ/PAULUS 1997, S. 16FF, TRUBE-BECKER 1992, S.26, BANGE 1992, S. 117FF UND EMMA SEPT/OKT 1993, S. 45

Bei jeder Argumentationskette stieß ich wieder und wieder auf die Unvereinbarkeit zwischen meiner Haut und dem Leben, wie ich es führen wollte, und zwischen meinen Ansprüchen, meinem Menschenbild und dem meiner Umwelt. Wenn es nicht ohnehin dasselbe ist. Ich will nicht in einer Gesellschaft leben, die ihre eigenen Kinder frißt.

Sodomie, sadomasochistische Praktiken, Fäkalerotik, sogenannte „rituelle" Ausbeutung – gerade Extremformen der sexualisierten Gewalt werden an Kindern verbrochen. Wo das „Nein" einer erwachsenen Frau eine Grenze markieren und Schutz bieten mag, verhallt der Widerstand von kindlichen Opfern ungehört.

VGL. ENDERS 1995 U. FRÖHLING 1996

Würde ich mich entschließen, auf diesem Planeten zu bleiben, hieße das, Masochismus zu *üben*. Um dann auch noch irgendwelche Abhandlungen von einem sogenannten „Wissenschaftler" über „das masochistische Weib" in die Finger zu bekommen. Verkehrung von Ursache und Wirkung – einmal mehr. Nein, danke! Nicht mit mir.

Vor dem Hintergrund dieser ungeschönten Analyse zerrten die ständigen inneren Zerreißproben und Zweifel über alles und jedes noch mehr an mir. Darin befand ich mich nun schon seit Jahren und verstärkt, seitdem mein Arzt in Dahn mir an jenem Abend kein Gespräch gewährte, als ich 1993 auf eine Anzeige antwortete, die ein beispielloses Fiasko nach sich ziehen sollte: „Freiberufliche Journalistin, auch Anfänger/in, für Künstlerportraits gesucht."

Eine Frau rief mich an: Angelika S., ein dicklicher, kleiner Stupf, teuer und geschmacklos gekleidet. Die schielenden Augen gerne hinter einer Sportsonnenbrille mit regenbogenfarbenen Gläsern, die ihrem ohnehin mondför-

migen Gesicht den letzten „Schliff" verlieh. Sie erzählte, sie brauche jemand, die Interviews mit deutschen Schauspielerinnen und Schauspielern führen und für eine Veröffentlichung aufbereiten kann. Sie erzählte von hohen Honoraren und phantastischen Ausbaumöglichkeiten. Sie erzählte überhaupt sehr viel. Zum Beispiel, daß sie einen ersten Termin nicht einhalten konnte, weil die Straßen wegen einer Veranstaltung dicht gewesen und sie mit dem Auto nicht durchgekommen sei. Die Veranstaltung fand tatsächlich statt, auch waren die Straßen dicht, aber da sie ohnehin keinen Führerschein besaß, wie ich wenig später erfuhr, war das kein Grund für ein Zuspätkommen. Spätestens hier, also nach wenigen Tagen, hätte ich merken können, daß sie lügt, sobald sie den Mund öffnet. Statt dessen folgte ich ihrer Aufforderung, für einen Monat nach München zu gehen, um diverse Interviews zu führen. Für Unterkunft und alles andere sei gesorgt. Tatsächlich führte ich verschiedene Interviews, deren Bänder ich Frau S. überließ*, vor allem aber ließ ich mich in diesen Wochen abzocken, glaubte an irgendwelche „Bestechungsgelder", die notwendig seien, ließ mir drohen und mich ködern.
Ich war gefangen in dieser doppeldeutigen, ja schizophrenen Ausstrahlung, die sie hatte. Dabei entwickelte ich jenen Bewußtseinszustand, den ich hatte, kurz bevor mein behandelnder Arzt in Dahn mir an jenem Abend das so dringend nötige Gespräch verweigerte und mich daraufhin zu Psychopharmaka erpreßte. Und gerade diesen Zustand wollte ich aufrecht erhalten. Ich wußte, daß ich genau dort wühlen mußte, um zu Tage zu bringen, woran alle meine Probleme geknüpft sind. Ich fühlte mich wie in den Träumen, wo meine Mutter mir nicht sagte, wer sich auf der Leinwand in dem großen Schiff befand. Angelika S. nun, in ihrer doppeldeutigen Verhaltensweise meiner Mutter so unglaublich ähnlich – eine Aura übrigens, die auch Zuhältern und „Puff*müttern*" eigen ist – löste in mir das Bewußtsein des „Sie weiß etwas, das ich wissen muß" aus, mit anderen Worten: Sie drückte diejenigen Knöpfe, die meine Mutter lange vorher bei mir installiert hatte.
Ich ließ es geschehen: In vollem Bewußtsein und mir jeder ihrer inkonsequenten und doppeldeutigen Sätze bewußt, aber unfähig, mich adäquat zur Wehr zu setzen, mich zu entziehen, obwohl ich es wollte und wußte, daß es hohe Zeit war. Ich bewegte mich auf einem Drahtseil und hatte alle Mühe, mein Innerstes zu beobachten, so daß wenig Aufmerksamkeit für das Außen vorhanden war. Ich wollte endlich Antwort auf meine Fragen, ich wollte wissen, „was da noch war".
Ich weiß noch, wie ich im Hotelzimmer saß, umschlossen von diesem Gefühl der Frag-Würdigkeit, und mir ganz klar sagte: „Was machst *du* eigentlich in Gesellschaft *so* einer Person? Das ist ein ganz schlimmer Finger. Die würdest

* An dieser Stelle möchte ich mein Bedauern ausdrücken, falls meine InterviewpartnerInnen ihre Sätze an unangemessener Stelle zitiert fanden.

Du unter normalen Umständen nicht mit dem Arsch anschauen." Ich spürte Angst, mich ihr auszusetzen, aber in fast ebenso starkem Maß auch die Notwendigkeit. Und dabei ist der ganz alltägliche Wunsch danach, sich in finanzieller Hinsicht keine Sorgen machen zu müssen und mein Bedürfnis, es – endlich – wenigstens in einem Bereich „geschafft" zu haben, noch nicht mitgerechnet.
Paradoxerweise führte gerade dies sogar dazu, daß ich dieser schrecklichen Frau sogar einen Kredit aus meinem Sparstrumpf gab. Dieser Kredit beispielsweise sollte es ermöglichen, die Anmietung eines besonders schönen Büros zu sichern, in dem sich auch wohnen ließe. Für eine Person wie mich, die immer nur von einem Provisorium zum nächsten zog, traf sie somit ein dringendes Bedürfnis, was sie auch wußte, und vor allem auch auszunutzen wußte. Heute finde ich es fast schon wieder witzig, daß sich darin die Situation wiederholte, in der ich meiner Mutter Geld lieh, um das Haus abzubezahlen, in dem ich gar nicht wohnen wollte, zumindest nicht in ihrer Gesellschaft.
Weiter zahlte ich für einen internationalen Presseausweis, der normalerweise gratis zu haben ist, was ich auch wußte, aber in diesem Moment der psychischen Daueranspannung nicht präsent hatte. (Der lange Aufenthalt im Hotel, fern meiner normalen GesprächspartnerInnen, war gut geplant. Ein abgeschlossenes, kontaktarmes Setting, wie es auch Sekten bei ihren Werbeveranstaltungen nutzen.)
Die traurige Krönung dieses „Kontaktes" erfuhr ich in der Nacht vom 4. auf den 5. September 1993: Ich stand so sehr neben mir, daß ich mich am 4. September, wieder zurück in Hamburg, von dieser Person zu einem Straßenfest einladen ließ. Ein Bekannter von ihr, Rolf P., und dessen männlicher Besuch aus – ich glaube – Ungarn waren mit von der Partie. Ich erklärte mich bereit, noch etwas in Herrn P.'s Wohnung im Süden Hamburgs zu trinken, bevor ich nach Hause fahren wollte. Ich war so wenig bei mir, daß ich noch nicht einmal mißtrauisch wurde, als diese Frau einen Fotoapparat zückte. Am nächsten Morgen wachte ich vollkommen stoned – bekleidet mit einem fremden T-Shirt und meinem Slip – auf dem Sofa dieses Mannes auf. Ich hatte einen Blackout. Die mußten mir etwas ins Glas getan haben.

> „Entgegen früherer Annahmen waren 71 % der Delikte geplant." [...] „Vergewaltigungen sind eben für gewöhnlich keine spontanen Ausbrüche unterdrückter Gefühle und unkontrollierbarer Triebregungen, sondern im Voraus geplante und sorgsam in Szene gesetzte Taten einzelner Täter oder einer Tätergruppe."
>
> Amir, Menachim: „Patterns in Forcible Rape", Chicago, 1971, S. 341 und S. 140-143 und 213f in: Brownmiller 1994, S. 147

Ich hatte noch nie in meinem Leben einen Blackout. (Der Gedächtnisverlust der Kindheitsausbeutung, ich muß es wohl schon Daueramnesie nennen, nicht mitgerechnet.) Vor allem trank ich nie mehr, als ich vertrage. Taumelnd, die Straße bewegte sich wie eine Hängebrücke unter meinen Füßen, ging ich einige Straßen weiter ins Hotel, in dem sie wohnte. Ich duschte und fragte: Nichts sei passiert, sie sei auch schon früh gegangen, ja, es sei „ein schöner Abend“ gewesen, und ich hätte mich gut amüsiert. Ich wollte meinen Verdacht nicht unmittelbar formulieren. Zumal ich in diesem Zustand auch nicht in der Lage war, welche Stellung auch immer zu beziehen und zu verteidigen.

Ich war noch über Stunden so breit, daß ich keine Einwände erhob, als es darum ging, daß ich Rolf P. dabei begleiten sollte, wie er seinen Bekannten über mehrere Stunden zu seiner nächsten Besuchsstation in Deutschland brachte, Zeit, in der ich sonst eine Ärztin hätte aufsuchen können. Ich fühlte mich sogar ausgesprochen wohl, während ich so neben mir stand und nur hin und wieder ein klarer Gedanke in Form von: „Ich will gar nicht wissen, was passiert ist!“ auftauchte.

Tage danach sprach ich mit einem Freund, der mir riet, in einem Brief an Rolf P. festzuhalten, woran ich mich erinnere und daß ich darauf bestehe, eventuell gemachte Fotos von mir ausgehändigt zu bekommen. Ich warf diesen Brief unter Zeugen bei ihm ein. (Erst fast drei Jahre später erinnerte ich mich an Bruchstücke dessen, was in dieser Nacht passiert war.)

> Die Wahrscheinlichkeit, erneut Opfer sexualisierter Gewalt zu werden, liegt für Frauen, die als Kind sexualisierte Gewalt erlitten haben, um das Doppelte höher als für Frauen, die keine sexuelle Ausbeutung erlebten.
>
> Herman 1994, S. 154 ff, Zum Problem der Reviktimisierung
> vgl. Finkelhor/Browne 1985 in: Breitenbach, 1991, S. 39

Im folgenden versuchte Frau S. sogar noch, irgendwelche finanziellen Ansprüche gegen mich geltend zu machen. Als ich mich aus diesem Grund bei der IG-Medien (Gewerkschaft) meldete, erfuhr ich, daß sie bereits „bekannt“ sei.

Schon am 2.8.1993 hatte Frau S. dem Hotel in München ein Fax geschickt, in dem ich als diejenige aufgeführt war, die die gesamten Hotelkosten für die beiden Zimmer zu begleichen habe – von Anfang an ein abgekartetes Spiel. Glücklicherweise war die Hotelleitung – Teil einer großen Kette – sogar noch unbedachter als ich. Erstens hatte sie sich mit einem Fax als Kostenzusage zufriedengegeben.

Und zweitens hatte sie mich während des gesamten Aufenthaltes nicht ein einziges Mal auf dieses Fax, das sich meiner Kenntnis entzog, angesprochen. Wäre dies gemacht worden, hätte ich darüber aufgeklärt, daß keinerlei Vereinbarung dieser Art besteht und wäre nach Hause gefahren. So blieb das Hotel auf Kosten in Höhe mehrerer tausend Mark sitzen.

Zunächst empfand ich die Folgen dieser „Bekanntschaft“ mit diesen abgrundtief bösen Menschen als peinlichen Fleck in meinem Lebenslauf. Dann kam ich wieder zu mir: Wenn ich mir diesen Stiefel anzöge, würde ich mich damit nur handlungsunfähig machen - und überließe solchen Leuten erst recht das Feld für ihr übles Treiben. Und ich werde mich - verdammt nochmal! - bestimmt nicht dafür piesacken, daß ich meine Fehler und kaputten Verhaltensweisen registriere und mich damit auseinandersetze - im Gegensatz zu so vielen, die dumpf durch die Gegend gehen und alles beim Alten lassen, weil sie nichts öffentlich machen.*
Zumal ich ohnehin Glück hatte, zumindest in finanzieller Hinsicht: Ich traf Leute, die in meinem Alter anderen aufgesessen waren und noch mit knapp 60 daran bezahlen.
Außerdem verdeutlichte ich mir, daß sie genau die Atmosphäre verkörperte, in der ich aufgewachsen war. Es ist nur logisch, daß ich auf diese Ausstrahlung ansprach, denn perverserweise vermittelte sie mir ein Gefühl des „zu Hause-seins“. Angelika S. war für mich der Inbegriff von „Mütterlichkeit“. Als „mütterlich“ wird ja immer das empfunden, das so ist, wie die eigene Mutter. Insofern war meine Definition von „mütterlichem“ Verhalten, wenn mich eine Frau hintergeht, belügt, ausnimmt, vergewaltigt, wenn mich eine Frau verrät und verkauft. Vor allem aber, wenn eine Frau zufrieden ist, wenn ich leide, wenn ich Schmerzen habe: „mütterlich“.
Sie verkörperte in ihrer Hinterhältigkeit genau den Typus Frau, den ich gewohnt war und der für mich signalisierte: hier werden dir Informationen vorenthalten. Denn - vor allem anderen - vermittelte sie ein Gefühl des Wissens, eines Wissens, einer Information, die ich haben mußte.

Ein Beispiel dafür, daß Opfer früher sexualisierter Gewalt ihre Welt komplett neu zusammensetzen müssen. Ich brauchte neue Definitionen für jedes - scheinbar - noch so selbstverständliche Wort, wie „Familie“, „freiwillig“, „bewußt“ usw. Und nicht nur, daß die Definitionen, die ich vermittelt bekam, nicht stimmten: Ich mußte feststellen, daß die meisten Definitionen die Definitionen derjenigen waren, die sich zufrieden gegeben hatten. Was „die Gesellschaft“, Konventionen und Traditionen hergab, kurz: die ganze Kiste des lange nicht mehr kritisch Durchdachten staubte vor Inkonsequenz und Heuchelei. Steine, die oben glänzen und unten Moder angesetzt haben.
Und sprachliche Nachlässigkeit lenkt vom Moder ab: in einer sprachlich klaren, eindeutigen, logischen Umgebung fielen falsche Definitionen, Euphemismen, Vertuschungs- und Verdummungswörter natürlich auch mehr auf.

Immer noch befaßt mit den Schreiben von Frau S.'s Anwälten, hielt ich einen hochgelobten Vortrag über „Respektbezeugung und Abwertung durch Spra-

---

* Ich hatte einen anderen Journalisten getroffen, der dieselben Erfahrungen mit Angelika S. gemacht hatte, ohne daß er es öffentlich machte.

che".– Ich, die ich so genau wußte, an welchen Kleinigkeiten sich Verachtung und Hinterhältigkeit bereits zeigen, war über Wochen nicht in der Lage zu reagieren und mich in Sicherheit zu bringen. Immer in dem Gefühl verhaftet, daß ich durchhalten mußte, um eine lebenswichtige Information zu bekommen: Da ist noch was, das ich wissen muß!

Eine zweite Serie (noch) nicht entschärfter Tretminen in mir ging auf der Reeperbahn los, genauer gesagt in der Herbertstraße, jener Puffstraße, in die sich Männer vorzugsweise in der Mittagspause verziehen, denn: „Abends und am Wochenende muß Papi zu Hause bleiben." Ich war mit einer Bekannten unterwegs, um mir einen Vibrator zu kaufen – die Männer wechseln, der Vibrator bleibt. Wir machten eine Show daraus, das schwarz-goldene Ding auszusuchen, das nun auf meinem Nachttisch steht. Auf der Suche nach einem bestimmten Lokal wurden wir angesprochen von einem Typen, der uns mit in die Herbertstraße nehmen wollte: „Zum Zugucken!" und weil er dann schneller „kommen" würde. „Wie?!"
Mir ging durch den Kopf, daß ich noch nie in der Herbertstraße war, daß ich es als Zumutung empfand, keinen Zutritt zu einem sonst öffentlichen Bereich zu haben, daß ... meine mehr unbewußte Affinität zum Rotlichtmilieu packte mich. Was soll ich sagen: ich ging mit.
Daß er Geld versprach, interessierte mich überhaupt nicht.

Die finanziell durchweg schlechter gestellte Situation von Frauen in dieser Gesellschaft ist eine Begründung, nie aber ausschlaggebende Motivation, sich zu prostituieren – zumindest nicht in diesen Breitengraden.
Prostituierte werden durch sexualisierte Gewalt in der Kindheit „gezüchtet", sie üben den „Job" aus, für den sie dressiert wurden – und speisen so den durch Männer angelegten Teufelskreis von Frauen- und Kinderfeindlichkeit.

Ohnehin: ich würde wahrscheinlich auch auf einen Tagesausflug in die Hölle mitgehen. Ich bin so „neugierig", daß es schon pervers ist. Erstens kalkulieren Menschen, die angstfrei wirken, Schwierigkeiten mit ein, und selbst wenn: Was konnte *mir* denn schon noch passieren! Irgendwie bildete ich mir auch ein, daß es mir vielleicht *irgendwann* nichts mehr ausmachen würde, vergewaltigt zu werden, wenn es nur „oft genug" passieren würde. Daß es mir vielleicht irgendwann gelingen würde, mich soweit „abzuhärten", daß ich nichts mehr spüre, daß es keinem mehr gelänge, mich zu verletzen.
Und drittens versuchte ich mich für lange Zeit davon zu überzeugen, daß auch negative Erfahrungen notwendig seien, um vollständig zu sein. Wieder ein schwacher Trost- und Rechtfertigungsversuch für das, was geschehen war, das heißt, was mit mir gemacht wurde. Wer sich Schrecklichem nicht entziehen konnte, ist geneigt, auch diese Haltung als Sinngebungsstrategie zu probieren. Es ist hart, bereit zu sein, ungeschminkt zu sehen, daß ich Opfer war. Einfach nur Opfer. Ohnmächtig und ausgeliefert.

Es war Sommer und die Frauen standen in BHs und Strapsen, aufgereiht wie Hühner, an den Hauswänden links und rechts der Straße: ganz so, wie in der Fleischabteilung im Supermarkt. Ich folgte ihm auf knarrenden Stiegen auf eines der Zimmer. Daß die „ehrenwerten" Kaufleute, die solche „Etablissements" in der Regel besitzen, die Häuser noch nicht modernisiert haben, wo sie doch gerade hier horrende Mieten einnehmen! An den Wänden hingen angerissene PinUps, das Bett war mindestens fünfzehn Jahre alt, der Teppich versypht und die Einrichtung insgesamt so geschmacklos wie das ganze Geschäft. Ich fragte mich, wie überhaupt jemand in dieser Umgebung einen hoch kriegen kann. Da war es ja noch angenehmer auf der Toilette eines gut geführten Restaurants.
Die Frau sollte ihm für hundert Mark „einen runterholen". Wieder so ein unlogischer Ausdruck! Das Ding wird *rauf*geholt! Aber bei dem Typ fiel diese semantische Ungenauigkeit nicht auf: der hatte so ziemlich den kleinsten Schwanz, den ich je gesehen hatte. Das war selbst ausgefahren noch ein Stummel von ca. fünf Zentimetern. Aber er paßte ganz ausgezeichnet zu seinem Bierbauch, seiner Halbglatze und seinem insgesamt schmierigen Erscheinungsbild oder wie eine Prostituierte* meinte: „Ein gutaussehender Freier ist mindestens so selten wie ein Yeti."

Die Prostituierte kniete über ihm und versuchte angestrengt, etwas aus dem Stummel zu machen. Er lag da wie ein nackter Pudel, alle Viere von sich gestreckt und bot einfach nur ein lächerliches Bild: „Ich bin im Puff! Ich bin im Puff!" war es, das er immer wieder freudig von sich gab. Wie ein Geistesgestörter wiederholte er diesen Satz. Die Prostituierte versuchte, sich seinem Geisteszustand anzupassen – worin ja ohnehin der Hauptjob von Prostituierten liegt. Immer wieder warf sie ein: „Ja, Du bist im Puff. Ist das nicht fein? Im Puff ist der große Junge", während hinter ihrer Stirn stand: „Wenn ich nur endlich diese Mißgeburt zwischen seinen Beinen hochkriegen könnte, damit das Ganze schnell ein Ende hat." Ich kann mir nicht vorstellen, daß auch nur *ein* Mann ernst genommen wird, wenn er in den Puff geht. Der Typ war vollkommen taub für das, was sie eigentlich signalisierte und wiederholte sabbernd sein: „Ich bin im Puff."
Zu dieser Peinlichkeit setzte er noch eine weitere, unter Männern sehr verbreitete Unart. Er keuchte: „Jetzt kommt's!". Diese ungemein wichtige Information findet sich auch in den Varianten: „Jetzt kommt es gleich!", „Ich komme." oder „Spürst Du, wie ich komme?" Es mag noch andere ähnlich aussagekräftige Formulierungen geben. Allesamt sind sie Zeichen eines mangelhaften Selbstbewußtseins. Abhängig vom Tonfall lautet die Übersetzung „Vorhang auf!", „Da bin ich." oder „Merkst Du, wie toll ich bin?" Und insgesamt bewegt sich diese Eröffnung mitten im Ejakulieren auf der Ebene des

---

* , in einem LeserInnenbrief an „Prinz", Hannover 3/96,

Zweijährigen, der stolz den Inhalt seines Töpfchens zeigt. Als ich diese Szenerie* einmal an den eigenen Ohren erfuhr, mußte ich an mich halten, um nicht laut zu lachen. Ich fragte mich, ob ich jetzt „Bravo!" rufen soll oder klatschen oder was! Genau das ist der Moment, in dem Sperma ekelig wird! Wenn er signalisiert, daß er die Frau als Auffangbehälter für sein Schneller-höher-weiter-Bewußtsein sieht. Solche Kerle sollten besser gleich Abspritzwettbewerbe untereinander abhalten: Wer schafft's bis an die Decke?
Als der nackte Pudel endlich sein Tröpfchen losgeworden war, stand er auf und ging „noch schnell auf's Klo." Ich sprach noch ein paar Takte mit der Prostituierten, um dann, vorbei an den „Hühnern" im Hof, zu meiner Bekannten zu gehen, die draußen gewartet hatte.
Sie erzählte aufgeregt, daß sie schon bei der Polizei gewesen sei, wo sie nur gesagt hatten: „Ist die Frau verrückt geworden! Da können wir gar nichts machen, egal, was da drin passiert." Da fiel mir ein, daß tatsächlich *alles* hätte passieren können. Da hätte nicht mal ich mir geglaubt, daß ich vergewaltigt worden war.
Und genau das ist das Drama mit der Prostitution: da wird ein Bereich geschaffen, in dem Frauen quasi als „nicht vergewaltigbar" gehandelt werden! Es kommt nicht von ungefähr, daß der Beruf mit angegeben wird, wenn eine Prostituierte vergewaltigt wurde. Wobei gerade für diese Frauen eine Vergewaltigung *das* Fiasko ist, weil sie dadurch die vermeintliche Regie in ihrem mühsam inszenierten Wiederholungsdrama verlieren.

Die einzig erfolgversprechende Vorkehrung für eine Frau gegen eine Vergewaltigung ist die Geschlechtsumwandlung!

Später sah ich zufällig vom Bus aus, wie derselbe Typ eine Frau ansprach und sie mit ihm in Richtung Herbertstraßeneingang ging. Ich war also nicht die einzige ohne Nerven, wen wundert's: bei mindestens 50% aller Frauen, die in handgreiflicher Form sexualisierte Gewalt erlitten haben, und weiteren 50%, die auf andere Art und Weise betroffen sind – ob sie sich das nun eingestehen oder nicht! Das Schlimmste daran war aber, daß die Prostituierten sein böses Spiel ganz offensichtlich mitspielten. Es gibt doch wirklich *überall* Menschen, die für Geld *alles* tun!

Insgesamt kann ich allerdings nicht behaupten, daß ich Prostituierte für das, was sie tun, verachte. Zum einen kann ich das Bedürfnis, eine Vergewaltigung umzudeuten und sich selbst als autonom zu sehen, sehr gut nachempfinden – auch wenn ich es letztlich für dumm halte und absolut gegen Prostitution bin. Zum anderen finde ich es immer noch ehrlicher und klarer,

---

* Und ich unterscheide zwischen dem hier demonstrierten und dem: „*Jetzt*", das signalisiert: „Laß' uns *gemeinsam* den Gipfel erstürmen", das in aller Regel auch keiner Worte bedarf. (Na, wenn ich mit dieser Formulierung nicht den Kitsch-Gipfel erklommen habe!)

gleich Geld zu nehmen, als für ein paar teure Schuhe, die vielleicht auch noch er aussucht, mit einem ins Bett zu steigen: „Under-cover"-Prostitution. In einer Gesellschaft, in der alle Frauen „beschnitten" sind, beschnitten in ihren Möglichkeiten und in ihrer Macht, scheint Prostitution noch einer der konsequentesten Wege zu sein, als Frau etwas aus diesem System herauszuschlagen. Allerdings ist sie auch eine Anpassung, die konsequent in eine Sackgasse führt.

Die Herbertstraße trat noch ein weiteres Mal in meinem Leben in Erscheinung: ein Freund war bei mir in Hamburg zu Besuch. Wir liefen über die Reeperbahn, besuchten das „Erotic Art Museum", gingen in diverse Sex-Läden und machten laut Bemerkungen über die schrecklichen Darstellungen. Wir befaßten und distanzierten uns gleichzeitig, indem wir die Szenerie als perverses Spiel betrachteten, anstatt die grausame und brutale Wirklichkeit zu sehen, die sich gleich darauf hinter der Fassade zeigte.
Idiotischerweise gehörte seiner – und auch meiner Meinung nach – ein Gang durch die Herbertstraße zum Sightseeing-Programm eines Mannes in Hamburg. Wir waren beide schon entsprechend durch diese bekloppte Welt geprägt. Ich wartete draußen, wo ich mich mit Frauen unterhielt, deren Männer auch „mal Gucken" wollten.

> Rund 20 % der Männer wollen nicht nur „mal Gucken". Sie stellen die Nachfrage, die Prostitution ermöglicht.
>
> Nach einer Untersuchung der Prostituierten-Selbsthilfeorganisation „Hydra" in: Gallwitz/Paulus 1997, S. 142

Die Frauen fragten sich, warum es den Prostituierten nicht recht sei, daß Frauen auch durchliefen, worauf ich nur meinte, daß ich auch nicht durch die Anwesenheit einer „freien Frau" vor Augen geführt bekommen wollte, daß ich mich verkaufe. Schon während ich es sagte, merkte ich, daß an dem Satz was nicht stimmt. Die Huren, die fünf Meter weiter standen, schienen das ungern zu hören, vielleicht lag es daran, daß sie erst spät einschritten, als mein Bekannter Schwierigkeiten bekam. Mir war kalt, und ich wunderte mich schon, wo er bleibt, als ich ihn mit einer Frau dastehen sah, die auf ihn einredete. Ich ging rüber, einfach weil ich wissen wollte, wie lange das noch dauern soll. Es war schließlich seine Sache, wenn er „eine Nummer schieben" wollte, aber dann wollte ich solange wenigstens im Warmen sitzen. Ich hatte gar keine Gelegenheit, meine Frage zu formulieren. Die Hure, die vorher freundlich, sogar „einfühlsam" tat, nicht wie eine, die „nur" Geld sehen will, fing sofort an, auf ihn einzuprügeln: „Du Schwein, Du wolltest gar nichts machen! Kommst mit Deiner Freundin her!" Er hatte sie wohl einfach nicht schnell genug abgewimmelt. Meine Freunde haben keine Übung mit Nutten. Obwohl ich auch sagen muß, daß ich mich wunderte, worüber sie sich auf-

regte. Sie tat geradezu eifersüchtig, was nun wirklich nicht zu ihrer Position paßte, fand ich. Sie hat ihn mehrfach und fest getreten, während er sie abzuwehren versuchte, ohne zu schlagen. Endlich zogen andere Nutten sie zurück und schnauzten meinen Freund an, er solle verschwinden. Er hatte während all der Zeit versucht, ihr deutlich zu machen, daß sie ihn mißverstanden habe. Ich versuchte noch, sie zu beruhigen, außerdem hatte ich auch das dringende Bedürfnis, nicht als „Freundin von" angesehen zu werden: „Ich bin nicht seine Freundin, und selbst wenn das so wäre, müßte er wissen, was er tut." (Allerdings hätte er auch die Konsequenzen zu tragen.) Daraufhin rief mir die eine, die schon nicht gerne hörte, daß ich Nicht-Prostituierte – im Grunde fälschlicherweise – als „freie Frauen" bezeichnet hatte, hinterher: „Du bist doch auch nur eine Haushaltsvotze!"
Diesen Ausdruck fand ich wiederum sehr hübsch. Ich habe lange darüber nachgedacht, auf wieviele Frauen er im Grunde paßt. Mindestens auf all diejenigen, die für ihren Mann die Beine breit machen, auch wenn sie noch nie oder nur selten einen Orgasmus bei ihm hatten bzw. haben.

> Laut neuester amerikanischer Studien, die sich weitgehend mit vergleichbaren Studien in Frankreich, Großbritannien und Finnland und auch mit der deutschen Studie über Jugendsexualität vom Hamburger Institut für Sexualforschung sowie Stichprobenuntersuchungen in Frauenzeitschriften wie „Für Sie" und „Cosmopolitan" decken, haben Frauen durchschnittlich nur jedes vierte Mal einen Orgasmus. In Deutschland klagt jede zweite Frau über Orgasmusschwierigkeiten.
>
> HAMBURGER ABENDBLATT VOM 12./13. NOVEMBER 1994

In diesem Zusammenhang ist auch einleuchtend, daß ein Film über einen Zuhälter mit „Mein Mann" betitelt wurde.* Es gibt in der Tat allzu viele Parallelen zwischen sogenannten „normalen" Beziehungen und Prostitution. Dabei ist es schon schlimm genug, daß sie trotzdem mit ihm ins Bett gehen, wenn sie nie einen Orgasmus haben, ganz schrecklich ist, daß sie in furchtbarer Regelmäßigkeit einen Orgasmus vorspielen – ganz bewußt, immer wieder und zwar gerade dem Mann gegenüber, von dem sie behaupten, sie liebten ihn.

> Bei einer großangelegten Studie gab rund ein Drittel der Frauen an, den Orgasmus vorzutäuschen.
>
> HITE, SHERE: „HITE REPORT. DAS SEXUELLE ERLEBEN DER FRAU", BERTELSMANN, MÜNCHEN, 1976, S. 223

---

* „Mein Mann – für deine Liebe mach' ich alles"/"Mon homme" von Bertrand Blier, Frankreich, 1995

> Eine Untersuchung vier Jahre später ergab sogar, daß Zweidrittel der Frauen den Orgasmus bei *jedem Geschlechtsverkehr* vortäuschen, ein weiteres Viertel „meistens".*
>
> NORTHRUP 1994, S. 240

Die nehmen den doch gar nicht ernst! Wie können Menschen behaupten, daß sie jemanden lieben, den sie nicht ernst nehmen. Und zu dem sie noch nicht einmal genug Vertrauen haben, um Klartext mit ihm zu reden: „Bitte mehr hier." oder „Mach das etwas länger." oder „Mach das nochmal auf die Art ... und wir lassen es besser ganz sein, honey!" – Ganz zu schweigen davon, daß sie sich selbst nicht ernst nehmen ...

Allerdings finde ich es nicht verwunderlich, wenn Frauen, unter den herrschenden gesellschaftlichen Bedingungen Schwierigkeiten haben, mit einem Mann zum Orgasmus zu kommen. Männer behaupten allzu gern, daß es sich bei all den Frauen, die Orgasmusschwierigkeiten haben (s.o.) um „frigide" Frauen handelt ... Es gibt keine frigiden Frauen, nur ignorante Männer.

Was allerdings auch stimmt: wenn die Frau sich nicht *für* einen Orgasmus entscheidet, wird sie auch keinen haben, da kann ein Mann anstellen, was er will.

Dennoch frage ich mich, wie überhaupt einer erwarten kann, daß eine Frau abends um soundsoviel Uhr ihre Wahrnehmung abschaltet, vergißt, daß sie in der Bahn von einem Kerl angemacht worden ist, daß sie oder eine ihrer Freundinnen von einem Mann als Kind vergewaltigt worden ist, daß sie oder eine ihrer Freundinnen später im Leben von Männern vergewaltigt wurde, daß ... Wie soll Eine da Vertrauen haben und entspannen?!

Auch wenn Männer vielen – wiederum mehrheitlich von Männern begangenen – Verbrechen ausgesetzt sind: für sie kommt der Tag, an dem sie sicher und unbehelligt – auch nachts – durch die Straßen gehen können, an dem sie am Strand unter freiem Himmel übernachten können und vieles mehr, ohne einen Gedanken an Vergewaltigung zu verschwenden. Und in diese Sorglosigkeit und Freiheit wachsen auch diejenigen Jungen, die zu den 20% gehören, die selbst von sexueller Ausbeutung betroffen waren.

So stellt eine Untersuchung im Auftrag des Bundesministeriums für Familie, Senioren, Frauen und Jugend 1997 auch fest:

> „Bei Mädchen steigt die Zahl der Fälle [sexueller Gewalt] bis zum vierten Lebensjahr stark an und bleibt dann in den Altersgruppen bis zum 18. Lebensjahr relativ konstant. Das heißt, die Viktimisierung von

---

* Nur rund 30% aller Frauen bekommt allein durch den Koitus einen Orgasmus. Hite 1976, S. 198ff und Reinisch, June M. und Ruth Beasley: „Der neue Kinsey Institut Report. Sexualität heute. Die neuesten Erkenntnisse über das Sexualverhalten von Mann und Frau", München, Heyne, 1990, S. 215ff

Mädchen setzt sich unvermindert bis zur Volljährigkeit fort und geht somit sozusagen nahtlos über in die gesellschaftlich weniger tabuisierte sexuelle Gewalt gegen Frauen."

„Sexueller Missbrauch von Kindern und Jugendlichen. Intervention und Prävention", 1997 hrsg. vom Bundesministerium für Familie, Senioren, Frauen und Jugend, S. 103

In meinem Leben gingen die schrecklichen Ereignisse nahtlos ineinander über: die nächste Serie noch nicht aufgehobener Programmierungen ereilte mich, als ich in eine Straße zog, in die ich besser nie meinen Fuß hätte setzen sollen. Es sei denn, ich gehe davon aus, daß gerade die konzentrierte Verzweiflung mich an jene Klarheit führte, die ich heute besitze. Was ich allerdings für Schwachsinn halte. Verzweiflung ist ein sehr minderwertiger Katalysator.

Mein Vormieter war so nett, mir einen Schlüssel zu geben, bevor die offizielle Übergabe war, damit ich schon einige Sachen in die Wohnung bringen konnte. Eines Tages stand ich vor einem Schloß, zu dem mein Schlüssel nicht paßte. Türen und Schlösser scheinen wirklich nicht meine Freundinnen zu sein. Oder was sollte mir das sagen, daß es mir nun schon zum zweiten Mal passierte (bei meinem Praktikum in Freiburg hatte mich meine Zimmervermieterin, eine nachts staubsaugende Sozialarbeiterin, auf diese Weise vor die Tür gesetzt, weil sie sich durch mein morgendliches Aufstehen zum Frühdienst „gestört" fühle), daß ich nicht reinkam, weil jemand das Schloß ausgewechselt hatte? Ich habe es kurzerhand mit Sekundenkleber versiegelt. Sofern meine paar Sachen noch da waren, sollte er wenigstens auch nicht rankommen. Schon Tage vorher hatte ich unter verschiedenen Nummern versucht, ihn anzurufen, um die Übergabe und die vereinbarte Abstandszahlung zu regeln. Nie war er zu erreichen. Nun, als ich das Schloß unbrauchbar gemacht hatte, rief er prompt an, erzählte, daß er „besorgt" gewesen sei, ob ich den Abstand auch zahle und deswegen vorsorglich ein anderes Schloß einbaute: „So hätte ich wenigstens Deine Sachen verkaufen können." Ich werde mir bestimmt nicht noch einmal einen Schlüssel im Voraus geben lassen. Zusätzlich unverschämt war, daß er behauptete, „seit zwei Wochen" versucht zu haben, mich zu erreichen, zu „unterschiedlichsten Zeiten" habe er es versucht. Da ich nicht alleine Zugang zu meinem Telefon hatte, wäre mir ein solcher Versuch in jedem Fall ausgerichtet worden. Und nachdem ich kurzen Prozeß gemacht hatte, erreichte er mich ja auch sofort – urplötzlich!

Wir mußten noch nicht einmal einen Schlosser holen, um in die Wohnung zu kommen, so schlecht gesichert waren die Uralt-einfachverglasten-Fenster. Aber es war meine erste ganz eigene Wohnung, weswegen ich wohl auch den Ölofen, die undichten Fenster und die Tatsache, daß ich erst eine Dusche einbauen mußte, akzeptabel fand. Und die billige Miete ließ mich darüber hinwegsehen, daß der Vermieter einfach gar nichts mehr an den Häusern machte, weil die Grundeigentumsverhältnisse sich 1999 ändern würden. Wobei die Miete für diese Verwahrlosung der Häuser wieder bei weitem zu hoch war. Dennoch: ich zog mit Freuden ein.

Dieser eine Umzug reichte aus, um mich wieder in mein Urlaubsgefühl zu versetzen, daß mich immer denken läßt „Hier bist Du sowieso nicht lange“; und außerdem war ich auch einfach noch nicht wach genug, als ich in dieses Geschäft ging: An jenem Freitag hatte ich bis fast drei geschlafen (einer der Tage, an denen ich mich auch mit noch so viel Überredungskraft nicht dazu bewegen konnte, dieser Welt zu begegnen) und war wohl irgendwie noch nicht ganz bei mir, als ich direkt aus der Dusche in ein Telekommunikationsgeschäft ging:
Ich brauchte ein Kabel für meinen Anrufbeantworter: Als ich reinkam, spürte ich den Lufthauch von einem, der gerade im Begriff war, eilig das Geschäft zu verlassen. Dieser Mensch hatte sich auf dem Absatz umgedreht, als ich reinkam und in meine Tasche nach dem Anrufbeantworter griff: „Laß das bloß stecken, das gibt nur Ärger.“
Ich: „Nein, das gibt höchstens Arbeit.“ Als ich aufschaute und diesem Mann ins Gesicht sah, war ich schon geliefert: „Ich brauche ein ... Kabel.“ Zuerst hieß es, er habe kein passendes da, dann bastelte er im hinteren Teil des Geschäftes irgendwas: „So, den Stecker habe ich extra für Dich angebracht. Das ist der Richtige.“ Selbstverständlich duzte ich dann auch: „Okay, jetzt hätt' ich gern noch eine Quittung von Dir.“
Er legte seine Jacke ab: „Eigentlich müßte ich schon längst weg sein, aber die Dame will noch eine Quittung!“ Er wandte sich an die Frau, die am Schreibtisch hinter dem Tresen saß: „Gibst Du mir eben einen Kuli?“
Ich: „Dem Mann würde ich ja *gar nichts* geben!“
Er schaute kurz auf: „So, so, Du würdest mir gar nichts geben?!“
„Nein, nicht das geringste kleine Bißchen!“
Er nahm sich einen Zettel: „Die Telefonnummer Deiner Mutter, bitte.“ „Die wohnt noch nicht mal in Hamburg. Was willst Du denn mit der Nummer?“
„So frech, wie Du bist, muß ich mich wenigstens irgendwo beschweren können!“ „Für mich bin nur ich zuständig.“
„Und? Krieg' ich die Nummer?“ Welche er eigentlich meinte, war mittlerweile sogar mir aufgegangen: „Nein.“
Ich ging raus und dachte nur: Was für ein Film war denn das?
Zu Hause fischte ich eine Kassette aus meiner Tasche, die er mitsamt dem Anrufbeantworter hineingelegt haben mußte: tolle Lieder und Texte und seine Stimme. Eigentlich hätte er die veröffentlichen müssen. Es kam noch besser: In der Nacht darauf, wachte ich auf und *wunderte* mich, daß er nicht neben mir lag. Und ich lag auch noch auf dem Rücken, ganz entspannt, eine Haltung, in der ich normalerweise schlecht entspannen und schon gar nicht schlafen kann. Ich bekomme sofort Panik und zucke mich wach. Und am nächsten Tag wog ich *fünf Kilo* weniger. Zuerst trug ich meine Waage in der

Wohnung hin und her, weil ich dachte, das könne nur an einer Unebenheit des Bodens liegen.
Das Kabel tat's nicht, am Montag „beschwerte" ich mich und konnte mich schon nicht mehr wundern, daß er es erwartet zu haben schien: „Wenn es tatsächlich nicht funktionieren sollte, dann ruf mich direkt an." und mir seine Nummer gab. (In einem anderen Geschäft wurde mir bestätigt, daß diese Steckerbelegung in Deutschland für gar nichts paßt: „Wer hat Ihnen denn das untergejubelt?")
Die nächsten Tage lief ich auf Wolken, als ich allerdings ernsthaft mit dem Gedanken spielte, mich bei ihm zu melden, vergegenwärtigte ich mir meine Haut – und sank vollkommen in mir zusammen. In jener Nacht kämpfte ich mit allem, was ich hatte, gegen das Gefühl, mich zu verlieben. Es machte mir Todesangst. Ich stand völlig neben mir. Ein Freund hatte angerufen und telefonierte die ganze Nacht mit mir, weil ich mich „noch nie so angehört" habe – sechs Stunden lang. Es ist nicht unwahrscheinlich, daß ich mich sonst in dieser Nacht umgebracht hätte. Ich hatte schon das Auto umgeparkt, damit niemand davon ausging, daß ich da war, während ich nicht gefunden werden wollte.
Am nächsten Tag war ich bereit, diesen Mann anzurufen. Je positiver das Gespräch verlief, desto mehr Angst bekam ich. Und schließlich passierte das, was ich schon vier Jahre vorher durchexerziert hatte: ich tat alles, um ihn davon zu überzeugen, daß ich ein Kennenlernen nicht lohne – und war doch kreuzunglücklich dabei. Ich schrieb einen *dreizehnseitigen* „Liebes-Brief". Für jemand anderen hätten wahrscheinlich drei Seiten gereicht, um ihn von seiner Wahrnehmung, eine nette Frau kennengelernt zu haben, abzubringen – beim Satz: „Ich liebe Dich." rennen die Kerle ja alle! Bei ihm ging ich sehr davon aus, daß ich stärkeres Geschütz auffahren mußte.
Das Tragische daran ist, daß ich damit genau das getan hatte, worunter ich mein ganzes Leben lang litt und leide: ich habe ihm seine Wahrnehmung nicht bestätigt. So fein ich mir meine Schutzmechanismen ausgedacht hatte, ihnen lag immer zugrunde, daß jemand dann über mich denken mußte: „Wie konnte ich mich nur so in dieser Frau täuschen." Und so säte ich Verunsicherung und Zweifel, eben das, was ich mich eigentlich durch Klarheit zu ersetzen bemühte. Damals war mir dieses böse Spiel noch nicht als solches bewußt. – Und so hatte ich auch diesen Mann erfolgreich damit vergrault ...*

Zuvor machte ich noch eine bemerkenswerte Erfahrung: ich wußte nur, daß er in einer Wohnung mit hohen Fenstern wohnt, als ich mich eines Tages auf der Heimfahrt dazu veranlaßt fühlte, ein Gebäude genauer zu betrachten: „Da, hinter diesen Fenstern, wohnt er!" Ich war so sicher, daß ich einfach weiterfuhr. Erst am nächsten Tag fiel mir ein, daß es ja wohl unmöglich sein

* (Im übrigen bin ich ohnehin der Meinung, daß Anrufbeantworter automatisch abschalten sollten, sobald jemand verliebt klingt.)

kann, in einer Riesenstadt wie Hamburg mal eben zu wissen, wo einer wohnt! Ich fuhr hin und entdeckte seinen Namen auf dem Klingelschild. Ich habe sogar geklingelt, um ganz sicher zu sein, daß es nicht einfach ein Namensvetter war. Ich hatte recht! Meine Wahrnehmung stimmte. (Er denkt wahrscheinlich, daß ich ihm irgendwann hinterhergefahren bin. Was mir auch lieber wäre, weil ich dann verstehen könnte, woher ich das weiß.)

Positiv an meiner neuen Nachbarschaft war, daß alles sehr tolerant gehandhabt wurde: Spät Musik zu hören war kein Problem, und niemand wäre auf die Idee gekommen, einen Tag für's Treppenhausputzen festzulegen. (Wobei mir das Sauberkeitsempfinden meiner Nachbarin tatsächlich irgendwann doch zu dürftig war.) Jedoch hieß „locker" für einige dieser Leute auch verantwortungslos und niederträchtig.
Das fing schon damit an, daß einer mich um einige Hunderter linkte, als ich ihn ein Bett für mich einbauen ließ. Ich war froh, einen zu finden, der das konnte und hätte nicht im Traum daran gedacht, daß ein Nachbar, also einer, der die nächste Zeit in unmittelbarer Nähe wohnt, Spaß daran haben könnte, seine Umgebung zu verarschen. Für manche Leute scheint das kein Problem zu sein.
Bemerkenswert und doppelt frustrierend an dieser Sache ist für mich, daß ich auch da nicht daran scheiterte, daß ich den Mr. Hyde in ihm nicht wahrnahm. Ich hatte meiner Schwester gegenüber am Telefon sogar wortwörtlich erwähnt, daß dem Typ nicht zu trauen sei. Nein, ich stolperte wieder einmal daran, daß ich meiner eigenen Wahrnehmung nicht traute. Sonst hätte ich jegliches Geschäft mit ihm gelassen.
(Ausgerechnet dieser Betrüger und Lügner bemerkte verwundert, daß ich meine Möbel wiederbekommen hatte, „obwohl" ich sie bei einem Polen untergestellt hatte. So projizieren Menschen ihre eigene Unehrlichkeit in andere! Ein großer Teil von Fremdenhaß dürfte über genau diesen Mechanismus laufen.)

Durch eine andere Nachbarin, Martina, erfuhr ich einmal mehr, daß ich nicht die Ausnahme bin: ich erfuhr, daß ihr Vater sie im Urlaub fast vergewaltigt hatte, als sie gerade dreizehn war: „Er hatte mir schon einen Zungenkuß gegeben ..." Dieser Mann hatte damals eine „Freundin" im Alter von 14 Jahren. Sein Beruf: Kinderpsychiater!
Anstatt daß Martina nun dafür sorgte, daß er nicht mehr praktizieren durfte, erklärte sie mir gegenüber: „Er ist ein sehr guter Kinderpsychiater." In den nächtelangen Gesprächen, die sie mit ihrem Vater hatte, hatte er es offensichlich ganz und gar geschafft, ihr Hirn in die ihm günstige Richtung zu verwaschen. (Menschen mit psychiatrischer und/oder psychologischer Ausbildung sind in Sekten gern gesehen.)
Auch ihre Mutter wußte, was passiert war, es tat ihr auch „furchtbar leid", daß sie ihre Tochter mit ihm in Urlaub hatte fahren lassen.

Unternommen hat sie nichts.
Ich war sprachlos: Ich rang so um meine Erinnerung und da gibt es nun eine, die das große Glück hatte, sich ganz klar zu erinnern, und zwar von Anfang an, und trotzdem nichts unternehmen wollte!

> „Hier in unserer Gemeinde lebt ein Postbeamter, der immer wieder Kinder belästigt. Alle wissen es, aber niemand unternimmt etwas. Was meine Freundinnen alles erzählen über diesen Mann! Schon als sie noch zur Schule gingen, kam es vor, daß er Mädchen unter den Rock faßte und sagte, sie sollen das Ding anfassen. Ich wohne seit 15 Jahren hier, bin jetzt 30 Jahre und seit 12 Jahren mit dem besten Mann der Welt verheiratet, habe zwei Kinder (Junge 9. Mädchen 12). Sollte einmal meiner Tochter so etwas widerfahren, so könnte sie jederzeit (*Direkt vor diesem Abschnitt, hatte diese Frau ihr eigenes Leiden durch sexuelle Kindheitsausbeutung geschildert!* Anmerkung der Autorin) zu mir kommen, und ich würde diesen Mann zur Rede stellen. Dieser Postbeamte müßte echt einmal angezeigt werden, aber ich glaube, wenn ich das anregen würde, stünde ich ganz allein da. Viele Eltern würden aus Scham schweigen."
>
> „Als Kind missbraucht. Frauen brechen das Schweigen",
> Ein Brigitte-Buch, 1983, S. 131

Schon als Kleinkind hatte Martina einen Übergriff von einem sogenannten „Kindervater" (Kinderbetreuer) erdulden müssen. Auch die Erinnerung daran war ihr immer präsent. Als Erwachsene sprach sie diesen Mann darauf an. Nachdem er ihr grausam und gleichzeitig geständig entgegenwarf: „Du warst ja immer schon so'n scharfes Ding!", unternahm sie nichts.
Ich beneidete Martina, weil sie ihre Erinnerung beisammen hatte und nicht erst mühsam aus dem Kleinstkindalter zusammenklauben mußte, ich beneide sie nicht um ihre Einstellung.
Das Beste war dann noch, als sie mir, bedacht mit dem Kopf hin und her wackelnd, kundtat, sie finde es „bedenklich", daß ich Arbeit in Form von Clearings ausübe. Aber ihr Vater!
Daß die Emotional Clearings, die ich gebe – wenn ich denn überhaupt dazu bereit bin – funktionieren, läßt sich schon dadurch erklären, daß meine Probleme da anfangen, wo die anderer schon lange aufgehört haben – wer hat schon Scheinhinrichtungen erlebt, noch dazu als Dreijährige! (Und ich meine nicht die „übliche" Scheinhinrichtung durch ständigen Sauerstoffmangel bei oraler Vergewaltigung.)
Wenn irgendetwas schädlich ist für solche Arbeit, dann eine eigene Geschichte, die mit solch selbstverachtender Unklarheit wahrgenommen wird.
(Sie selbst spielte mit dem Gedanken, sich in dieser Richtung fortzubilden.)

Wenn einem Therapeuten schon im 5. Stock schwindelig wird, kann er seine KlientInnen nicht in den zehnten begleiten.

Aber zu Heiko, einer weiteren Episode, in der ich meiner Wahrnehmung in Bezug auf meine Angelegenheiten nicht traute:
Ich lernte ihn auf einem Straßenfest kennen. Ich kann wirklich nicht sagen, ob ich froh sein soll, daß er mir über den Weg gelaufen ist. Er lieferte mir einen Mega-Vertrauensbruch, der mich schließlich entscheiden ließ, meinen Point-of-No-Return zu provozieren, den ich so herbeisehnte.
Als ich Heiko sah, baute sich dieses charakteristische Kribbeln unterhalb meines Nabels auf.
Zwanzig Minuten später, und ohne daß wir überhaupt nur unsere Vornamen kannten, lagen wir auf meiner Matratze. Zuvor spielte sich die Hölle in meinem Inneren ab: Denk doch bloß an Deine Haut! Das kannst Du nicht machen, Olga! Was wird er sagen? Und wütend: warum, zum Teufel, hab ich den nicht *nach* meinem Urlaub kennengelernt, dann wäre mein Hautbild am Strand wenigstens etwas besser geworden! (Am nächsten Tag würde ich in einen Billigst-Urlaub nach Fuerteventura fliegen.)
Und danach spielte sich die Hölle auf meiner Matratze ab, in zweierlei Hinsicht: Es ging alles sehr schnell. Er drang in mich ein, obwohl ich deutlich und gleich zu Beginn gesagt hatte, daß ich es nur mit Kondom will. Zwei Sekunden, nachdem er das gemacht hatte – mich vergewaltigt – hatte ich es verdrängt: Ich konnte es einfach nicht fassen! Endlich überwinde ich mich und dann *das!*
Das war zuviel, also sagte ich mir: „Ich habe eine phantastische Nacht!" und die anwesenden Teile meiner selbst vermittelten mir tatsächlich, „eine phantastische Nacht" gehabt zu haben.
Nach fünf Stunden hatte er sich gerade angezogen, als aus dem Abschiedskuß die nächste Runde wurde. Dabei hat er es so eilig gehabt, sein Hemd wieder auszuziehen, daß er dabei die Manschette abriß und durch den Raum fliegen ließ, so daß wir sie hinterher suchen mußten.

> „Es geschah bei einer von meiner Mutter und seiner Tante arrangierten Verabredung. Er besuchte ein College und fragte mich, ob ich mir noch anschauen wollte, wo er und seine Kommilitonen wohnen, bevor wir essen gingen. Er zeigte mir sein Zimmer und plötzlich warf er mich aufs Bett und vergewaltigte mich. Einfach so. Danach stand er auf, als wäre nichts geschehen. Ich fragte mich, wie das weitergehen würde, und dachte, daß meine Mutter mir das nie glauben würde. Ich werde Ihnen sagen, wie das weiterging. Wir gingen essen. Wir verbrachten den Abend, als wäre nichts geschehen. Ich stand so unter Schockwirkung, daß ich auch noch mit ihm ausging."
>
> BROWNMILLER 1994, S. 270

Während meines Urlaubs hatte ich ihn fast schon wieder vergessen. Auch meine Urlaube verliefen in aller Regel unangenehm, weil ich – fernab von allem – mein Leben mit umso schärferem Blick betrachtete. Bitteres Ergebnis: in keinem der Bereiche, die für mich wichtig waren, hatte ich mein Ziel erreicht. Meine Haut war nach wie vor ein häßliches Schlachtfeld. Ich hatte es nach wie vor nicht geschafft, mein Gewicht meinen Vorstellungen anzupassen (oder wie ein äußerst durchschnittlich aussehender Typ am Strand völlig unaufgefordert meinte, bemerken zu müssen: „Look, an elephant!"). Mein Studium plätscherte weit unter meinen Möglichkeiten vor sich hin. Beruflich war ich immer noch auf der Ebene von „Jobs"; für das, was mir gemäß war, bewarb ich mich erst gar nicht. Und ich hatte es noch kein einziges Mal geschafft, eine Beziehung aufzubauen, mit der ich mich identifizieren konnte, war sexuell geradezu neutral geworden. Und das Schlimmste: tatsächlich interessierte mich nichts von all dem wirklich, außer meiner Haut. Alles andere quälte sich durch meinen Kopf, weil ich meinte: „Ich müßte doch eigentlich." und „Es wäre doch normal". Nicht, daß ich nicht das ehrliche Bedürfnis nach Erfolgen auf allen diesen Gebieten gehabt hätte, aber ich wußte intuitiv, daß der Dreh- und Angelpunkt, der Schlüssel zur Lösung aller meiner Probleme, bei meiner Haut liegt, das heißt vielmehr bei dem, was noch dahinter lag.
Vielleicht war meine vernichtende Situationsbeschreibung mit verantwortlich dafür, daß ich überhaupt nochmal Kontakt zu Heiko hatte. Quasi, um wenigstens in einem Bereich irgendwo angefangen zu haben. Schlimmer konnte es ja nicht werden – dachte ich.
Das war 1994.

Wieder in Deutschland, marterte mich zunächst der Gedanke daran, daß es jetzt einen gibt, der um mein Hautproblem wußte. Einer, der meine Nachbarschaft kannte. Ich sah in Gedanken ein Spießrutenlaufen vor mir, das aus mitleidigen und höhnischen Blicken bestand. Wie konnte es nur dazu kommen, daß ich einen Kerl mit in *meine* Wohnung genommen hatte?! Ich wälzte Wohnungsanzeigen.
Als Heiko nach zwei Wochen – mitten in der Nacht – klingelte, war ich erstmal zu verschlafen, um an meine Befürchtungen zu denken. Wir landeten wieder im Bett. Aber diesmal fanden wir auch Zeit, miteinander zu reden. Ich erfuhr, daß er eine Freundin hat, die ihm „an den Hacken klebe", während er selbst im Moment gar keinen Bock auf Beziehung habe. (Ich war erleichtert.) Und ich bemerkte, daß er Nägel kaute, nicht so doll, daß es blutete, aber sie waren eben restlos abgeknabbert: „Ich denk' dann noch, daß ich das nicht tun sollte, aber sobald ich nicht mehr aufmerksam bin, erwisch' ich mich wieder dabei." (Ich küßte jede seiner Fingerspitzen einzeln.)
Da mir sowieso nicht so viel daran gelegen war, mich zu offenbaren, war ich zunächst froh, daß er immer von sich redete: Sein Vater war Alkoholiker und

hatte Kontakt zum Zuhältermilieu. Als die Familie zu Geld gekommen war, hatte er sich auf und davon gemacht und ließ Heikos Mutter mit dem Kind sitzen, so daß er als Kind die meiste Zeit bei Mutter und Großmutter verbrachte. Nachdem Heikos Vater das ganze Geld durchgebracht hatte, kam er an und winselte, sie möge ihn doch wieder aufnehmen, was sie – unter der Bedingung, er höre auf zu trinken – auch tat. Die Alkoholsucht los, kam dann wohl so etwas wie ein Familienleben zustande. Vor einigen Jahren starb Heikos Mutter. Heiko hat die Schule kurz vor dem Abitur abgebrochen und lebt jetzt – ohne Ausbildung – von Sozialhilfe. Sein Vater will nichts von ihm wissen. – Heikos Erzählungen ergossen sich aber oft in Belanglosem, völlig selbstzentriert, und nach einiger Zeit gab es Momente, in denen es nur noch nervtötend war, den Nachtschlaf durch sein Gesabbel geraubt zu bekommen. Mittlerweile meinte ich, eine ganze Menge von ihm zu wissen, und so kam es dazu, daß ich ihm erzählte, daß ich als Kleinkind vergewaltigt worden war. Er darauf: „Du hast diese Scheiße durchgemacht und andere haben andere Scheiße durchgemacht.“ Zuerst war ich hocherfreut, daß er mich nicht mit mitleidsvollem Ich-bin-ja-sooo-betroffen-Blick anschaute. Aber dann fand ich seine lapidare Bemerkung nur zum Kotzen: Der redete davon, als wenn ich einen Fahrradsturz, einen Autounfall oder ein Erdbeben erwähnt hätte. Verflucht! Ich rede von einem Verbrechen, für das es einen Täter gab, der berechnend, kaltblütig und selbstsüchtig vorgegangen war!

> Sexualisierte Gewalt an Kindern beginnt im Kopf. Sie ist ein Verbrechen, das lange im Voraus geplant und systematisch ausgeführt wird. Und sie ist eine Wiederholungstat.
>
> vgl. Enders 1995

Seine Reaktion war umso ekelerregender, als er die Tatsache, daß ein Freund von ihm als Teenager fast vergewaltigt worden wäre, mit dem Kommentar „Da wäre er nie drüber hinweggekommen“ versehen hatte. Deutlicher konnte Heiko nicht machen, daß sein Menschenbild Frauen nicht miteinbezog. Zweierlei Maß. Ich sprach diesen Punkt nie wieder an.

> Am 11. Mai 1995 verurteilte ein Gericht in England einen Mann (26) wegen *versuchter* Vergewaltigung eines 18jährigen Mannes zu einer lebenslangen Freiheitsstrafe.
> Dieser Tat ging ein Übergriff auf ein sieben Jahre junges weibliches Kind voraus. Strafe: 3 Jahre Haft.
> Vier Monate nach seiner Entlassung hatte er erneut vergewaltigt: eine 15jährige, er hatte sie eine ganze Nacht in einem Wohnwagen festgehalten. Strafe: sechs Jahre Gefängnis.
>
> The Guardian 10.06.1995

> Die Sprecherin einer britischen Initiative zur Unterstützung vergewaltigter Frauen wertete dieses Urteil zwar als richtiges Zeichen, wies jedoch darauf hin, daß bei vollendeter Vergewaltigung von Frauen eine Gefängnisstrafe zwischen zwei und vier Jahren die Regel sei.

So lief es von da an fast immer ab: Er kam mitten in der Nacht, und wir gingen ins Bett miteinander. Später kam noch dazu, daß er zuerst einen Blick in meinen Kühlschrank warf, wo ihm regelmäßig nur eine Flasche Sojasoße, ein paar Zitronen für Tee und eine Flasche Champagner entgegenschauten. Und die Flasche Champagner blieb zu. Dennoch muß ich wohl davon ausgehen, daß ich ihn höchstens mal mittags, wenn er gerade aufgestanden war, nüchtern erlebte. Da wirkte er schüchtern und wortkarg. Allerdings heißt selbst „besoffen" bei Heiko nicht, daß er nicht mehr wußte, was er tat. Er war immer glasklar, in dem, was er tat und sagte. Auch hatte er leider nicht die sonst üblichen Begleiterscheinungen in Form von Geruch und Koordinationsschwierigkeiten. Wenn er solch eine Figur abgegeben hätte, wäre er kein einziges Mal in meine Wohnung gekommen.
Der Gestank von Alkohol macht mich krank.

Wenn wir die Nacht durchvögelt hatten – Heiko ist ein begnadeter Rammler, aber von Sex hat er keine Ahnung (zumindest muß frau ihn erst treten, damit er in die Trickkiste greift) – konnte *er* am nächsten Tag ausschlafen. Ich jedoch mußte in der Regel früh raus, um zu jobben oder für ein Seminar. Ich weiß nicht, warum ich mir das bieten ließ. (Auch daß ich – als Geliebte – insgesamt eher selten in den „Genuß" dessen kam, rechtfertigt es nicht.)
Diese „Beziehung" war von Anfang an vergewaltigender Natur: die Treffen gestalteten sich im Grunde ähnlich wie die nächtlichen Überfälle durch meinen Vater. Auch Heiko war Alkoholiker. Auch Heiko vergewaltigte. Auch Heiko nutzte aus. Im Grunde wundert es mich nicht, daß ich Heiko eines Nachts mitten drin – ich war einen Bruchteil einer Sekunde von einem Orgasmus entfernt – direkt in die Augen schaute: „Ich überlege gerade, wie ich Dich umbringe." Ein Flashback. Ich sprach die Gedanken aus, die ich damals während der Vergewaltigung durch meinen Vater hatte – und ich war sehr stolz darauf, daß sie dieser Art waren.
Ich weiß nicht, was Heiko in diesem Moment durch den Kopf ging, wahrscheinlich hielt er es für eine „total geile, abgefahrene Spielart". (Ich habe mich später sogar noch bei ihm entschuldigt deswegen.)
Das war auch die Zeit, in der ich ihn immer öfter wegschickte, weil ich mir die Überrumpelung zu Beginn wieder vergegenwärtigte. Daß ich darauf überhaupt noch etwas mit ihm zu tun hatte, und daß ich sein Handeln noch der Diskussion für Wert befand, ist mir fast so unverständlich, wie Martinas nächtelange „Klärungsversuche" mit ihrem Kindervergewaltiger/-psychiater-Vater. Allerdings: während ich erwachsen war, ging es da um ein Kind – und bei Kindern gibt es erst recht keine Diskussionen mehr!

Daß Heiko ein Kind hat, hat er mir Monate später erzählt. Und auch, daß er schon mehrfacher Vater wäre, wenn die Frauen nicht immer abgetrieben hätten, weil er „keine Tüte“ nehmen will. Er erzählte, daß er eine Junge, die zum ersten Mal Sex mit einem Mann hatte, so hinterhältig und gemein überrumpelt hatte, daß er das Gummi nach zwei Minuten runterriß und einfach weitermachte. Die hat mir echt leid getan. Mit 15 so einen Einstieg zu bekommen, finde ich schrecklich. Im Grunde war alles, was er mir erzählte, mit wenigen Ausnahmen, nur dazu geeignet, seinen beschissenen Charakter zu bestätigen. Auch die abfällige Art, wie er von seiner Freundin redete, teilweise führte er nur das Wort „Votze“ im Mund, hätten mich warnen müssen. Haben sie auch, aber erstens traute ich meiner Wahrnehmung ja nicht, wenn es um mich ging, zweitens dachte ich, ich habe viel Abstand, und drittens ermöglichte es mir, ihn noch weniger ernst zu nehmen. Jeder einzelne seiner Sätze bestätigte mir, daß Männer im allgemeinen Schweine sind. Ich ruhte also bei ihm in meinen Ansichten. Und das ist immer leichter, als anhand eines Positivbeispieles umlernen zu müssen. Wobei ich nicht wirklich hätte umlernen müssen, ich hatte immer gute Freundschaften mit Männern, aber ich wollte eben nicht in Gefahr geraten, und bei Heiko wurde ich mir mit jedem Satz sicherer, daß ich mich nicht verlieben würde – und daß er sowieso nicht zu Liebe fähig war. Und das war zu allen Zeiten die größtmögliche Gefahr, die es für mich gab. (Warum das so war, konnte ich mir erst ein Jahr später wirklich erklären.)

Ich stand so sehr neben mir, daß ich ihm sogar Geld lieh, obwohl ich wußte, daß er Drogen nimmt, und daß Geld bei solchen Leuten immer in ein Faß ohne Boden geht, und obwohl ich selbst immer knapp bei Kasse war. Ich gefiel mir in meiner Großzügigkeit und war – wie immer – loyal, das heißt was ich ihm gegenüber, den ich ja nicht ernst zu nehmen gedachte, diesbezüglich für ausreichend hielt. Wirklich loyal ihm gegenüber wäre gewesen, wenn ich ihn in all seinen Gemeinheiten und Forderungen hätte auflaufen lassen. Das wäre ihm als Mensch gegenüber loyal gewesen, vielleicht hätte er es sogar als Entwicklungschance genutzt.

Wenn „Fachleute“ beim drogenfreien Part in Paaren von Co-Abhängigkeit mit dem Süchtigen sprechen, meinen sie eigentlich Beziehungsabhängigkeit.

> Eine typische Situation, nach der alkoholkranke Männer eine Beratungsstelle aufsuchen, ist, nachdem die Frau, die ihn sonst immer aus den Kleidern puhlte und ins Bett brachte, wenn er betrunken war, eines schönen Tages einfach sagte: „So, mein Schatz, Du kannst ja hier auf dem Boden liegen bleiben, ich geh' jetzt schlafen.“
> Eine andere fotografierte ihren Mann in besoffenem Zustand und fragte ihn, die Bilder zeigend: „Glaubst Du wirklich, daß jemand vor so etwas Respekt haben kann?!“

Mündliche Mitteilung von BeraterInnen und Betroffenen

Irgendwann habe ich Heiko meine Telefonnummer aufgeschrieben: „Ich will, daß Du demnächst anrufst, bevor Du hier erscheinst – und zwar solange ich noch wach bin. Sollte ich dann tatsächlich einverstanden sein, daß Du erst mitten in der Nacht hier erscheinst, werde ich es Dir sagen – und ansonsten läßt Du es bitte."
Wer dann anrief, war seine Freundin. Sie hatte seine Taschen durchsucht und mir auf Band gesprochen: „Du Schlampe!" Ein prüfender Blick durch meine Wohnung: Also, besonders aufgeräumt ist es hier zwar nicht, aber schlampig auch nicht, außerdem: Die war doch noch nie bei mir! „Du bumst auch mit Jedem wie nichts Gutes." Schon allein wegen ihres Temperaments war sie mir sympathisch. Ich hab viel übrig für Leute, die aufdrehen können. Aber trotzdem: Das war ja schon wieder unlogisch! Ich „bumse" schließlich mit einem Kerl, den sie für sich beansprucht. Würde sie das tun, wenn sie ihn für „Jeden" hielte? Gleich darauf war noch eine zweite Nachricht von ihr auf Band: „Ich habe mit Dir über Heiko zu reden. Schließlich hat er ja auch einen Sohn. Ich melde mich wieder." Ich mußte mich wieder wundern: Wenn sie glaubt, daß er fremd geht, dann muß sie mit *ihm* reden. Und zufällig weiß ich sehr genau, welche Art elterlicher sexueller Aktivitäten Kindern schaden. Und daß ein Elternteil mit irgendeiner/m anderen Erwachsenen schläft, fällt sicher nicht darunter.
Als ich das Heiko erzählte, bat er mich, auf ihre Bitte einzugehen, wenn sie nochmal anruft: „Sie wird Dir halt irgendwas erzählen, wie wichtig ihr die Beziehung ist usw., und dann hat sie sich wieder beruhigt." Ich sah einmal mehr bestätigt, daß er sie überhaupt nicht ernst nimmt und war entschlossen, dieses grandiose Spiel bestimmt nicht mitzumachen. Sie rief auch nicht mehr an.
Am dollsten fand ich aber, daß er das Durchwühlen von Taschen tatsächlich damit begründete, daß sie ihn liebe. Ich glaube, wenn ich erführe, daß einer das macht, wäre es aus. Das ist pure Eifersucht und bestimmt keine Liebe. Liebe ist ja gerade das Gegenteil von Eifersucht. Liebe ist von Freiheit und Respekt bestimmt. Eifersucht ist ein zutiefst enges, angstvolles, unsicheres und geradezu feindseliges Gefühl. Wenn ich glauben würde, daß ich eine oder einen nur „halten" kann, indem ich sie/ihn kontrolliere, dann hielte ich erstens von mir zu wenig, und zweitens würde ich meinen Partner in seiner Entscheidungskompetenz und Wahlfreiheit nicht respektieren. Eifersucht ist immer ein Selbstbewußtseinsproblem.
Und vor allem ist Eifersucht so ziemlich das dümmste Gefühl, das ich kenne (hin und wieder rutsche auch ich für einen Moment da 'rein, das nehm ich als theatralische Note), weil es sowieso jeder Grundlage entbehrt: Wenn zwei Leute, für welche Art Beziehung auch immer, miteinander zu tun haben, dann bringen beide ihre ganz persönlichen Zutaten in diese Beziehung mit ein – und backen einen ganz eigenen Kuchen, der nicht vergleichbar ist mit irgendeiner anderen Beziehung, in der eine/r der beiden sonst noch steht. Und für jeden Kontakt wird ein neuer Kuchen gebacken: mit

einer habe ich einen Käsekuchen, mit einem anderen einen Obstkuchen, eine andere Person backt eine einmalige Quiche mit mir und mit noch einem anderen schichte ich kunstvoll eine Schwarzwälderkirschtorte.
Ich kann doch nicht eifersüchtig sein auf etwas, das sich gar nicht vergleichen läßt! Und ich kann niemand etwas wegnehmen, was sie/er gar nicht hat.

Mittlerweile hatte ich schon ein ganzes Jahr Kontakt zu Heiko gehabt, und es fand wieder ein Straßenfest statt. Seine Freundin war da. Ich fand, sie hat Klasse, noch dazu sah sie super aus. Geschmack hat er.
Sie hat sich mir einigermaßen aufgedrängt, und schließlich stimmte ich zu, mit ihr zur Tankstelle zu gehen. Sie wollte Zigaretten kaufen, und ich war gespannt, was sie von sich geben würde. Auf dem Weg redete sie ununterbrochen: „Als Heiko mich kennenlernte, war ich ganz schön heftig drauf und hab 'ne Menge Jungs gekannt, und das wollte er mir wohl zurückzahlen ..."
Aha, sie versucht sich die Verantwortung dafür zu geben, daß er fremdgeht.
„... Aber jetzt sind wir schon fast acht Jahre zusammen und haben ja auch ein Kind ..." Jetzt versucht sie, mir Schuldgefühle zu machen. Geh' ich vielleicht fremd?!
„... Ich war schon zweimal schwanger. Trotz Pille! Da hab ich abgetrieben. Aber dieses Mal wußte ich sofort, daß ich es behalte ..." Zuerst habe ich mich gewundert, daß sie mitten auf der Tankstelle, zwischen etlichen Leuten, von ihren Abtreibungen erzählt, aber dann fand ich das sehr beachtlich, richtig cool. Schließlich hatte sie verhütet.

A propos § 218 StGB: die Gesellschaft schwingt sich zur Lebensretterin eines Embryos auf, während aus der Mutter die vermeintlich Bedrohliche gemacht wird. Bei der Entscheidung für ein Leben ohne oder mit Kind werden Frauen unmündig behandelt, gleich im Anschluß an die Geburt soll dieselbe Person als Sorgeberechtigte über Jahre verantwortlich sein können? Und verläßt sich die Frau auf die gesellschaftlichen Angebote und Schutzmaßnahmen für ein Kind, ist sie in vielen Punkten verlassen.

Kein Mensch ist „für" Abtreibung - Oder haben Sie schon eine erlebt, die unter der Rubrik „Hobby": „Abtreiben" angegeben hätte? - Aber unter bestimmten Umständen ist es vernünftigerweise besser, nicht gegen Abtreibung zu sein, einfach, um nicht - mindestens - zwei Leben zu zerstören.

Miriam: „... Und jetzt hab ich ihm klipp und klar gesagt, daß er seine Sachen holen kann, wenn er noch mal irgendwas macht." Dabei guckt sie mich drohend an. Mich! Wow, dachte ich, die nimmt ihn kein Stück ernst! Die hat eine Beziehung mit ihm, um die sie soviel Wind macht, dabei nimmt sie ihn überhaupt nicht ernst. Da versucht sie doch tatsächlich *mich* zu vergraulen, damit *er* nicht fremdgeht. Das ist gerade so, als würde sie versuchen, die

Schokolade wegzuschicken, damit einer nicht nascht. Wenn er naschen will, dann tut er's, egal wo. Ich fand das ganz schrecklich. Wenn ich mir vorstelle, ich habe eine Beziehung und nehme den Mann nicht ernst ... furchtbar! Wenn sie mich einfach gefragt hätte, ob ich mit ihm schlafe, hätte ich bestimmt keinen Grund gesehen zu lügen – schon gar nicht wegen irgendeines männlichen Wesens. Aber da sie mich so verschaukeln wollte, sah ich auch keinen Grund, ihr auf die Sprünge zu helfen.
Ich selbst war auf der Party reichlich angeheitert, weil ich – das erste Mal in meinem Leben – Haschkekse mit Rotwein kombiniert hatte. Sobald Heiko das merkte, versuchte er, mir Geld aus dem Kreuz zu leiern. No Chance! So breit konnte ich gar nicht sein, daß ich ihm nochmal was leihen würde. Auch aus anderen Gründen liebte er es, wenn ich einen im Tee hatte, da bekam er nicht so vor Augen geführt, daß er drogenabhängig war und fühlte sich stark. Das kam allerdings äußerst selten vor.
Zumal ich sowieso keinen Rezeptor für diese Form von Abhängigkeit habe: Es ist wunderbar möglich, ein ganzes Leben gut hinter sich zu bringen, ohne auch nur eine Zigarette, ein Glas Wein, einen Zug Hasch, Koks oder Heroin oder sonstwas in der Art zu nehmen. Und wenn ich sowieso ganz ohne etwas überleben kann, ist das vergleichsweise einfach in der Handhabung. Ich kann aufhören, ohne zu sterben. Ganz anders als bei Nahrungsmitteln: Wer von Nahrung „clean" ist, ist tot! Erst wenn sich das Suchtverhalten auf existentielle Bedürfnisse bezieht, geht es an die eigentlichen Grenzen. Ich spiele damit nicht die Notlage von Drogenabhängigen herunter, aber Suchtverhalten bei existentiellen Dingen ist logischerweise grundlegender. Ich halte eine Eßverhaltensstörung für eine *Über*lebenssucht, wärend alle anderen für meine Begriffe Lebenssüchte sind. Ein Heroin- oder Alkoholentzug läßt sich machen, ein „Nahrungsentzug" nicht. Und wer die Willensstärke einer Person beurteilen will ... *das* ist das Kriterium!
(Zumal etliche Eßverhaltensgestörte an ihrer Krankheit sterben, nur daß das dann nicht unter „an Eßverhaltensstörung gestorben" in der Statistik auftaucht, sondern beispielsweise unter „Herz-" oder „Nierenversagen".*)

Kurz nach dieser Party hatte Heiko sein Fahrrad einige Tage bei mir untergestellt, weswegen ich ihm meinen Wohnungsschlüssel gab, damit er es jederzeit holen konnte. Ich weiß noch, mit welchem Nimbus der Auszeichnung und welchem demonstrativen Vertrauen ich ihm diesen Schlüssel übergab. Das war fast schon ein heiliger Akt für mich. Ich war sehr stolz auf mich, daß ich mittlerweile überhaupt in der Lage war, jemandem meinen Wohnungsschlüssel zu geben und verdrängte über der Freude meiner Bereitschaft meine Bedenken.
So ganz wohl konnte ich mich aber nicht fühlen in dem Bewußtsein, daß er meinen Schlüssel hatte. Als das Fahrrad drei Tage später nicht mehr bei mir

---

* vgl. Hamburger Morgenpost 28.11.97, S.12: „Eine Tote klagt an – der Vater wehrt sich".

stand, ließ ich mir meinen Schlüssel wiedergeben. Danach stieg meine Telefonrechnung. Im ersten Monat nur wenig. Da habe ich mich nur gewundert, daß ich so viel telefoniert haben soll. Im zweiten Monat war sie bei über 300 Mark. Da habe ich noch zu ihm gesagt, daß ich fast annehmen muß, daß jemand auf meine Kosten telefoniert. Er:"Ja, da mußt Du echt aufpassen. Solche gibt's."
Dann stand eines Tages die Tür weit offen, als ich nach Hause kam. Sie war abgeschlossen, aber vorher nicht wirklich ins Schloß gezogen worden. Mir fiel es wie Schuppen von den Augen.
Ich behielt die Nerven, sah ihn an diesem Abend, wie verabredet, um ihm etwas zu geben und ließ mir nichts anmerken. Am nächsten Tag konnte ich ein neues Schloß kaufen und wechselte es aus. Danach bin ich zu ihm gegangen: „Ich weiß, daß Du meinen Schlüssel nachgemacht hast." Er: „Du spinnst ja wohl!" Aber er war schon zusammengezuckt und seine Stimme überschlug sich. Ich redete ruhig weiter, während er versuchte, mich zu übertönen: „Du warst so dumm abzuschließen, *bevor* Du die Tür richtig ins Schloß gezogen hattest. Jetzt kann ich mir auch meine hohen Telefonrechnungen erklären." Er hatte wieder zu seinem charmanten Lächeln gefunden: „Du glaubst doch nicht, daß ich nicht genug Geld zum Telefonieren habe!"

Ich fragte einen Nachbarn, einen seiner Freunde, ob er wisse, was Heiko gemacht hatte. Der grinste nur. Ich: „Ihr verarscht auch jeden, was?!" Er: „Wenn sie sich verarschen lassen."
Was für ein Armutszeugnis! Was für ein schäbiges Wesen! Welch innere Gesetzlosigkeit! Allein von der Möglichkeit, unentdeckt und ungestraft zu bleiben, abhängig zu machen, ob ich etwas tue oder lasse.

> Bei einer anonymen Umfrage unter männlichen Studierenden der Universität von Los Angeles gaben 21% der Befragten an, sich von kleinen Kindern sexuell angezogen zu fühlen, 9% beschrieben sexuelle Phantasien, die Kinder beinhalteten, 5% gaben zu, zu derartigen Phantasien masturbiert zu haben, und 7% gaben an, daß sie mit einiger Wahrscheinlichkeit „Sex mit Kindern" haben würden, wenn sie davon ausgehen könnten, weder entdeckt noch bestraft zu werden.*

BRIÈRE, JOHN; RUNTZ, MARSHA: „UNIVERSITY MALES' SEXUAL INTEREST IN CHILDREN: PREDICTING POTENTIAL INDICES OF „PEDOPHILIA" IN A NONFORENSIC SAMPLE." CHILD ABUSE & NEGLECT. 1989. 13 (1): S. 65-75 VERGLEICHE AUCH: HTTP://WWW.NORTHCOAST.COM/~DKA IM SEPTEMBER 1997

* Diese sexuellen Interessen korrelierten in abnehmender Reihenfolge mit negativen frühen sexuellen Erlebnissen, Masturbation zu Pornographie, selbst berichteter Wahrscheinlichkeit, eine Frau zu vergewaltigen, häufig wechselnden Sexualpartnern, sexuellen Konflikten und mit Einstellungen, die sexuelle Dominanz über Frauen fördern. *Die Daten unterstützten jedoch nicht solche klinischen Theorien, die bei potentiellen Kindervergewaltigern sexuelle Unterdrückung oder Impuls-Kontroll-Probleme vermuten.*

Heiko hatte tatsächlich die Niedertracht, nochmal bei mir zu erscheinen: "Na, wie steht's?"
„Ich hab ein riesiges Minus auf dem Konto."
Er: "Und? Hab ich damit vielleicht was zu tun?!"
„Wenn Du wenigstens zugeben würdest, daß Du den Schlüssel nachgemacht hast!"
„Du unterstellst mir hier irgendwas ... Einen Schlüssel nachmachen ... als wenn ich jemals sowas tun würde! Das ist kriminell, Mann! Du redest Scheiße, Olga. Nur Scheiße! Glaubst Du wirklich, daß Dir irgendjemand glaubt?! Meine Cousine lacht sich tot über Dich. Die glaubt kein Wort von dem, was Du ihr erzählt hast. Die lachen alle über Dich. Alle!" Und: „Das kannst Du nicht beweisen!"
In der Tat gaben sich seine Kumpel in der Straße große Mühe, mich zu verunsichern und meinen Weg zum Bus zu einem Spießrutenlauf werden zu lassen. In die Augen schauen konnten sie mir nicht. Als ich zum ersten Mal an den höhnischen Gesichtern vorbeilief, mußte ich daran denken, daß sie genau so aussahen, wenn sie über Heikos Freundin herzogen, wenn sie sich darüber lustig machten, daß sie sich ausnehmen und verarschen ließ. Der einzige Grund, weswegen sie diese Verachtung nicht offen (obwohl Heikos Abzocken ja im Grunde mehr als offen war) entgegengebracht bekam, war, daß sie weiterhin im System blieb: Sie folgte den Regeln, blieb „die Freundin von" einem Mann. Daß ich die Verachtung nun offen zu spüren bekam, lag nur darin begründet, daß ich nicht bereit war, dieses Spiel auf meine Kosten mitzuspielen.
Ich kann nicht sagen, daß ich das gerne erlebte, aber insgesamt war mir diese offene Verachtung wesentlich lieber, als ein So-als-ob-geachtet-werden. Und mit jedem Mal, das ich an diesem Haufen geistig unterbemittelter Halbstarker vorbeiging, wurde ich stärker.

Heiko hielt dabei tatsächlich für möglich, daß ich nochmal mit ihm ins Bett gehen könnte, so als wäre nichts passiert. Auf der anderen Seite brauchte mich das auch nicht zu wundern, er verhielt sich innerhalb der Grenzen, die ihm gezeigt worden waren. Und da seine Freundin immer wieder die Beine für ihn breit machte, auch wenn er sie nur noch ausnahm, dachte er wohl, daß das auch bei anderen Frauen geht, zumal ich mich in dieser Hinsicht bisher ja auch nicht gerade mit Ruhm bekleckert hatte. Dennoch: Falsch gedacht!
Später erfuhr ich von Heikos Cousine, daß seine Freundin sogar noch hochschwanger arbeiten gegangen war, um sich abends von ihm das Geld abnehmen zu lassen. Dazu paßte Heikos Definition von Liebe wunderbar:
„Als Miriam ihre Telefonrechnung wichtiger war als ich, obwohl sie wußte, daß ich meine Schulden bezahlen mußte, und daß mit Dealern nicht zu spaßen ist, da war bei mir jedes Gefühl weg. Da wußte ich, daß sie mich nicht mehr liebt."

Er verhielt sich gegenüber jeder Frau, als wäre sie eine Kuh, die ohne Ende gemolken werden kann, die sich komplett seinen Bedürfnissen unterzuordnen habe – und nahm sich selbst dabei auch nicht ernst. Ein Mann wird so nie aus ihm werden. Ich jedenfalls bin nicht bereit, unbezahlt und in meiner Freizeit einen Mann nachzuerziehen. Das müssen Männer schon selbst machen.

Schon einige Tage später hatte Heiko die Lektion gelernt, die die meisten Männer meiner Generation gelernt haben: Sie wissen, daß sie mit dem alten Macho-Gehabe nicht mehr zu ihrem Ziel kommen, also versuchen sie, emotional feinfühliger vorzugehen – um dieselben Ziele zu erreichen. Grundsätzlich hat sich nämlich auch in den Köpfen junger Männer nichts geändert, was deren Menschenbild angeht.

Heiko nun würdigte mich nicht mehr offen herab, nein: diesmal versuchte er, seine Stiche anteilnehmend und nett in rosa Redepapier einzupacken: „Auch wenn alle sagen: Laß die Frau, die ist verrückt! Die erzählt Scheiße über Dich. ... Ich denk' mir eben, daß das Gründe hat. Und mittlerweile denk' ich auch, daß da was passiert sein muß mit Deinem Vater." Mittlerweile? Also hatte er mir vorher nicht geglaubt. Im selben Atemzug erklärte er, daß ich wohl deswegen, „so dummes Zeug" rede, weil ich eben verkorkst sei. (Dieselbe Formulierung übrigens, wie mein Vater sie gebrauchte, als ich seine Vergewaltigungen erwähnte.) Und weiter: „Du brauchst einen Mann, der Dir darüber hinweghilft. Du mußt lernen, Vertrauen zu haben." Na, wenn das nicht nett ist! Das sagt mir einer, der mir eben einen Vertrauensbruch sondergleichen geliefert hat. Das ist fast so gut, wie die „Therapeuten", die Klientinnen unter dem Deckmantel, sie wollten dem Erlittenen „positive Erfahrungen" entgegensetzen, vergewaltigen.* Prof. Dr. Heiko Pervers!

„Echt, die sagen alle, daß ich die Finger von Dir lassen soll. Die halten sogar mich für verrückt, daß ich mich überhaupt noch um Dich kümmere!" Das sollte witzig sein. Er erwartete ein Lachen von seinem „Problemfall" Olga. „Leider hab ich das Pech, daß ich mich ausgerechnet mit solchen Frauen abgebe. In meinem ganzen Leben waren mir nur zwei Frauen wichtig. Miriam und ..." Er sah mir tief in die Augen. Für diesen Moment hatte er wohl eingeplant, daß ich ihm butterweich in die Arme sinke. Auch diesen Gefallen tat ich ihm nicht. „Da hab ich echt Pech, daß ich immer an solche Frauen gerate. Immer solche Problemfälle, wo ich mich dann noch vor meinen Freunden rechtfertigen muß." Der Arme! „Aber trotzdem: ich nehm Dich, auch wenn Du Scheiße über mich erzählst ..." Dumm nur, daß ich nicht genommen werden wollte.

Er schien schon etwas hilflos, weil ich so gar keine der offensichtlich berechneten Reaktionen zeigte. Ich hatte ihm einfach nur wortlos und ohne eine

---

* s. Heyne 1991: „Tatort Couch" und Hensch/Teckentrup (Hg.): „Schreie lautlos. Mißbraucht in Therapien", 1993

Miene zu verziehen, zugehört. Er begann, sich zu wiederholen: „Nur zwei Frauen in meinem ganzen Leben, die mir was bedeuteten ..." Und ich dachte: ich weiß genau, was ich Dir bedeute: 1300 Mark – und Du würdest gerne noch mehr draus machen!

„Jeder macht mal Fehler." Und ich dachte: Ja, und Du bekommst jetzt offensichtlich zum ersten Mal die Konsequenzen eines Deiner ewigen „Fehler" zu spüren.

„Ist es nicht so, daß Liebe sich dadurch zeigt, daß man Vertrauen hat?" Und ich dachte: Warum sagt er nicht gleich, was er meint? Bei Frauen versteht er unter „Liebe", daß *sie* grenzenloses Vertrauen zu *ihm* haben sollen.

Während er sich den Mund fusselig geredet hatte, brachte er das rhetorische Kunststück fertig, immer haarscharf an einem Schuldeingeständnis oder gar einer Entschuldigung vorbei zu segeln. „Es tut mir leid", „Ich habe einen Fehler gemacht." oder gar „Ich liebe Dich." – nichts von alledem hatte er über die Lippen gebracht. Und dennoch: wenn eine Frau das unbedingt aus seinen Worten hören *wollte*, war es – so wie er lavierte – gut möglich, daß er es für sie auch gesagt *hatte*.

Also entschloß ich mich, zu reden: „Wenn Du meinst, daß Du eine zweite Chance willst ... zahl Deine Schulden! *Dann* können wir weiter reden." Aufleuchten in seinen Augen: „Zweite Chance, genau! Das ist das erste Intelligente, was Du die ganze Zeit über gesagt hast." (Als ich ihm mal erzählt hatte, daß ich in einem Intelligenzclub bin, fing er prompt wieder an zu stottern.) „Das war überhaupt eine der intelligentesten Sachen, die Du in letzter Zeit von Dir gegeben hast." (Das zweite, was er sagte, nachdem ich von meinem IQ erzählte, war der Satz, den auch mein Bruder anbrachte: „Ich bin auch mal in der Schule getestet worden, und dort habe ich ein überdurchschnittliches Ergebnis gehabt"). „Genau das wollte ich die ganze Zeit sagen!" Daß er spätestens damit zugab, daß er den Schlüssel nachgemacht hatte, schien ihm nicht aufzufallen. Er kam an, nahm mich in den Arm und wollte auf der Matratze diese zweite Chance besiegeln, als ich ihn rausschickte: „Ich hab Dir gesagt, was die Voraussetzung ist." Seine Augen sagten: „Scheiße, wieder nicht geklappt." Sein Mund sagte: „Meinst Du? Klar, kann ich schon versteh'n, ist vielleicht auch besser so." Ich hatte gerade die Tür hinter ihm abgeschlossen, als ich mitten im Zimmer stehenblieb, während alles, was er von sich gegeben hatte, in Sekunden nochmal vor mir ablief. Ich stand mitten im Zimmer und spürte, wie jegliches Gefühl für ihn von mir abfiel. Ich hatte den Eindruck, als würde ein Glaspanzer, der meinen Oberkörper umschloß, von meinen Schultern rutschen und zu meinen Füßen klirrend in Stücke fallen. Ich war durch mit der Sache.

In den folgenden Tagen waren seine Freunde auf der Straße wieder äußerst freundlich. Jetzt lachten sie nicht mehr offen, nein: jetzt hatten sie wieder das siegessichere Grinsen im Gesicht, das sie seiner Freundin entgegenzubringen pflegten. Das Abfällige nur leicht kaschierend. Sie gingen davon aus,

ich hätte mich schon so gut wie herumkriegen lassen – und schon wäre ihre kleine Welt wieder in Ordnung gewesen. Zu früh gefreut!
Als ich ihm erklärte, daß er sich in keiner Weise mehr Hoffnungen zu machen brauche, was aber nicht hieß, daß ich auf mein Geld verzichte, sah er aus, wie einer, der völlig unerwartet einen Tritt bekommt und sich – noch im Sturz vom Sockel – versucht zu orientieren und einfach nicht versteht, was er falsch gemacht hat. Auf seiner Stirn stand ein großes: „Das kannst Du nicht machen! Das kannst Du einfach nicht machen!“

Er brauchte einige Tage. Dann kam er wieder an. Diesmal machte er auf ironisch-unterwürfig: „Olga! Olga, kann ich etwas Deiner kostbaren Zeit haben?! Ich werde Dich auch nicht lange belästigen.“ Er zog ein echtes Schauspiel ab: „Du redest Scheiße! Setzt solche Beschuldigungen in die Welt! Du glaubst doch nicht, daß Dir jemand glaubt!“ Er hüpfte in meiner Wohnung herum, als müsse er ein auswendig gelerntes Stück aufführen.
Wieder einer, der versucht, mich einknicken zu lassen, indem er mich als unglaubwürdig hinzustellen versucht! Ich fragte mich, warum es ihm so wichtig ist, den Schein zu wahren, wenn es ihm vorher keine Probleme machte, zu stehlen: „Nein, das muß mir auch niemand ‘glauben’, weil Du alle anderen ja ohnehin eingeweiht hattest.“
Dann wollte er beleidigen: „Du glaubst doch nicht, daß ich Dich noch einmal anfasse, nach dem, was Du in der Gegend herum erzählst! Du Schlampe!“ (Nein, ich würde ihm jetzt nicht erklären, daß er den Ausdruck „Schlampe“ in einem völlig unpassenden Kontext verwandte.) Ich lächelte zufrieden: „Dann sind wir uns ja einig, Heiko!“
Er wütete noch eine Weile vor sich hin, um dann zu versuchen, mich zu umarmen. Ich wich zurück, wobei mir der Gedanke kam, daß das der richtige Zeitpunkt ist, ihm einen Tritt in die Eier zu geben. „Das hat er sich verdient!“, dachte ich und benutzte mein Knie. Leider viel zu schwach, Heiko war wie ein Gummiball nach hinten gehüpft. Männer scheinen einen angeborenen Reflex diesbezüglich zu haben. Wie er so dastand, war zunächst nicht klar, ob er versuchen würde, mir eine zu scheuern. Damit hatte er sichtlich nicht gerechnet. Schließlich stieß er hervor: „Weißt Du, was Dein Problem ist? Du brauchst es!“ Damit hatte er ganz zweifelsohne recht. Ich war sexuell zutiefst frustriert. Aber das war noch lange kein Grund, weiter mit einem Arschloch ins Bett zu gehen. Ohnehin erstaunte es mich einmal mehr, daß Männer ihr Sexualorgan als quasi „therapeutisches Werkzeug“ zu sehen vermögen. (Im Gegensatz zur Waffe, die es allzu oft darstellt.) Offensichtlich bedachte Heiko auch nicht, daß er sich und seiner Leistung mit dieser Feststellung ein äußerst ungenügendes Zeugnis ausstellte.
Und außerdem gab es jede Menge Möglichkeiten, „es“ ohne Mann zu haben. Daran dachte er offensichlich nicht. Ich schätze, daß ihn allein der Gedanke, daß sein „liebstes Teil“ nicht nötig für den weiblichen Orgasmus ist, beunruhigt hätte. Auch dieses Selbstbewußtseinsproblem haben sich Männer selbst

geschustert: im Begriff „entmannen“ reduzieren sie sich als Mann auf einen Körperteil. Selbst schuld!
Heiko ließ sich mit dem Rücken an der Tür in die Hocke sinken, war sichtlich mit seinem Latein am Ende und murmelte: „Du zahlst noch drauf. Ich räum’ Dir die Bude aus.“ Als auch diese Drohung mich nicht dazu bewegte, auf diese quasi Schutzgelderpressung einzugehen und die Beine breit zu machen, ging er endlich.
Das Köstliche an dieser ganzen Szene ist, daß ein Freund von mir alles mitgehört und – geistesgegenwärtigerweise – auch mitgeschnitten hatte. Er hatte zufällig in dem Moment angerufen, als Heiko hereinkam. Heiko hatte in den Hörer gebrüllt, daß „sie“ jetzt keine Zeit habe und ihn aufgeknallt. Als es gleich darauf nochmal klingelte, hob Heiko nur noch ab, um aufzulegen – und wie mit meiner Tür, die er ungeschickterweise abgeschlossen hatte, bevor er sie ins Schloß gezogen hatte, legte er den Hörer nicht richtig auf. Seine gesamten Drohungen lagen als Beweismaterial vor, und ich hatte einen Zeugen.
Daß ich einen Zeugen für seine Drohungen hatte, war zwar schon was wert, würde mir im Zweifel aber erst etwas nützen, *nachdem* es passiert war. Ich schloß eine Hausratversicherung ab und meldete den Vorfall der Polizei, wobei ich darauf bestand, daß das Ganze schriftlich aufgenommen wurde. Über letzteres sowie das vorhandene Tonband, ließ ich Heiko wissen. Sollte er jetzt tatsächlich so dumm sein, seine Drohung wahr zu machen, würde ich mir nichts vorzuwerfen haben. Darauf rief seine Freundin bei mir an: „Wie lächerlich willst Du Dich eigentlich noch machen?“ Ich hab aufgelegt. Ich sah wenig Sinn mit ihr zu reden, solange sie ihm hörig war.

Dieser ganze Zirkus, den er veranstaltete, lenkte mich für kurze Zeit von der Tatsache ab, daß ich über Wochen und Monate im falschen Glauben war, als Einzige Zugang zu meiner Wohnung zu haben. Ich versuchte, möglichst wenig zu Hause zu sein. Und wenn, dann saß ich innerlich taub in meiner Wohnung, deren Schutz so plötzlich zusammengebrochen war. Ich fühlte mich, als würden die Wände ins Unendliche wachsen und mich verloren zurücklassen – wie ein kleines Kind. Über Tage stand ich nur neben mir. Ich bewegte mich wie ein Zombie und ließ nur unwillig meine Ängste Gedankenform annehmen: Er hätte *jederzeit* in meine Wohnung kommen können. Er hätte mit anderen kommen können, nachts, betrunken ... ich wollte es nicht denken.
In den Wochen darauf bin ich vollkommen durchgetickt: ich übergab mich wieder. Nach Jahren, in denen das nicht mehr passiert war, übergab ich mich wieder, mehrmals täglich. Ich machte mir große Platten Tiramisu, die ich in mich hineinstopfte und konnte nicht anders, als alles im WC zu lassen. Mir war rund um die Uhr schlecht. Meine Haut brach auf. Außerdem hatte ich – ich, die ich nie krank war! – den gesamten Winter über einen furchtbaren Schnupfen. Oder soll ich gleich sagen, daß ich die Nase voll hatte?

(Wobei „durchgetickt“ immer heißt, daß ich weiter arbeitete und mein Leben führte – eben ganz normal. Ich brachte Leistung. Noch während ich mich langsam in Verzweiflung auflöste, brachte ich Leistung. In jenem Winter besuchte ich neben meinen Jobs gleich acht regelmäßige Veranstaltungen an der Uni und habe in allen fünf Seminaren Scheine gemacht, davon ein Hauptseminarschein.)

Ich sah all die Parallelen zwischen Heiko und meinem Vater und Heiko und meinem Bruder. Suche ich mir solche Arschlöcher aus? Dann sah ich mich um und erkannte, daß es nicht daran lag, daß ich, Olga Masur, mir solche Mühe machte, speziell ein Arschloch dieser Art aus der ach so wunderbaren Männerwelt herauszupicken. Vielmehr waren die allermeisten Kerle, die ich um mich sah, von genau diesem läppischen Kaliber. (Darunter auch feinere und elegantere Varianten desselben Schmu.) Und frau sah es ihnen an: Schon allein wenn sie sich mit notgeilem Hüftschwung durch die Straßen bewegten oder sich breitbeinig hinsetzten! Einmal hat ein Typ sich neben mir in der U-Bahn so auf die Sitzbank verteilt, daß ich fragte: „Müssen Sie sich so breit machen?“
Er reckte sich in den Schultern: „Ich bin so breit.“
„Ich meine nicht Ihre Schultern, die sind eher mittelmäßig. Ich meine Ihre Beine, wenn Sie die mal etwas zusammennehmen würden, ... es sei denn, Sie haben da irgendwelche Probleme. Dann möchte ich Ihnen selbstverständlich nicht zu nahe treten.“
Für den Rest der Fahrt hatte ich viel Platz.
Mit anderen Worten: nur bei ganz wenigen Ausnahmen hätte ich nicht ständig Parallelen zu meinen familiären „Männerbildern“ gefunden. Und auch da, wo Freundinnen von ihren „tollen Beziehungen“ und ihren „netten Freunden“ redeten, zerfiel das tolle Bild, das sie sich ausgemalt hatten, vor meinen Maßstäben in eine jämmerliche Szenerie. Und so befreite ich mich prompt davon, dieses Problem als psychologisch-individuelles zu sehen. Wenn das Angebot so miserabel ist, mußte – mindestens – jeder zweite Griff ein Griff daneben sein.
Dabei steh' ich sogar ganz gut da, weil – wenn auch nur wenig – über 50% der Typen, mit denen ich mehr zu tun hatte, nett waren – zumindest vergleichsweise. Wäre das insgesamt die Rate der netten Männer, das wäre ein anderer Planet!
So begann ich, mich langsam – nach Wochen – aus diesem Tal des Vertrauensbruchs hoch zu ziehen. Ich versuchte zu verstehen, wie es überhaupt dazu hatte kommen können. Schließlich gehörten immer zwei dazu – denn auch die miserable Auswahl zwang mich ja nicht, mir so einen anzutun. Was waren meine Gründe?

Wir hatten nur im Bett miteinander zu tun: Da kenn' ich mich aus! Auch wenn es ihn offensichtlich kränkte, daß ich nicht scharf auf eine Beziehung mit ihm war („Du hast ja gleich von Anfang an alles abgeblockt, Olga!"), forderte er nie ernstzunehmend etwas in dieser Richtung. Auch war klar, daß seine Freundin extrem eifersüchtig war - auch wenn sie in ihren Drohungen ihm gegenüber in keiner Weise konsequent war. (Bedingungslose Liebe ist bestenfalls Beliebigkeit und schlimmstenfalls Hörigkeit.)

Genau dieses Wissen, daß ich bei ihm nie wirklich involviert sein würde, mich nie verlieben würde, machte mich sicher. Außerdem war er Alkoholiker und nahm auch weitere Drogen, so daß ich wußte, daß er nie ernsthaft für mich in Frage käme - und daß er sich nie wirklich in mich verlieben würde. Für Drogenabhängige kommt immer zuerst die Droge, dann kommt lange nichts, danach der Drogenabhängige selber und erst lange später ein anderer Mensch.

Andererseits nutzte ich seine Unzulänglichkeiten, um sein Verhalten zu erklären. So wie Frauen, die schon zum dritten Mal direkt aus dem Krankenhaus zu dem Kerl - die Medien nennen es „aus Liebe" - zurückgehen, der sie da hineingeprügelt hatte, sehr phantasievoll sind, um sein gewalttätiges Verhalten zu erklären, fand auch ich in Alkoholproblemen, psychischer Schwäche, seiner ach so grenzenlosen Sensibilität oder eben seiner Kindheit „Begründungen" für sein Verhalten. Alles nur, um die Tatsache nicht sehen zu müssen, daß Männer Frauen bewußt so behandeln, wie sie es tun.
Denn wenn (bspw.) Alkohol tatsächlich der Auslöser für Gewalttätigkeit wäre, dann weiß er es spätestens nach dem ersten Mal. Wenn er wieder trinkt, dann im Wissen, daß er zuschlagen wird.

> Tests haben gezeigt, daß Menschen selbst unter dem Hypnosebefehl, andere zu verletzen, es nur dann tun, wenn es ihrer Einstellung entspricht. Andernfalls sind sie gar nicht in der Lage, aggressiv zu handeln und setzen sich über den hypnotischen Befehl hinweg: „Es herrscht Übereinstimmung darüber, daß eine Person in Hypnose keiner Suggestion Folge leisten wird, welche ihren Normen und ethischen Überzeugungen zuwiderläuft."
>
> KLEINHAUZ, MORIS: „NEGATIVE REAKTIONEN BEI DER ANWENDUNG VON HYPNOSE: HANDHABUNG, VORSICHTSMAẞNAHMEN UND DAS ISRAELISCHE HYPNOSE-GESETZ", IN: HYPNOSE UND KOGNITION, BAND 8, HEFT 1, APRIL 1991, S. 5

Während ich versuchte, ein Erklärungsmuster zu weben, entging mir nicht, daß er ganz einfach auch gute Seiten hatte. Zunächst einmal: Er hat einen schönen Schwanz. McDonalds hatte eine Zeit lang ein Werbeplakat geschaltet, auf dem vor dem Bild eines runden und eines länglichen Hamburgers gefragt wurde: „Der Dicke oder der Lange?" Beim Vorbeigehen antwortete ich in Gedanken immer: „Beides!"

Und er fing auch nicht an, hysterisch rumzuzicken, wenn er mal keinen hochkriegte. In solchen Momenten habe ich schließlich schon den einen Ver-Lust, da will ich nicht auch noch Seelsorgerin spielen! Zumal Männer sich ihre Potenzängste selber zu verdanken haben, indem sie ihr Geschlechtsteil hochstilisieren. Für Frauen ist das – wenn auch nicht nachrangig – so doch nicht der Weltuntergang. Bei Heiko war das glücklicherweise kein Streßfaktor: Als es einmal nicht ging, hieß es einfach: „Du kannst ja noch mal was probieren, wenn Du willst, Olga ... aber ich glaub, da geht erst mal nichts."
Und noch in anderer Hinsicht war er unkompliziert: während ich die Regelblutung hatte, behandelte er mich weder als Nationalheiligtum noch als „schmutzig". Ich hab sowieso nie verstanden, warum manche Männer, und auch Frauen, so einen Terz um die Sache machen.

Und – ganz wichtig! Mit Heiko konnte mensch im Bett lachen! Humor beim Sex würzt die Sache ungemein. Und es reduziert eventuelle peinliche Momente, während, wenn einer die Sache viel zu ernst nimmt, an jedem Bettpfosten tausend Fettnäpfchen zu stehen scheinen.
Aber das Allerwichtigste war, daß er mir das Gefühl gab, begehrt zu sein. Etwas, wonach ich – gerade ich, mit diesem Hautproblem – gelechzt hatte. Er verstand es wirklich zu signalisieren, daß die Frau ihm gegenüber das über alle Maßen Geilste auf der ganzen Welt ist. Einmal hatte ich einen Krampf im Bein, worauf ich es gerade zur Decke streckte: „Olga, das kannst Du jetzt nicht machen. Laß das Bein unter der Decke. Ich werd' sonst sofort wieder geil."
„Ich hab einen Krampf."
Er: „Am besten entspannen."
Ich: „Ach was!"

Während ich so hintergangen und verletzt in meiner Wohnung saß und versuchte, wieder Struktur in mein Erleben zu bringen, war ich zunächst sogar geneigt, ihm „dankbar" zu sein, dafür, daß er meine Haut nie problematisierte, daß er mich wissen ließ, daß er das „gar nicht sieht". Da mußte ich wieder an diesen Artikel aus dem Hamburger Abendblatt (22.07.1995: „Erfrorene Träume") denken, in dem berichtet wurde, daß manche der Zahlenden auf dem Drogenstrich in St. Georg sogar mehr zahlen, wenn drogenabhängige Prostituierte, mit Ausschlägen übersät, ihre Verbände abnahmen und die eitrigen, blutigen Wunden sehen ließen. War Heiko womöglich auch so einer?! Damals, als ich den Artikel las, hatte ich versucht zu verstehen, was einen Mann dazu bewegen könnte, dafür mehr zu bezahlen. Daß Männer Frauen ja ohnehin nicht in erster Linie ihre Körper, sondern ihre Würde abkauften, war klar. Und womit konnte so einer die Würde einer Frau noch mehr unterminieren? Er kauft ihr auch dieses letzte Stück Würde – in Form ihres Verbandes – ab. Bezahlt sie dafür, daß sie ihm, dem Zahlenden, zeigt: „Siehst Du, so kaputt bin ich, so wund, in so häßlicher Weise bin ich verletzt

(worden)." Daß sie sich ihm, dem Zahlenden, offenbart, der gerade im Begriff ist, die nächste Wunde zu schlagen.
Es gibt auch welche, die gerade auf Frauen stehen, die eine Behinderung, insbesondere in Form von Amputationen haben.

> Eine Prostituierte auf St. Georg war – aus welchen Gründen auch immer – von einer S-Bahn überrollt worden. Seitdem machte sie das Dreifache an Zahlenden.
>
> HAMBURGER ABENDBLATT VOM 22.07.1995: „ERFRORENE TRÄUME"

Von seiten der Frauenbewegung habe ich bisher immer nur harsche Kritik gehört: Männer wollten hier einmal mehr das wehrlose und verstümmelte Weib, um sich so stärker und mächtiger zu fühlen. Diese Deutung halte ich im Kontext von Prostitution für mehr als naheliegend, was noch nicht heißt, daß sie auch sonst immer richtig ist. Selbst wenn es so wäre, würden Frauen sich so um Kopf und Kragen argumentieren. So ausschließlich gesehen, würde das ja bedeuten, daß *jede* Sexualität mit/unter Behinderten ein Akt des Mitleids wäre. Ein Totschlagargument – und Schwachsinn dazu! Jedes Extrem ist faszinierend. Und vielleicht zieht ein Mann – kein Zahlender! – auch einfach viel Kraft daraus, wie eine behinderte Frau ihr Sein bewältigt. Es kann ebensogut Bewunderung wie Verachtung in einer solchen Vorliebe stecken.
Und selbst wenn ich mir das nur so zurecht gelegt habe, um meine Beeinträchtigung besser zu ertragen: immer noch besser, als anderer Leute Erklärungen und Definitionen zu übernehmen, wenn sie mir schaden.*

So folgte ich gerne der Aufforderung meiner Hormone, wenn sie aus den unteren Stockwerken schrien: „Ein Kerl muß her." und zog abends los, um *irgendeinen* abzuschleppen. Ich wollte keinen Verzicht üben. Endlich in einer Discothek angekommen, sah ich mir dann die Schießbudenfiguren an der Theke und auf der Tanzfläche an: das Kinn immer leicht vorgereckt, die Brust geschwellt, das Becken ein Paar Zentimeter vor sich her schiebend – balzende Unfähigkeit zur Selbstkritik. Überheblichkeit und Selbstüberschätzung, die sich in jeder Pose ausdrückten, alles die „Tollsten" und „Besten" und „Coolsten", sehr bemüht, den Status zu wahren – der übliche Mann eben. Ich fuhr wieder ernüchtert nach Hause und stellte fest, daß *das* für mich *keinen* Verzicht darstellt.
Meistens war ich so abgeturned, daß ich noch nicht mal mehr meinen Vibrator anwarf. Der Anblick solcher Kerle wirkt auch auf den stärksten Hormonschub wie ein Eimer mit kaltem Wasser. Da bleibe ich besser noch bei der selbstgesteuerten, nächtlichen Lustreaktion der Klitoris (vgl. Northrup 1994

* Ich bin zu der Überzeugung gekommen, daß Heiko nicht auch so einer ist.

und „Frauenkörper neu gesehen“ 1987). Während Männer nächtliche Erektionen haben, steht bei Frauen beileibe nicht alles still.

Dabei ist es gar nicht verwunderlich, daß die Typen sich veranlaßt sehen, so eine Show um sich zu machen. Die merken ja schon als Jungs ganz genau, daß sie von ihrer Umgebung bevorzugt werden, ohne daß das in irgendeiner Weise gerechtfertigt wäre. Die sind ja nicht doof! Aber weil es eben so angenehm ist, bevorzugt zu werden, und weil alle Welt es von ihnen zu erwarten scheint, drehen sie auf und versuchen sich und anderen durch Imponiergehabe zu „beweisen“, daß sie den roten Teppich eingebaut haben. So werden aus normalen Jungs zwanghafte Hochstapler. Dieser Versuch zu vertuschen, daß die Dinge schief liegen, gerät regelmäßig zu einer lächerlichen Vorführung. Und sobald frau diese lächerliche Show konsequent in Frage stellt, fällt die ganze Fassade in sich zusammen. Ich habe den Eindruck, daß viele Männer in einer ständigen Suchtstruktur stecken, indem sie einen unnatürlichen, im Grunde manischen High-Zustand wider alle Vernunft durch Imponiergehabe aufrecht zu erhalten versuchen.
Ich hab das schon als Kind gedacht, daß so viele Jungs sich gar nicht natürlich geben können, und mich immer gefragt, was sie mit dem ganzen Zirkus, den sie um sich herum veranstalten, beweisen wollen. Und da fiel auch endlich der Groschen, warum mein Stolz für manche Männer so ein rotes Tuch zu sein schien/scheint: das sind also diejenigen, die nie so richtig stolz auf etwas sein können, weil sie nie wissen, ob sie um ihrer selbst willen beachtet und belohnt werden oder nur wegen ihres Geschlechts. Ob sie um ihrer selbst willen geheiratet werden, oder um des Geldes willen, das sie in Jobs verdienen, die sie auch nur ihres Geschlechts wegen bekommen haben. Jobs, die Männer an Männer weitergeben, weil sie Männer sind und nicht etwa, weil sie auch die besten unter der Gesamtheit der Kandidierenden – Frauen und Männer – wären.
Ohne echte Konkurrenz kein echter Wettbewerb, ohne echten Wettbewerb keine echte Selbstbestätigung. Dumm gelaufen!
Eine jahrtausendealte, immer noch nahezu 100%ige Männerquote hinterläßt ihre Spuren im Selbstbewußtsein.
Während es für Frauen meines Erachtens eine Auszeichnung ist, „Quotenfrau“ zu sein, weil Frauen hart für die Quote gekämpft haben, sie ohnehin nur den gerechten Teil verlangen, für den sie in der Regel auch noch überdurchschnittliche Qualifikationen mitbringen, und weil sie wissen, daß sie ansonsten nur ihres Geschlechts wegen abgelehnt wurden, müssen sich nicht wenige Männer im Grunde als hochbezahlte Clowns fühlen.

Die Zahlen der beruflichen Entwicklung im Wissenschaftsbetrieb sind exemplarisch: Rund die Hälfte aller Studierenden sind weiblich.*

* Im Semester 1997/8 begannen sogar erstmals mehr Frauen als Männer ein Studium.

Nahezu jede dritte Promotion und nur ca. 8% der Professuren gehen an Frauen.

STATISTISCHES BUNDESAMT 1997

Und in der sogenannten freien Wirtschaft sind nur zwischen 2 und 4% der Vorstandsposten mit Frauen besetzt.
Unsere Gesellschaft weist stark manisch-depressive Züge auf, wobei Männer den manischen und Frauen den depressiven Teil übernommen haben. (Ausnahmen bestätigen die Regel.)
Leider spielen immer noch reichlich Frauen dieses Spiel mit, indem sie tiefstapeln. Jeder existierende Zustand ist im Gleichgewicht, sonst würde er nicht so existieren. Und Männer fliegen solange nicht als Hochstapler auf, wie Frauen den Ausgleich durch Tiefstapeln bieten. Das eine bedingt das andere. Und alle, die sich herausnehmen, so zu sein, wie sie sind, und nach Eignung und Neigung stapeln, egal ob Frauen oder Männer, verursachen entwicklungsfördernde Verunsicherung. TiefstaplerInnen führen solche Persönlichkeiten vor Augen, daß sie ihre Chancen nicht ausgeschöpft haben, HochstaplerInnen, daß sie keinen Grund haben, stolz zu sein und beiden, daß sie sich zufrieden gegeben haben und sich in einem Rollenbild begrenzen ließen.

Auch wenn das jetzt etwas weit hergeholt zu sein scheint, aber dem Muster nach ist es dasselbe: Männer waren über Jahrtausende peinlich bemüht, Frauen eine Schlaghemmung anzuerziehen, insbesondere was den gezielten Tritt ins Gemächt angeht. Daß so eine Schlaghemmung auch zwangsläufig eine Hemmung für jegliche Berührung verursacht, haben sie nicht bedacht. So errichteten sie eine Art mentale Bannmeile, um nicht zu sagen Todesstreifen, um ihr Allerheiligstes und wundern sich dann, daß viele Frauen nicht so unbefangen Hand anlegen, wie sie es unter natürlichen Umständen tun würden. Dumm gelaufen!
Männer, die glauben, daß es sich nicht auch auf sie negativ auswirkt, wenn andere Männer vergewaltigen, können nicht bis zehn zählen. Denn: wenn eine Frau nicht „Nein“ sagen darf, ist auch ihr „Ja“ nichts wert!

Ich zumindest hatte nicht mehr die geringste Lust, meine Wohnung zu verlassen, so drastisch Heiko sie auch zu einem Gefahrenort hat werden lassen.

Während ich mit dem Nachtbus nach Hause fahre, bittet eine Frau den Busfahrer, sie zwischen zwei Haltestellen rauszulassen, um näher an ihrem Eingang zu sein. Andere Fahrgäste mosern, vonwegen „Extrawurst“. Da dreht sie sich um: „Sie brauchen gar nichts zu sagen, hier wurde nämlich schon mal eine Frau vergewaltigt.“
Ach was! Da hätt' ich laut loslachen können. Die soll mir doch mal

> *einen* Ort auf der ganzen Welt zeigen, an dem noch keine Frau vergewaltigt wurde. Da zieh' ich hin!
> Als sie ausstieg, bewegte sie sich, wie Menschen im Krieg, die an Heckenschützen vorbeischleichen: leicht gebeugt, sich häufig umschauend. Ach ja, schöne freie Männerwelt!
>
> Menschenrechtsorganisationen fordern, daß Vergewaltigung als Asylgrund anerkannt wird. Bin ganz dieser Meinung – nur: wo finden Frauen ein *sicheres* Asyl? Auf dem Mars?

Ich wollte einfach nichts mit der Welt da draußen zu tun haben. Möglichst wenig Berührungspunkte.
Bis ich zu einem endgültigen Entschluß gekommen sein würde, mußte ich jedoch meine Miete bezahlen und suchte also nach einer Möglichkeit, mit möglichst wenig Zeitverlust von zu Hause aus Geld zu verdienen: Telefonsex. Überdurchschnittliche Verdienstmöglichkeiten, ohne den Fuß vor die Tür setzen zu müssen. Wenn ich „Tschüß" sage, war es sowieso egal, was ich zum Schluß noch mache und wenn nicht, würde ich wieder ein Stück mehr wissen über diese verkorkste Welt, mit der ich mich dann auseinander zu setzen hätte. Ich habe genau dreizehn Gespräche durchgehalten. Danach war klar: „Wenn ich das weitermache, geht mein Männerbild vollkommen kaputt." Für den Fall, daß ich bliebe, könnte ich das nicht verantworten. Außerdem war es auch einfach zu dumm: meine Hirnzellen bekamen Krämpfe. Ich glaube, nirgends wird schneller deutlich, zu was für primitiven Wesen manche Männer sich haben verkommen lassen.
Ein bißchen Stöhnen, und schon kommt er. Das müßte Frauen fast schon „empfohlen" werden ... wenn nicht sowieso schon so gut wie jede Frau das erlebt hätte:

> Jede vierte Frau wird im Verlauf ihres Lebens Opfer sexueller Belästigung am Telefon. In der Regel handelt es sich dabei nicht um einen, sondern um wiederholte Anrufe.*

Sczesny, Sabine: „Sexuelle Belästigung am Telefon: eine sozialpsychologische Analyse"
Peter Lang Europäischer Verlag der Wissenschaften, F. a. M., 1997

Nur einer war anders. Der malte verbal Sachen aus, also Sachen! So einen Mann, jetzt, hier her! Telefonsex – der nicht-kommerzielle wohlgemerkt – kann etwas sehr Erquickliches sein, zumal Sex sich sowieso im Kopf

* Eine standardisierte Befragung von Passantinnen in Hamburg kommt im Jahr 1992 auf 69%. (Nicht immer stöhnt der Täter vernehmlich – auch der „harmlos" insistierende „Wohnungsanbieter/-interessent" usw., der besonders ausführlich fragt und dann womöglich abrupt auflegt, gehört zu dieser Kategorie. Anm. d. Autorin)

abspielt. Ich hab mich wirklich gefragt, warum so ein phantasievoller Mann so eine Nummer wählt. Ob er bewegungsunfähig oder häßlich oder superschüchtern oder aber überbordend sinnlich ist?
Der ganze Rest war einfach nur billig oder doof oder billig und doof. Besonders doof waren diejenigen, die zu glauben schienen, daß die Frau am anderen Ende der Leitung tatsächlich so aussieht, wie er es wünschte und sich beschreiben ließ. Sind die wirklich so naiv, daß sie glauben, dort sitzt eine Hundertschaft Frauen in allen möglichen Frisur-Figur-Zusammenstellungen, um für ihn jeweils herausgepickt zu werden!? Aber Realitätsverlust scheint ja sowieso eine männliche Disziplin zu sein. Ich muß da nur an die Spiegel-TV-Reportage „Sextourismus als Aidsfalle" (12.12.1995, Sat 1) denken: Da wurden „Urlauber" befragt, die mit den berüchtigten Bums-Bombern nach Brasilien geflogen waren, ob sie denn auch immer daran dächten, Kondome zu nehmen. Einer: „Wir trinken ja hier nicht nur Milch." Soweit, so realistisch. Es ist nicht anzunehmen, daß Besoffene so diszipliniert sind, immer Kondome zu nehmen – zumal wenn es solche sind, die genau dafür nach Brasilien geflogen sind. Aber dann: „Wenn sie dich mag, will sie dich pur." Das schlägt dem Faß den Boden aus! Der kopuliert mit einer Prostituierten, die bitter böse auf das Geld angewiesen ist, oft eine ganze Großfamilie davon am Leben erhalten muß und macht sich dabei vor, sie könne ihn, den Zahlenden, „mögen" – Realitätsverlust pur.

> Nach einer Aids-, Sex- und Tourismusstudie der FU Berlin über den Partnerwechsel Deutscher im Urlaub „verbrauchen" bei einem durchschnittlichen Urlaub von 22 Tagen reisende Kindervergewaltiger im Durchschnitt 8 junge Mädchen – im Vergleich zu sonstigen Sextouristen, die es „nur" auf 5 Frauen bringen.
>
> Gallwitz/Paulus 1997, S. 41

Schließlich gab einer der Verbalvergewaltiger am Telefon immer wieder einen Satz von sich, der so offensichtlich geladen war (so werden im Emotional Clearing Sätze genannt, die besondere, klärungsbedürftige emotionale Bedeutung tragen), daß es auch für die Letzte klar werden mußte, daß er hier Vergewaltigungsphantasien durchnimmt oder aber – was ich annahm – eine selbst erlebte Vergewaltigung immer wieder am Telefon durchspielt und dabei den Satz des Täters ständig wiederholt.
Das war zuviel.
Es ist mir nicht möglich, Menschen auch noch das Podium dafür zu bieten, ihre Unklarheiten und emotionalen Verstrickungen zu wälzen und weiter zu verkomplizieren. Spätestens hier war es zu belastend für mich.

Zudem ich parallel dazu, am 12. Dezember 1995, diese kranke Gesellschaft via TV in meinen Privatraum geschleust bekam. Auf N3, in der Sendung

„Visite“ lief der Bericht: „Kindergynäkologie“. Ein Gynäkologe, der einen Nachmittag in der Woche nur für weibliche Kinder reserviert hatte, behauptete, die würden sich „schon mal Stricknadeln oder ähnliches“ in die Scheide stecken. Das sagte er mit dem Tonfall, als wolle er unterstreichen, wie verspielt Kinder eben sind.
Der Arzt im Bericht hat die Kleine genauso angeschaut wie der Kinderarzt, der mir damals genüßlich die Salbe, die so brannte, zwischen die Beine geschmiert hatte, mich.

> „Der Arzt Dr. Heinrich Ritter wurde zu 30 Jahren Haft verurteilt, weil er der 10jährigen Rosario 1987 einen Vibrator in die Scheide eingeführt und sie furchtbar malträtiert hatte. Dabei war die Spitze des Geräts abgebrochen. Nach sieben Monaten Leiden starb das Mädchen einen grauenhaften Tod. Im vorigen Jahr (1991 v. mir) durfte der Österreicher (von den Philippinen) nach Hause zurückkehren.“
>
> STERN 14/92: „MORD AN DER SEELE“, S. 20FF

Ich registrierte all das, während ich nahezu täglich Clearings mit mir machte. Als ich den ersten Überfall durch meine Eltern nochmals durchging, wäre ich dabei fast ohnmächtig geworden. Als ich wieder ganz bei mir war, stellte ich mir vor, wie ich auf ihnen herumtrample (in Gedanken formulierte ich zuerst: „herumstrample“), ihre Schädel eintrete, das Laken an allen vier Ecken fasse, die blutige Masse in den Garten zerre und dort anzünde. Dann steckte ich das Haus in Brand. Auch wenn Rachephantasien auf Dauer an Täter binden, diese Vorstellung war äußerst erholsam und entspannend für mich.
Jeder Punkt, den ich für mich persönlich aufgearbeitet hatte, schaffte mehr Klarheit. Jedes Stück Klarheit öffnete mir die Augen noch etwas weiter für den ganz alltäglichen Wahnsinn, die strukturelle Demütigung, der Frauen unterliegen, egal ob auf sprachlicher, beruflicher oder sexueller Ebene.
Ich stellte bitter fest, daß meine gesamte Kindheit sich zwischen Krisenintervention und Katastrophenvermeidung bewegte. „Bessere Phasen“ dienten zur Erholung und waren vom Gedanken bestimmt, bis zum nächsten Mal keine Kraft zu verschwenden. Schließlich war ein Arbeiten für ein Danach, gar für „bessere Zeiten“, völlig utopisch.

Und gleich darauf stellte ich noch bitterer fest, daß sich mir das identische Spiegelbild in meiner Gegenwart bot: zwischen Meldungen über Vergewaltigungen an Kindern und Frauen, sexistischer Werbung und der allgegenwärtigen sprachlichen Gehirnwäsche, dienten die Phasen, in denen ich geistig nur bei mir war, ausschließlich der Säuberung meiner Gehirnwindungen und dem Auftanken, um auch einen weiteren Tag in einer Welt zu ertragen, in der ich, wie jede andere Frau auch, in jeder Sekunde ein fast 10%iges Vergewaltigungsrisiko trage.*

> Jede siebte Frau zwischen 20 und 59 Jahren ist mindestens einmal in ihrem Leben vergewaltigt worden.
>
> Kriminologisches Forschungsinstitut Niedersachsen 1995
> im Auftrag des Bundesministeriums für Familie, Senioren, Frauen und Jugend

Es hatte sich nichts grundlegend geändert. Eine Zeit lang hatte ich mir gesagt: bloß gut, daß du *nie wieder* Kind sein wirst! Aber es hört nie auf! Die Bedrohung bleibt. Es hat sich nichts grundlegend geändert.

Im Gegenteil: Heikos Aktion und die Tatsache, daß ich nach Jahren wieder schwerst bulimisch reagierte, bestätigten mich darin, daß ich entweder *richtig* in Ordnung komme oder gar nicht. All die Jahre hatte ich versucht, es irgendwie zu schaffen, hatte mir immer wieder einen Tritt gegeben, die nächste Fastenkur angefangen, wieder versucht, mich zu beherrschen, wenn ich drohte, meine Haut zu zerstören, wieder in Sprechstunden mein Leben verwartet, war wieder auf Menschen zugegangen, um zu erleben, daß sie Maßstäbe vertraten, die ich nicht gutheißen konnte (wie die Tochter des kindervergewaltigenden Kinderpsychiaters), wieder ..., wieder ..., wieder ...

Lieber allein als in schlechter Gesellschaft!

Ich hatte so ziemlich jede Erklärung für meine Probleme gefunden, die denkbar war, jegliche Ursache, die für das Hautproblem verantwortlich sein konnte erwogen. War ich einem unausgesprochenen Befehl meines Vaters nachgekommen? Oder lehnte ich mein Frau-Sein in einer solchen Gesellschaft so sehr ab? Oder gab meine Haut einfach nur meine Irritation wieder? Oder war das Verhalten meiner Mutter – daß sie ihre Brust für die erste orale Vergewaltigung instrumentalisierte – derart zersetzend? Oder, oder, oder.
All diese Überlegungen zeigten nur eins: Erklärungen klären nichts! Zu Beginn stellen sie als Impulsgeberinnen noch eine Hilfe dar, aber nach kurzer Zeit werden sie zur Selbstbeschäftigungsmaßnahme. Wissen, wenn mensch das denn Wissen nennen will, ist eben nicht Macht. Ich kann wissen, wo ein Schatz vergraben liegt, und trotzdem nicht die (finanziellen) Möglichkeiten für eine Expedition haben, um das Ding zu heben.
Und selbst wenn ich von tausend Schätzen weiß und auch noch die Möglichkeiten habe, sie zu heben, nützt es mir nichts, wenn ich meinem Wissen kei-

---

* Wetzels/Pfeiffer: „Sexuelle Gewalt gegen Frauen im öffentlichen und privaten Raum – Ergebnisse der KFN-Opferbefragung 1992, Kriminologisches Forschungsinstitut Niedersachsen e.V., 1995. (Das FBI geht von einer 30%igen Wahrscheinlichkeit für amerikanische Frauen aus, einmal in ihrem Leben vergewaltigt zu werden – jede dritte!)

nen Glauben schenken will, wenn ich meiner Wahrnehmung nicht trauen kann. Da kann ich direkt vor einer Truhe mit funkelnden Brillianten stehen und denke: Wahrscheinlich sind das alles doch nur polierte Kohlestückchen. Ich konnte noch nicht einmal sagen, weswegen ich meiner Wahrnehmung in bezug auf mich so mißtraut habe, wo ich sonst sogar in einer Tour zu Rate gezogen wurde: „Olga, Du siehst die Dinge immer so klar.“ Es ist, als wäre mensch in einem Gefängnis aus Zweifel gefangen: sie weiß nicht, ob sie zu Recht verurteilt, oder unschuldig gefangen gehalten wurde. Manchmal weiß sie nicht einmal, *ob* sie gefangen war.
So reduzierten sich meine Ansatzmöglichkeiten gen Null, wurde meine Situation nicht nur tragisch, sondern dramatisch.

Denn eines war klar: mit diesem System werde ich mich *nie* arrangieren.

Auch „übergangsweises“ Sich-zufrieden-geben ist energieraubender Selbstbetrug und eine Neuauflage psychischer und physischer Betäubung, die Leid zementiert.

> Niemals wird dir ein Wunsch gegeben, ohne daß dir nicht auch die Kraft verliehen wurde, ihn zu verwirklichen. Es mag allerdings sein, daß du dich dafür anstrengen mußt.
>
> Richard Bach, „Illusionen“ 1990, S. 81

Ich führte ein totales Mißerfolgsdasein – nicht, daß ich nicht besser und bewußter lebte als die meisten Menschen, aber gemessen an meinen Anlagen, war ich eine Versagerin. Wenn das gesamte Potential einer geistig Behinderten in den Alsterdorfer Anstalten in Hamburg daraus besteht, pro Tag gerade einen Spielzeuglaster zusammenzubauen, und sie das auch macht, dann ist sie *die* Erfolgsfrau. Wenn ich das gleiche täte, wäre ich die absolute Niete. Ich nutzte maximal zehn Prozent meiner Kapazität. Es ist schrecklich, von den restlichen 90% zu wissen, aber nicht ranzukommen, zu spüren, daß diese Leistungsfähigkeit zwar intakt ist und dennoch brach liegt.
Für mich war klar: Ich habe nicht vor, mein Leben unter meinem Potential zu vergeuden. Ich würde meine Zeit nicht damit verbringen, mit viel Energieaufwand gerade mal ein Überleben zu sichern.
Ich hatte die Wahl, weiter zu versuchen, meine Situation zu ändern – mit wenig Aussicht auf Erfolg. Ich könnte auf die Philippinen fahren, in der Hoffnung, eine fähige Heilerin zu finden, oder nach Brasilien oder..., oder..., oder ...
Selbst wenn ich das Geld dafür gehabt hätte: eine weitere Enttäuschung hätte ich einfach nicht ertragen.
Oder ich konnte auf das Wunder, das mir helfen würde, warten. Wunder machen sich im allgemeinen ziemlich rar, und selbst wenn für mich irgend-

wo eines in Reserve war, so konnte es sich morgen zeigen, oder in fünf Jahren oder aber auch erst, wenn ich achtzig bin. Indiskutabel!
Und selbst wenn es sich innerhalb der nächsten fünf Minuten ereignen würde: da ich mir immer alles selbst kaputt machte, und das in einer Perfektion, die ich schon wieder bewundernswert finde, würde es sich an mir die Zähne ausbeißen. Alle Wege waren abgeschnitten. Wenn die Möglichkeit der Möglichkeit unmöglich ist, ist ein Versuch zwecklos.

Entweder, ich war nicht in der Lage, das herauszufinden, was für mich lebensnotwendig ist, dann wäre ich ein absolutes Mangelmodell, letztlich nicht lebensfähig und sowieso besser beraten, mich umzubringen, oder mir fehlte eine Information. Da war es wieder: „Da ist noch was!" Aber auch bis mir dieses fehlende Teilstück einfiel, konnten Jahre vergehen. Nein, danke! Ich hatte definitiv genug. Ich hatte keine Lust, ich wollte das Ganze nicht mehr mitmachen.
Ich sagte eine Hautbehandlung ab, für die ich mühsam die Kostenzusage erkämpft hatte. Das konnte ich mir sparen: Wenn ich nicht an das fehlende Stück kam, lohnte sich der Aufwand nicht mehr, und wenn doch, würden sich mir neue Möglichkeiten bieten, um einen langfristigen Erfolg zu bekommen.
Das Einzige, das ich noch bereit war zu nutzen, um das fehlende Puzzleteilchen zu finden, war Emotional Clearing. Da wußte ich wenigstens, daß es was wert war. Ich wollte noch einmal bei erfahrenen Leuten Clearings nehmen. Falls ich mit Hilfe dieser Clearings nicht zu der fehlenden Information kommen sollte, würde ich mich umbringen. Mein Point of no Return war erreicht. Ich vereinbarte den nächstmöglichen Termin, leider erst das Wochenende zum 20./21. April 1996, an dem ich Clearings bekommen – und geben – sollte.
Bis dahin wartete ich meine Zeit ab.

Nachdem ich davon ausging, nur noch eine sehr absehbare Zeit auf diesem Planeten zu verbringen, wollte ich auch nur noch dort Arbeit investieren, wo sie auch nach meinem Tod etwas nützen könnte – und ich wollte sie für eine Welt einsetzen, in der Kinder in Frieden aufwachsen können. Ich engagierte mich in der Hamburger Gruppe der Feministischen Partei DIE FRAUEN. Wobei: „Feminismus" ist für mich nur ein neumodisches Wort für Gerechtigkeit und Menschenwürde.

> Grundgesetz Artikel 3 (3) „Niemand darf wegen seines Geschlechtes, seiner Abstammung, seiner Rasse, seiner Sprache, seiner Heimat und Herkunft, seines Glaubens, seiner religiösen oder politischen Anschauungen benachteiligt oder bevorzugt werden."
> Daß im selben Artikel unter (2) die peinliche Wiederholung „Männer und Frauen sind gleichberechtigt" steht, zeigt, daß entweder Frauen

oder Männer oben nicht unter „niemand“ gemeint sein mußten. Warum wohl, vermute ich, daß eher Frauen nicht gemeint waren?

Meine direkte Art steigerte meine Beliebtheit innerhalb der Partei nicht unbedingt. (Ich habe zwei Ausschlußanträge überlebt.)
Ich erlebte die über Jahrhunderte geschaffene Angewohnheit von Frauen, sich der Sprache der Ohnmächtigen zu bedienen, also: Gefahren möglichst im Vorwege auszuweichen, sich nie klar zu positionieren. Mir fiel auf, daß Frauensprache (vgl. Trömel-Plötz 1982: „Frauensprache. Sprache der Veränderung“) nicht nur die anknüpfende, höfliche, humorvolle und angenehm lockere ist, sondern auch die subversive Sprache derer, die sich in Gefahrensituationen verständigen müssen. Wenn es heißt, Frauen seien „hinterhältig“ und „intrigant“, dann liegt das genau daran. Ich mußte daran denken, wie ich meinen Bruder immer erst ausfragte, ob er nicht vielleicht „sowieso“ in die Stadt fahre, bevor ich meinen Wunsch äußerte. Auch die Ärztin in Dahn wählte den Weg um zehn Ecken, als sie mich dazu aufforderte, in meinem Bericht festzuhalten, daß ich Männer mit Schnurrbärten in der Regel nicht als Männer wahrnahm. Wäre sie nicht in abhängiger Position zu diesem Arzt gewesen, hätte sie ihm ohne Probleme ganz offen sagen können, daß er in seiner zwanghaft demonstrierten Männlichkeit, was immer das sein soll, eine Witzfigur abgab.
Nicht daß ich mich innerhalb dieser Gruppe in einer herausragenden Machtposition befand, aber Klarheit und Offenheit zu leben ist schon an sich ein starker Machtfaktor, der auf Mächtige und Schwache gleichermaßen beunruhigend wirkt. Erstere fürchten ihn wegen der gelebten inneren Unabhängigkeit, letztere weil sie ihnen vor Augen führen, daß sie sich zufrieden gegeben haben, indem sie keinen Gebrauch davon machen.
Fasziniert und angewidert beobachtete ich, wie fähige Frauen in emotionalen Schleifen hingen, Täterverhalten kopierten, indem sie eine schuldzuweisende und vertuschende Kommunikation pflegten, in der sie sich weigerten, Verantwortung zu übernehmen. Und ebenso fasziniert und angewidert nahm ich wahr, wie andere darauf ansprachen, nach dem Motto:
Tomate therapiert Tomate.
Ich will mich da gar nicht ausnehmen, zumindest bevor ich „das, was da noch war,“ hatte, erinnerte ich sehr an eine Ketchuplieferantin. (Und auch heute bin ich – wie alle hier sozialisierten Frauen – anfällig.) In einem gemeinsam verfaßten und von mir formulierten Programmantrag finden sich in Teilen Auswirkungen dieser Atmosphäre: Dabei handelte es sich um einen Antrag zu sexualisierter Gewalt, der für meine Begriffe viel Notwendiges enthält, z.B. daß sexualisierte Gewalt an Kindern *nicht verjähren* soll, der aber, zumindest in einigen Punkten, mit der heißen Nadel gestrickt war. Ein Punkt hat dabei besonders für Aufregung gesorgt, was allerdings in erster Linie daran lag, daß die „Kritikerinnen“ sich schon mal gar nicht die Mühe gemacht haben, dem Wortsinn zu folgen.

Es hieß unter anderem in dem Antrag: „Allen Tätern, die mit lebenslänglicher Haft ohne Bewährung bzw. Inhaftierung bis zum Tode bestraft wurden, wird freigestellt, ob und wann sie ihrem Leben eigenverantwortlich ein Ende setzen wollen. Zu diesem Zweck werden ihnen auf Anfrage tödliche Tabletten zur Verfügung gestellt."
Daraufhin ist mir unterstellt worden, ich würde die Todesstrafe befürworten. Manchmal wünschte ich, ich wäre dazu in der Lage, aber ich kann nur befürworten, wozu ich selbst so sehr stehe, daß ich die Aktion auch selbst ausführen könnte - und das könnte ich in keinem Fall. Damit würde ich mich auf die Stufe von Tätern begeben. Die Todesstrafe ist indiskutabel.
(Ich gebe allerdings zu, in diesem Punkt weltfremd formuliert zu haben, weil ich Tätern unterstellt hatte, daß sie eventuell Gewissensbisse bekommen könnten, die ihnen ein Weiterleben zur Qual werden ließen. Täter, die sich an Kindern vergehen, haben damit schon eine Grenze überschritten, die jenseits jeglicher Gewissensbisse liegt! ... Kindervergewaltiger wirken deshalb oft scheinbar authentisch, wenn sie „Unschuld beteuern", weil sie sich - ihren Wertmaßstäben entsprechend - *tatsächlich* nicht schuldig fühlen.)

Was mich innerhalb der Parteigruppe jedoch immer wieder zurücktreten ließ, um meine Perspektive zu reflektieren, war das bittere Erleben, daß ich auch dort auf Frauen stieß, die diesen „Ich will nicht die Letzte sein, die leidet"-Blick hatten. Wie konnte es möglich sein, daß Menschen sich ganz ausdrücklich zusammen tun, um politische Veränderungen durchzusetzen, wenn sie im Grunde nichts ändern wollen und auch nicht können, solange sie Bitterkeit in Form dieses „Ich will nicht die Letzte sein, die leidet." in sich tragen?
Handeln, das das Ergebnis scheut, ist pure Selbstbeschäftigungsmaßnahme. Mir wird ganz schlecht, wenn ich an meine ewigen Versuche denke, an das, „was da noch war," zu kommen! Heute würde ich meiner Erinnerung ein viel früheres Ultimatum gestellt haben.
Ich habe den Eindruck, daß ein Teil der Frauenbewegung genau diesem Selbstbeschäftigungsmechanismus erlegen ist. Allein die Tatsache, daß Frauen *so lange* keine grundlegende Änderung im Geschlechterverhältnis erreicht haben, könnte mich zu der Überzeugung kommen lassen, die Mehrheit sei unfähig. Tatsächlich sind sie einfach von all den Zirkelschlüssen und Scheinargumentationen jahrtausendealten Patriarchats so rammdösig geworden, daß sie nicht an den richtigen Punkten ansetzen.

Oder anders: Wenn Baumstämme auf Flüssen transportiert werden und dabei ein Stau entsteht, gibt es mehrere Möglichkeiten, den Stau aufzulösen: ich warte zum Beispiel, bis sich soviele Stämme übereinandergeschichtet haben, daß entweder diese dem Druck des Wassers nicht mehr standhalten, oder das Wasser sich staut und über die Ufer tritt. Das ist Zeitverschwendung und endet in einer Katastrophe.

Ich kann auch ein Schiff nehmen, das stark genug ist, etwa einen Eisbrecher, und ramme einfach quer durch die Baumstämme. Das geht schnell, aber der Schaden ist immens.
Oder ich fange irgendwo an, einzelne Baumstämme herauszuziehen, bis das Ganze wieder in Bewegung gerät. Dauert ewig, kostet Kraft, aber beschäftigt zuverlässig, vor allem auch, weil sich schon der nächste Stau gebildet hat, während der erste gerade aufgelöst wird.

Große Teile der Frauenbewegung – und nicht nur dieser – scheinen diesen Film zu fahren: Es wird ewig und drei Tage Bewußtsein geschaffen, während die nächste Generation mit derselben Sprache, also demselben Denken und demselben Bewußtsein wie die vorhergehende aufwächst. Das heißt, daß weibliche Menschen wieder im Bewußtsein aufwachsen, Dinge, Objekte zu sein: „das Mädchen", und daß Menschen beiderlei Geschlechts im „man macht" und „man sagt" der Infiltration durch das Dogma der nach dem Willen des Mannes strukturierten Welt erliegen. Und daß wieder ein Drittel durch sexualisierte Gewalt lernt, kein Recht auf ein menschliches Dasein zu haben, noch bevor es auch nur die Chance hat, es für sich zu beanspruchen.

> „Die weibliche Sozialisation fördert so doppelt benachteiligte Menschen, einmal als Kind und einmal als Mädchen."
>
> Gallwitz/Paulus 1997, S. 147

Das heißt: bei jeder neuen Generation darf nochmal von vorne angefangen werden. Es ist immer wieder putzig zu beobachten, daß junge Frauen dieselben Fragen stellen, dieselben Flausen im Kopf haben wie die ältere Generation vor zwanzig Jahren. Ein Beispiel ist die Diskussion um die Quote: Gerade bei Ostfrauen erstaunt es mich, wenn sie gewillt sind, darauf zu verzichten. Als hätten sie nach dem Mauerfall nicht deutlichst erlebt, wie brüchig die Grundlage ist, die ihnen im Patriarchat zugestanden worden war. Als seien ihnen Arbeits- und Kindergartenplätze und das Recht auf Abtreibung nicht weggenommen bzw. stark eingeschränkt worden!

> „Wenn eine Frau ihre Niederlage in der Gesellschaft spürt, so zeigt das jedoch, daß ihre Ansprüche noch lebendig sind."
>
> „Wie weibliche Freiheit entsteht", 1989, S. 139

Die jungen Frauen, die sich beispielsweise auf dem CDU-Parteitag mit einem fast schon kindisch sturen „Selbstbewußtsein" gegen die Quote äußerten, sind sich ihrer selbst eben *nicht* bewußt! Sie scheinen gar nicht wissen zu wollen, wie naiv ihr Glaube daran ist, ihre Leistung würde objektiv bewertet.

> „Es gibt selten Zeugen [für die Diskriminierung von Frauen in Prüfungen], denn der direkte Nachweis, unfair behandelt worden zu sein, ist kaum zu erbringen. Einer afro-deutschen Juristin gelang es aber zu beweisen, daß sie diskriminiert wurde. In einer Hausarbeit fällt sie durch – der Kommilitone, der wortwörtlich bei ihr abgeschrieben hatte, besteht die Prüfung. Die nächste Hausarbeit in Zivilrecht gibt sie in dreifacher Ausfertigung ab: als deutsche Frau, als deutscher Mann und unter ihrem eigenen Namen. Die Arbeit der deutschen Frau wird nicht korrigiert, und sie selbst fällt durch. Der deutsche Mann besteht.“
>
> UNICUM 6/94: „Der deutsche Student besteht. Wie Diskriminierung von Frauen in Prüfungen funktioniert“, S. 18

Die weitaus effektivste Möglichkeit ist die Suche nach der „Mutter des Staus“, also dem Baumstamm, der den Ursprung des Staus bildet und der – erstmal gezogen – dafür sorgt, daß sich der Stau *von selbst auflöst.* Verkehrsplanerinnen und -planer machen sich diesen Mechanismus zu Nutze.

Mir scheint, daß die Mutter des Staus für die Gleichberechtigung das duale Denken ist, das Denken in „entweder ... oder“, das Denken in hierarchischen Bewertungsskalen, die erstens vorgeben, daß es ein „stark“ gäbe, dem ein „schwach“ gegenübersteht, und zweitens, daß „schwach“ weniger wert sei als „stark“. Wer könnte sagen, ob es ein Zeichen von Stärke ist, Tränen zu unterdrücken? Vielleicht ist es ein Zeichen von Dummheit, weil ein körperlicher Entgiftungsprozeß unmöglich gemacht wird. Oder es ist ein Zeichen von Härte? Oder ..., oder ..., oder .... Auf jeden Fall ist es ein Zeichen von Dummheit, eine solche Einteilung vornehmen zu wollen. Geradezu himmelschreiend dumm ist die geschlechtsspezifische Zuordnung von Eigenschaften: solange bestimmte Adjektive als „typisch männlich“ und andere als „typisch weiblich“ erachtet werden, kann mensch sich alle Versuche, Gleichberechtigung zu schaffen, sparen.

Ich kann mir auch nicht vorstellen, daß sexualisierte Gewalt an Kindern langfristig nur durch ein nicht-duales Verständnis beseitigt werden kann: denn Kinder landen in diesem Bewertungsrahmen zwangsläufig an letzter Stelle. Solange die abhängige und schwache Position von Kindern dazu führt, sie als minderwertig zu erachten, wird sich nichts ändern. Wenn Kinder nur als Lernende gesehen werden, ohne ihr Potential zu lehren zu beachten, wenn Kinder nur als schwach gesehen werden, ohne ihre Stärken – Offenheit, Unvoreingenommenheit, Fragelust und vieles mehr – zu beachten, werden sie immer auch im unteren Feld einer dualen Skala liegen.

Und für Frieden ist die Beseitigung des dualen Denkens erst recht nötig: Wenn schon das Verhältnis zwischen den Geschlechtern, also *das* Verhältnis, das Voraussetzung für das Entstehen und den Bestand der Menschheit ist, von Gewalt, von Verachtung und Haß geprägt ist, dann braucht sich

niemand zu wundern, daß auch zwischen Schwarz und Weiß, zwischen Jude und Moslem, zwischen Bosnier und Serbe (nur als Beispiel) Krieg herrscht. Solange wir nicht auf den gemeinsamen Nenner kommen und einfach nur das Verhältnis von einem Menschen zu einem anderen sehen, können wir uns - langfristig gesehen - alle Versuche, Frieden zu schaffen sparen. Polaritäten spalten.
Für meine Begriffe gibt es nur ein Mittel, die Entwicklung zu einem ganzheitlichen Denken, einem „sowohl ... als auch", überhaupt möglich zu machen und langfristig abzusichern: Sprache - der einzige Weg, Bewußtsein nachhaltig zu ändern. Wer die Definitionsmacht über die Sprache hat, wird diesen Prozeß vorantreiben oder blockieren. Nicht umsonst haben sich Missionare allüberall zuallererst das Erziehungswesen, und damit die Sprache, unter den Nagel gerissen.
Heute ist Medienmacht Definitionsmacht.

Fehlkonstruktionen zwischen Verstand und Gefühl - also die Unmöglichkeit von Vernunft - bilden sich durch unklare, unzutreffende Sprache. Wenn Sprache die Welt so abbildet, wie sie ist, also die Wahrnehmung bestätigt, decken sich Verstand und Gefühl - und Vernunft wird möglich.

Mir wäre am liebsten, wenn Männer, wo nicht nur Männer gemeint sind, immer die weibliche Form nutzen würden und Frauen umgekehrt, wo nicht nur Frauen gemeint sind, in der Regel die männliche Form nähmen. Als ständige gegenseitige Respektbezeugung für das jeweils andere Geschlecht. Das hätte auch den Vorteil, daß die Fähigkeit, sich in andere zu versetzen automatisch und kontinuierlich geschult würde, so daß sie auch verfügbar würde für das Miteinander mit anderen Religionen, Hautfarben und Kulturen. Es würde jede Menge neue Schaltkreise im Gehirn aktivieren. Hier genießen Frauen einen erheblichen Vorteil, weil sie diese Transferfähigkeit über Jahrtausende geübt haben. (Dies ist einer der Gründe, weswegen Frauen oftmals die besseren Führungskräfte sind.)

Und je häufiger Frauen sich zu Wort melden, desto schneller werden sie an politischen Entscheidungen angemessen teilnehmen!
Was mein Engagement in der Feministischen Partei DIE FRAUEN angeht: auch wenn meine Analyse der politischen Arbeit in diesem Bericht nicht gerade rosig ausfällt - es ist nur ein Teil meiner Erfahrungen, und die momentanen Entwicklungen stimmen positiv. Auch sehe ich keinen Weg, die „Mutter des Staus" ohne die repräsentative politische Vertretung von Frauen aufzulösen.

(Wobei ich mir bewußt bin, daß das politische System an sich einer Wandlung bedarf und eine politische Beteiligung von Frauen im alten System nur eine Etappe zum Übergang in ein grundlegend verändertes sein kann.)

„Warten lernen wir gewöhnlich dann, wenn wir nichts mehr zu erwarten haben.“

MARIE VON EBNER-ESCHENBACH*

Mein ganzes Denken war auf meinen Clearingtermin abgestimmt. Ich konnte es kaum erwarten, hatte im Grunde überhaupt keine Motivation mehr, morgens auch nur aufzustehen und löste mich innerlich in jeder Minute ein bißchen mehr von diesem Planeten. Allmählich rückte das Wochenende im April näher. Ich wollte endlich Klarheit. Entweder die, die mich leben läßt, oder die, die mich sterben läßt. Hauptsache Klarheit, dieser Zweifel fraß mich auf. (D.h.: nicht der Zweifel war es, der mich auffraß, sondern die Vertuschung und Verweigerung der mit Hilfe von Zweifel und Unzufrieden-heit entdeckten Wahrheit.)

Bevor ich meine Wohnung verließ, um nach Frankfurt zu fahren, räumte ich nochmal auf, trug das Altpapier und die leeren Flaschen weg. Außerdem legte ich alle wichtigen Unterlagen, um mein Sterben abzuwickeln auf meinem Schreibtisch bereit: mein Testament, meine Papiere, den Mietvertrag, usw.

Es gibt einen Punkt, an dem Freitod der höchste Ausdruck von Lebendigkeit ist.

---

* im ersten Band von „Sämtliche Werke“, Berlin-Grunewald, o. J., S. 583, in: Eichelberger, Ursula: “Zitatenlexikon“, VMA-Verlag, Wiesbaden, 1981

14. Das Wochenende in Frankfurt

Ich fuhr – vom 19. bis 22. April 1996 – nach Frankfurt, wo ich mir von drei verschiedenen Personen Clearings geben ließ und im Tausch wieder gab. Als ich ankam, war ich vollständig in diesen jenseitigen Zustand getaucht, in dem die Aufmerksamkeit in Gefilde reicht, die sonst nicht erschließbar sind. Ich war nicht von dieser Welt, oder nicht nur. Am Freitag bekam ich ein Clearing, in dem ich immer wieder auf den Satz: „Die Wurzeln sind verpestet“ stieß. Am Samstag folgten mehrere Clearings, in denen ich mich mehr und mehr um das Thema „Blut“ drehte: Blut vergießen, Blut aufwischen, erstochen werden und verbluten. Und am Sonntag zerfiel ich in hoffnungslose Einsamkeit, als ich darauf stieß, was für mich das Allerschlimmste an den Vergewaltigungen war: „Daß keiner half. Daß überhaupt niemand half.“ Es ist nicht zumutbar, auf einem Planeten zu sein, auf dem keine/r hilft.
Mein Zustand veränderte sich überhaupt nicht. Ich war immer noch nicht auf dieser Welt. Ich fühlte mich genauso weggetreten wie zuvor, mit diesem seltsam krassen Konturensehen, bei dem die Dimensionen verloren gehen. Ich fühlte mich, wie ich mich in Dahn gefühlt hatte, als ich so um eine Sitzung bettelte, und sie nicht bekam. Ich bewegte mich wie in einem Luftkissenboot über der Erde, ohne Bodenkontakt. Dieses „Hoovercraft-Gefühl“ hatte ich nun schon seit Wochen. Eigentlich war mein Wochenende vorbei, und ich hatte mich damit abgefunden, morgen zu sterben, als sich am nächsten Tag noch eine, die allerletzte Möglichkeit bot – wiederum bei einer anderen Clearerin und diesmal nicht im Austausch, sondern bezahlt – an den entscheidenden Punkt zu kommen. Am Abend zuvor fragte sie mich, ob ich sagen kann, worum es geht. Ich versuchte, ihr mit folgendem Bild meine Situation zu schildern: „Es ist so, als ob ich einen Strang mit lauter schwarzen Perlen in der Hand halte. Jede dieser schwarzen Perlen stellt ein schreckliches Erlebnis dar. Ich habe alle, bis auf die Unterste, erinnert. Jede einzelne dieser erinnerten schwarzen Perlen konnte ich ein Stück weit nach oben schieben, so daß ich jetzt die ganze Last trage. Um diese Last ganz loszuwerden, habe ich nur die Möglichkeit, die Kette ganz loszulassen, also mein Leben loszulassen, oder aber die unterste Perle, auf der alles gründet, abzuziehen, so daß alle anderen auch abfallen können.“

Am nächsten Tag, bevor ich nach Hause fahren würde, um meinem Leben ein Ende zu setzen, bekam ich das (vorerst) „rettende“ Clearing. Noch dazu ein äußerst Schlechtes: Im Satz „Da mußt Du ihm ja mal was ganz Furchtbares angetan haben, daß er in diesem Leben so zu Dir ist“, versuchte die Clearerin, mir ihr gesamtes Weltbild überzustülpen. Früher wäre ich nach solch einer Manipulation über Tage mit einem schrägen Gefühl herumgelaufen, bevor ich mich wieder erinnert hätte, wo sie mir untergejubelt wurde. Nunmehr in der glücklichen Lage zu wissen, wie das eigentlich zu laufen hat und noch dazu, trotz meines abgedrehten Zustands, aufmerksam genug, es

an Ort und Stelle zu merken, dachte ich mir nur ärgerlich: „Muß ich denn hier *alles* alleine machen!“ und wies sie zurecht. Wir folgten weiter meinen Gefühlen: „Ich sehe wieder vor mir, wie meine Mutter bei meiner Zeugung vergewaltigt wurde.“
Clearerin: „Schau mal, ob da noch was ist, oder ob das schon aufgearbeitet ist?“
Ich beschreibe die Szene.
Clearerin: „Was war vorher?“
In meinem Kopf dreht sich alles: „Ich sehe meinen Onkel, den Bruder meines Vaters, *und* meinen Vater vor mir ... Oh Gott: mein Vater ist gar nicht mein Vater, das heißt: mein Onkel ist mein Vater!“ Ich riß die Augen auf und war, nach Wochen, wieder auf dieser Welt.
Clearerin: „Wie ist das für Dich, wenn Du das so siehst?“
Ich: „Zweifel! Da liegt der Ursprung dieses ewigen Zweifels: Vater oder Onkel? Onkel oder Vater? Jetzt wird mir einiges klar!“
Von diesem Moment an war das Gefühl, „daß da noch was ist,“ weg – ein für alle Mal ausgelöscht.

Ich hatte immer das Gefühl, durch einen Irrtum auf diesem Planeten gelandet zu sein. Ich hatte mich auf der ganzen Linie verarscht gefühlt. Jetzt war klar, weswegen ich so durcheinander war, so durch-ein(en)-ander(en). Kein Wunder, daß das „Taue-Kappen“ nicht funktionierte, es lag ganz woanders!

Ein paar Stunden später, ich mußte noch auf den Zug warten, fragte sie, wie es mir gehe. Ich hatte wieder den Eindruck, von dieser Welt zu sein, und zwar auf eine Art und Weise, wie niemals zuvor: „Oh, ich bin wieder da, aber es hängt jetzt eben alles an dem Ergebnis. Ich muß unbedingt herausfinden, ob ich recht habe, ob es stimmt, daß mein Onkel eigentlich mein Vater ist. Wenn nicht, dann hat sich für mich nichts geändert, das heißt, dann weiß ich überhaupt nicht mehr, was ist.“ Sie: „Und wenn nicht, dann ist es eben aus einem anderen Leben.“ Ich hätte sie würgen können! Sie hatte nichts verstanden: „Selbst wenn es so wäre, hätte ich mich auch *so* daran erinnern müssen, als Wahrnehmung aus einem früheren Leben. Habe ich aber nicht. Ich muß meine Wahrnehmung bestätigen, dazu brauche ich das Ergebnis. Nur so kann ich mir Klarheit über meine Erinnerungen verschaffen.“

Auf der Fahrt nach Hamburg ließ ich mir all die Clearings und Hypnosesitzungen durch den Kopf gehen, die ich hatte. Ich dachte daran, wie offensichtlich es jetzt war, was der eine oder andere Satz, die eine oder andere Verwirrung zu bedeuten hatte. Wie oft hatte ich davon gesprochen, daß „Gott lügt“, daß hier „ein Systemfehler vorliegt“, daß „die Wurzeln verpestet“ sind. So viele Gespräche, in denen ich immer haarscharf an dieser Erkenntnis vorbeigesegelt war, in denen ich kurz vorher die charakteristische Verwirrung, den Zweifel zeigte, und mein Gegenüber nicht in der Lage war, auf dieses

Charakteristikum einzugehen, eine Unaufmerksamkeit beging, einen Fehler machte, versuchte, die Kontrolle zu übernehmen, und es dann nicht mehr weiter ging. Ich mußte an einen Leitsatz des Entwicklers der Clearings – leider auch einer derer, die haarscharf vorbeisegelten – denken: „Denk dran: was Dir die Sitzung kaputt macht, macht der Clearing-KundIn das ganze Leben kaputt." Vielleicht wäre ich schon lange an dieses Wissen gelangt, wenn nur jemand *genau hingehört hätte!*

15. Hamburg II

In Hamburg angekommen, informierte ich mich zuerst darüber, was notwendig war, um einen Vaterschaftstest mit meinem sogenannten Vater zu organisieren. Ich hatte einen Ansatz, eine Chance. Endlich! Durch eine unzureichende Auskunft einer Ärztin verlor ich wiederum einige Tage, bevor ich im Mai mit Prof. P. vom gerichtsmedizinischen Institut in Hamburg telefonierte.

In der Zwischenzeit überfluteten mich die Bilder: im Bus, beim Fernsehen, im Seminar, beim Arbeiten oder auch mitten im Gespräch fielen mir Teilstücke meines Lebens zu – und an ihren Platz. Während ich mich über was-auch-immer mit wem-auch-immer unterhielt, sah ich vor meinem inneren Auge, wie mein Vater sich über mich beugt. Und so, wie ich auch sonst immer mein Alltagsleben bewältigte, redete ich auch hier weiter, ohne zu stocken. Was mein Gesprächspartner wohl denken würde, wenn er wüßte, daß ich mich in *diesem* Moment an Folter erinnere?! So wie ich auch bisher schon meine Jobs abriß, während ich vor Traurigkeit fast ohnmächtig wurde, so legte ich auch hier meine Erinnerungen einfach ab.

Wenn alle Frauen (und Männer), die sexualisierte Gewalt in ihrer Kindheit erlitten haben, für einen Tag gemeinsam ihre Arbeit niederlegen würden, einfach nichts tun, egal wo: im Haushalt, im Geschäft oder im Krankenhaus: dieser Staat würde zusammenbrechen. Hier würde nichts mehr funktionieren, wenn Frauen (und Männer) sich weigerten zu funktionieren.

Mein gesamtes Leben vervollständigte sich, die Puzzleteilchen fügten sich zusammen:
Nachdem mein sogenannter Onkel meine Mutter vergewaltigt hatte, war sie zurück zu ihrer Mutter gegangen. Als klar war, daß sie schwanger war, schickte ihre Mutter sie zurück. Wäre meine Mutter nicht bereits verheiratet gewesen, wäre sie vermutlich, damit nichts rauskommt, wie sonst bei vergewaltigten jungen Frauen üblich, auf's Land geschickt oder aber gleich in den Tod getrieben worden.

Meine Mutter hatte während der Vergewaltigung einen Orgasmus gehabt, was sie idiotischerweise dazu veranlaßte, in Schuld- und Schamgefühle zu versinken, weil sie sich das Gefühl machte, das sei Zeichen dafür, daß sie die Vergewaltigung gewollt habe. Dabei ist es nur erwartungsgemäß, daß der Körper unter extremer Belastung mit erhöhter Endorphinausschüttung reagiert, um sie ertragen zu können. Marathonläuferinnen und -läufer geraten, kurz vor der totalen Erschöpfung, regelmäßig in einen Zustand der Verzückung. Und auch wer nur ein bißchen über sadomasochistische Praktiken weiß, kann bestätigen, daß extreme körperliche Anspannung, wie sie z.B.

durch Fesseln hervorgerufen wird, einen Orgasmus begünstigen kann: und was sind Arme, die an beiden Handgelenken festhalten, was sind Beine, die Bewegung unmöglich machen, anderes als Fesseln?!
Es ist ihr nicht zu verdenken, daß sie auf diese saublöde Idee kam, zumal noch vor einigen Monaten ein Abgeordneter in North Carolina/USA sich nicht entblödete, in die Welt hinauszuposaunen, daß Frauen bei einer Vergewaltigung nicht schwanger werden könnten, „weil die Säfte nicht fließen, die Körperfunktionen nicht arbeiten“.*

Wenn Empfängnis nur mit Orgasmus der Frau möglich wäre, stünde die Menschheit kurz vor dem Aussterben.

Für ihre Vergewaltigung trägt meine Mutter keinerlei Verantwortung, ob mit oder ohne Orgasmus, aber dafür, daß sie ihre eigene Unklarheit in einem neuen Verbrechen weitergab – und weitergeben machte.

Die neun Monate in meiner Mutter waren ein einziger Horrortrip, weil ich mich fühlte wie in einem Sarg. Ich wollte da nicht drin sein, aber raus wollte ich auch nicht. Vielleicht ahnte ich schon, daß es rundherum auch nicht besser sein konnte, wenn das jetzt und hier schon so furchtbar war. Schließlich erlebte ich, diesmal mit Unterstützung einer befreundeten Clearerin, auch meine Geburt: Ich war gerade mit meinem Kopf draußen, als die mich einfach hängen ließen. Einfach so! Ich sah, wie sich Schwestern und Ärzte daneben stellten und, die Arme überkreuz, erstmal einen Schnack hielten, während ich immer weniger Luft bekam. Ich versuchte, mich mit den Beinen abzudrücken, aber da war nichts zu machen: meine Mutter hing da wie ein nasser Sack, da kam überhaupt keine Unterstützung. (Eine Gynäkologin bestätigte mir, daß viele Kinder reflexartig versuchen, sich während der Geburt abzudrücken.) Ich kam weder vorwärts noch konnte ich zurück. Der totale Stillstand. Während des Clearings schimpfte ich wie ein Rohrspatz: „Die haben ja wohl 'nen Knall! *Hier* eine Pause zu machen! Eine einfach hängen zu lassen, während der Hals an der engsten Stelle feststeckt! *Die Welt besteht aus Dummheit!* ...“ Ich verschränkte im Bauch meiner Mutter die Arme und übte die totale Verweigerung: „Auf dieser Basis kann man nicht mit Euch zusammen arbeiten. Ihr habt's jetzt echt verdorben mit mir. ... Wie kann man nur so blöd sein! Soviel geballter Schwachsinn. Die ham' sie nicht mehr alle. Die kann man nicht für voll nehmen. So blöd kann man sich doch nicht machen. Völlig indiskutabel.“ Ich konnte mich überhaupt nicht mehr beruhigen ...: „Ihr wißt ja gar nicht, wie das geht, sich für voll zu nehmen, deswegen könnt ihr es nicht bei anderen.“ ... spürte nur noch meinen Kopf:

* „North Carolina state Rep Henry Aldridge, a Republican, declared to the House Appropriations Committee that raped women don't get pregnant „because the juices don't flow; the body funtions don't work.“ Boston Globe, 21. April 1995.

„Die haben echt 'nen Knall. Überhaupt auf die Idee zu kommen! Und sowas läuft frei rum! Ich bin sprachlos. Mit solchen Leuten will ich nichts zu tun haben."
Darauf fühlte ich mich gut: „Da kann man nur drüber lachen. Die sind ja nicht ernst zu nehmen." Alles Sätze, die ich mein Leben lang wortwörtlich und mit denselben Gefühlen in meinem Kopf gewälzt hatte!
Ich war beeindruckt.

Während meine Mutter mich stillte, war sie völlig weggetreten: entweder sie befand sich in einem Bewußtseinszustand, in dem sie einfach nicht wußte, wie ihr geschah und was sie mit mir anfangen sollte, indem sie völlig hilflos dem Geschehen gegenüber stand, oder ich bekam Ablehnung pur von ihr entgegen gebracht. Ihre Arme hingen schlaff auf ihrem Schoß, während sie mich darin hielt, und ihr Blick streifte wo auch immer entlang, aber nicht zu mir. Ich war verwirrt: was mich am Leben hält, haßt mich.
Es ist eh schon ein heikler, extrem intimer Akt, eine Körperflüssigkeit von einer Person aufzunehmen – wenn dann noch eine Ladung Haß mitgeschickt wird: ein schreckliches Gefühl!
Bevor Frauen mit solch einer Einstellung stillen, sollten sie es ganz lassen, oder noch besser: die Muttermilch abpumpen, damit jemand anderes das Baby über ein Fläschchen füttern kann.

> „Mädchen werden nicht nur weniger und rascher gestillt, sondern auch im allgemeinen früher *entwöhnt*."
>
> SCHEU, URSULA: „WIR WERDEN NICHT ALS MÄDCHEN GEBOREN – WIR WERDEN DAZU GEMACHT. ZUR FRÜHKINDLICHEN ERZIEHUNG IN UNSERER GESELLSCHAFT", 1981, S. 56

Was meine Mutter anging, hatte ich nie Angst vor Liebesentzug, meine Besorgnis war ganz konkreter Natur: überleben oder nicht? Denn: daß da ohnehin keine Liebe für mich da war, spürte ich immer. Bei einem „Liebesentzug" durch meine Mutter sowie durch meinen Vater hätte ich nichts verloren. Das gibt es nämlich gar nicht, „Liebesentzug": entweder Liebe ist da oder nicht. Und wenn keine da ist, kann auch keine gegeben oder entzogen werden. Und wenn Menschen wirklich lieben, verändern sie sich, dann sind sie gar nicht mehr in der Lage, der geliebten Person zu schaden. (Was nicht heißt, daß so manch konsequentes Verhalten aus Liebe zunächst als wenig liebevoll empfunden werden mag.)
Liebe ist ein Verhalten.

Ich kann allerdings verstehen, daß Psychotherapeutinnen und -therapeuten es als „Liebesentzug" empfinden, wenn jemand ihnen sagt: „So, ich brauch' dich nicht (mehr)!" Denn so eine Äußerung berührt für jemanden, der finanziell auf KlientInnen angewiesen ist, tatsächlich die Lebensgrundlage. Nur wenige scheinen verstanden zu haben, daß ihre Aufgabe ist – wie beispielsweise bei LehrerInnen und Eltern auch – sich überflüssig zu machen.*

Ich wuchs heran und fand mich damit ab, daß ich nichts von den Menschen in meiner Umgebung zu erwarten hatte. Ich kann mich nicht erinnern, daß mir das große Probleme machte, ich hatte die Einstellung: „Wenn die hier alle so doof sind, mach' ich erst recht mein Ding." Auf einem Foto aus Rußland linse ich, ein Baby, dem Fotografen neugierig mit dieser unvergleichlich kritisch-prüfenden Skepsis entgegen, die nur Kinder in dieser Unvoreingenommenheit und Unbestechlichkeit besitzen: „Hey, Du, mir entgeht gar nichts!" Als würden sie bis auf den Grund der Seele schauen.
Ich weiß noch genau, wie ich mich zum ersten Mal *selbst* in den Stand zog, an einem Stuhl. Das war ein Gefühl! Hoch – so ein Gefühl war das! Ein hohes, souveränes Gefühl. Ich hätte schreien mögen: „Welt, ich komme!" Ich bin sehr froh, daß mir diese Erfahrung, mich *selbst hochgezogen zu haben,* nicht durch eines dieser komischen Gestelle, in die Babys gesetzt werden, so daß sie sich auf Rollen weiterstupsen können, genommen wurde. Kurze Zeit später, so daß ich es als Folge meiner Aktivität begriff, passierte die Katastrophe: mein Vater rammte mir seinen Schwanz in den Mund, nachdem meine Mutter mich noch eine Sekunde zuvor an ihre Brust gehalten hatte. Im fliegenden Wechsel von der nahrungsspendenen Brust zum Folterwerkzeug. Vorher hatte ich noch das Gefühl, ich könnte etwas bewegen, danach nicht mehr. Für mich war klar: Ich kann mich auf nichts verlassen. Vor allem nicht auf mich. Ich hatte erfolglos versucht, unter der Decke hervorzukrabbeln, zu flüchten, meine Eltern haben es deutlich registriert und sich bewußt darüber hinweggesetzt. Noch heute habe ich dieses Ziehen in den Armen, wenn ich in eine Situation komme, in der ich nichts machen kann, nichts beeinflussen. Genau das Ziehen, das ich im einen Arm hatte, während mein Vater mich an ihm festhielt und im anderen, während meine Mutter dagegen hielt, als ich versuchte, auf ihren Beinen liegend, die Decke hochzuschieben. In meinem Kopf hatte sich verknüpft: Wenn ich versuche, auf eigenen Beinen zu stehen, werde ich gefoltert.
Auf einem Foto, das danach aufgenommen wurde, ist nichts mehr von dem Kind zu sehen, das die Welt erobern will: meine Arme hängen schlaff herunter, mein Kopf ist nach vorne geneigt, ich schaue in einer Mischung aus Ängstlichkeit und Ergebung von unten nach oben – wie so viele Frauen ihr Leben lang schauen – und was nicht wenige Männer sogar als „sexy" zu empfinden imstande sind.

---

* Es fällt mir sowieso schwer zu glauben, daß jemand, wenn er sein Geld *ausschließlich* durch Therapiegespräche verdient, noch unabhängig und objektiv genug sein kann, eine Frau oder einen Mann *nicht* als KundIn anzunehmen, wenn er weiß, daß er nicht die notwendige Ausbildung, Erfahrung usw. besitzt, um hilfreich sein zu können, oder aber spürbar ist, daß der nötige Draht für erfolgreiche Gespräche fehlt.

Dieser resignative Blick, der heute mitunter sogar als „weiblich“ gilt – „typisch weiblich“. Verkehrung von Ursache und Wirkung.
Ich wachte gar nicht mehr auf aus dem Zustand höchster Panik. Mein Vater war der Meinung, er könne mich benutzen wie eine Zahnbürste – und tat es in etwa derselben Häufigkeit und Regelmäßigkeit. Meine Mutter sah keinen Grund einzugreifen.
Ich wollte meiner Oma sagen, was sie machten, aber sie verstand nicht. Als Einjähriges fehlten mir nicht nur die Bezeichnungen für das, was geschah, mir fehlten die Worte an sich.

Als meine Eltern nach Deutschland übersiedelten, hatte ich für einen kleinen Moment die Hoffnung, daß ich sie nun los sei, als sie im Lager für einige Zeit nicht mehr in meiner Nähe waren. Leider falsch gedacht.
In Deutschland, Ebingen, ging es genauso weiter, wie vorher auch: Fast jeden Abend holte meine Mutter mich und brachte mich zu meinem Vater, damit er seinen Spaß mit mir haben konnte.

„Er ist fertig, und ich bin tot.“

Als meine Schwester geboren werden sollte, war ich euphorisch: mein (sogenannter) Vater hatte immer gesagt, daß nur ich ihm geben könne, was er „brauche“, weder meine Mutter noch irgendeine sonst wäre dazu in der Lage. „Ich bin ja so einsam,“ sagte er, und daß er das nur durch mich vergessen könne, sagte er. Also ging ich davon aus, daß „einzig“ auch so gemeint war, wie er es sagte. Wenn ich die einzige Person war, die ihm das „bieten“ konnte, war meine Schwester sicher vor ihm. Ich war erleichtert.
Bis ich mitbekam, daß er sich nicht an seine Worte hielt, daß meine Mutter auch sie abends holte und völlig weggetreten wieder ins Kinderzimmer brachte. In mir zerbrach alles. Ich liebte meine Schwester! Ich hatte sie schon geliebt, bevor sie überhaupt auf der Welt war. Schon allein, weil ich wußte, daß sie viel zu klein sein würde, um mir etwas anzutun. Sie war der einzige Mensch, den ich wirklich liebte. Nun mußte ich für zwei Hilfe holen. Während ich mich meiner Oma damals verständlich zu machen suchte, „nur“ um meine Haut zu retten, trug ich nun Verantwortung – so meinte ich.

> Schon 1984 wies David Finkelhor nach, daß in 35% der Fälle von innerfamilialer sexualisierter Gewalt an Mädchen ebenso Geschwisterkinder betroffen sind. Bei männlichen Opfern nannte der amerikanische Experte eine Quote von 60%. Die Erfahrungen von „Zartbitter Köln“ lassen vermuten, daß die Prozentwerte in der Realität noch wesentlich höher liegen.
>
> Enders 1995, S. 68

Also ging ich zu meiner zweiten Mutter und erzählte ihr, was nachts bei uns passiert. Sie nahm mich auf den Schoß und streichelte mir übers Haar: „Deine Eltern wissen schon, was gut für Dich ist. Die wollen nur Dein Bestes." Ich saß da und dachte: „Sie hat nicht verstanden, sie hat mich nicht verstanden. Sie könnte so nicht sein, wenn sie mich verstanden hätte." Schließlich, nachdem sie mir einige Zeit stumm über den Kopf gestreichelt hatte, entfuhr es ihr in einem tiefen Seufzen: „Armes Kind!" Und ich wußte: Sie hatte verstanden! Und nicht nur das: Sie wußte es die ganze Zeit! Ich saß auf ihrem Schoß. Ich saß da auf ihrem Schoß, und ich fiel ... und fiel ... und fiel ... Ins Bodenlose, ins Nichts. In meinem Herz riß etwas.

> Der Artikel „Immer mehr Kinder leiden" im HAMBURGER ABENDBLATT VOM 16. APRIL 1997 hätte ihr sicher gefallen: „In Hamburg-Duvenstedt sollen Kinder, die nach Vernachlässigungen bereits in einer Pflegefamilie untergebracht worden waren, von ihrem Pflegevater mißhandelt worden sein. Doch das Amt für soziale Dienste wies die Vorwürfe mit den Worten zurück, ein Wechsel der Bezugsperson sei für die Kinder gravierender als weiter mit dem Pflegevater zusammenzuleben."

Nein, sie war nicht gleichgültig, auch sie hatte sich entschieden – gegen Kinder, gegen mich. Sie wollte ihre Freundschaft zu meiner Mutter, einer Kindervergewaltigerin, nicht trüben. Sicher, sie wollte, daß ich immer mal wieder kam, damit sie mir Zöpfe flechten konnte: Kinder sind ja „so süß"! Daß sie mich mochte, hieß es nicht.
Es war alles anders, als ich dachte: von da an hatte ich wieder gar keine Mama.

> Aus der Beratungspraxis ist bekannt, daß ein Kind bis zu sieben Personen ansprechen muß, bevor ihr/m geholfen wird.
>
> ANGABEN VON ZÜNDFUNKE E.V. UND ALLERLEIHRAUH E.V. IN HAMBURG, VGL. AUCH ENDERS 1995

Die Situation war dadurch nur noch schlimmer geworden. Ich mußte Hilfe holen, schnell! Ich wußte nur noch den alten Mann mit den Hasen als jemand, den ich ansprechen konnte. Der war immer so lieb mit den Hasen, der fütterte und streichelte sie, der half bestimmt. Ich wußte nicht, daß die Hasen im Herbst geschlachtet wurden ...
Als ich ihm sagte, was mein Vater machte, reagierte er sofort: Er öffnete den Reißverschluß seiner Hose: „Das mußt du mir genau zeigen, was dein Vater von dir verlangt. Sonst kann ich dir nicht helfen, wenn ich nicht genau weiß, was da passiert." Aus Überrumpelung wurde wenig später Bestechung: „Wenn du ihn noch einmal anfaßt, dann helf' ich dir", und schließlich Erpres-

sung: „Wenn du nicht mehr mitmachst, dann erzähl' ich deinen Eltern, was du mir gesagt hast.“ Eine Falle.

> Ich halte für möglich, daß es Anwälte gäbe, die sich nicht scheuen, sich soweit zu entblöden, hier auf „Verführung durch ein bereits sexuell erfahrenes Kind“ zu plädieren, die das deutsche „Recht“ zu denken in der Lage ist und als strafmildernd erachtet.
>
> Schönke, Adolf: „Strafgesetzbuch:Kommentar“, 24. neubearbeitete Auflage, München, Beck, 1991, § 176 26-28

Ich muß davon ausgehen, daß auch hier die Frau wußte, was läuft, sie achtete ja sogar darauf, daß er nur dann mit mir zu tun hatte, wenn ich keinen Schnupfen hatte: „Er könnte sich ja erkälten.“ Was an mir dabei kaputt ging, interessierte sie nicht. – So lernte ich, daß alle, die an sich denken, nicht an andere denken, ja andere vergewaltigen. Ein Vorbild positiven Egoismus', das andere respektiert, fehlte in meinem Umfeld.

Meine Eltern hatten mittlerweile längst gespürt, daß sich irgendetwas verändert hatte, und gerade als der alte Mann in seiner Strategie beim Punkt „Bestechung“ angelangt war, sagten sie zu mir: „Wenn du was erzählst, dann lassen wir die Kleine verhungern!“ (Gerade wollte ich schreiben, daß sie mir so „ganz realistisch“ drohen konnten, weil auch Kinder das Gefühl von Hunger kennen. Bitter muß ich feststellen, daß sie mir auch damit hätten drohen können, mich zu verbrennen, zu verbrühen, zu vergewaltigen, zu treten und zu schlagen, zu erwürgen und zu ertränken. Ich kannte es.
Aber auch wenn dem nicht so gewesen wäre: bei Kindern wirkt *jede* Drohung, verständlich und nachvollziehbar oder nicht – und je unberechenbarer, desto angsterweckender.)
Sie wählten – in wacher Feinfühligkeit und kruder Berechnung – das, wovon sie wußten, daß es mich am meisten treffen würde: meine Schwester, die einzige Person, die ich liebte. Es war ihnen nicht verborgen geblieben. Wie auch? Eltern durchschauen ihre Kinder in diesem Alter immer, weil sie sie am besten kennen und sie deswegen in jeder Form ausnutzen können – auch ohne offensichtliche Gewaltanwendung.

> Täter wenden Gewalt oder unverhüllte Morddrohungen an, um das Schweigen des Opfers zu erzwingen. Noch häufiger drohen die Täter mit dem Tod einer geliebten Person oder eines geliebten Tieres.
>
> Herman 1994: „Die Narben der Gewalt“, S. 137f

Vier Jahre alt, hatte ich den Eindruck, meine kleine Schwester, noch ein Baby, in Todesgefahr gebracht zu haben, indem ich geredet hatte. Das hin-

terließ Spuren. Zum ersten Mal in meinem Leben hatte ich Schuldgefühle. Was die Täter nicht durch noch so viele Vergewaltigungen geschafft hatten: *ihre* Schuldgefühle auf mir abzuladen – hatten sie jetzt geschafft. Jetzt war ich aktiv geworden, hatte geredet, wollte retten und mußte erleben, daß meine Aktion nach hinten los ging, daß die, die ich schützen wollte, nun erst recht gefährdet war. Mein Erleben war, daß ich mich nicht auf mich verlassen konnte.
Und wenn die Ohn-Macht überwältigend wird, weil *niemand* hilft, weil *alle* vergewaltigen, sind Schuldgefühle der einzige Fluchtpunkt. Sie vermitteln einen letzten Funken an Autonomie: wer „schuldig" ist, kann wenigstens „sühnen".

Es ist nicht die Tat, die Schuld-/Schamgefühle vermittelt, es sind die Verdrehungen, Drohungen und Erpressungen der Täter in Kombination mit einer untätigen Umwelt - einer Umwelt, die sich schuldig macht.

Als ich nun erst recht bettelte, daß der alte Mann mir nun „endlich" helfen sollte, ging er zu Erpressung über, so daß sich die Sätze: „Wenn du nicht mehr mitmachst, dann erzähl' ich deinen Eltern, was du hier gesagt hast" und „Wenn du was erzählst, dann lassen wir die Kleine verhungern!" gegenüber standen und ich zwischen ihnen wie zwischen zwei Mühlsteinen zermalmt wurde.
In grenzenloser Panik tat ich, was er verlangte, indem ich sein impotentes Glied berührte: Ich gab mein Bestes und trotzdem wurde dieses Ding nicht steif. Ich wußte nicht, was das war: „impotent". Ich wußte sowieso nicht, was ich da berührte und was es war, worin ich ausgebeutet wurde. Es mußte an mir liegen. Ich mußte etwas falsch machen, nicht gut genug sein. Ich hatte versagt. Und ich hatte mit meiner Unfähigkeit meine kleine Schwester in Gefahr gebracht. So dachte ich, selbst ein Kleinkind, gerade noch so stolz darauf, ohne Stützräder radfahren zu können.

Das war auch der Punkt, an dem ich, zum ersten Mal in meinem Leben, Scham empfand. Schuld und Scham – die zwei Seiten einer Medaille. Wenn ich nichts gesagt hätte, wäre ihr Leben nicht in Gefahr. Ich war schuld, daß das passierte – so dachte ich.
Das war der Punkt, an dem ich Fremdherrschaft internalisierte, ich war nicht mal mehr in der Lage, ein „Nein" zu denken, geschweige denn zu sagen. Sie hatten mir eine Schlinge um den Hals gelegt, die sich zuzog, sobald ich mich bewegte. Ich konnte weder vor noch zurück. Jegliche Logik setzte aus, die gesamte Welt geriet aus den Angeln: auf der einen Seite war Erfolg das Schlimmste, das passieren konnte, weil es den Tod meiner Schwester bedeutet hätte: Wenn der alte Mann endlich die Gegenleistung brachte, für die er mich „bezahlen" ließ, hätten meine Eltern gewußt, daß ich geredet hatte. Auf der anderen Seite mußte unbedingt etwas passieren, weil meine Eltern sig-

nalisiert hatten, daß sie in der Lage wären, meine kleine Schwester zu töten – und also auch mich. Ich konnte nicht nichts tun.

Daß meine Eltern nach Art der Schutzgelderpresser vorgingen, daß ich sowieso keine Chance hatte, wußte ich nicht. Sie setzten das Schutzgeld fest, mein Schweigen, und gleichzeitig bestimmten sie die Sanktion, falls nicht bezahlt wurde: den Tod meiner Schwester.

Nachdem ich mich an diesen Satz: „Sonst lassen wir die Kleine verhungern", erinnert hatte, verfolgte er mich auf Schritt und Tritt. Noch über zwanzig Jahre später saß mir die Angst in den Knochen.
Endlich wurde mir klar, woher mein Gefühl kam, im Bett immer ganz viel *machen* zu müssen, ganz viel Vorausleistung bringen zu müssen. Und ich verstand jetzt auch, weswegen mich ein – ganz phantastischer – Mann mit dem Angebot: „Olga, sag mir, was Du gerne hast" noch als Erwachsene heftig in die Bredouille gebracht hatte: Ich bekam Panik bei dem Gedanken, daß er wissen könnte, wonach ich mich sehnte. Ich wäre erpreßbar. Er hat mich dann auch tatsächlich „erpreßt": „Wenn Du mir nicht sagst, was dir gefällt, dann mach' ich gar nichts mehr. Ich will nicht, daß es Dich anödet." Das war ja nun schon gleich gar nicht auszuhalten! Als ich ihm schließlich, tief Luft holend, verklickerte, wo's für mich langgehen soll, hatte ich das Gefühl, ich klaube meine Eingeweide zusammen. Puhhh! Ich hatte gesagt, was ich will, bekam es und wurde weder damit erpreßt, noch ließ er mich am langen Arm verhungern. Eine unglaubliche Erfahrung! (Wobei ich insgesamt vergleichsweise keine Probleme habe, jemandem meinen „Wunschzettel" auf die Bettkante zu heften.)

Und mir wurde endlich klar, warum ich solche Panik hatte, mich zu verlieben: meine Schwester war die einzige Person, die ich wirklich liebte, und durch eben diese Liebe kam ich in die schreckliche Zwangslage zwischen Die-geliebte-Person retten zu wollen und Sie-dadurch-in-Gefahr-zu-bringen, indem ich erzählt hatte, was ich nicht erzählen durfte. Eine Zwangslage, in der meine Schwester – und letztlich auch ich, mit Tod bedroht wurden. Ich lernte, daß „Liebe" Tod bedeutete. Daß „Tod" in diesem Fall „Mord" gewesen wäre und daß dies nur durch die Drohung meiner Eltern so war und nichts mit meinem ursprünglichen Gefühl zu tun hatte, war mir nicht klar. Als Kind nahm ich es so auf, daß beides identisch ist: Liebe ist Tod und Tod ist Liebe.*
Damit war klar:

---

* Zwar hat Liebe in gewisser Weise tatsächlich einiges mit Sterben/Tod zu tun, aber das wäre ein philosophischer Exkurs, der hier zu weit führen würde, und für vergewaltigte Kinder gänzlich irrelevant ist. So ist sogenannter „ritueller Mißbrauch" auch keine „Einweihung" in sogenannte „Mysterien" des Daseins, sondern ideologisch verbrämte Folter.

1. Wenn ich liebe, dann bringe ich die geliebte Person in Todesgefahr. Oder mit anderen Worten: Ich bin tödlich.
2. Wenn ich liebe, werde ich erpreßbar und komme in eine tödliche Abhängigkeit.
3. Wenn ich mich liebe, sterbe ich. Und:
4. Wenn jemand mich liebt, sterbe ich auch.

Der Mann in Italien, von dem ich mir nicht einmal den Namen nennen ließ, der Mann in Münster, den ich vergrault hatte, der Mann aus jenem Geschäft, dem ich seine Wahrnehmung vermiest hatte, viele andere, die ich erst gar nicht angesprochen hatte ..., daß ich es mir jetzt erklären kann, macht es nicht weniger traurig.*
Und dazu die Dauerkatastrophe meines ganz normalen Lebens! „Wenn mein Leben nur die Summe verpaßter Chancen wäre, ...", schrieb mir ein Freund, „... würde ich es beenden."

Eine lesbische Freundin fragte mich einmal befremdet, wie es möglich sei, daß eine Frau, die als Kind sexualisierte Gewalt durch Männer erlitten hat, überhaupt noch etwas mit einem Mann haben könne, noch dazu in oftmals demütigenden Beziehungen.
Darauf hat sicher jede Frau ihre Antwort, wobei der erste Grund ist und bleibt, daß Gewalt eben Gewalt ist und Sex eben Sex. Wenn das ein Mann ist, der beides nicht vermischt, und es sich auch sonst nicht um eine demütigende Beziehung handelt, ist er eben kein Mann wie ein Vergewaltiger.
Ein weiterer Grund, weswegen auch sexuell ausgebeutete Frauen mit Männern sexuelle Beziehungen eingehen, liegt sicher an der Tatsache, daß kindlichen Opfern gedroht wird, eine geliebte Person oder ein geliebtes Tier werde sterben, wenn sie reden, also leben, und daß Opfer so den Schluß zogen, ihre Liebe könne tödlich sein.
Solch eine Befürchtung zugrunde gelegt, ist es nur verständlich, daß sie – wenn es sich um demütigende Beziehungen handelt – diese erstens eingehen, weil sie davon ausgehen können, sich in so einen nicht zu verlieben und – sollte es geschehen – wenigstens ein (potentieller) Täter diesem eingeredeten aggressiven Potential ausgesetzt wäre und keine Frau. Daß sie Angst vor einer eingebildeten eigenen Zerstörungskraft haben, mit der sie eben nicht schaden wollen!

*Nicht zu lieben ist eine äußerst anstrengende Sache, lieben dagegen ganz einfach. Wie ohnehin das Gute meist auch das Einfache ist.***

---

* Und das Wissen, daß immer zwei dazugehören, auch nicht besonders.
** Wenn ich allein daran denke, wieviel Energie bspw. LügnerInnen darauf ver(sch)wenden müssen, sich zu merken, wem sie was in welcher Version erzählt haben ... !

In der Zeit meiner Kindheit, die von der Drohung „Sonst lassen wir die Kleine verhungern" bestimmt war, wurde ich, teilweise mehrmals täglich – in drei Wohnungen in unserer Straße – von verschiedenen Tätern in Form sexualisierter Gewalt gequält.

> Über 80% der Täter stammen aus dem sogenannten sozialen Nahraum: Väter, Stiefväter, Onkel, Brüder, Großväter, Lehrer, Priester und Nachbarn.
>
> „Sexueller Missbrauch von Kindern und Jugendlichen. Intervention und Prävention", 1997 hrsg. vom Bundesministerium für Familie, Senioren, Frauen und Jugend, vgl. auch: Gallwitz/Paulus 1997, S. 135

Und zwar solange, bis meine Mutter mit uns Kindern nach Wolfsburg zog. Da war ich sechs Jahre jung – fünf davon hatte ich unter Folter verbracht – wie auch die folgenden: Mein Onkel tat sich an mir gütlich, während meine Mutter für ihn Abendbrot machte, und mein Bruder verschacherte mich an seine Freunde. Was er wohl dafür bekommen hat? Ein Matchboxauto vielleicht?

Ich fühlte mich so, wie sich ein alter, gebeugter Mann fühlt, der im Mittelalter vom Großgrundbesitzer dazu abkommandiert wurde, Pestleichen vom Leiterwagen zu holen und in eine Grube zu werfen, der jedes Zeichen als Urteil Gottes nimmt, der nicht versteht, warum Gott das Land mit dieser Seuche überzieht, der keinen Zusammenhang, keinen Sinn erkennen kann, der nicht versteht, einfach nicht versteht, während er immer mehr Leichen verscharren muß, während er in Minuten um Jahre altert. Der Angst hat, daß die Welt jederzeit ineinanderfällt, und er zwischen Himmel und Erde zerquetscht wird.

Nach jedem Überfall war wieder ein Teil von mir gestorben, nach jeder Vergewaltigung mußte ich wieder einen Teil von mir begraben. Doch sie waren noch nicht ganz tot, weil ich noch lebte, die uralte Person, die verzweifelt versuchte, Ordnung ins Chaos zu bringen. Und auch wenn vieles sich wiederbeleben läßt, ein Teil ist ganz verloren: mein Vertrauen. Mein Vertrauen in die Welt ist amputiert – was bleibt, ist Phantomschmerz.

Mein sogenannter Vater hatte keinerlei Unrechtsgefühl, als er mir seinen Schwanz bis zum Erbrechen in den Rachen würgte. Er folterte ohne Unrechtsbewußtsein. Für ihn war ich Besitz, sein Besitz. Die Frage, wie das für mich war, stellte sich für ihn nicht. Und daß ich heute nicht mit Freude auf sein Tun zurückblicke, ist für ihn schlicht ein einer Tochter unangemessenes Verhalten, das er seinerseits mit den „Drohungen" zu „regulieren" versucht, von denen er glaubt, daß sie heute erfolgversprechend seien: dem „prophylaktischen" Entzug eines irgendwie gearteten Erbes.

Der Nachbar *wollte* zerstören, einen Menschen brechen, er glaubte, durch Zerstörung „Gott“ spielen zu können. So wie er wollte, daß ich weinte, was ich daraufhin nicht tat, weil es sonst nur schlimmer wurde und länger dauerte. Er sah gern Schmerz und Angst in meinem Gesicht.
Und der alte Mann dachte „einfach nur“: „Das gönn' ich mir“, als er mir zwischen die Beine faßte, seine Frau stimmte ein: „Das gönn' ich ihm“, und auch die Gesellschaft ist der Meinung: „Das gönnen wir dem alten Mann“:

> „Der für minder schwere Fälle [...] ermäßigte Strafrahmen soll typischen Ausnahmefallgruppen von geringem Unrechts- und Schuldgehalt gerecht werden, z.B. [...] bei Manipulationen kontaktschwacher, meist älterer Täter von geringer Intensität.“

LACKNER, KARL: „STRAFGESETZBUCH: MIT ERLÄUTERUNGEN“,
21. NEUBEARB. AUFLAGE, MÜNCHEN, BECK, 1995, § 176 11

So heißt es in *aktuellen* Gesetzeskommentaren, oder, wie heißt es so schön: „Im Namen des Volkes“!
Und die Psychologie bietet den Schulterschluß:

> „Das Problem des alten Mannes, der wegen Sittlichkeitsverbrechen zu Gefängnis verurteilt wird, verdient unsere Aufmerksamkeit. Diese Männer werden gewöhnlich wegen Zärtlichkeit gegenüber minderjährigen Mädchen oder Knaben als Verbrecher angeklagt, oft auch wegen versuchter Vergewaltigung [...] Viele kleine Mädchen zeigen das Bild der üblichen Hysterie in bezug auf das Berührtwerden durch eine fremde Person, und manches Kind, das keine Ahnung von den Vorgängen beim Geschlechtsverkehr hat, hält alle Zärtlichkeiten und jedes einfache Liebkosen, außer wenn es durch die Eltern geschieht, für einen Vergewaltigungsversuch. Deshalb verbringen nicht wenige ältere Männer ihre Zeit in Strafanstalten, weil sie angeklagt wurden, einen sexuellen Akt versucht zu haben, der die meisten in ihrem Alter nicht mehr interessieren würde und zu dem viele von ihnen zweifellos nicht mehr fähig sind.“

ALFRED C. KINSEY ET AL.: „DAS SEXUELLE VERHALTEN DES MANNES“,
FRANKFURT A.M., FISCHER, 1964, S. 218 FF, IN: BROWNMILLER 1994, S. 192

Ich frage mich, wieviele der Kinder, die wegen der Hasen und Kätzchen kamen, er sich noch „gegönnt“ hat.

> In einer US-amerikanischen Studie hatten verurteilte Kindervergewaltiger aus der sogenannten „Pädophilenszene“ sich im Durchschnitt an 166 Kindern vergangen.

EMMA SEPT/OKT 1993, S. 46, VGL. AUCH ENDERS 1995, S. 90F.

Mein Onkel hatte Angst vor erwachsenen Frauen. Und mein Bruder „übte" sich früh in seiner „Entwicklung zum Mann", indem er nachahmte, was sein Vater auch tat. Wahrscheinlich gibt es noch tausend andere Gründe, weswegen der eine oder der andere sich dazu entschließt, zur Bestie am Kind zu werden. Was immer die Gründe auch waren, relevant ist keiner von ihnen. Es ist völlig egal, warum einer sich dazu entschließt, Kinder zu vergewaltigen. Das einzige, was wichtig ist, ist daß er keine Gelegenheit bekommt, es zu tun. Wenn einer im Begriff ist, mir mit einem Beil den Schädel zu spalten, frage ich auch nicht erst lange, warum? er das tun will. So ich denn kann, stoppe ich ihn. *Hinterher*, wenn er unschädlich gemacht, die Gefahr beseitigt ist, kann ich mir, so ich denn Zeit und Lust dazu habe, überlegen, welche Wege seine Seele ging, um bereit zu sein für das, was er tun wollte. Nötig ist es auch dann nicht.
Und sinnvoll nur im Hinblick auf Prävention, unter anderem durch Erziehung, die lehrt, die Grenzen zu wahren, die Achtung und Respekt gegenüber anderen und insbesondere ein positives Frauenbild vermittelt, die Sensibilität und Kommunikationsfähigkeit im Umgang mit Konflikten trainiert. Eine Erziehung, die lehrt, mit Macht umzugehen.
(Ich halte sehr viel von einem Satz aus Robert Musils „Mann ohne Eigenschaften", Rowohlt 1984 : „Die Schwachen machen die Starken sanft.")

Noch verzichtbarer ist der Versuch, Verständnis für diese Tat zu entwickeln. Es gab eine Zeit, in der ich versuchte, mir auf diese Weise das Gefühl zu geben, wenigstens hinterher ein Stückchen Kontrolle über die Situation zu bekommen. Nach dem Motto: Wissen ist Macht. Nur daß auch nachträglich aus einer ohnmächtigen keine kontrollierte Situation zu schustern ist und daß Wissen allein eben nicht Macht ist. Außerdem frage ich mich, wo ich mich denn positionieren würde, wenn ich tatsächlich Verständnis für Gewalt gegen Kinder aufbrächte! Selbstverständlich habe ich dafür *kein* Verständnis.

Ohnehin ist es verwunderlich, in welch zartfühlender Weise mit den Beweggründen von Männern umgegangen wird, wenn sie zu Verbrechern gegen Kinder und Frauen werden: „einsam und vernachlässigt" von ihren oftmals als „frigide" beschriebenen Frauen seien sie, „naiv und unsicher", besonders „liebesbedürftig", „triebgesteuert", in jedem Fall aber nicht voll verantwortlich zu machen. Irgendeinen Schwachsinn zieht das patriarchale System immer noch aus dem Zauberhut, wenn es darum geht, zu vertuschen, daß Männer im Vollbesitz ihrer geistigen Kräfte vergewaltigen. Urplötzlich werde aus dem „rationalen Wesen Mann" der hilflos schwanzgesteuerte Triebtäter. Das glauben die doch selbst nicht!

Kindervergewaltiger haben ein gemeinsames prägnantes Merkmal: es sind Männer! Nicht ihre persönlichen Beweggründe, sondern ihre Position in dieser Gesellschaft und der Stand der Gleichberechtigung sind von Interesse. Wer davon spricht, sexualisierte Gewalt an Kindern unterbinden zu wollen, ohne die Gleichberechtigung der Geschlechter voranzutreiben, der lügt entweder oder ist analytisch (noch) nicht besonders weit.

Auch Vergebung ist erst dann möglich, wenn der Täter bekannt ist, die Tat gestanden und wieder gutgemacht hat. Und selbst da ist sie nicht notwendig für das frühere Opfer. Welcher es hilft – gerne! Nötig, um geheilt zu sein, ist sie nicht. Dafür ist allein ausschlaggebend, der eigenen Wahrnehmung wieder zu vertrauen.
Ohnehin hieße „Vergebung" in gewisser Weise, Menschen für etwas unverantwortlich zu erklären, was sie verbrochen haben. Das ist in etwa so gut möglich, wie andere für etwas verantwortlich zu machen, was sie *nicht* verbrochen haben. Der Satz „Es tut mir leid." ist nur ein Schleifchen um eine leere Kiste, solange nicht das Versprechen: „Das wird nie mehr vorkommen." umgesetzt ist.
Und im Fall von sexualisierter Gewalt an Kindern gehe ich ohnehin davon aus, daß es gar nicht möglich ist, solch ein Verbrechen zu „vergeben" oder zu „entschuldigen", weil es jenseits des menschlichen Kompetenzbereiches liegt. Genauso wie einer, der dieses Verbrechen begeht, sich außerhalb seines Kompetenzbereiches als Mensch befindet, sich über alles, was Recht ist, hinwegsetzt, genauso würde ich meinen Kompetenzbereich verlassen, wenn ich vorhätte, dieses Verbrechen zu „vergeben" oder zu „entschuldigen". Es steht keinem Menschen zu, in dieser Weise in das Leben eines anderen Menschen einzubrechen! Und ich werde mir nicht zumuten, etwas „ausgleichen" zu wollen, das jenseitige Gesetze der Menschlichkeit überschritt. Ich kann nichts „vergeben", das mir etwas nahm, wovon ich gar nicht weiß, was es ist, und das ich nie wieder bekommen kann: meine Kindheit. Ich werde nie wissen, wie ich eigentlich bin, wie ich eigentlich hätte sein können, wie das ist, einfach nur zu leben, ohne solche Erinnerungen. Es ist nicht zu ermessen, was eine/r verloren hat, wenn sie/er es nie hatte. Es ist hart, um etwas zu trauern, das nie existierte.
Manche Opfer scheinen es als hilfreich zu erleben, wenn der Täter sie um Verzeihung bittet, ich würde es als billiges Abwälzen der Verantwortung, als Zumutung und als erneuten Angriff auf meine Integrität werten.
Klar, ich kenne die Gefühle, quasi aus grenzenloser Erhöhung meiner selbst heraus, die große Mildtätige spielen zu wollen. In Dahn wurde mir sogar geraten, die Täter zu „segnen", weil das „der einzige Weg" sei, frei von ihnen zu werden. Aber mit solchen Taschenspielertricks der Selbsterhöhung ist da nichts zu machen. Da würde ich in einen Bereich hineinagieren, in dem Menschen nichts zu suchen haben – und ich würde mir eine Aufgabe aufhalsen, mit der ich weit überfordert wäre. Täter können nur hoffen, daß sie irgendwann irgendwo Vergebung erfahren, wenn es sie denn überhaupt interessiert ... Ich habe den Eindruck, daß Täter nur insofern „Interesse" an „Ver-

gebung“ bekunden, als es von ihnen ablenkt und wieder einmal das Opfer mit einer Aufgabe, einer Forderung belegt, die in der Lage ist, Schuldgefühle zu säen – ein Hamsterrad!

Auch der Begriff „Verantwortung“ wurde zu einer Zerreißprobe für mich: Ständig mit dem Schrecklichen konfrontiert, damit durchwirkt, wie ein Stück Fleisch durch helles Fett marmoriert ist, versuchte ich einmal abzuwiegeln, wieviel diese Kreaturen an mir kaputt gemacht hatten, dann wieder verdrängte ich vollkommen und wollte es nicht wahrhaben, dann suchte ich nach einer Auflösung, einem philosophischen Standpunkt, der das Ganze für mich erträglich machen sollte. Ich richtete es mir so ein, daß ich nur noch an die „Verantwortung“ meiner Eltern dachte, wenn ich die Vergewaltigungen meinte. Ich versuchte so, Abstand zu gewinnen, vor allem aber wollte ich keinen kirchlich besetzten Begriff wie „Schuld“ verwenden. „Verantwortung“ sollte es sein, so wie mensch Verantwortung trägt, wenn sie eine wichtige Aktentasche vergessen hat oder wenn er einen Unfall baut, weil er müde gefahren ist oder ..., oder ...
Ich kam emotional in immer ärgere Bedrängnis, weil ich dann begann, *mich* schuldig zu fühlen: Und wie es immer geschieht, wenn die falschen Definitionen benutzt werden, kam ich zu einer falschen Fragestellung: Wenn er nicht schuld ist, ... bin ich es dann?! Das Ausmaß der Verantwortung war mit diesem Begriff einfach nicht zu fassen. Und in diesem Sinn war eben Schuld da, nicht Verantwortung oder Fahrlässigkeit, sondern *Schuld.*
Es gibt Dinge, mit denen sich Männer und Frauen *schuldig* machen: Verbrechen an der Menschlichkeit. Dabei ist das, was Verantwortung und Verantwortlichkeit ausmacht, nämlich die Gesinnung, die Motivation, mit welcher etwas gemacht wird, letztlich egal. Wer Verbrechen an der Menschlichkeit begeht, kann noch so oft behaupten, er hätte es „nicht so gemeint“, denn dafür ist er Mensch, um zu wissen, daß ein Mord ein Mord ist, egal wie er „gemeint“ war, daß eine Vergewaltigung eine Vergewaltigung ist.
Als ich an diesem Punkt die Dinge an ihren Platz und die richtige Bezeichnung zum betreffenden Handeln gebracht hatte, war ich wieder klar.

Bis vor kurzem dachte ich, daß nach Wolfsburg, also nach rund sechs Jahren sexualisierter Gewalt, nichts mehr passierte.

> Die durchschnittliche Dauer sexueller Ausbeutung beträgt sieben Jahre.
>
> TEEGEN, F., BEER, M., PARBST, B., TIMM, S: „SEXUELLER MISSBRAUCH VON JUNGEN UND MÄDCHEN. PSYCHODYNAMIK UND BEWÄLTIGUNGSSTRATEGIEN“*

---

* in: „Sexueller Mißbrauch von Kindern und Jugendlichen“, Hg: M. Gegenfurtner und W. Keukens, Westarp, Magdeburg, 1992, S. 11-32, vgl. auch: The Kentucky Child Assault Prevention Project – http://www.kycap.org/c.html am 27.8.1997

Mittlerweile bin ich mir nicht mehr so sicher. Diese Salbe, Pimafucin, mußte noch als ich acht war, einen Riß in der unmittelbaren Umgebung meines Harnausganges gefunden haben, um brennen zu können.
Es hätte übrigens sein können, daß ich diese Krankenunterlagen nie zu Gesicht bekommen hätte:

> Ärztliche Aufzeichnungen sind 10 Jahre nach Abschluß der Behandlung aufzubewahren, soweit nicht nach anderen gesetzlichen Vorschriften eine längere Aufbewahrungsfrist besteht. (Aufzeichnungen über Röntgenbefunde sind länger aufzubewahren.)
>
> BERUFSORDNUNG FÜR ÄRZTINNEN UND ÄRZTE, § 15 (2) ÄRZTLICHE AUFZEICHNUNGEN

Die Aufbewahrungspflicht war also bereits überschritten. Und selbst jetzt, da sie noch existierten, hätte der jetzige Praxisinhaber *mir* die Herausgabe *meiner* Unterlagen verweigern können – allein aufgrund der abgelaufenen Aufbewahrungsfrist.
Ich konnte also nur aus Kulanz anderer Menschen einen wichtigen Punkt in meiner Vergangenheitsrekonstruktion bearbeiten. Und wäre die Praxis noch im Besitz jenes Kinderarztes, hätte ich sie höchstwahrscheinlich nie gesehen.

Mein sogenannter Vater ist ein angepaßter Mann, der nie aufmuckte. Er hat mir Dinge angetan, von denen er annahm, daß sie im Grunde gesellschaftlich akzeptiert sind und er sich zweifelsfrei innerhalb der gängigen Rollenbilder bewegte.

Sie sagten: „Es wird Dir niemand helfen." – und tatsächlich: niemand half.

Die Gesellschaft hatte ihnen recht gegeben. Das war das Schlimmste: daß niemand half.

Er konnte sich ausrechnen, daß sein Tun kein großes Risiko birgt. Genauso, wie Sexualgewaltverbrecher, sofort nachdem sie aus dem Gefängnis kommen – wenn sie die Zerstörung eines Kindes nicht sowieso mit einer Geldstrafe „bezahlen" durften – am nächsten Kiosk recht bekommen:
Auf jeder x-beliebigen Titelseite, von der Programmzeitschrift bis zum Pornomagazin, werden Frauen als Objekte präsentiert, als stets verfügbar charakterisiert.
Was sollte so einen Mann auch dazu bewegen, seine Haltung zu ändern, wenn er an jeder Ecke signalisiert bekommt: „Du hast ganz recht, wenn du Frauen und Kinder vergewaltigst, das ist schon in Ordnung." In diesem Punkt sind mir solche Schweine fast schon wieder verständlich: Sie handeln konsequent im Rahmen ihrer Vorgaben, sie verhalten sich erwartungsgemäß.

Kindervergewaltiger lassen pornographische Magazine offen liegen und/oder pornographische Filme laufen, um Kindern die bevorstehende Vergewaltigung als etwas „Normales“ vorzugaukeln. Denselben Effekt hat der offene Handel mit pornographischen Erzeugnissen: Frauen und Mädchen wird ihre sexuelle Ausbeutung als etwas „Normales“ und Unausweichliches vorgegaukelt. *

Der einzige Weg, meinem sogenannten Vater klar zu machen, daß er Grenzen einzuhalten hat, wäre konsequente Aufdeckung und soziale Ächtung und vor allem harte Bestrafung gewesen. Eine Bewährungsstrafe beispielsweise fürchtete er nicht. Dadurch hätte er nach außen so wie immer erscheinen können. Wie sagte er immer wieder, nachdem er meiner Mutter gedroht hatte, sie umzubringen: „Wegen Dir geh' ich nicht in den Knast!“

> § 176, StGB: Sexueller Mißbrauch von Kindern. (1) Wer sexuelle Handlungen an einer Person unter vierzehn Jahren (Kind) vornimmt oder an sich von dem Kind vornehmen läßt, wird mit Freiheitsstrafe von sechs Monaten bis zu zehn Jahren, in minder schweren Fällen mit Freiheitsstrafe bis zu fünf Jahren oder mit Geldstrafe bestraft.

Im Hamburger Abendblatt vom 22./23. März 1997 mußte ich lesen:
„Frei – für ein Geständnis. Nur Bewährungsstrafe gegen Vergewaltiger“; Nafi B. vergewaltigte eine Junge seit ihrem achten Lebensjahr drei Jahre lang. Die Strafe: zwei Jahre auf Bewährung. Daß der Täter – nach anfänglichem Leugnen – gestanden habe, sei strafmildernd gewesen.

> Der englische Tätertherapeut Ray Wyre berichtet, daß ihm in seiner langjährigen Arbeit mit Tätern bisher noch kein einziger begegnet sei, der „nur“ die Taten begangen/Opfer ausgebeutet hatte, für die er rechtlich belangt worden sei bzw. die von Dritten aufgedeckt wurden.
>
> Enders 1995, S.88

Damit habe er der heute Zwölfjährigen eine Aussage vor Gericht „erspart“. Ich frage mich, warum er ihr nicht gleich die Vergewaltigungen „erspart“ hat? Bemerkenswert: das „Reden über“ die Tat sei nicht zumutbar, nachdem die

* In einem Beate-Uhse-Laden fiel mir ein Roman mit dem Titel: „Die lüsterne Familie“ in die Hand, außerdem ein Porno-Heft, in dem eine Fotoserie mit den Worten: „Black and White and Incest“ übertitelt war. Die Fotos zeigten eine äußerst jugendlich wirkende Frau, die – eingekeilt zwischen einem schwarzen und weißen Mann – das Glied des weißen Mannes in den Rachen geschoben bekommt. Ihr Blick ist angsterfüllt nach oben gerichtet.
„Freie Meinungsäußerung“ oder gar „künstlerische Freiheit“?! Sicher nicht.
(Sie werden verstehen, daß ich hier nicht auch noch den Titel des Heftes angebe.)

Tat selbst bereits durchlitten ist! Das hilft dem Täter. Leider ist in Deutschland erst vor kurzem die Möglichkeit geschaffen worden, daß Videoaussagen von Kindern vor Gericht zugelassen werden. Das hilft tatsächlich dem Opfer. Die Staatsanwältin beteuert: „Diese Taten sind verabscheuungswürdig, das Schlimmste, was man einem Kind antun kann." und plädiert gleichwohl auf eine Bewährungsstrafe von nur zwei Jahren. Also ist „das Schlimmste, was man einem Kind antun kann" gerade mal zwei Jahre auf Bewährung wert – ohne daß der Täter auch nur einen Tag aus dem Verkehr gezogen wird?! Gut zu wissen.
Der Anwalt des Opfers schließt sich der Forderung an, nachdem er das Mädchen „gefragt" habe, was ihr „lieber" wäre: „eine Gefängnisstrafe für den Angeklagten oder Bewährung und eine Therapie". Sie habe betont, daß sie möchte, 'daß er in Therapie geht'."
Nachdem die Gesellschaft an keiner Stelle auf Kinder hört, tut sie es hier? Als wenn das Kind den Überblick über die gesellschaftlichen Zusammenhänge hätte! Und stellt es allen Ernstes eine Alternative dar, zwischen Haft und Therapie wählen zu können, wo nur lebenslange Verwahrung Kinder *effektiv* schützt?

> Andrew Vachss, amerikanischer Opferanwalt, auf den Vorwurf, er würde „keinen Weg für therapeutische Erfolge zulassen":
> „Mir sind die professionellen Apologeten egal, die mich dafür verachten, daß ich die Wahrheit sage: beutegierige Pädophile sind unheilbare Soziopathen. Sie mögen, was sie tun. Es ist keine Krankheit, es ist nur krankhaft. Nur die menschliche Rasse toleriert Raubtiere, die sich an ihresgleichen vergehen. Dabei riskieren wir unser eigenes Überleben. Wenn diese Behandlungsexperten bereit sind, die Resultate ihrer Experimente als Babysitter auf ihre eigenen Kinder loszulassen, dann werde ich glauben, daß zumindest sie selbst an ihr Psychogefasel glauben. Tun sie das nicht, sollten wir ihnen verbieten, ihre Experimente auf unschuldige Kinder loszulassen. Wir haben keine Probleme mit der Bestrafung von Mördern – wo besteht da der Unterschied zu der Tötung einer Kinderseele?"
>
> UNICOMPACT, NOV. 1997, S. 15, VGL. AUCH VACHSS/LEGGEWIE 1994

Weiter lese ich in dem Artikel, dem Amtsrichter sei zu verdanken, daß dem Täter Auflagen gemacht werden. Auflagen, die eigentlich selbstverständlich sein müßten: Er erhält ein Kontaktverbot mit dem Opfer, muß 10.000 DM (!) Schmerzensgeld zahlen und bekommt einen Bewährungshelfer. Auch muß er nachweisen, daß er tatsächlich eine Therapie macht, „andernfalls muß er mit Widerruf der Bewährung rechnen." Das heißt also, daß Täter ohne diese ausdrückliche Auflage keinen Nachweis darüber erbringen müssen, daß sie

tatsächlich eine Therapie machen, und daß sie weiterhin in Kontakt zum Opfer treten können?!
Eine Vertreterin des Kinderschutzzentrums erklärt sich zufrieden mit dem Urteil und betont dabei die Bedeutung des Geständnisses: Daß der Täter die Schuld auf sich nimmt, sei für das Opfer wichtiger, als daß der Mann ins Gefängnis muß. Denn mißbrauchte Kinder hätten immer Scham- und Schuldgefühle: Wenn der Täter zusätzlich zum Geständnis „bereit ist, sich in Behandlung zu begeben, ist das im Hinblick auf den Opferschutz weit besser, als wenn er die Tat abstreitet und für zehn Jahre ins Gefängnis geht." Die Wahrscheinlichkeit, daß er danach neue Taten begehe, sei weit höher, meint sie.
Immerhin wären das zehn Jahre, in denen er keine Kinder vergewaltigt! Und wer sagt, daß Gefängnisstrafen nicht mit Therapie verbunden werden können?! Außerdem: was nützt es dem Kind – und allen anderen potentiellen Opfern – wenn *ein* Täter unter dem Druck des Verfahrens gesteht und aus Berechnung die Schuld auf sich nimmt, die *gesamte Gesellschaft* durch das Strafmaß aber zeigt, daß es das Ausmaß der Tat als nichtig und den Wert des Opfers als nahe Null erachtet?! Durch solche Urteile werden eventuell vorhandene, durch den Täter eingeredete „Scham- und Schuldgefühle" erst durch die Gesellschaft bestätigt und manifestiert.

Wenigstens wird in dem Artikel auch ein Vertreter der Opferschutzorganisation Weißer Ring zitiert: „Ich halte es für ein fadenscheiniges Argument, wegen eines Geständnisses so milde mit dem Täter umzugehen. Damit wird ein Angeklagter, der zunächst keine Einsicht zeigt und dann dem Druck des Verfahrens erliegt und einen Teil der Taten einräumt, belohnt. Wo leben wir denn? Das Urteil mag ja rechtlich in Ordnung sein. Aber der Ansatz muß doch sein, daß man wegkommt von einer sehr stark auf den Täter orientierten Justiz."

> Allenfalls einer von hundert Tätern kann mit einer Verurteilung rechnen.
>
> ÜBER KINDERVERGEWALTIGER IN: TRUBE-BECKER 1992, S. 46

Vor dem Hintergrund solcher Hiobsbotschaften sollte ich nun also „meine" Welt zusammensetzen?!

Paradoxerweise habe ich durch meine Mutter Frauen als Handelnde, als Verantwortliche und bewußt Agierende kennengelernt. Nicht gerade das übliche Rollenbild. Mir wäre es lieber gewesen, sie hätte den aktiven Part als Beschützerin eingenommen. Und wenn das schon nicht, dann wäre es für mich besser gewesen, sie wäre gar nicht in Erscheinung getreten. So ging mir das Vertrauen zu beiden Geschlechtern verloren. Und so – verbunden mit

der vermeintlichen Gefahr, in die ich meine Schwester gebracht zu haben glaubte, erlebte ich mich als zerstörerisch, als bezähmungsbedürftig.
Gerade weil diese Haltung Lichtjahre von mir entfernt ist, machte es mir furchtbare Probleme: Ich wollte nicht verletzen, nicht zerstören, ich wollte noch nicht einmal, daß jemand traurig wäre, wenn ich mich umbringe: Also traute ich mich überhaupt nicht, jemand Liebe entgegen zu bringen und bemühte mich, wenn auch unbewußt, jeglichen Kontakt und jegliches Arbeitsverhältnis so zu beenden, daß ich in schräger Erinnerung blieb. (Wenn mir meine Gegenüber nicht sowieso – wie häufig – darin zuvor kamen, indem sie sich selbst disqualifizierten.) Auf diese Weise konnte ich sicher sein, meinte ich, daß mir keine/r nachtrauern würde, wenn ich mich schließlich umbringe. Bloß keine Spuren hinterlassen ...

Die Art und Weise, wie ich mich zu dem Grauen um mich stellte, veränderte sich über die Jahre, ich kann vier grobe Phasen erkennen:

Von Anfang an, in der ersten Phase, war ich immer *ganz, ganz sicher,* daß das nicht in Ordnung war, was die Großen mit mir machen. Als Baby war ich *ganz, ganz sicher,* daß die das *nicht dürfen,* daß die *kein Recht* haben, das zu tun. Ich war *felsenfest* davon überzeugt, daß das nicht in Ordnung ist, und daß alle Schuld bei meinen Eltern liegt. Ich hatte nicht im geringsten meine Unschuld verloren, weil ich weder schuldig war noch wurde. Und ich wäre auch nie auf den Gedanken gekommen, das anzunehmen.

*„Kinderschänder" gibt es nicht, die Schande trifft den Täter, nicht das Kind.**

Ich war – mit meiner kleinen Persönlichkeit – absolut eingebettet in den Kosmos und seine Gesetze, und ich wußte, daß meine Eltern ein Gesetz brachen. Ich haßte sie. Der Zeitraum, den ich auf diesem total ver-rückten Planeten verbracht hatte, war kurz genug, als daß ich mir noch vertraute. Und ich hielt mich daran fest: Wenn ich erst hier rauskomme, ... Wenn ich erst groß bin, ...

Diese Sicherheit bekam erst dann einen furchtbaren Riß, als mir meine zweite Mutter nicht half, obwohl sie wußte, was die mit mir machten, obwohl sie wußte, daß ich litt. Erst als mir nicht geholfen wurde, begann der Zweifel. Als dann der alte Mann mich wiederum vergewaltigte, anstatt mir zu helfen, brach die Welt zusammen, von da an nahm ich an: Alle Männer machen das mit allen Kindern, und alle Frauen schauen zu und tun nichts – und manche machen sogar mit. Weder von Frauen noch von Männern war Hilfe zu erwar-

* „Befleckt", bzw. „beschmutzt" sind Passivformen, d.h., der Fleck kommt von einer anderen Person. Oder anders: Wer andere mit Dreck bewirft, kann selber nicht ganz sauber sein.

ten. Ich – und alle Kinder auf der Welt – waren ausgeliefert. Das war die zweite Phase.
Mein Kosmos bestand aus dieser Straße, und diese Straße brachte mir die Gesellschaft bei. Woran sollte ich mich nun festhalten? Sollte ich meiner Wahrnehmung vertrauen? Dann mußte ich sehen, daß ich umzingelt war von grausamen Erwachsenen, denen ich vollkommen ausgeliefert war. Oder sollte ich an mir zweifeln, dann konnte ich wenigstens glauben, daß ich mir eingebildet hatte, was gestern nacht passiert war, daß meine Mutter nur diejenige war, die morgens Brote schmierte und mein Vater nur derjenige, der mit seinen Kindern prahlte. Ich trennte meine Welt. Ich fühlte mich wie die Maus auf dem Mars.
Und dennoch – eines wußte ich: *Ich* würde nie vergewaltigen, und *ich* würde auch nicht einfach zuschauen. *Ich* würde das *nie akzeptieren!*

In diesem Stadium hat mir Aufklärung gefehlt. Spätestens im Kindergartenalter hätte ich vermittelt bekommen müssen, daß ich recht habe, daß die das nicht tun durften. Spätestens hier hätte mensch mir signalisieren müssen, daß Kinder sich schlecht fühlen *dürfen*, so daß ich sicher genug gewesen wäre, erneut von den Vergewaltigungen durch meine Eltern und die anderen zu erzählen. Spätestens hier hätte ich klare Worte zur Verfügung haben müssen, die mir in klarer, unmißverständlicher und unverklemmter Sprache erklärt hätten, was ich so dringend benennen wollte. Und zwar durch Erwachsene, die nicht schon während der Aufklärung das Gefühl vermitteln, daß „man darüber nicht spricht". Wer sich die eigene Geschichte noch nicht angeguckt hat, ist dazu nicht in der Lage. Es kann nur helfen, wer sich schon selbst geholfen hat bzw. mindestens aber dabei ist – und sich nicht zufrieden gegeben hat.

> In den USA sind Präventionsprogramme gegen sexualisierte Gewalt, mit Titeln wie „Sicher, Stark und Frei!", bereits die Regel: Speziell ausgebildetes Fachpersonal klärt sowohl Kinder als auch Lehrkräfte in Kindergärten und Schulen über sexualisierte Gewalt und Handlungsmöglichkeiten im Ernstfall auf.
>
> VGL. AMANN/WIPPLINGER 1997 UND GALLWITZ/PAULUS 1997

Die dritte Phase begann, als ich ca. sieben/acht Jahre alt war, als ich langsam bemerkte, daß es doch nicht alle Kinder betraf, daß doch nicht alle Kinder vergewaltigt worden waren. Diese Fröhlichkeit, dieses Vertrauen und diese Zuversicht, die mir fremd waren, erschlugen mich. „Warum ich?", schrie es in mir. Immer wieder. Was hatte ich falsch gemacht? Hatte ich etwas falsch gemacht? Konnte irgendetwas überhaupt so falsch gemacht werden, um auf diese grausame Art und Weise bestraft zu werden? Was wollte Gott mir damit sagen? Oder war ich am Ende „auserwählt"? Und wenn ja, wozu? Was für ein

Gott konnte das sein, der auf *solche Weise* „auswählt"? So einen würde ich nie akzeptieren können!

> Manche Täter „segnen" ihr Verbrechen in Gegenwart des Kindes oder zwingen es, für sein eigenes Heil zu beten, da es ja „schuldig" geworden sei.*
>
> VGL. ENDERS 1995

Das waren die Gedanken, die mir als Kind durch den Bereich meines Kopfes gingen, der reserviert war für meine Erinnerungen, während ich am Kommunionsunterricht teilnahm, während ich erlebte, wie meine Schwester, mittlerweile drei Jahre alt, abends aus dem Kinderzimmer geholt wurde. Zeitgleich arbeitete und dachte ich immer doppelt.
Ich zerfranste mich in tausenderlei „Erklärungen": Dabei stellte ich nur fest, daß sich dieses Dilemma nicht auflösen läßt. Solange ich auch überlegte, aber gewaltätiges Handeln konnte für mich eben keinen Sinn hervorbringen. Und selbst wenn ich in einem „früheren Leben" Mist gebaut haben sollte, den ich nun „abarbeite", so lebte ich ja währenddessen weiter, und machte wieder Fehler, die ja wiederum zu einem strafbesetzten „nächsten" Leben führen müßten. Über noch so viele Leben hinweg, würde sich also nichts auflösen. Nein! Es mußte eine andere Lösung geben, eine, bei der der Kontostand wieder auf Null gebracht werden kann. Mit einer Handlung! Ich mußte nur die richtige finden.
Ich quälte mich bis zu meinem fünfzehnten Lebensjahr durch die abstrusesten Erklärungsansätze und widmete mich auch kurze Zeit der Esoterik, um festzustellen, daß sie vor Fehlschlüssen und Zirkelargumentationen nur so wimmelte, und die wichtigen Fragen unbeantwortet blieben. Tausend Leben mehr oder weniger, verlagern die Fragen: „Woher kommen wir!", „Wohin gehen wir?" und „Macht das dazwischen überhaupt irgendeinen Sinn?" um tausend Leben mehr oder weniger nach vorne oder hinten. Es ist eine rein quantitative Sichtweise, qualitativ bewegt es nichts. Außerdem ist die Frage danach, was ich aus einem früheren Leben aufzuarbeiten haben könnte, völliger Quatsch. Selbst wenn es frühere Leben gäbe, und selbst wenn da was übriggeblieben wäre: es wäre hier und jetzt Thema und das Letzte, was ich bräuchte, um es zu lösen, ist Rück-Sicht. Es erschwert das Leben ungemein, auf Nebenkriegsschauplätzen zu agieren. Die Eso-Szene lenkt heute von den herr-schenden Zuständen ab, wie es lange Zeit die Kirche getan hat – und tut. Dasselbe in grün.
Die wenigen Körnchen spiritueller Wahrheit muß mensch suchen.

---

* , ... und manche Täter predigen gleichzeitig von der Kanzel gegen Kindervergewaltiger – „Gott sieht und hört alles!", „Du sollst Vater und Mutter ehren!", ...

Die vierte und letzte Phase begann, als ich erfuhr, *wieviele* Kinder tatsächlich Opfer sexualisierter Gewalt werden: ein Drittel aller weiblichen Kinder, ein Fünftel aller männlichen – *ein Viertel der Bevölkerung!* Ich war erschlagen.

Nachdem ich zunächst davon ausgegegangen war, daß nur und ausschließlich meine Eltern solche Schweine sind, nachdem ich dann annahm, der ganze Planet ist krank, nachdem ich erschreckt und erleichtert festgestellt hatte, daß es doch nicht alle waren, mußte ich sehen, daß sexualisierte Gewalt an Kindern gesellschaftliche Normalität war und als Normalzustand akzeptiert wurde. So wie von „Vollbeschäftigung" gesprochen wurde (und wird), wenn es etliche Arbeitslose gab, so war mensch nicht bereit, die Problematik zu sehen, von der ein *Viertel der Bevölkerung betroffen ist.*

Ich begann, durchzuzählen, während ich durch die Straßen ging, in Cafés saß, in der Schule: "Eins, zwei, drei, sexuell ausgebeutet!"; bei Jungs: „Eins, zwei, drei, vier, sexuell ausgebeutet!" und bei Mädchen: „Eins, zwei, sexuell ausgebeutet! ... Eins, zwei, sexuell ausgebeutet ... Eins, zwei, sexuell ausgebeutet ..." Und ich zählte weiter: „Akzeptiert es, guckt weg, sagt nichts, sexuell ausgebeutet."

Ich beobachtete so viele Verhaltensweisen an so vielen Menschen, die ich von mir kannte, und von denen ich wußte, woher sie kamen, daß mir ganz schlecht wurde:

Auf diesem Planeten würde ich nicht bleiben können. Eine Menschheit, die das akzeptiert, ist keine Menschheit, der ich angehören wollte. Mir war klar: hier mußte nicht ein einzelner oder eine einzelne ihren Kontostand auf Null bringen, hier mußte die Gesellschaft ihren Kontostand begleichen, und zwar indem Männer endlich ihre Schulden bezahlen – weltweit.

> Die Welt vom 10. Mai 1996: „Nach einer Schätzung der Ilo (Internationale Arbeitsorganisation in Genf) läge das weltweite Bruttosozialprodukt um 25 bis 30 Prozent höher, wenn die unbezahlte Arbeit [von Frauen] in der Landwirtschaft, im Haushalt und Familienunternehmen als volle Bezahlung in die Statistik einfließen würde. In diesem Fall hätte der Grad der Beschäftigung von Frauen die gleiche Höhe wie der der Männer [...] 'Frauen sind immer noch die letzten, die eingestellt und die ersten, die gefeuert werden', betont Mary Chinery-Hesse, stv. Ilo-Generaldirektorin.

Daß das möglich ist, war mir klar, das wäre ein Zeitaufwand von einer Generation, maximal. Wir leben in einer Zeit, in der Nachrichten innerhalb Sekunden rund um den Planeten weitergegeben werden können, in der Entwicklung beschleunigt abläuft. Es ist aber auch klar, daß es nicht gehen würde, wenn Frauen sich weiter um ihren persönlichen Kontostand Gedanken machen, wenn sie weiter nur einzelne Baumstämme aus dem Stau klauben, um beschäftigt zu sein, damit sie nicht wahrnehmen müssen, was wirklich läuft, und daß es – verflucht nochmal – auch an ihnen ist, die Konsequenzen zu ziehen.

Samstagabend an einer Bushaltestelle: Ich wollte in die Disco fahren, hatte ein halbes Glas Wein getrunken und fühlte mich sehr wohl, weil die Farben ein bißchen mehr leuchteten und die Schritte etwas leichter waren, als ich mit einer Frau neben mir ins Gespräch kam. Sie erzählte, daß sie gerade – nach neun Uhr – von der Arbeit komme, daß sie gestern ihren Sohn von der Polizei holen mußte, weil er Randale gemacht hatte, daß sie jetzt Witwe sei, bei vier Kindern Vollzeit arbeite und abends nur erschlagen ins Bett falle. Ich erzählte von der Feministischen Partei, die anstrebt, daß bezahlte und unbezahlte Arbeit von beiden Geschlechtern zu gleichen Teilen übernommen wird, daß Frauen 52% aller Jobs, also gemäß ihres Bevölkerungsanteils, bekommen – und zwar auf allen Ebenen, daß nicht auf Kosten der Natur oder fremder Völker gelebt und gewirtschaftet wird, und daß sexualisierte und andere Gewalt gegen Frauen und Kinder aufhört: „Wir sind auch gegen Gewalt gegen Männer, aber die brauchen eher nicht extra geschützt zu werden, die sind's ja, die zuschlagen." Da ergänzte sie ihren Bericht: „Ich war ja auch schon mal im Frauenhaus, als mein Mann mich damals fast totgeschlagen hätte. Da war ich froh, daß es sowas gab ... aber ich war noch nie zur Wahl." Da hab ich sie angeguckt und wußte nicht, ob ich weinen oder lachen soll: „Das is' aber mal 'n büschen doof!" Sie nickte nachdenklich: „Ja, hast recht, min Deern." (Norddt. für „mein Mädchen".)

Das waren sie also, meine vier Phasen. Und diese vierte Phase ist die Realität, in der wir leben, und weswegen es einen Scheiß nützt, wenn Frauen in Therapie gehen, ob feministisch oder nicht, wenn sie – raus aus der Praxistür – in derselben Bedrohung stecken, wie vorher auch, wenn ihre Kinder in derselben hoffnungslosen Welt groß werden wie sie.

Es tritt nie Ruhe ein, um die Wunden heilen zu lassen. Eine Zeitungsseite, ein Plakat an einer Bushaltestelle, eine Radiomeldung wirkt wieder und wieder wie ein Schlag ins Gesicht, macht immer wieder deutlich, in welch barbarischer Welt wir alle leben. Wie Männer mit Frauen umgehen.
Es geht immer weiter!

Mir wurde einmal die Frage gestellt – oder soll ich sagen: der Vorwurf gemacht – warum ich nicht weggelaufen sei: „Mit sechs oder sieben, spätestens mit zehn oder zwölf, hätten Sie doch weglaufen müssen!"

> Präventionsprogramme mit Kindern dürfen nicht den Fehler machen, den Kindern die Verantwortung für ihren Schutz aufzubürden.
>
> vgl. Amann/Wipplinger 1997

Eine Frage, die sich aus meiner Perspektive gar nicht stellt – und mir nur noch einmal vor Augen führt, daß ich allein bin mit meiner Geschichte. Aber wie auch immer, hier ist die Antwort:
Erstens: Weswegen? Ich hatte keinen Grund, denn ich erinnerte mich nicht an die Vergewaltigungen. Und ansonsten gab es keinen. Ich muß mir nur ein Interview bei einer Sozialstelle vorstellen:„Wirst Du geschlagen?“
Ich: „Eigentlich nicht, also kaum. Das ist nicht das Problem.“
„Bekommst Du nichts zu essen?“
Ich: „Nein.“
„Du siehst ordentlich aus, Deine Eltern vernachlässigen auch den Haushalt nicht, oder?“
Ich: „Nein, gar nicht.“
„Darfst Du nicht zur Schule, oder zwingen sie Dich?“
Ich: „Nein, ich gehe auf's Gymnasium, das ist mir auch wichtig – und meinen Eltern auch.“
„Oder ist da noch etwas? Ich meine, faßt Dich irgend jemand zu Hause an?“
Ich: „Wie?“ Dann wäre wahrscheinlich schon nicht nachgefragt worden, und wenn doch, hätte ich aus meinem lückenhaften Bewußtsein nur sagen können: „Naaaiiiin! Das glaub' ich nicht!“
Es war alles ganz normal. Viele Leute schieben Lebensläufe wie meinen von sich, indem sie sich zurechtreimen, das seien Kinder, die unter „asozialen“ Umständen aufwüchsen. Mitnichten! Ich bin unter kriminellen Umständen, unter grausamen und psychoterroristischen Umständen aufgewachsen, aber nicht unter „asozialen“ (zumindest nicht in der sozial-diskriminierenden Beibedeutung, die diesem Begriff heute anhaftet), genausowenig, wie aus dem gut organisierten Haushalt des Oberstudienrates ein asozialer Haushalt wird, wenn er seine Kinder vergewaltigt.

Der zweite Grund ist: Selbst wenn ich mich an die Vergewaltigungen erinnert hätte, das Alter, in dem ich hätte erfolgversprechend weglaufen können, also etwa mit neun oder zehn, war auch das Alter, als mein Vater, nach der dritten Scheidung, auszuziehen im Begriff war. Mit anderen Worten: zu einem Zeitpunkt, als ich sicher war, bestimmt nicht mehr vom ihm vergewaltigt zu werden (und ich hoffe inständig, daß meine Erinnerung mich nicht eines Tages eines besseren belehren wird), sollte ich an einen wildfremden Ort gehen, von dem ich nicht wußte, ob es dort wieder der Fall sein würde?

Der dritte Grund: Ich wäre nur dann weggelaufen, wenn ich sicher gewesen wäre, auch meine Schwester nachkommen lassen zu können. Als ich meiner Gesprächspartnerin diese Antwort gab, kam die Bemerkung: „Man gewinnt nicht den Eindruck, daß da eine besondere emotionale Beziehung zwischen Ihnen und Ihrer Schwester besteht.“ Selbst wenn dem so wäre: eine „besondere emotionale Beziehung“ ist auch gar nicht nötig, um jemanden nicht im Stich lassen zu wollen! Mensch sein, genügt.

Die wichtigsten Gründe jedoch sind: (Viertens:) Mein allererster Versuch wegzulaufen, endete damit, daß mein Vater mein Handgelenk umfaßt hielt und meine Mutter die Decke, unter der ich vergewaltigt wurde, herunterdrückte. Das saß. Und ähnlich, wie auch heute meine Handgelenke in ausweglosen Situationen schmerzen, fanden meine Beine, als ich vielleicht hätte weglaufen können, ihre stumme, resignierte Sprache: als Kind taten sie aus „unerklärlichen" Gründen ständig weh, besonders, wenn ich *nicht* lief, und ganz besonders abends. Und auch jetzt, wo ich dies schreibe, schmerzen meine Beine durch einen Muskelkater nie gelaufener – weil hoffnungsloser – Fluchtläufe.

Der fünfte – und wichtigste !!! – Grund: meine Erfahrungen hatten mich wissen lassen: die Welt besteht aus Kreaturen, die vergewaltigen und solchen, die es zulassen. Helfen tut keine und keiner. Und die Wahrscheinlichkeit, daß ich auf meinen Hilferuf gleich wieder vergewaltigt worden wäre, war für mich nahe 100%. *Wohin* hätte ich weglaufen sollen ?!?!?!

In Andrew Vachss' Kriminalroman „Blue Belle"* berichtet der Hauptdarsteller Burke, ein Betroffener, der sein Wissen mit allen Mitteln zum Schutz von Kindern nutzt: „Ich las einmal ein kleines Mädchen auf, vielleicht 14 Jahre alt. Sie arbeitete als Stricherin, verbrachte ihre Nächte mit geschlossenen Augen und vollem Mund. All das Geld übergab sie irgendeinem Drecksack, der sie verprügelt und zurück schickt, damit sie mehr anschleppt. Ich habe sie an einen Ort gebracht, von dem ich weiß, daß sie dort in Sicherheit sein würde und sie gefragt, warum sie überhaupt ausgerissen ist: Ich dachte, Kinder laufen weg, um an einen besseren Ort zu kommen.
Ihre Antwort: 'Das war ein besserer Ort.'"**

Meine Antwort auf die Frage, warum ich nicht weggelaufen bin: „Es gibt keinen besseren Ort!"
Selbst wenn eine/r meiner besten FreundInnen heute eine Waffe auf mich richten würde, wäre ich nicht *wirklich* überrascht.

„Urvertrauen" gibt es nicht: Menschen werden lediglich mit der Anlage, Vertrauen entwickeln zu können geboren. Vom ersten Tag der Existenz an wird diese Fähigkeit durch eine vertrauens-würdige Umgebung gefördert – oder eben nicht.

---

* Ullstein, Berlin, 1996
** „I grabbed a little girl once, maybe 14 years old. Working the street. She spent her nights with her eyes closed and her mouth full. Turned over all the money to some dirtbag who beat her up and sent her back for more. I was taking her to this place I know, where they'd keep her safe, and I asked her about being a runaway. I thought you ran away to get to a better place. She told me she was in a better place."

Für mich war – und ist – klar, daß Kinder in dieser Gesellschaft keine Chance hatten – und haben – und daß ich weglaufen konnte, so oft ich wollte. Solange irgendeine andere Person für mich das „Sorge"-Recht (für mich ein Begriff wie aus dem Scherzartikelmarkt) hatte, würde es zwecklos sein. Oder sogar den Wechsel vom Regen in die Traufe bedeuten. (Ich muß nur an meinen Versuch, nach meinem Abitur bei einer Freundin Zuflucht zu finden denken, der darin endete, daß ihre Mutter mich höflichst bat, das Haus zu verlassen, weil da schon mal „was gewesen" sei mit ihrem Mann.)
Die Analyse meiner und der gesellschaftlichen Situation ergab, daß der einzige „Ausweg" darin bestand, möglichst schnell volljährig zu werden und einen guten Schulabschluß zu bekommen, um so bald als möglich auf eigenen Beinen stehen zu können. Als ich 18 wurde, hatte ich noch ein Jahr bis zum Abitur. Eine pragmatische Entscheidung: um das Abitur auf die best mögliche Art und Weise zu bekommen, hielt ich durch.
Heute stelle ich fest, daß die Bedrohung weitergeht. Als Kind dachte ich, daß nur Kinder vergewaltigt werden, Frauen nicht. Heute weiß ich es besser.
In jeder Beziehung und auf jeder Ebene.

Alle, denen diese Antworten nicht einleuchtend sind, mögen sich vergegenwärtigen, daß ein Trauma nicht vermittelbar ist.
Und allen, die jetzt „glauben", sie hätten verstanden, die jetzt „meinen", sie wüßten, die gar ganz „sicher sind", sie könnten jetzt nachvollziehen – ohne daß sie selbst sehr frühe physische und emotionale Gewalt erlitten haben – sei erst recht gesagt, daß dem *nicht* so ist. Glauben ist nicht wissen, und der Satz „Ich verstehe Sie." ist in diesem Zusammenhang verletzende Anmaßung.

Ich für meinen Teil hatte – und habe – nicht vor, diese vierte Phase zu einer unendlichen Geschichte werden zu lassen. Entweder die Geschichte dieser Phase endet oder aber meine.
Ich werde mich nicht „zufrieden geben", wo kein Frieden ist.*

> „Gewalt bestimmt ihr Leben von der Wiege bis zur Bahre", heißt es im >>Human Development Report<< der Vereinten Nationen. [über die Situation der Frau]"
>
> Die Zeit, 25.08.1995: „Der lange Marsch zur Gleichheit. Die internationale Frauenbewegung macht sich auf zur UN-Konferenz nach Peking. Sie will für die Menschenrechte der Frauen streiten."

Nachdem ich so mein Leben Revue passieren ließ, beziehungsweise es sich ungefragt an meinem inneren Auge vorbeischob, war mir nur noch klarer, daß ich auf das Ergebnis des Vaterschaftstestes nicht verzichten kann.

* Der Satz: „Es herr-scht Frieden." ist eigentlich ein Widerspruch in sich.

Gleichwohl: genauso stark, wie mein Bedürfnis war, dieses Ergebnis zu bekommen, war mein Wunsch, es nie zu erfahren und mich schnell umzubringen. Denn: wie immer es ausgeht, es ist unerträglich: Wenn ich nicht recht habe, habe ich einen Knall, dann ist ein Weiterleben erst recht verzichtbar. Wenn ich recht habe und mein sogenannter Onkel eigentlich mein Vater ist, bestätigt das auch alle meine anderen Erinnerungen. Dann ist all das Schreckliche genau so passiert. Auf so einem Planeten will ich keinen Tag länger sein!
Aber solange ich das Ergebnis nicht hatte, würde ich in Zweifel und Unklarheit sein, würde weiter weder leben noch sterben können – und hätte letztlich doch nur die Wahl, all dem ein Ende zu setzen.
Ich mußte alles versuchen, um es zu bekommen.

Um Streß zu vermeiden, erzählte ich meiner Mutter und meinem angeblichem Vater zuerst, daß es sich um ein Gutachten handele, daß ich aus gesundheitlichen Gründen machen lassen müsse, um eine Erbkrankheit auszuschließen. Auf diese Weise hätte ich niemand verletzt oder zu Unrecht beschuldigt, wenn sich schon ohne ein DNA-Gutachten von meinem sogenannten Onkel klären würde, daß ich mich täusche. Ich würde mich friedlich von diesem Planeten machen und gut wär's. Da das Geld, das ich hatte, nicht für das teure Gutachten ausreichte, bat ich meinen „Vater", dafür etwas springen zu lassen. Schließlich war es nur in seinem Interesse: hätte ich nicht diesen Weg wählen können, zu versuchen, das Ergebnis vorab zu checken, wäre ich gezwungen gewesen, gleich meinen Verdacht auszusprechen.
Leider war es nicht ausreichend.
Es zog sich hin und ich mich mühsam von einem Tag zum nächsten, während mein Lebenswille weiter sank. Seit ich mich an diese letzte schwarze Perle erinnert hatte, an „das, was da noch war", veränderte sich mein Zeitempfinden: Vergangenheit und Zukunft fielen zusammen in ein Kontinuum des Moments, in dem ich mich wie in einer Warteschleife bewegte, die erst enden würde, wenn ich das Ergebnis des Vaterschaftstest habe. Alles andere verlor sekündlich an Bedeutung.

Während ich die Modalitäten eines Vaterschaftstests ausfindig mache, nehme ich nur widerwillig zur Kenntnis, was auf diesem Planeten geschieht:

16. Endspurt mit ungewissem Ausgang – oder die Demütigung durch die Justiz

28. April 1996
Sat 1, Akte 96/18: Ulrich Meyer demonstriert, wie leicht es ist, Verbrecher zu überführen, die im Internet mit „Kinderpornographie" handeln, zumal in Form der Internetangebote bereits Beweismaterial vorliegt.

Von „Kinderpornographie" zu sprechen, hieße, daß es Kinder gibt, die vor dem Arbeitsamt anstehen, um einen Job als Darstellerin in einem Film über sexualisierte Gewalt zu ergattern.
Es handelt sich um *gefilmte Vergewaltigung von Kindern, gefilmte Kinderfolter.* Wer solche Filme „konsumiert", stellt sich noch unter diejenigen, die sich Zusammenschnitte echter Folter aus Kriegen und Terrorregimen anschauen: Sie weiden sich an echtem Leid.

> Der zur Zeit teuerste „Kinderporno": „Massenvergewaltigungen junger Mädchen im Bosnien-Krieg. Preis: ab 12.000 Mark"
>
> BILD, Hamburg, 21. August 1996, S. 12*

Leider spricht Ulrich Meyer unzutreffenderweise von der „Schweinkramecke" des Internets – eine gefährliche Verharmlosung via TV! Es handelt sich um die Schwerverbrechens- bzw. Gewaltecke. (Abgesehen davon frage ich mich, was der Begriff „Schweinkram" bei Sex abdecken soll? Gibt's nicht, wenn zwei wissen, was sie tun und es beiden Spaß macht.)
Daß Nutzer des Internets nicht zurückverfolgbar sein sollen, habe ich sowieso nie geglaubt. Wo Gebühren gezahlt werden, gibt es auch die Möglichkeit, den Nutzer ausfindig zu machen.
Internetprovider argumentieren, daß sie auch in anderen Ländern nicht verpflichtet seien, Angaben über Kunden zu machen bzw. darauf zu achten, daß sie keine Kindervergewaltiger in ihrer Kundendatei haben. Deswegen könne dies auch in Deutschland nicht verlangt werden, ja: sei nicht nötig. Führen wir etwa das Handabhacken für Diebstahl ein, nur weil es Länder gibt, in denen so verfahren wird?!

---

* Von rund 50.000 Kindern, die während des blutigen Bürgerkrieges in Ex-Jugoslawien von ihren besorgten Eltern aus der Todeszone gebracht und nach Deutschland, Österreich, Italien und auch in die USA evakuiert wurden, ist so manches „liebevoll" von sogenannten Pädophilen aufgenommen worden und konnte bisher weder vom „Roten Halbmond" noch vom „Roten Kreuz" wiedergefunden und an die verzweifelten Eltern zurückgegeben werden. (Gallwitz/Paulus 1997, S. 91)

5. Mai 1996
Habe elende Kopfschmerzen. Migräne mit allem drum und dran: mir ist schlecht, ich möchte nichts sehen und nichts hören. Habe mich ins Bett gelegt und mir die Decke über den Kopf gezogen, während dieses Pulsieren in meinem Kopf nicht aufhört. Es ist, als wenn irgendetwas immer wieder von innen gegen meine Schädeldecke stößt. Mir wird immer schlechter. Da schießt es mir durch den Kopf: „Das kenne ich!“ Genau so fühlte es sich an, wenn er mir seinen Schwanz gegen den Gaumen stieß. *Das ist es!!* Migräne - ein sogenanntes „Frauen-leiden“!

> Vier von fünf der Migräne–Betroffenen sind Frauen.
>
> „Ergo Bleib gesund“, Magazin der AOK Hamburg, 1/98

Migräneschübe fallen oft mit der Menstruation zusammen - die Zeit, in der eine Frau am offensichtlichsten mit ihrem Geschlecht konfrontiert ist, also auch mit geschlechtsspezifischem Leiden und ihrer Rolle in dieser Gesellschaft. Es gibt zwar Ärzte, die behaupten, daß Migräne hormonell bedingt sei, aber das würde ja bedeuten, daß der natürliche und notwendige Vorgang der Menstruation Krankheitscharakter bekäme. Mit anderen Worten: das kann auch nur einem Mann einfallen!
Wenn ich bedenke, wie Frauen, die sich mit dem Satz „Ich habe meine Migräne“ weigerten, Sex zu haben, lächerlich gemacht wurden! Wie sinnig auch, daß Migräne ausgerechnet durch Sex gemildert werden kann, wozu ÄrztInnen vermehrt raten. Das heißt Feuer mit Feuer bekämpfen, *ohne* nach dem Brandstifter zu fragen.
Ist ja „nur“ ein „Frauen-leiden“ ...
Ich lag also da, den sich mir eröffneten Zusammenhang im Bewußtsein. Der Schmerz wurde stärker. Als es sich gerade so anfühlte, als würde mir mein Kopf weggesprengt, löste der Schmerz sich plötzlich in Luft auf.
Das war das erste Mal, daß eine Migräne von alleine weggegangen war, ohne daß ich - im schlimmsten Fall - Tabletten genommen hatte, und ohne daß ich unter Schmerzen einschlafen mußte, um erst am nächsten Morgen schmerzfrei aufzuwachen.
Seit diesem Abend hatte ich keine Migräne mehr.

7. Mai 1996
Erstes Telefonat mit Prof. P., dem Leiter des Institutes für Rechtsmedizin in Hamburg.
Weitere Telefonate folgten, um die Situation, das Vorgehen und die Untersuchungstermine wegen des Bluttests zu klären. Es sind Blutproben von meiner Mutter, meinem „Vater“ und mir nötig, um das Erbgut untereinander vergleichen zu können.

8. Mai 1996
War bei einer Veranstaltung zum Thema „Sexuelle Mißhandlung von Mädchen im Film". Auch der Hitchcock-Klassiker „Marnie" wird gezeigt, in dem der Hauptdarsteller die Hauptdarstellerin zwingt, ihn zu heiraten. Es ist seine Bedingung, damit er über von ihr begangene Diebstähle schweigt. Kaum verheiratet, vergewaltigt er sie.
Dreimal mußte ich mir diesen Film anschauen, bevor mir klar wurde, daß hier perverserweise ein Vergewaltiger eine Frau damit erpreßt, daß er über ihre Diebstähle redet.

> Diebstahl (§ 242 StGB) wird mit Freiheitsstrafe bis zu fünf Jahren oder mit Geldstrafe bestraft. Dasselbe Strafmaß gilt in „minder schweren Fällen" für „Sexuellen Mißbrauch" von Kindern (§ 176 Nr. 1, StGB).

In kaum einem der Filme wurde die Perspektive des Kindes eingenommen. Die Filmindustrie scheint im stillschweigenden Auftrag, sexualisierte Gewalt zu verharmlosen und Frauen zu verunglimpfen, zu handeln. Wen wunder-t's!? Zwei Zuschauerinnen verließen den Raum weinend, als gerade die ersten Szenen *über* sexualisierte Gewalt gezeigt wurden. Wohlgemerkt: es wurden keine konkreten Szenen von Kindervergewaltigung gezeigt.

Zu Hause angekommen, bin ich immer noch vollkommen angespannt. Mir fällt zu einem der Filme – „Die Umarmung des Wolfes" von Rainer Wolffhardt (BRD 1992) – eine Fernsehkritik ein, die ich vor Jahren einmal beiläufig gelesen hatte: „Der Film beschreibt, wie eine Frau sich daran erinnert, in ihrer Kindheit sexuellen Mißbrauch erlebt zu haben, nachdem ihre Tochter von ihrem Freund vergewaltigt wurde. In äußerst emotionaler und völlig übertriebener Weise wird dabei ihre Reaktion dargestellt." ... Ich versuche einzuschlafen, während sich mein Unterleib immer mehr zusammenkrampft und ich langsam Bauchschmerzen bekomme ... „Äußerst plakativ und unrealistisch wird dargestellt, wie sie, ihre Erinnerung auffrischend, über eine rostige Stange rutscht. Als Kind war sie dazu gezwungen worden, mit gespreizten Beinen über diese Stange zu rutschen, wobei nur ihre Zehenspitzen den Boden berührten." ... Ich lege mich anders hin, vielleicht tut es dann nicht mehr weh ... „Die Frau reagiert im Film äußerst hysterisch." ... Ich drehe mich einmal mehr um. Die Schmerzen im Bauch werden nicht weniger dadurch ... „Kaum ernstzunehmen vollzieht sie körperliche Reaktionen nach, die lange zurückliegen, wenn sie denn überhaupt jemals so stark waren." ... Wieder Stellungswechsel auf meiner Matratze. Ich weiß einfach nicht, wie ich mich hinlegen soll, um die Schmerzen loszuwerden ... „Alles in allem eine äußerst weinerliche und überzogene Darstellung eines durchaus ernstzunehmenden Themas." ... Ich habe den Versuch, mich irgendwie so zu drehen, daß mein Unterleib mir nicht mehr wehtut, aufgegeben und warte nur noch auf den Schlaf.

9. Mai 1996
Schaue mir im Frauenraum des ASTA (Allgemeine Studierenden Vertretung) den Film „Abschied vom Lachen“ an. Eine Dokumentation über die Missionierung von Native Americans in Südamerika. Auch hier litten Frauen doppelt unter der Kolonial-herr-schaft: Sie wurden in ihrer Identität als Ureinwohnerinnen kolonialisiert, und sie verloren den gleichberechtigten Status als Frau, den sie in ihrer Gesellschaft hatten – sie verloren ihr Lachen.
Mitten im Film platzt ein Ausländer in den Frauenraum. „Könntest Du wohl draußen bleiben. Wir können gerne dort Fragen beantworten, aber dies ist ein Raum, der *ausschließlich* für Frauen reserviert ist.“ Er hat und hatte gar keine Fragen, dafür keift er: „Ich wußte nicht, daß es hier auch Rassisten gibt!“ Er verläßt den Raum erst, als einige von uns aufstehen. Na, wenn das nicht Realsatire war!
Solche Szenen gibt es immer wieder um den Frauenraum an der Universität. Als Mann nicht erwünscht zu sein, scheint noch härter, als als Ausländer nicht erwünscht zu sein.
Dieses mutwillige Eindringen in Frauenräume erinnerte mich erneut daran, daß das weibliche Geschlechtsorgan immer noch mit „Scheide“ bezeichnet wird, als Scheide, in die das Schwert eindringt. Kriegerisch und brutal. Auch „Vagina“, abgesehen davon, daß es furchtbar medizinisch und steril klingt, heißt, übersetzt (lat. vaina) „Schwertscheide“. Auch keine Alternative. Da finde ich die Analogie mit „Schlüssel und Schloß“ noch besser. Moers' „Lustgrotte“, die er seinem Comic-Helden, dem „Kleinen Arschloch“, in den Mund legt, finde ich sehr hübsch.
Ich nenne es „Orbit“, also Raum, mein Raum! Es wird nicht in eine „Scheide eingedrungen“, ich „lasse in meinen Orbit gleiten!“ Und sein Penis wäre dann ein „Raumgleiter“. Das einzige, was mir daran noch nicht gefällt: der männliche Artikel, „der“ Orbit, vielleicht sollte ich es „Zone“ nennen, oder ..., oder, ... Frauen haben da noch eine riesige Spielwiese, um die Begriffe im Sexualbereich neu zu be-greifen: vom Venushügel zur Lustperle. Eine sehr erquickliche Aufgabe.

10. Mai 1996
Wenn dieser Vaterschaftstest nicht nach langer Zeit der einzige Ansatzpunkt für eine Perspektive wäre ... ich wate durch die Zeit und versuche, alles Nötige zu organisieren.

13. Mai 1996
Meldung in der SÜDDEUTSCHEN ZEITUNG: „Erotik-Zeitschrift soll die Kampfmoral heben. Die tschechischen Soldaten der internationalen Friedenstruppe in Bosnien (IFOR) erhalten von der kommenden Woche an kostenlos eine Erotik-Zeitschrift. Wie die tschechische Nachrichtenagentur CTK berichtete, soll das Magazin NEI Report regelmäßig durch den Nachschub des Prager Verteidigungsministeriums verteilt werden. Das wöchentlich erscheinende

Magazin enthält vor allem Nacktfotos junger Damen und Erzählungen über erotische Erlebnisse. (AFP)“

> „Erst nach 1980, nachdem infolge der Bemühungen der Kriegsveteranen der Begriff des posttraumatischen Syndroms fest etabliert war, wurde deutlich, daß die psychischen Syndrome, an denen die Opfer von Vergewaltigungen, häuslicher Gewalt und Inzest litten, im wesentlichen den Syndromen der Kriegsopfer entsprachen. Die Schlußfolgerung, die man aus diesen Erkenntnissen ziehen muß, ist heute noch ebenso erschreckend wie vor hundert Jahren: Versteckte männliche Gewalt erzwingt die Unterordnung der Frau und erhält sie aufrecht. Zwischen den Geschlechtern herrscht Krieg.
> Vergewaltigungsopfer, mißhandelte Frauen und sexuell mißbrauchte Kinder sind die Opfer des Krieges. Die Hysterie ist die Kriegsneurose des Geschlechterkampfes.“

Herman 1994, S. 50

> In Ex-Jugoslawien vergewaltigten Männer mindestens 20.000 Frauen.

UN-Veröffentlichung: „The World's Women 1995. Trends and Statistics“, S. 164

14. Mai 1996
Lasse mir Blut für den Vaterschaftstest entnehmen.

15. Mai 1996
Telefoniere mit meiner Mutter, um zu fragen, ob sie in der darauffolgenden Woche vormittags Zeit für einen Blutentnahmetermin hat. Sie bejaht.

17. Mai 1996
Vereinbare für meinen sogenannten Vater und meiner Mutter einen Termin im Gesundheitsamt Balingen für Donnerstag, den 23. Mai 1996, früh morgens. Mein „Vater“ akzeptiert den abgesprochenen Termin. Als ich meine Mutter informiere, erklärt sie, sie habe schon eine Reise zu ihrer Mutter geplant und sei deswegen am Donnerstag nicht da. „Warum sagst Du, daß ich einen Termin ausmachen kann, wenn Du vorhast wegzufahren?“ Sie habe eben gedacht, daß das am Anfang der Woche stattfinden würde.
Also alles von vorne: Ich versuche telefonisch einen neuen Termin zu vereinbaren, der sich mit der Zugabfahrtszeit meiner Mutter verträgt. Telefoniere erneut mit ihr. Sie dreht und windet sich: sie käme um die Zeit nicht nach Balingen, das sei alles zu knapp und wozu das überhaupt notwendig sei ... Als ich durchblicken lasse, daß ich gerne bereit bin, eine ihrer Nachbarinnen anzurufen, um die Wichtigkeit dieses Termines zu verdeutlichen, und diese zu bitten, sie in die Stadt zu fahren, schwenkt meine Mutter um:

Sie erklärt sich widerwillig bereit. Es ist noch immer dasselbe: „Die Nachbarn!"

18./19. Mai 1996
dpa Washington: In den USA muß künftig der neue Wohnort von Menschen, die wegen sexuellen Mißbrauchs von Kindern eine Haftstrafe verbüßt haben, in der betroffenen Gemeinde öffentlich gemacht werden. Ein entsprechendes Gesetz wurde am Freitag von Präsident Bill Clinton unterzeichnet. Es ist nach der siebenjährigen Megan Kanka benannt, die 1994 von einem Vorbestraften vergewaltigt und ermordet wurde. (Hamburger Abendblatt)

23. Mai 1996
Blutentnahme bei meinen Eltern im Gesundheitsamt Balingen

24. Mai 1996
3 Uhr 12. Jemand klingelt Sturm. Ich schaue durch das Guckloch an der Tür: Heiko. Ich wundere mich, was er wohl meint, hier noch zu bekommen. Während ich ins Bett gehe: Gibt es überhaupt einen Weg, aus einem Mann einen Menschen zu machen?

7. Juni 1996
Die Morgenpost schreibt im Artikel „Ein Lehrer im Zwielicht", in dem diesem ein sexuelles Vergehen gegen ein Kind vorgeworfen wird: „Für ihn geht es um alles." Für das Kind nicht?

Bekomme in der U-Bahn ein Gespräch zwischen zwei männlichen Teenagern mit, einer der beiden beschreibt, was er für Streß mit seinen LehrerInnen habe: „Die tun so, als ob ich der totale Schläger bin, nur weil ich ein paarmal in eine Schlägerei verwickelt war." Er dreht sich einen Joint, während er weiter redet: „Letzte Woche hab ich nur zugeschlagen, weil einer nicht begriffen hat, daß ich ihm nichts tun will. Der hat schon Angst gehabt, weil ich nur dastand. Was soll ich denn da machen? Was glaubt der, was ich mache, wenn er mich so anschaut, als wenn ich ein Monster wäre?! Da kann ich ja machen, was ich will, und er hat immer noch Schiß. Dann soll er halt haben, was er will."
Ich frage mich, inwieweit (männliche) Macht aus dem Aufgreifen, Potenzieren und Zurückwerfen von (weiblicher) Angst besteht – wohlgemerkt: ohne daß dies als Begründung oder gar Rechtfertigung herhalten kann! Ein Teufelskreis:

> „Im Fall von Richard Speck war es 1966 einem einzigen, allerdings mit einem Messer bewaffneten Mann gelungen, acht Schwesternschülerinnen dazu zu bewegen, sich fesseln und eine nach der anderen aus

dem Zimmer holen zu lassen. Die einzige Überlebende des Massakers war eine 23jährige Philippinin namens Corazon Amurao, die den anderen vorgeschlagen hatte, gemeinsam zu fliehen. Ihre Mitschülerinnen rieten ihr, nicht in Panik zu geraten und nichts zu unternehmen, was den Täter provozieren könnte. Sie waren alle der Meinung, im Nebenzimmer würde >>lediglich vergewaltigt<<. Corazon Amurao versteckte sich unter dem Bett, und Speck verzählte sich im Blutrausch. Alle anderen Mädchen gingen wie Lämmer zur Schlachtbank. Am folgenden Morgen wurden acht Leichen gefunden, aufgeschlitzt und erwürgt."

BROWNMILLER 1994, S. 271

11. Juni 1996
dpa – Evan Chandler, der Vater von Jordan Chandler-Schwartz, den Michael Jackson sexuell ausgebeutet haben soll, verklagt diesen auf 60 Millionen Dollar Entschädigung. Begründung: Michael Jackson habe gegen die Bestimmungen einer vertraulichen, außergerichtlichen Vereinbarung verstoßen, indem er bspw. seine Frau in die Einzelheiten dieser Verein-barung eingeweiht habe. Im Januar 1994 hatte Michael Jackson im Zusammenhang mit dieser Vereinbarung eine Abfindung von über zehn Millionen Dollar an den Jungen gezahlt. Generell werfe Evan Chandler Jackson vor, daß er seinen Sohn öffentlich als Lügner darstelle.
Ich weiß nicht, ob etwas und wenn ja, was passiert ist. Keiner der Beteiligten ist mir bekannt, aber es gibt nur zwei Möglichkeiten:
Entweder Michael Jackson hat sexuelle Übergriffe getätigt, in diesem Fall haben die Eltern des Jungen die Wahrheit und ihren Sohn gleich mit verkauft und sich selbst zu Zuhältern ihres Kindes gemacht, indem sie einem Vergleich in *so einem Fall* zustimmten.
Oder es ist nie etwas passiert, was bedeutet, daß Evan Chandler seinen Sohn aus purer Geldgier in *so eine Sache* gezogen hat – emotionale Ausbeutung.
Ich würde diesen Eltern das Sorgerecht entziehen.*

17. Juni 1996
Besuche eine Veranstaltung, in der zur Kampagne „Mißbrauch mit dem Mißbrauch" Stellung bezogen wird. Die VertreterInnen dieser Kampagne tun so, als würde nun, mit dem Argument der sexualisierten Gewalt, Hatz auf Männer gemacht. Sie meinen beobachten zu können, daß ungerechtfertigte Beschuldigungen sich in den Medien häuften, daß Kinder „suggestiv" befragt würden und so das gewünschte Ergebnis brächten.

---

* Dieses Vorgehen spiegelt dasselbe Bewußtsein wieder, wie es bei einer Vergewaltigung an den Tag gelegt wurde: Der Täter hat dem Mann der vergewaltigten Frau eine größere Summe gezahlt, damit war das Verbrechen – für die beiden Männer – vom Tisch. Kroll 1992, S. 38

Die Kampagne „Mißbrauch mit dem Mißbrauch" propagiert unisono, was auch Kindervergewaltiger regelmäßig zu ihrer „Entlastung" vorbringen: sie streiten ab, sie zweifeln die Glaubwürdigkeit des Opfers an, sie wiegeln ab, sie rationalisieren, sie versuchen, die Verantwortung abzuwälzen ...

Was mich am meisten traf bei dieser Veranstaltung, war die verzweifelte Frage einer jungen Frau: „Ich bin total verunsichert, ob Kinder tatsächlich sexuelle Interessen äußern." Das waren also die ersten „Erfolge" dieser Kampagne! Aus von Neugierde und Zärtlichkeitsbedürfnis geprägtem Wunsch nach Körperkontakt wurden „sexuelle Interessen" von Kindern gemacht und Frauen, die um ihre Fähigkeit, um ihre Kindheit zu trauern, rangen, wurden verunsichert. Na, toll! Da haben wir doch die gleiche Chose, die auch schon im 19. Jahrhundert ablief: dort wurde die Diskussion um das (durch sexualisierte Gewalt) gefährdete Kind durch die Diskussion um das „gefährliche Kind" verdeckt: nachdem ruchbar wurde, daß auch Lehrkräfte und andere Autoritäten sexualisierte Gewalt an ihren Schützlingen ausüb(t)en, also ihre Autorität mißbrauch(t)en, versuchten diese hastig – und leider in Teilen erfolgreich – das Bild des lüsternen Kindes heraufzubeschwören, das den ach so armen Lehrer (Pfarrer etc.) verführe.
Gern wurde dazu die Argumentationskette genutzt, die da behauptete: ein Kind, bei dem Manipulationen an den Geschlechtsorganen zu erkennen seien, habe masturbiert, sei somit verwerflich und in der Folge unglaubwürdig. Verkehrung von Ursache und Wirkung – „Volkssport" in dieser Gesellschaft.
Ich habe dieser Frau geantwortet: „Kindervergewaltiger pflegen entweder zu behaupten, daß Kinder noch keine Sexualität besitzen, daraus schließen sie dann messerscharf, daß sie an sexuellen Manipulationen keinen Schaden nähmen, oder sie gehen davon aus, daß Kinder sexuelle Wesen seien, die dann sofort und immer die Initiative ergreifen und den armen Erwachsenen verführen. Mit anderen Worten: wenn Du Dich überhaupt auf die Argumentation von Kindervergewaltigern einläßt, hast Du schon verloren. Übrigens: die argumentieren immer in Zirkelschlüssen, in denen sich die Katze in den Schwanz beißt. Nichts von alledem, was jemals ein Kindervergewaltiger gesagt hat, hält einer genauen Überprüfung stand."

Auf dem Nachhauseweg fiel mir eine weitere Parallele ein, wie heute mit ganz alten Argumenten versucht wird, der schrecklichen Wahrheit aus dem Weg zu gehen: während Freud damals von „Hysterie" redete, wenn er seinen eigenen Forschungsergebnissen – und den Frauen, die von sexualisierter Gewalt, die sie als Kind in ihrem engsten Umfeld erlitten hatten, berichteten – nicht glauben wollte, bekommen wir heute das Konstrukt des sogenannten „FMS" („False Memory Syndrom" = Syndrom der falschen Erinnerung) aufgetischt, das Frauen unglaubwürdig erscheinen lassen soll. Bemerkenswerterweise erst im Zusammenhang mit sexuellen Übergriffen an Kindern aufgetaucht, soll dieses „Syndrom" der Grund dafür sein, daß Erwachsene unzutreffende Erinnerungen geäußert haben sollen. Ich sage bewußt „Konstrukt", denn als medizinische Kategorie, als medizinisch anerkannter Begriff, existiert es nicht. Dennoch: „FMS" – klingt unglaublich schick und vielsagend und ist doch nur ein Luftballon mit heißer Luft, den – vorzugsweise – Verwandte von Ausbeutungsopfern, die sich erinnerten, ständig neu aufblasen.

Früher: „Hysterie" – heute: „False Memory Syndrom" (FMS)! Als nächstes werden Kindervergewaltiger behaupten, daß Aliens, Wesen von einem anderen Stern, sich nachts an Kindern vergreifen.
Und auch damit, wie schon beim „FMS", würden sie zynischerweise eine der Schutzbehauptungen von Kindern ausnutzen. Kinder reden sich nämlich u.a. ein, daß der Vater/Onkel/Opa von Außerirdischen beherrscht wird, wenn er sie vergewaltigt. So versuchen Sie das Bild der Personen in ihrer Umgebung für sich zu retten.*

Indem Kindervergewaltiger und deren Sympathisanten derartige Überlebensstrategien umdeuten, beuten sie Opfer erneut aus.

Sollte es wirklich wieder ein Jahrhundert dauern, bis den Leuten aufgeht, daß die einzigen Krankheitssyndrome, die es in diesem Zusammenhang gibt, eben *durch* sexualisierte Gewalt entstehen?

> VertreterInnen der gerichtsmedizinischen Psychiatrie belegen, daß Kinder die glaubwürdigsten Zeugen sind, und daß verbale und nonverbale Aussagen über sexuelle Gewalterfahrung nahezu immer der Wahrheit entsprechen.**
>
> Enders 1995, S. 16f

Zumindest war eins klar: die junge Frau, die völlig verunsichert ihre Frage gestellt hatte, braucht Menschen, die deutlich für sie Stellung beziehen, um die vorherige Gehirnwäsche durch den Täter aufzuheben.

---

* Und auch hier würde sich ein Muster der sogenannten Hexenprozesse wiederholen: dort war es der „Teufel", der sogenannte „Incubus", der die Kinder heimgesucht haben soll. Rush 1991, S. 79ff

** Kavemann/Lohstöter 1991, S. 30: „Kinder gelten bei Polizei und Gericht als die besten Zeugen, wie Prof. Detlef Canabis vom Institut für Forensische Psychiatrie der Freien Universität Berlin bestätigte. Nur in 1 % aller Strafanzeigen wird dem Mädchen kein Glaube geschenkt.", vgl. auch: Helga Poschenrieder, Gutachterin bei Gericht für Fälle sexueller Gewalt in „Mona Lisa" am 31.3.1996 im ZDF. Titel der Sendung: „Sex mit Kindern. Das organisierte Verbrechen an den Wehrlosen" und Gallwitz/Paulus 1997, S. 163

18. Juni 1996
Mein 26. Geburtstag. Mein sogenannter Vater spricht auf Band: „Ich wünsche Dir alles Gute, Gesundheit und Erfolg im Leben."

21. Juni 1996
Werde darüber informiert, daß das Ergebnis vorliegt. Endlich! Aber nein: die reinen Labordaten nützen gar nichts. Die genaue Wahrscheinlichkeit der Vaterschaft wird noch berechnet. Es muß errechnet werden, ob das Ergebnis von der 99.9%igen Wahrscheinlichkeit - der „an Sicherheit grenzenden Wahrscheinlichkeit" - abweicht.

22. Juni 1996
Denke daran, wie ich mich gefühlt hatte, bevor ich mich in Frankfurt daran erinnerte, wer eigentlich mein Vater ist. Und ich denke daran, daß ich mich an jenem Abend in Dahn genauso gefühlt hatte, als ich so sehr um eine Sitzung bettelte und sie nicht bekam: genau dasselbe seltsam krasse Konturensehen, genau dasselbe Gefühl, wie weggetreten, als wenn ich noch nicht auf dieser Welt wäre. Es war, verdammt nochmal, *der Moment,* an dem ich dran gekommen wäre! Ich hatte recht!
Mehr als fünf Jahre!!! Fünf beschissene Jahre, in denen ich gelitten habe wie eine Hund, in denen ich gefangen in mir selbst war, in denen ich mich weiter aussätzig fühlte, fünf Jahre verlorene Lebenszeit, in einem sowieso schon völlig verkorksten Leben! Welcher Paragraph gilt für Diebstahl an Lebenszeit und -qualität? Wer gibt mir diese Jahre zurück? Wer macht all die schrecklichen Situationen wieder gut, in die ich unter klaren Umständen nicht gerutscht wäre: die Abzockergeschichte mit Angelika S., Vergewaltigung inklusive, den bedauernswerten „Besuch" in der Herbertstraße, die leidige Geschichte mit Heiko? Vor allem aber: wer ersetzt mir, was ich nicht hatte, an Schönem, an Erfüllendem, an Kontakten und an Lieben? (Klingt weinerlich, ich weiß, aber erstens tut das auch mal Not, und zweitens muß diese Frage erlaubt sein - auch und gerade, um ein Umdenken im sogenannten Gesundheitswesen zu bewirken.)

> AUS DEM AUFNAHME- UND ÄRZTLICHEN BEHANDLUNGSVERTRAG MIT DER STEIN-IM-BLICK-KLINIK IN DAHN: „5. Ich verpflichte mich meiner Krankenkasse gegenüber für diesen Krankenhausaufenthalt keine nächträglichen Regreßansprüche über den vorher bewilligten Kostensatz hinausgehend zu stellen."

Ich war vollkommen fix und fertig. Wie soll ich das bloß verpacken? Wie soll ich damit umgehen? Schlichter (?) Behandlungsunwille kostete mich fünf Jahre, bevor ich es wieder geschafft hatte, mich an diesen Punkt zu arbeiten. An diesen Punkt, den ich bereits hatte, den andere mir wieder weggenommen haben. Und mir ging wieder durch den Kopf, was mein behandelnder

Arzt mir zu der Sitzung gesagt hatte, an der ich an der Stelle hängenblieb, wo es um die Mengenlehreschablone ging: „Sie haben aber auch geblockt, das müssen Sie zugeben!“ Verflucht! Wenn ich keine Blockierungen hätte, dann bräuchte ich ihn nicht! Mir zu helfen, mit Blockierungen und – wie es auch noch nett heißt: „Widerständen“ – umzugehen, ist ja gerade sein Job! Deswegen suche ich ja einen Facharbeiter in Sachen Psycho-Logik auf. Wenn ich nicht blockiert wäre, dann würde eh alles von allein laufen und ich hätte keine Probleme. So aber wurde mir immer wieder Grund für berechtigte Widerstände gegeben!
Wäre die Berufswahl dieses Arztes ein Aufsatzthema gewesen, ich müßte sie mit „Thema verfehlt!“ beurteilen.*

Ich hab mich ins Bett gelegt und wollte nur noch schlafen, nicht mehr daran denken. Bin davon aufgewacht, daß mir meine Tränen übers Gesicht liefen. Habe laute Musik gemacht, damit niemand hört, wie ich hier sitze und heule. Über eine Stunde habe ich nur geweint, immer mit dem Gedanken: „Dazu hatte er kein Recht!“

Ich frage mich, ob nicht ein Großteil der Therapeutinnen und Therapeuten ganz reale ZeitdiebInnen sind, die – im Gegensatz zu den fiktionalen Zeitdieben in „Momo“** – die Zeit ihrer Klientinnen und Klienten nicht „wegrauchen“, sondern sie in die Tasche stecken.
Ich zumindest kann die Motivation zu helfen nicht ernst nehmen, wenn Leute, die alle Informationen über die Grundlagen von menschlichem Leid haben, nicht darauf hinwirken, daß es dort beseitigt wird, wo es entsteht. Oder haben Sie schon mal Psychologinnen und Psychologen erlebt, die vor dem deutschen Bundestag einen Sitzstreik machen, um Gesetzesänderungen, beispielsweise in bezug auf sexualisierte Gewalt, zu erwirken? ***

> Pro Tag verdiente der Klinikinhaber 223,95 DM an mir, insgesamt vom 13. November 1991 bis 23. April 1992: 35.608.05 DM.
> Die Mindesttageseinnahmen der Klinik lagen, bei voller Belegung – und ohne die teureren Zimmerkategorien zu berücksichtigen – bei: 223,95 mal 35 Zimmer: 7838,25 DM.
> Im Monat (mal 30): 235.147,50 DM

Noch Fragen?

---

* Eine Steigerung dazu bot ein anderer Psychologe, indem er seine Unfähigkeit bei mir festzumachen suchte: „Sie sind ein Therapeutenkiller.“
** Michael Ende: „Momo. Die seltsame Geschichte von den Zeit-Dieben und von dem Kind, das den Menschen die gestohlene Zeit zurückbrachte“, Thienemann, 1993
*** Wenn Leute, denen es oft an der grundlegenden Glaubwürdigkeit im eigenen Berufsethos mangelt, dann auch noch als GutachterInnen vor Gericht bestellt werden, um die Glaubwürdigkeit von Prozeßbeteiligten zu beurteilen, ist die Farce perfekt.

Als ich mich wieder etwas gefaßt hatte, saß ich da – mich unwillkürlich selber wiegend, wie ich es früher oft tat, wenn alles zu viel wurde und ich mich auch oft dabei ertappte, es automatisch zu machen, z.B. beim Fernsehen – und fragte mich, wie so etwas nur passieren kann.
Damals war das Argument meines behandelnden Arztes und dieses Chefarztes in Dahn, daß ich „selbstmordgefährdet" sei. Daß mir ein Gespräch verweigert worden sei, um mich vor Selbstmord zu „schützen", ist geradezu lächerlich. Vor allem aber ist es psycho-unlogisch, weil gerade der letzte Punkt, auf der langen Skala der Verletzungen, der schlimmste ist. Kurz davor abzubremsen, kommt einer Vollbremsung auf einer Brücke gleich, bei der die KlientIn nur noch die Wahl hat, an der Leitplanke entlang zu schliddern oder herunterzustürzen.
Ich hing auf der Leitplanke: Die letzten Jahre waren die weitaus riskantesten in bezug auf Selbstmord. Und zwar genau seit dem Zeitpunkt, an dem mir mein Arzt keine Analyse gab, als ich sie brauchte. Seitdem lief ich wie ein angeschossenes Tier herum und hatte nur noch zwei Gedanken im Wechsel: den an Selbstmord und den daran, „daß da noch was ist". Es war ein ständiger heikler Drahtseilakt, und es war nie sicher, welcher Gedanke sich durchsetzen würde.
Mangelhafter Behandlungswille hatte mir also nicht nur fünfeinhalb psychisch tote Jahre beschert, sondern vor allem fünfeinhalb auch physisch potentiell tödliche Jahre.
Dabei mußte er noch nicht einmal den richtigen Moment abpassen, er hätte einfach nur *zuhören* müssen! PsychologInnen sind nicht notwendig, oft schädlich, aber *wenn* sie zu Rate gezogen werden und sich jemand auf sie verläßt, dann haben sie die Pflicht, ihrem Auftrag zu genügen – oder offen anzuzeigen, daß sie nicht dazu in der Lage sind, anstatt sich weiter als „Behandler" aufzuspielen! Denn sonst verunmöglicht allein der erneute Vertrauensbruch ein Weiterkommen.

So war wieder passiert, was ich schon als Kind mit diesem alten Mann erlebt hatte: damals hatte ich in höchster Verzweiflung um Hilfe gebeten und – nicht nur, daß ich sie nicht bekam – nein: ich wurde erneut und in erpresserischer Weise vergewaltigt. Und heute erlebte ich eine vergewaltigende Erpressung.

Wenn ich den ganzen Eso-Kram unreflektiert geschluckt hätte, würde ich jetzt vielleicht denken, daß ich es war, die dieses Muster immer und immer wiederholte. Da dies aber immer wieder in schrecklicher Regelmäßigkeit passiert, neige ich dazu, dies als Zeichen einer strukturellen Schwäche des Krankheitswesens zu sehen, das heute fälschlich „Gesundheitswesen" genannt wird.
In einem „Gesundheitssystem", das als Verwahranstalt für die Opfer struktureller, gesellschaftlicher Mißstände instrumentalisiert wird, ist nicht daran zu

denken, daß Heilung gewollt ist. Ich weiß von einem Arzt in der Psychiatrie, daß er sich sehr wohl bewußt darüber sei, „daß Halluzinationen und schizophrene Schübe bei vielen der Insassinnen (Mensch beachte das Wort!), auf reale Erlebnisse in der Kindheit zurückzuführen sind. Oft handelt es sich dabei um sexualisierte Gewalt.“*

> Nur die wenigsten Opfer sexueller Ausbeutung in der Kindheit kommen irgendwann in die Psychiatrie – meist die, die schlimmste Erfahrungen sexualisierter Gewalt hinter sich haben. Doch viele, möglicherweise die meisten Patientinnen und Patienten in der Psychiatrie wurden in der Kindheit mißbraucht. Die Statistiken sprechen eine eindeutige Sprache: Bei einer eingehenden Befragung gaben 50 bis 60% der stationär aufgenommenen PatientInnen und 40 bis 60 % der ambulant behandelten PatientInnen an, sie seien in der Kindheit mißhandelt und/oder sexuell ausgebeutet worden. 70 % der PatientInnen, die im Rahmen einer anderen Untersuchung in der Notaufnahme einer psychiatrischen Klinik befragt wurden, berichteten von Mißbrauchserfahrungen in der Kindheit.
> *Somit ist Mißbrauch in der Kindheit offensichtlich einer der Hauptfaktoren bei den Menschen, die als Erwachsene psychiatrische Behandlung in Anspruch nehmen müssen.*
>
> HERMAN 1994, S. 170F, AUCH DIE BUNDESREGIERUNG ZITIERT IN IHRER ANTWORT AUF DIE GROSSE ANFRAGE ZUR FRAUENSPEZIFISCHEN GESUNDHEITSVERSORGUNG EINE STUDIE, IN DER DREIVIERTEL DER BEFRAGTEN PSYCHIATRIEPATIENTINNEN VON IHREM LEIBLICHEN VATER ODER STIEFVATER SEXUELL AUSGEBEUTET WURDEN, S. 112**

Was früher Kirche und Justiz war, ist heute Psychiatrie und Medizin, OP-Tische und Tablettenschalen sind die modernen Scheiterhaufen.

25. Juni 1996
Erfahre das Ergebnis: 96,865 % – „Vaterschaft sehr wahrscheinlich“. Stelle wider Erwarten fest, daß ich gleichzeitig erfreut und enttäuscht bin. Erfreut, daß meine Erinnerung möglich ist, weil erst der Vaterschaftstest meines sogenannten Onkels Klarheit bringen wird. Enttäuscht, weil ich unbewußt hoffte, daß sich hier schon klärt, daß ich nicht recht habe. Das hätte für mich geheißen, daß meine Erinnerung mangelhaft ist, daß ich ja vielleicht doch hoffen kann, eine friedliche Kindheit gehabt zu haben, und daß ich es also bin, die verkorkst ist.

---

* vgl. auch Hüttner, A.: „Deswegen soll ich nun verrückt sein – weil ich mir Blumen ins Bett lege“ in: Schneider/Tergeist 1993, S. 20ff

** s. auch: Fegert, Jörg Michael: „Professionelle HelferInnen in der Arbeit mit sexuell mißbrauchten Kindern“, in „Übergriffe und Machtmißbrauch in psychosozialen Arbeitsfeldern. Phänomene – Strukturen – Hintergründe“, Ute Sonntag u.a., Tübingen, DGVT-Verlag, 1995, S. 228-273

Nun war ich gezwungen, auch den nächsten Schritt zu gehen, um wirklich ganz sicher zu sein, also einen Wert von 99.9% – „an Sicherheit grenzende Wahrscheinlichkeit" – zu erreichen. Da die beiden in Frage kommenden Männer als Brüder eng miteinander verwandt sind, ist es notwendig, auch meinen sogenannten Onkel heranzuziehen, um 99,9%ige Sicherheit zu bekommen. Das wäre dann auch der Wert, der vor Gericht in solchen Fällen anerkannt wird.
Der Leiter des Gerichtsmedizinischen Institutes in Hamburg macht mir das Angebot, mit meinem „Onkel" zu sprechen, was ich sehr nett finde, zumal ich diesen rational denkenden Mann immer wieder aus emotionaler Bedenklichkeit auf den Boden der pragmatischen Vernunft holen mußte: Ich sah mich sogar hier, als Auftraggeberin, in sowas wie eine Rechtfertigungsposition versetzt, wenn er mir wieder und wieder einzureden versuchte, daß ich das Ganze sein lassen sollte, und erklärte mehrfach: „Wenn mein sogenannter Onkel nichts zu befürchten hat, kann er den Test doch machen, und wenn doch, dann ist es nur recht und billig, daß er dazu steht. In keinem Fall wird irgend jemand Unrecht durch den Test getan. Nur wenn er den Test nicht macht, wird mir Unrecht getan. Sie können mich ja gerne für bekloppt halten, aber wenn Sie ganz nüchtern denken, müßte Ihnen auffallen, daß es eigentlich eine Selbstverständlichkeit für meinen sogenannten Onkel sein müßte, diesem Test zuzustimmen, gerade wie die Dinge bei mir liegen."

3. Juli 1996
Ein Schreiben des Leiters des Gerichtsmedizinischen Institutes mit der Bitte, dem Vaterschaftstest zuzustimmen geht an meinen „Onkel": „... Ohne ihre familiäre Situation weiter zu kennen, erscheint mir die angestrebte Untersuchung für Frau Olga Masur von größtem Interesse ..."

4. Juli 1996
Mein sogenannter Vater echauffiert sich, als er bei mir anruft und beschreibt mir – wohl unfreiwillig – sowohl die Reaktion meines „Onkels", er sei sehr nervös, als auch die von dessen Frau: „Kann schon sein, daß die beiden mal das Vergnügen miteinander hatten, aber die Olga braucht nicht zu denken, daß sie an ein Erbe oder Unterhaltsansprüche herankommt."
Das ist so ein absurder Gedankengang, daß er schon nicht mal mehr witzig ist: sein verdammtes Erbe würde ich überhaupt nicht mehr erleben. Wie sollte ich wohl auf sowas spekulieren!

Noch am selben Tag schreibe ich einen handschriftlichen Brief an meinen „Onkel", in dem ich versichere, daß es mir nicht um ein Erbe geht. Ich versuche – sehr freundlich im Ton – deutlich zu machen, wie wichtig diese Klärung für mich ist.

6. Juli 1996
Mein „Vater“ hat mir auf Band gesprochen. Er kündigt an, daß es „Schwierigkeiten“ geben und daß mein „Onkel“ einen Anwalt aufsuchen werde.

10. Juli 1996
Brief meines „Vaters“ (Mein Scheinvater schrieb auch in dieser Situation fleißig Briefe. Wer nicht weiß, was dieser Mann alles gemacht hat, könnte aufgrund derart „besorgter“ Briefe tatsächlich an den „treusorgenden Familienvater“ glauben.):
Er hoffe, daß es mir gut gehe, und rät mir weiter, mir „gut“ zu überlegen, was ich tue, „nicht daß etwas passiert, das man nicht mehr ändern kann“. Das sagt mir jemand, der mich vergewaltigt hat – *nie wieder* zu ändern, geschweige denn „gut zu machen“. Er betont, daß ich ihn und seinen Bruder nicht „auseinander“ bringen werde. Außerdem kündigt er an, daß ein Anwalt eingeschaltet werde, der sich auf diesem Gebiet auskenne und die ganze Probe – „von Anfang bis Ende“ – „begleiten“ werde. Den Effekt könne ich mir ja selber denken. Will er jemanden bestechen oder was? Das Ergebnis ändert sich nicht, indem jemand zuguckt.
Und es gäbe Leute, die „das ganze Leben leiden“ oder „gefesselt sind“. Recht hat er, da kenn' ich jemand! „Gehen, Sehen und Hören“ könne ich, das sei „doch schon etwas.“. Und: „Magen und Darm“ solle ich untersuchen lassen: „... vielleicht hast du Bakterien.“ Das ist stark zu hoffen, andernfalls wäre meine Darmflora tot. Und von einem guten Orthopäden solle ich mich auch noch untersuchen lassen, denn: Er selbst habe an zwei Wirbeln immer „Druck“ auf den Nerv. Dadurch habe er „schmerzhafte Ausstrahlungen“. Kurz: seine Kindervergewaltigerpsyche funktioniert hervorragend. Was für ihn zutrifft, so meint er, treffe auch für mich zu. Was für ihn gut ist, so meint er, sei auch für mich „gut“.

12. Juli 1996
Der Leiter des Gerichtsmedizinischen Institutes telefoniert mit der Frau meines „Onkels“. In diesem Telefonat spricht sie selbst an, daß die Möglichkeit wohl gegeben sein mag, weil sie und ihr Mann damals mit meinen Eltern in einem Haus wohnten. Sie kündigt einen Brief an, in dem sie mitteilen wolle, ob sie bereit seien, einer Blutentnahme bei meinem sogenannten Onkel zuzustimmen. Vorher wolle sie sich noch bei einem befreundeten Arzt erkundigen.

15. Juli 1996
Ich erfahre in der Öffentlichen Rechtsauskunft (ÖRA), daß ich die Nichtehelichkeit in bezug auf meinen sogenannten Vater anerkannt bekommen muß, um an meinen „Onkel“ zu kommen, so daß er veranlaßt wird, die Blutentnahme vornehmen zu lassen.
Unter demselben Datum:

Brief meines „Vaters":
Er läßt sich aus darüber, warum ich meinen Nachnamen habe ändern lassen, wo ich doch, wäre mein sogenannter Onkel der Vater, sowieso denselben Namen hätte. Meine Namensänderung hatte ihn tief getroffen und zieht offensichtlich immer noch Kreise in seinem Hirn. Kein Wunder: es kratzt an seinem Denken in Besitzverhältnissen an Menschen.
Weiterhin rät er mir, doch ein „normaler Mensch" zu bleiben und mich auszusprechen darüber, was mich bedrücke. Vielleicht, so meint er, könnten „wir es gemeinsam lösen". Und: „Bitte nicht resignieren, den Streß vermeiden, immer wieder ausspannen. Schwimmen hilft viel. Alles Gute. 13.07.96"

21. Juli 1996
Heiko schon wieder. Diesmal sogar, während bei mir noch Licht brennt: „Olga, ich schulde Dir doch noch was." Ich öffne die Tür einen Spalt breit. Er zeigt ein Geldbündel vor – jede Menge Hunderter. Als er an meinem Schreibtisch sitzt, zieht er, äußerst widerwillig und zögernd einen 50-Mark-Schein heraus. Er legt den 50er auf den Schreibtisch und versucht, mich zu umarmen.
Ich betrachte das Ganze amüsiert. Zuerst macht er noch nachträglich einen Stricher aus sich, indem er mir Geld abnimmt (noch dazu einen sehr billigen, wenn ich die Summe auf die Male, die er mit mir im Bett war, aufrechne), und jetzt versucht er, mich auf dieselbe Ebene hinunter zu ziehen: „Willst Du mich kaufen, oder was?! Du schuldest mir 1300 Mark, Zinsen nicht berechnet. Du glaubst doch nicht im Ernst, daß ich mit Dir ins Bett gehe?!"
Er verdreht die Augen: „Das ist doch schon mal was. Ich hab doch Geld auf den Tisch gelegt. Und so viel schulde ich Dir auch nicht, ich hab hier nicht telefoniert."
Ich mußte schon lachen, so absurd ist das: „Wenn Du wenigstens zugeben würdest, daß Du den Schlüssel nachgemacht hast. Wenn Du wenigstens dazu stehen würdest, daß Du ein Arschloch bist."
Er zögert einen Moment, sein Hirnkasten läuft sichtbar heiß, er betrachtet nochmal angestrengt den 50-Mark-Schein: „Wenn Du *jetzt* mit mir ins Bett gehst, geb ich's zu."
Ich mußte laut lachen: „Willst Du mit der Wahrheit handeln? Die läßt sich nicht abkaufen! Du bist so ein Arschloch, Du würdest Deine eigene Großmutter für 5 Mark verkaufen!"
Er grinst breit: „Nee, die käm' sogar günstiger."
Ich öffne die Wohnungstür: „Geh, bitte!"
Er steht auf, steckt den 50-Mark-Schein wieder ein (ich muß wieder lachen), stellt sich vor mir auf und umfaßt meine Handgelenke, den Blick nochmal suchend auf den Schreibtisch gerichtet.
„Heiko, hast Du was vergessen? Vielleicht ein Ein-Mark-Stück, 50 Pfennig oder zehn? Paß bloß auf, daß Du hier kein Geld liegen läßt!"

Er steht dicht vor mir und blitzt mich an: „Ich hatte 50 Mark hingelegt, das ist doch ein Anfang."
Ich lasse meine Arme ganz locker, während er sie festhält, ich werd' mich nicht auch noch anstrengen für den Arsch: „Für Miriam wäre das vielleicht ein Anfang, aber die liebt Dich ja auch nicht, die ist Dir hörig!" Ich genoß die Wut in seinen Augen, während ich wieder in einen dieser klaren Momente rutschte und in aller Seelenruhe – ohne die geringste Mißgunst in meiner Stimme – feststellte: „Du *könntest* ein phantastischer Mann sein, aber Du *bist* ein Stück Scheiße!"
Er stand noch einen Moment so da, preßte seine Hände um meine Handgelenke und wußte nicht, was er tun soll. Schließlich drehte er sich um und ging.
Ich gehe ins Bett: Ja, *eigentlich* könnten alle Menschen phantastische Menschen sein, aber wenn sie sich dagegen entschieden haben, nützt es nichts, auf Krampf das Gute in ihnen sehen zu wollen. Ich kann nur das beurteilen und zur Basis meiner Reaktionen machen, was ich bekomme. Und dabei ist es mir vollkommen schnuppe, ob Männer sich als Kinder Frauen ausgeliefert fühlten, weil sie in der Regel von einer Frau erzogen worden sind! Wenn sie sich als Säugling ohnmächtig gegenüber einer Frau erlebten, ist das noch lange kein Freibrief, sich Frauen gegenüber bis in alle Zeiten wie Kleinkinder zu verhalten, die ihre Grenzen austesten. Da haben Männer Emanzipationsarbeit zu leisten.

Es ist eine tragische Entwicklung, daß Opfer sexualisierter Gewalt oftmals einen Großteil ihrer Wut auf die Mutter projizieren*: „Sie hätte mich schützen müssen." Erst wenn auch Männer kleine Kinder versorgen, kann der Satz auch *„Er* hätte mich schützen müssen" lauten. (Jedes Mal, wenn ich einen Mann mit kleinen Kindern umgehen sehe, freue ich mich zuerst und denke dann sofort: „Ob er sie tatsächlich nur versorgt? Ob er tatsächlich nur mit ihnen spielt?" Es ist ein schreckliches Dilemma! Ich kann nicht vermitteln, wie sehr diejenigen Männer, die vergewaltigen, mein Männerbild insgesamt beeinträchtigt haben.)

22. Juli 1996
Nachdem im Institut für Rechtsmedizin noch nichts eingegangen ist, erkundige ich mich bei meinem „Vater", ob mein „Onkel" Bereitschaft signalisiert hat. Die Antwort lautet: „Nein" und weiter: „Man weiß nie, was man für Vorfahren hat ... Ich will, daß auch *du* gesund bist." Ansonsten das übliche Gejammer: „Knappe 16 war ich, als ich schon mit dem schweren Vorschlaghammer arbeiten mußte. Im Schiffbau, als Kraftfahrer und Lastenträger hab ich mir mein Kreuz kaputt gemacht. Aber ich will ja nicht klagen. Vor allem will ich, daß auch Du gesund bist – egal, was Du mir geschrieben und gesagt

* Enders 1995, S. 218f

hast. Ich danke, daß Du angerufen hast, und daß wir mal so richtig geredet haben."
Daß ich mit gerade einem Jahr den „schweren Vorschlaghammer" von ihm in den Rachen gestoßen bekam ... na, wenigstens nimmt er mir nicht übel, was ich ihm „geschrieben und gesagt" habe.

Ich hätte meinen (wenn auch Schein-) Vater abgöttisch geliebt, wenn er nicht getan hätte, was er getan hat. Ich wäre stolz gewesen auf jeden Handschlag, den er für mich und meine Geschwister getan hat. Das heißt: während ich das schreibe, merke ich, daß diese Frage sich so gar nicht stellt! Ich weiß nicht, was ich für meinen Vater empfunden hätte. Meines Vaters „Anteilnahme" war immer In-Besitz-Nahme, meines Vaters „Interesse" war immer Machtinteresse, sein „sich kümmern" immer nur die eine Seite der Medaille, die auf der anderen die häßliche Fratze des berechnenden Vergewaltigers trug. Er war immer nur scheinbar emotional verfügbar, diese Show für die Öffentlichkeit, von der er Anerkennung und Bewunderung wollte, gehörte zum grausamen Spiel, das er trieb. Und je gewalttätiger und grausamer er wurde, desto mehr idealisierte ich ihn. Ich griff nach dem einzigen Mittel, das ein Kind in seiner Macht- und Hoffnungslosigkeit hat: Ich versuchte, ihn „gut-zu-lieben", um ihn ertragen zu können. Das Maß meiner „Liebe" entsprach dem Maß meiner Angst. Und je mehr die Angst weicht, desto mehr stelle ich fest, daß da nichts ist, einfach nichts. Wenn ich mir vorstelle, daß er *heute* ein „Wenn du was sagst, lassen wir die Kleine verhungern", von sich gäbe – zum Schieflachen!
Er ist nicht „mein 'Vater', der Kinder vergewaltigte." Er ist der Kindervergewaltiger, der zufällig, auch, biologisch, mit mir verwandt ist. Und für den Kindervergewaltiger habe ich nur Verachtung: *Abschaum der Menschheit.*

23. Juli 1996
Meine Rechtsanwältin formuliert die Aufforderung an meinen „Onkel", den Bluttest vornehmen zu lassen:
„... Sie wurden aus diesem Grunde in den vergangenen Wochen bereits mehrfach von Frau Masur und dem mit der Begutachtung dieser Frage beauftragten Prof. Dr. P. mündlich und schriftlich gebeten, sich einer Blutuntersuchung zu unterziehen. Dem sind Sie aus für alle Beteiligten nicht nachvollziehbaren Gründen bis heute nicht nachgekommen ... Es sei an dieser Stelle nochmals betont, daß es Frau Masur in diesem Zusammenhang nicht um die Geltendmachung von Unterhalts- oder Erbersatzansprüchen geht ... Selbstverständlich würde meine Mandantin davon absehen, die ihr entstandenen Kosten von Ihnen erstattet zu verlangen, sollte sich das Ergebnis des Bluttestes als negativ herausstellen und feststehen, daß Sie nicht der Vater sein können ..."

24. Juli 1996
Laufe abends mit einer Bekannten zur U-Bahn und erzähle ihr, was für einen Quatsch sich Heiko geleistet hat. Ein Besoffener bekommt unser Gespräch mit und fühlt sich so provoziert, daß er mich als „Votze" beschimpft. Ich hatte das zuerst gar nicht gehört, aber bei meiner Bekannten trifft es einen Nerv: „Nimm das sofort zurück!" Das Ganze endet mit einer Rangelei zwischen den beiden. Er spuckt und schlägt, sie hält ihn fest, bis glücklicherweise die Bahnpolizei kommt.
Ich muß feststellen, daß ich in dieser Situation keine große Hilfe war, und denke wieder daran, daß ich eine Kampfsportart lernen sollte. Gleichzeitig: „Verflucht nochmal, dann habe ich es akzeptiert. Ich will, daß Kerle aufhören, auf Frauen loszugehen. Ich will keine Kampfsportart lernen müssen, um mich auf einem Planeten bewegen zu können, der mir genauso gut gehört wie jedem Mann! Nicht aus diesem Grund." (Zumal die neueste Zirkelargumentation, die gegen Frauen gerichtet wird, darin besteht, ihnen einerseits vorzuwerfen: „Was, Sie haben noch keinen Selbstverteidigungskurs gemacht!?" und andererseits: „Was, Sie haben einen Selbstverteidigungskurs hinter sich und waren *trotzdem* nicht in der Lage, die Vergewaltigung zu verhindern!?")
Wenn Männergewalt im Schicksalsplan von Frauen vorgesehen wäre, würden weibliche Kinder mit einer Nahkampfausrüstung zur Welt kommen.

Außerdem ist es ein fataler Fehler zu denken, daß Ohnmacht von Frauen aus physischer Überlegenheit von Männern resultiert. Als Baby spielte die körperliche Kraft meines Vaters keine Rolle, sie war ohnehin unüberwindbar, und später spielte die körperliche Kraft von Männern keine Rolle, weil sie nie eine Rolle gespielt hatte: ich hatte – wie alle Frauen – gelernt, daß sie „unüberwindbar" *sei.*
Wo tatsächlich vorhanden, ist physische Überlegenheit von Männern *ein* Faktor im Geschlechterverhältnis und aufgrund solcher Körperkraft sind Übergriffe auf Frauen umso verwerflicher und niederträchtiger. Dennoch: *der* Faktor ist sie nicht.
Wenn Mädchen das Raufen und Balgen ab- und gleichzeitig eine Schlaghemmung anerzogen wird, könnte auch eine Matrone einem Fliegengewicht gegenüber stehen und würde den Kampf verlieren.
Selbstverteidigungstraining läuft ohne Selbstbehauptungstraining ins Leere, oder anders: Es muß klar sein, daß die Antwort auf die Frage: „Er oder ich!", *„Ich!"* lautet.

> 11. April 1997, N-Joy-Radio: Bereits vor 4 Tagen, am 7.April, ist eine 17jährige in der S21 Richtung Bergedorf vergewaltigt worden. Es geschah nachmittags zwischen 15 und 16 Uhr im 1. Klasse Abteil vor den Augen anderer Fahrgäste, die sich nicht kümmerten und den Täter unbehelligt zurückfahren ließen.

„Die Polizei wollte sich nicht dazu äußern, ob die anderen Fahrgäste bewußt weggesehen haben, sie gehe aber davon aus, daß dies kein Einzelfall sei."
und:
7. Mai 1997, N-Joy-Radio: Im Internet wurden Fotos von „Kunden" veröffentlicht, die am Eingang eines norwegischen Bordells gefilmt worden waren. Die Polizei hält die Veröffentlichung für „bedenklich".

Im einen Fall will die Polizei nicht unterstellen, daß bewußt weggesehen wurde, im anderen sei das Hinsehen „bedenklich"! Die Polizei, des Mannes Freund und Helfer.
Ich stelle fest, daß „mein" Problem, meiner eigenen Wahrnehmung nicht mehr zu trauen, auch das der Gesellschaft ist. Auch hier bin ich gaaanz normaaal: Ein prägendes Element der modernen, sogenannt „zivilisierten" Gesellschaft ist die systematische, ja fatalistische Leugnung der eigenen Wahrnehmung, ob in bezug auf (sexualisierte) Gewalt, Umweltzerstörung, Kriegsrisiko et cetera, et cetera ...

5. August 1996
Bekomme beim Jobben ein Gespräch mit. Eine Frau in meinem Alter zu ihrem Kollegen: „Also, gestern ist mir was passiert: Da war ich mit meinem Freund in der Disco, und da ist einer auf ihn zu und fragte, ob er mit mir schlafen dürfe." Sie kichert: „Der dachte wohl, daß das mein Bruder oder Vater oder irgendwas ist." Sie findet es furchtbar komisch, als Besitz angesehen zu werden.
An dieser Frau scheinen Jahrhunderte Entwicklung vorbeigegangen zu sein. Im Mittelalter würde sie sich wahrscheinlich auch wohlfühlen. Vielleicht sollte ich ihr die Adresse des Messe-Verkäufers geben ...?

8. August 1996
Habe einen Termin bei einem Psychiater, um ein Gutachten für den Prozeß zu bekommen, das bestätigen soll, wie wichtig diese Klärung für mich ist. Er flippt regelrecht aus: „Ihr Onkel muß diesen Test nicht machen!" (Im Geiste sehe ich, wie sein Schwanz sich vor Schreck aufrollt.) „Selbst wenn Sie sagen, daß Sie sich umbringen, er muß das nicht machen."
Das scheint ja wirklich eine *der* Urängste von Männern zu sein, daß nach Jahren irgend jemand vor der Tür steht und sich als Kind zu erkennen gibt. Zuerst verspritzen sie wahllos ihr Erbgut, und dann haben sie solche Panik. Mich wundert ohnehin, daß Männer so lässig ohne Kondom mit einer Frau zu schlafen bereit sind. Ein Kind wäre immerhin zur Hälfte von ihnen. Für mich spricht das von geringer Selbstachtung und mangelndem Selbstwertgefühl, wenn einer wahllos bereit ist, Kinder zu zeugen. Ich bin da geiziger mit meinem Erbgut. Und wäre ich ein Mann, dann müßte ich verflucht viel Vertrauen zu der Frau haben, bevor ich ohne Gummi mit ihr Sex habe.

Außerdem am selben Tag in der TAZ:
„Eine Million Kinder werden jährlich weltweit zu Opfern von Sextourismus und organisierter Prostitution. Eine Wachstumsbranche, die im Osten wie im Westen, im Norden wie im Süden des Planeten lukrative Geschäfte verspricht, die Gewinne in Höhe von Milliarden Dollar abwerfen. [...] Interpol zufolge ist Deutschland der wichtigste Produzent dieser Art von Filmen (Kindervergewaltigungsfilme), Holland und England sind große Umschlagplätze und die Vereinigten Staaten der größte Markt, mit einem jährlichen Umsatz von über einer Milliarde Dollar."

9. August 1996
Endlich eine Stellungnahme meines „Onkels", an meine Anwältin:
Er bestätigt, mit meiner Mutter unter einem Dach gewohnt zu haben, aber „das Bett" habe er nicht mit ihr geteilt. Es habe ihn „sehr getroffen", daß ich ihm „so eine Schandtat" zutraue. Die Verleumdung wolle und könne er sich nicht gefallen lassen. Gleichwohl sei er nicht zu einer Blutprobe bereit.
Auch in einem Brief an mich betont er, daß er „sehr gekränkt" sei, gleichwohl lehnt er es ab, meinen Verdacht durch die Zustimmung zum Test aus der Welt zu schaffen. „Ein bißchen mehr Vertrauen" in ihn und meine Eltern solle ich aufbringen, meint er, und bietet mir eine „Aussprache" an. Ansonsten „garantiert" er mir, daß ich auch bei einem Test „kein anderes Ergebnis" als das jetzige bekommen werde.
Auf die Frage meiner Anwältin, ob so eine „Aussprache" ein gangbarer Weg für mich wäre: „Die laden mich zum fröhlichen Teeren und Federn ein, darauf kann ich gerne verzichten."

12. August 1996
Meine Rechtsanwältin richtet ein Schreiben an meinen „Vater", in dem sie den Verlauf des Verfahrens schildert, vor allem auch, daß er selbst betroffen wäre: „... Ich teile Ihnen dieses der Ordnung halber mit, um Ihnen Gelegenheit zu geben, auch Ihrerseits nochmals Einfluß auf Ihren Bruder, Herrn Willi E., zu nehmen. ... Frau Masur würde die Angelegenheit für sich abschließen können und die Klage auf Anfechtung der Ehelichkeit gegen Sie selbstverständlich nicht erheben, wenn sich Ihr Bruder einem Blutgruppengutachten unterziehen und eine Blutprobe entnehmen lassen würde. Frau Masur hat hierzu auch bereits erklärt, daß sie die Kosten des Gutachtens jedenfalls dann übernehmen würde, wenn sich ihre Vermutung als unrichtig herausstellt ..."

15. August 1996
SYDNEY (DPA) – Der katholische Orden „Christian Brothers" muß 3,5 Millionen Dollar (vier Millionen Mark) Entschädigung an 263 Männer zahlen, die von den Ordensbrüdern sexuell und physisch ausgebeutet wurden. Alle Opfer waren als Kinder in Institutionen des Ordens in Westaustralien großgezogen

worden. Die Vergehen der Ordensbrüder reichen bis in die 30er Jahre zurück. Der Sprecher der klagenden Männer bezeichnete den gerichtlichen Vergleich als „nationale Schande".

24. August 1996
Meine Schwester erhält auf Anrufbeantworterin die Nachricht meines „Vaters", ob ich noch alle Tassen im Schrank habe, wie ich mir das vorstelle und daß er seinem Bruder keine Vorschriften machen könne. Außerdem heißt es, daß mein „Onkel" „das mit den Anwälten" machen und mich dann verklagen werde.

26. August 1996
Spiegel-Titel: „Gewaltopfer Kind": [...] Weltweit werden jährlich hunderttausende Kinder zu Opfern, laut Interpol „eine Milliarden-Dollar-Industrie"

27. August 1996
Meine Rechtsanwältin fordert meinen „Onkel" auf, bis zum 2. September zu erklären, ob er zu einer Blutentnahme bereit sei.

30. August 1996
BILD-HH-Titelseite: „Linda de Mol. Baby kommt".
Auf derselben Seite:
„Eltern verkaufen ihre Kinder als Sex-Sklaven. Sie waren 2,4,5 und 7 Jahre alt ... Während die Freier ihre Opfer mißbrauchten, hielt die Mutter ihre Kinder fest, ermittelte die Kieler Staatsanwaltschaft ... 'Stell dich nicht an. Wenn du groß bist, machen die Männer das sowieso.' ... Jahrelang dauerte das Leiden der Geschwister. Niemand in dem Dorf bei Bad Segeberg will etwas bemerkt haben."
Außerdem auf dieser Seite: ein Foto, auf dem Harald Schmidt Samantha Fox an die Brust faßt. Überschrift: „Darf ein Moderator seinem Gast an den Busen fassen!" Allein die Frage suggeriert, die Antwort könne auch anders als „Nein" lauten. (Und das Ausrufezeichen nach der „Frage" macht deutlich, daß sie auch gar nicht als solche gemeint war ...)
Ausnahmsweise fehlt ein blanker Busen auf dieser Seite.

5. September 1996
Bin seit Ewigkeiten mal wieder bei einem Friseur, sonst schneide ich mir mein Haar immer selbst. Ich dachte bisher, ich meide FriseurInnengeschäfte, weil es mir zu teuer ist. Nun, mit all den frischen Erinnerungen im Rücken, erlebe ich zum ersten Mal, daß ich in einem FriseurInnengeschäft zittere und glasige Augen bekomme, während der nette schwule Friseur mein Haar berührt. Himmel, wie soll ich das bloß erklären! Ich sitze da, mir kreisen die Bilder meiner Ersatzmutter, wie sie über mein Haar streicht durch den Kopf, wie dieser Nachbar seine Hände um meinen Hals legt. Der Friseur versucht

mich abzulenken: „Olga ist ja auch ein seltener Name, eigentlich richtig cool."
Ich bin fix und fertig, als ich von diesem Stuhl runterkomme, ein Termin bei meiner Zahnärztin ist gar nichts dagegen. Ich murmele noch, daß ich mal „ziemlich heftig" gewürgt wurde (nicht nur einmal, aber einmal auch von meiner Mutter. Da war ich vier), daß er sich nicht wundern soll und verlasse das Geschäft so schnell ich kann.
Draußen nehme ich mir vor: Und du gehst da nochmal hin, und zwar ohne wieder zu flennen! (Was ich auch gemacht habe.)

12. September 1996
Nachdem der Leiter des Institutes für Rechtsmedizin, seine Kompetenz klar überschreitend, mich immer wieder davon abzubringen versucht, auf diesen Vaterschaftstest zu dringen, schicke ich ihm meinen Lebenslauf, fünf ungeschönte Seiten.
Danach zeigte er etwas mehr Verständnis für mein Anliegen – vorübergehend.

13. September 1996
Meine Rechtsanwältin formuliert in meinem Auftrag ein Schreiben an meine Mutter, in dem sie darauf hingewiesen wird, daß ein Verfahren und möglicherweise Aussagen unter Eid auch von ihr erforderlich sein werden, falls mein sogenannter Onkel sich weiterhin weigert, einer Blutentnahme zuzustimmen: „Frau Masur legt großen Wert darauf, daß Sie von diesen Schritten und dem weiteren Verfahren vorab informiert werden, um sich möglicherweise darauf einstellen zu können."

13. September 1996
Gehe ins Kino: „Antonias Welt" (Regie: Marleen Gorris, 1996 mit dem Oskar für den „besten fremdsprachigen Film" ausgezeichnet). Dieser Film wurde als „der Frauenfilm" hochgelobt. Ich bin wütend, als ich rausgehe: Erstens wird ein Kindervergewaltiger nicht vor Gericht gebracht, sondern einfach nur aus dem Dorf gejagt. Nach dem Motto: Heiliger St. Florian, verschon' mein Haus, zünd' and're an.
Zweitens deckt die Hauptdarstellerin die offensichtlich regelmäßige und ihr auch wohl bekannte Vergewaltigung einer Jugendlichen durch den Pfarrer erst auf, als dieser ihre Tochter in der Predigt wegen derer unehelicher Schwangerschaft angreift. Und sie deckt sie noch nicht mal auf, sondern erpreßt ihn nur zu ihren Gunsten damit. Auch er bleibt unbestraft.

17. September 1996
Habe einen Termin zum Probetraining im Body-Building-Raum. Das Gehopse in den Aerobic-Kursen war nicht so mein Ding. Entweder ich mache Gymnastik oder ich tanze! Zumal ich es sehr ärgerlich fand, daß es in den Sport-

kursen immer hieß: „Und jetzt hebt jeder seinen Arm ..." Da sind (fast) nur Frauen im Raum, und die sollen alle „seinen" Arm heben! Woher soll ich ihn nur nehmen, „seinen Arm"? Ich fühlte mich nicht angesprochen!
Body Building hat was Meditatives, das war richtig für mich. Aber auch da wieder: Auf den Hinweistafeln zu den Geräten waren jeweils Männer abgebildet, bis auf – jetzt darf geraten werden! – den Butterfly und den Abduktor. Auf dem einen Bild vermittelte eine Frau, wie sie ihre Brustmuskulatur trainiert, auf dem zweiten war eine Frau gezeichnet, wie sie mit Kraft ihre Beine spreizt. Ein Schelm, der Beabsichtigtes dabei denkt!
Ich gehe auch in die Sauna und dusche mit wildfremden Leuten. Wenn wirklich irgendwer eine Bemerkung gemacht hätte, hätte ich vermutlich ganz einfach gesagt: „Das kommt davon, wenn frau mit gerade einem Jahr vergewaltigt wird." Es hat nie jemand eine Bemerkung gemacht, das heißt: wenn ich die Blicke nicht mitzähle.*
Ohnehin ist es nicht von Belang, was andere denken oder sagen, wenn es ums nackte Überleben geht: Ich werde mich nie damit abfinden können, was aus meiner Haut geworden ist. Und auch wenn irgendwer keinen Anstoß daran nimmt, macht es keinen Unterschied. Es ist mein Problem, und ich muß meinen Ansprüchen genügen. Selbst wenn die gesamte Menschheit sich vor mir aufstellen würde und im Chor rufen: „Das macht uns nichts aus", würde mir das nur ein bitter-müdes Lächeln entlocken. Ich weiß, was es bedeutet. *Ich* weiß, was dahinter steckt. Jede meiner Narben ein Stempel, den mein „Vater" mir durch das, was er mir angetan hat, aufgedrückt hat. Ich fühle mich wie ein gebrandmarktes Tier. Fehlt nur noch die Marke im Ohr. Auf eine Nummer im Arm könnte ich noch – fast stolz – verweisen. Meine Haut ist einfach nur häßlich.

Während in KZs die/der einzelne Mensch nicht das einsame Opfer war, während klar war, wer Täter und Opfer ist, während die Anprangerung von Naziverbrechern heute honoriert wird, lebt die Ambivalenz von Opfern sexualisierter Gewalt fort in einer Gesellschaft, die sich mit Tätern solidarisiert.

> „Tagebuch-Fall: Freispruch dritter Klasse. Das Gericht ist sich sicher: Hans-Joachim L. hat seine Stieftocher mißbraucht – und trotzdem ist er ein freier Mann."
>
> Hamburger Morgenpost vom 9. Januar 1998

---

* Lange nachdem ich diesen Satz geschrieben hatte, führte ein männlicher Auswuchs, den ich darauf aufmerksam machte, daß andere SaunagängerInnen keine Wichsvorlagen darstellen, ihn ad absurdum: „Sei doch froh, daß überhaupt jemand auf dich steht." Diesen Satz bekamen – und bekommen – behinderte Opfer von Vergewaltigungen nicht selten zu hören. (Ich habe die Sache gemeldet, der Kerl hat einen entsprechenden Brief von der Club-Leitung bekommen – und ward seitdem nicht mehr gesehen.)

Die Gitterstäbe an Kinderbettchen sind die KZ-Umzäunungen von heute. (Ich weiß, das ist ein gewagtes Bild, aber ich vergleiche auch nicht das Leid – Leid ist nicht vergleichbar – ich setze die Taten und die Reaktionen darauf in Beziehung: Ist es nicht dieselbe Mentalität, dasselbe Mitmachen durch Nichtstun?!
Zumal Hilfe für Kinder zu leisten heute noch nicht einmal als „Widerstand" bezeichnet werden könnte – geschweige denn als solcher, der in Lebensgefahr brächte!)

Ein Freund schrieb mir, als er von der ganzen Situation und meinen Freitodabsichten, hörte, daß er mich „brauche". Mal ganz abgesehen davon, daß ich bei so einem Spruch, wäre er als Frau an mir interessiert, die Beine unter die Arme nehmen würde – rund 90% aller sogenannten „Eifersuchtsmorde" werden von Männern begangen. (Psychologie Heute, Mai 1997, S. 22ff)
Ich weiß sehr wohl, was solch ein „brauche" (auch wenn ich bei meinem Freund nicht in erster Linie davon ausgehe) bedeutet:
Wenn eine wie ich bleibt, mag das für einige wie ein sanftes Ruhekissen wirken: „Es ist halt doch nicht so schlimm. Mit der Zeit wird alles wieder gut." Und so wird der Glaube an das Gute gepäppelt, wenn schon das Gute nicht gepäppelt wurde. Hoffnung wird pauschal über alles Leid verbreitet und gut soll es sein. In „Es hat schon seinen Sinn" läßt es sich genauso gut einlullen wie in Verdrängung.
Nur: als lebende Gewissensberuhigung lebt es sich schlecht. Nein danke, ich stehe als Parade-Opfer nicht zur Verfügung. Und ich werde nicht aktiv sein, während alle anderen die Hände in den Schoß legen.
Aber ach, jetzt bin ich wieder von mir ausgegangen: den allermeisten sind „solche wie ich" sowieso egal. Und einige würden den Tod „solcher wie mir" wahrscheinlich sogar als „Altlastbeseitigung" begrüßen.
Aber es ist auch egal, wie andere Selbstmord bzw. Freitod bewerten:
Ich brauche nur einen Blick auf meine Haut zu werfen ... nein: die Zeit heilt nicht alle Wunden. Zeit allein heilt gar nichts.
Narben haben ein Eigenleben. Und – im Zweifel – sterben sie erst mit dem Menschen.*

6. Oktober 1996
Telefoniere mit einer Freundin: „Und jetzt soll ich auch noch ein Gutachten über mich und meine Glaubwürdigkeit machen lassen. Das muß mensch sich mal vorstellen! Als wenn ich mal eben aus Jux und Dollerei eine solche Sache anleiern würde. Wenn die überhaupt sowas erstellen wollen, dann ja

* Ich weiß wohl, daß meine Haut, inklusive der Narben, wieder *ganz* in Ordnung kommen *kann*. Doch werde ich nicht endlos darauf warten, daß möglich wird, was möglich ist. Ich habe mein Limit – in jeder Hinsicht – denn, wie gesagt: „Warten lernen wir gewöhnlich dann, wenn wir nichts mehr zu erwarten haben." (Marie von Ebner-Eschenbach).

wohl von allen Beteiligten. Als wenn mein 'Onkel' und mein 'Vater' und der ganze verdammte Rest dieser 'Familie' nicht diejenigen sind, die Grund zur Lüge haben. Wenn die nur mal überlegen würden, wessen Glaubwürdigkeit hier anzuzweifeln ist. Wieviel Grund hat mein 'Vater', seine Verbrechen zuzugeben? Und dann soll *ich* meinen Zustand begutachten lassen! Wo leben wir denn!"
Sie: „Naja, aber es stimmt doch irgendwie: Du hast ja den Schaden." Das hab ich im Raum stehen lassen. Dann: „Moment mal, *er* hat doch 'nen Schaden, er hat doch vergewaltigt!" Gerade noch die Kurve zur Klarheit gekriegt.

07. Okt. 1996
Erster Termin bei der Gutachterin. Gleich in der ersten Stunde sage ich ihr, daß ich das Wesen mit den Gutachten für institutionalisierte Menschenverachtung halte, solange mein „Vater" und mein „Onkel" nicht auch Gutachten über ihre Glaubwürdigkeit erbringen müssen. Sie verkraftet das, was für sie spricht.
Dennoch machte sie eine Bemerkung, die sie sich hätte sparen *müssen*: "Das [Ergebnis zu erfahren] wird Ihnen zwar nichts nützen, was Ihre Beschwerden angeht ..." So, so: Frau Zukunftskundig hat ihr Urteil gesprochen! Das kenne ich aber anders:
Zwei Jahre zuvor, am 13. Oktober 1994, war ich zu meiner Mutter nach Süddeutschland gefahren, extra um ihr den Teil der Analysecassetten vorzuspielen, in dem auch sie aktiv war. Ich brauchte einfach einen Ansatzpunkt, einen Impuls, ich wollte ihre Reaktion:
Als ich ankam: „Der A. ist da." Ich hatte darum gebeten, daß mein Bruder an diesem Tag nicht anwesend sein möge: „Vielleicht kann er ja für ein Stunde das Haus verlassen." Sie: „Der war heut' schon weg." Ich hab diesen Stein vor mir angeguckt: „Wenn ich jetzt einfach so gehe, dann siehst Du mich nie wieder."
Sie: „Das ist mir egal."
Ich bin ins Auto gestiegen, wo mein Blick auf das Autoradio – mit Cassettenrekorder – fiel: Verdammt, ich bin den ganzen weiten Weg nicht gefahren, um *sie* hier um etwas zu bitten, sondern für *meine* Wahrnehmung. Sie wird sich das jetzt anhören!
Ich klingelte also nochmal: „Wir können auch im Auto reden, es wird höchstens zehn Minuten dauern."
Sie: „Ich hab einen Kuchen im Ofen, den muß ich gleich rausholen. Ich kann nicht weg."
„Vielleicht kann Dein geliebter Sohn den rausholen, dazu wird er ja wohl in der Lage sein."
Schließlich ging sie doch mit. Ich ließ die Cassette spielen, während ich ein Stück weiter fuhr.
Nach einer halben Minute: „Willst du mir jetzt eine Horroraufnahme vorspielen, oder was? Das kommt ja so 'raus, als wenn ich dabei gewesen wäre.

Das schlag dir aus dem Kopf! Und dem Papa trau' ich viel zu. Aber das trau' ich ihm, ehrlich gesagt, nicht zu. Und die E. (meine Schwester) fängt auch schon an, von sexuellem Mißbrauch zu reden. Das machst bestimmt auch du. Laß sie in Ruh'!"
Ich schaltete den Cassettenrekorder aus, fuhr sie zurück und gleich darauf auf die Autobahn, wo ich mein Hirn zermarterte, weil mir einfach nicht mehr einfallen wollte, was sie gesagt hatte, als ich erklärte, ich würde nie wieder kommen: War es, „Das ist egal"? Nein, das war irgendwie anders. „Vollkommen egal"? „Ganz und gar egal"? „Absolut egal"? Da hatte ich es: „Das ist *mir* egal."
Ich bin ihr egal. Was ich immer wußte – *endlich* hatte sie es gesagt. Es wurde hell um mich – nein, es war keine Erleuchtung, ich war zu schnell gefahren und geblitzt worden. Wenn die Kamera wüßte, welch wichtigen Moment sie dokumentierte!
Auf der ganzen Fahrt zu meiner Mutter und während ich mir das Hirn um diesen Satz zermarterte, hatte ich pausenlos gekaut. Nun sah ich auf den Nebensitz, wo sich Kekspackungen und Bäckereitüten über Krümeln stapelten: „Was wollte ich denn mit all dem? Ich hab gar keinen Hunger!" Ich wischte den ganzen Kladderadatsch mit einer Bewegung in eine Tüte und warf sie auf die Rückbank.
Soviel dazu, daß es „nichts nützen" würde, die eigene Wahrnehmung zu bestätigen.

Veränderung ist erst möglich, wenn die eigene Wahrnehmung über den bestehenden Zustand bestätigt wird: Wie soll jemand das nötige Vertrauen haben, mit gänzlich neuen Umständen umgehen zu können, wenn das Vertrauen in die eigene Wahrnehmung – die Basis schlechthin – fehlt?!
Wie gesagt: Wenn Sprache die Welt so abbildet, wie sie ist, also die Wahrnehmung bestätigt, decken sich Verstand und Gefühl – und Vernunft wird möglich.

Das Wissen um die wahre Herkunft mag noch nicht alles sein, aber ohne dieses Wissen ist alles nichts. (Wobei es noch nicht einmal darum geht, *wer* letztlich der Zeuger ist, in erster Linie geht es darum, kein X für ein U vorgemacht zu bekommen.)

Und eine weitere Bemerkung, die die Gutachterin fallenließ, nachdem ich im Schnelldurchgang mein Leben erzählt hatte, hätte sie sich sparen sollen: „Das ist ja tragisch!"
Leider nicht!

Ich bin geradezu ein Ausbund an Normalität:
- in der Kindheit sexualisierter Gewalt ausgeliefert, wie rund 30% aller Frauen,

- als Erwachsene vergewaltigt, wie mindestens 10% aller Frauen,
- von mehrmaligem sexualisiertem Telefonterror belästigt, wie ein Viertel aller Frauen,
- durch einen Exibitionisten belästigt, wie unzählige Frauen,

und das Allernormalste:

- auch ich habe verleugnet und versucht, „normal“ zu sein, während ich es schon längst war.

Vonwegen tragisch, üblich!*

Ein *ganz normales* Frauenleben!

09. Okt. 1996
Die Klageschrift geht, zusammen mit meinem Antrag auf Prozeßkostenhilfe, raus.

11. Okt. 1996
Das Amtsgericht Balingen lehnt den Antrag auf Prozeßkostenhilfe ab:

---

* Und auch meine Odyssee durch die psychotherapeutischen Angebote ist nicht weiter ungewöhnlich: „Bis ein psychisch Kranker einen Experten für Psychotherapie zu Gesicht bekommt, dauert es in der Regel sieben Jahre.“ (Stern 44/93, S. 114). Und hätte ich eine multiple Persönlichkeit während all dieser Jahre Folter ausgebildet, wären sechs Jahre vom ersten Kontakt mit einer psychotherapeutischen oder psychiatrischen Einrichtung und der richtigen Diagnose der Durchschnitt. (Herman 1994, S. 218)

Geschäftsnummer:
5 C 798/96

EINGEGANGEN
17. Okt. 1996
[redacted]

AMTSGERICHT BALINGEN

Beschluß vom 11. Oktober 1996

In Sachen

Olga Masur ./. A[redacted] E[redacted]

w e g e n **Anfechtung der Ehelichkeit,**
hier: Prozeßkostenhilfe

Der Prozeßkostenhilfeantrag der Antragstellerin wird zurückgewiesen.

G R Ü N D E :

Die beabsichtigte Rechtsverfolgung bietet keine hinreichende Aussicht auf Erfolg.

Es erscheint schon zweifelhaft, ob der Anfechtungsgrund nach § 1596 Abs. 1 Nr. 4 BGB nachgewiesen werden kann; die Indizien, die die Antragstellerin für ihren Verdacht anführt, sie sei von ihrer Mutter und dem Antragsgegner in frühester Kindheit sexuell mißbraucht worden, machen es verständlich, daß sie selbst diese Überzeugung gewonnen hat, reichen aber, für sich genommen, zur Überzeugungsbildung des Gerichtes nicht aus.

Jedenfalls aber ist es nach dem Ergebnis der von der Antragstellerin schon vorprozessual angestellten Ermittlungen, nämlich des eingeholten DNA-Gutachtens, äußerst unwahrscheinlich, daß im Prozeß die gesetzliche Vermutung ihrer ehelichen Abstammung (§ 1591 BGB) widerlegt, also der Nachweis geführt werden kann, daß es den Umständen nach offenbar unmöglich ist, daß die Antragstellerin nicht vom Antragsgegner gezeugt wurde. Nach Sachlage besteht bestenfalls eine Wahrscheinlichkeit von 3,135 % dafür, daß neben dem Antragsgegner noch ein anderer, nämlich dessen Bruder, als Erzeuger der Klägerin in Betracht kommt; selbst wenn dieser bei einer Begutachtung nicht ausgeschlossen werden könnte, wäre immer noch - vorbehaltlich weiterer Beweiserhebungen - ungeklärt, welcher von beiden der wirkliche Vater ist.

Bei allem Verständnis für die psychische Notlage der Antragstellerin ist es nicht gerechtfertigt, sie <u>auf Staatskosten</u> einen nahezu aussichtslosen Rechtsstreit führen zu lassen.

Die fehlende Erfolgsaussicht ergibt sich schon aus dem eigenen Vorbringen der Antragstellerin. Bei dieser Sachlage erschien die Anhörung des Antragsgegners vor Entscheidung über den Prozeßkostenhilfeantrag nicht geboten.

[redacted]
K[redacted]
RICHTER AM AMTSGERICHT

AMTSGERICHT BALINGEN

Ausgefertigt – Beglaubigt
Balingen, den 16. 10. 96
Justizangestellte
als Urkundsbeamter der Geschäftsstelle
des Amtsgerichts

Ich habe nicht das Geld, um so einen Prozeß zu führen. Eine Instanz kann ich noch anrufen, um Prozeßkostenhilfe zu bekommen ... Aber was mach' ich bloß, wenn auch die nächste Instanz den Antrag ablehnt? ... All die Jahre bewegte ich mich klaren Geistes, mit viel Energie und aller Entschlossenheit in die richtige Richtung, und erlebte, wie ich – wie an einem Gummiband – immer wieder zurück gezogen wurde. Heute sehe ich, daß ich die einzig erfolgversprechende Strategie einschlug, nämlich einfach im Kreis zu laufen, so daß sich das Gummiband schließlich um den Kern, den Knackpunkt, wickeln mußte, und ich es an der Ur-Sache würde lösen können. Nun stehe ich so kurz davor ...
Selbst wenn ich nicht recht haben sollte: Wie, bitte, soll ich mich in einer Gesellschaft fühlen, die mir – zumal vor meinem Hintergrund – diese Klärung, diese selbstverständliche Information, nicht gewährt?!

24. Okt. 1996
Schicke Briefe an meine Mutter und meinen „Onkel", in denen ich darüber informiere, daß die Klageschrift schon in Balingen beim Amtsgericht liegt. Ich versuche, die beiden davon zu überzeugen, wie wichtig der Vaterschaftstest für mich ist. Beide wissen wortwörtlich, daß ich „*ohne* diese Sicherheit nicht leben kann".
An meine Mutter schreibe ich: „Auch wenn Du über 26 Jahre nicht die Wahrheit gesagt hast ... Jetzt ist die Chance da – es ist sehr wahrscheinlich die

allerletzte! Ansonsten versteh' ich nicht – auch wenn ich jetzt weiß, warum Du mich so haßt – warum Du mich damals nicht gleich abgetrieben hast."
Und meinem Schein-Onkel: „Ich verstehe nicht, warum Du Dich so dagegen wehrst, wo Du doch selbst sagst, daß es nicht sein kann. Dann frage ich mich, wovor Du Angst hast ... Leider kann ich nur hoffen, daß Du Dich verantwortungsvoll verhältst und Dir über die Konsequenzen Deines Verhaltens im klaren bist. Mache den Test, bitte, er ist unermeßlich wichtig für mich.
Danke. Olga"

Außerdem weise ich beide darauf hin, daß ich meine Großmütter irgendwann werde darauf ansprechen müssen: „Wenn ich ihr nicht jetzt sofort schreibe, dann werde ich es wenigstens zum Schluß machen müssen. Ich wollte, daß Du das weißt, damit Du vorbereitet bist." Und „Ich möchte auch nicht, daß sie nicht informiert ist und sich dann fragt, warum es soweit gekommen ist ..."

25. Oktober 1996
Aufgrund der Ablehnung der Prozeßkostenhilfe hatte ich Prof. P. um eine gutachterliche Stellungnahme zum Ausschluß eines der Beiden gebeten: „... durch Einsatz weiterer DNA Systeme und Untersuchung der Blutproben beider Gebrüder E. [wird] es möglich sein, einen der beiden als Ihren [meinen] Erzeuger auszuschließen und für den anderen mit sehr hoher Wahrscheinlichkeit die Vaterschaft festzulegen. Voraussetzung ist wie gesagt, daß Blutproben beider Personen zur Untersuchung vorliegen."

29. Oktober 1996
Reaktion meiner Mutter auf meinen Brief: ohne auf ihn einzugehen, schickt sie mir – wie jedes Jahr – ein Formular, welches ich ausfüllen soll, damit sie weiterhin Kindergeldzahlungen für mich erhält.
Obwohl mein Vater mich finanziell unterstützt, bekam sie all die Zeit Kindergeld für mich. Er hatte es nicht anders verlangt, und mir war es recht.
Daß daraus ihre einzige Reaktion in der momentanen Situation besteht, finde ich unglaublich. Ich sehe zwar keinerlei Grund, diesem Staat auch nur einen Pfennig zu schenken, aber unter diesen Umständen bringe ich es einfach nicht fertig, dieses Formular nochmal für sie auszufüllen.

5. November 1996
Erhalte einen Brief von meinem sogenannten Onkel, datiert vom 03.11.96:
Er beschuldigt mich, seine „Ehre" in den Dreck gezogen zu haben, wirft mir vor, daß ich mich „schäme", die Wahrheit zu sagen. *Mir* – das ist wirklich gut!
Und „Gewissensbisse" will er von mir einfordern.
Ich soll ihn „von Kopf bis Fuß mit Dreck beschmiert", ihn bei seiner „Familie, Verwandten und Bekannten" unmöglich gemacht haben. (Von mir wissen um das Ganze nur die Personen, die es zuallererst betrifft.)

Außerdem frage ich mich immer mehr, warum er mich nicht einfach vorführt, indem er den Test macht, wenn ihm das Ganze so zu schaffen macht?!
Und er „faßt zusammen“:
„Du bist der Meinung, da ich den Test nicht machen will, habe ich was zu verbergen. Du schaltest auf stur und willst es erst recht wissen, koste es, was es will. Und ich bin über die Demütigung, die Du mir zugefügt hast, gekränkt und bin nicht bereit, Dir entgegen zu kommen. Sturheit beidseitig. Nun sind wir quitt. Du kannst ruhig weitermachen. Es ist mir inzwischen egal. Ich bin mir meiner Unschuld sicher und habe auch nichts mehr zu verlieren.“

10. November 1996
3. Uhr 24. Es klingelt. Ich puhle mich aus dem Bett und schaue durch die Türspionin: Heiko! Der scheint eine wirklich *sehr lange Leitung* zu haben. Ich lege mich wieder hin, während ich mir eingestehe, daß ich ganz schön gebauchpinselt bin, daß der Typ so gar nicht von mir loskommt, zumal er es, was sein Äußeres angeht, bestimmt nicht nötig hat, auf erschlossene Claims zurückzugreifen. (Noch über zweieinhalb Jahre, nachdem ich ihn zum Teufel geschickt hatte, klingelte er alle paar Wochen an meiner Tür. Mittlerweile bin ich ausgezogen. Ich weiß nicht, ob er es auch heute noch tun würde.)

14. – 16. November 1996
Nehme am Sprachkongress „Communication of Gender“ (Kommunikation des sozialen Geschlechts) in Kiel teil. Bin da hin, um mich abzulenken, wollte meine Ruhe, nichts fragen, nur zuhören. Als dann aus der deutschen „Bravo“ aus der Rubrik „Mein erstes Mal“ zitiert wurde: „Er biß mir in die Schulter, was mich unheimlich anturnte, und dann drang er in mich ein. Er hatte ziemlich schnell einen Orgasmus, ich nicht, aber das ist auch nicht so wichtig“, brach es – beim letzten Satz – aus mir heraus. Ich *jaulte!*
150 Frauen und Männer drehten sich lachend und zustimmend zu mir herum. Das war dann das zweite Mal in meinem Leben, daß ich rot wurde. Hier kam ich dann doch nicht um einen Wortbeitrag herum, auf den sich Prof. Cheris Kramarae dann auch prompt in ihrer Rede bezog. Ich dachte, ich hör' nicht recht, als mein Name vom Podium aus genannt wurde, ausgerechnet auf diesem hochkarätig besetzten Kongress.
Hinterher habe ich noch ein paar Worte mit ihr gewechselt: Sie drückte ihre Freude und Zufriedenheit über diesen Kongress aus, „daß sowas heutzutage möglich ist“. Ich: „Und in zwei Jahren könnte es schon wieder nicht mehr möglich sein, weil immer noch Männer darüber bestimmen, welche Gelder wofür wohin gehen.“ Sie, nachdenklicher: „I see what you mean.“

19. November 1996
Stelle fest, daß eine alte Narbe am Knie, die ich von einem Sturz als Kind habe, aufgebrochen ist und blutet. Ich kann mich nicht erinnern, mich gestoßen zu haben. Über die nächsten Tage schrumpft sie von 1-Mark-Stück-

Größe auf 50 Pfennig. Vonwegen: Narben seien unveränderlich. Alles, was lebt, ist veränderbar.
Eine andere Narbe an meinem linken Schenkel und kaum sichtbar, hat sich nicht verändert. Sieht aus wie der Abdruck zweier Schneidezähne. Muß sehr alt sein. Kann mich nicht erinnern, wie sie dahin kam.

21. November 1996
Beantrage Sozialhilfe. Ich war schon im Frühjahr dort gewesen, um mich über Sozialhilfe zu erkundigen, weil ich immer weniger leistungsfähig war: „Ich hätte gerne Informationen über Sozialhilfe."
Die Sachbearbeiterin mir gegenüber: „Was machen Sie denn?"
„Im Moment bin ich Studentin."
„Dann haben Sie keinen Anspruch auf Sozialhilfe."
„Ich will ja auch keinen Antrag stellen, ich will mich ganz allgemein informieren. Sie werden sicher was Schriftliches haben."
„Nein, da gibt es nichts."
Ich mußte grinsen: „Sie wollen mir nicht im Ernst erzählen, daß Sie hier keine Broschüre über Sozialhilfe haben!"
Sie verzog das Gesicht und sprach am Telefon mit einem anderen Büro im Haus: „Die Broschüre ist zur Zeit vergriffen."
„Ich bin sicher, daß Sie ein Präsenzexemplar haben, das können Sie mir ja zum Kopieren mitgeben. Ich laß Ihnen auch meinen Ausweis als Pfand hier."
Diesmal ging sie zum Telefonieren ins Nebenzimmer, dann: „Die Broschüre wird gerade neu aufgelegt, ein altes Exemplar nützt Ihnen nichts."
„Das würde ich gerne selbst beurteilen. Und selbst wenn Sie keines da haben, bin ich sicher, daß Sie mir eine Bezugsadresse und den betreffenden Gesetzestext nennen können."
Dann hat sie nochmal telefoniert, wieder aus dem Nebenraum: „Gehen Sie ein Stockwerk tiefer, in die Informationsausgabe."
Ich verabschiedete mich freundlich von der Frau, die schon ganz mürbe geworden war. „Informationsausgabe" Na, klasse! Anstatt alles offen auszulegen, packen sie die wichtigen Sachen in ein Büro.
In der „Informationsausgabe" stand ich dann einer Frau hinter einer Theke und einem Mann gegenüber, die sich vielsagend und mich hilflos verärgert anschauten. Die Blicke huschten minutenlang hin und her, während ich mich immer mehr fragte, was hier eigentlich gespielt wird. Das war ja wie in einem absurden Theaterstück: „Ich weiß nicht, worauf Sie warten, aber ich warte darauf, eine Info-Broschüre zu bekommen." Auf einem spärlich bestückten Regal war kein Titel über Sozialhilfe. Dann endlich kam die Leiterin der Sozialabteilung des Ortsamtes herein. Sie warf einen Blick auf mich, dann nickte sie den beiden kaum merklich zu. Die Frau kam hinter der Theke hervor und half dem Mann, das Regal zur Seite zu schieben. Dahinter stand ein Karton von der Größe eines Umzugskartons – randvoll gefüllt mit Broschüren: „Sozialhilfe – Ihr gutes Recht" Das waren mindestens 500 Exem-

plare. Ich nahm eines und war schon aus der Tür, als die Leiterin mir noch hinterherrannte: „Hier haben Sie noch eine Broschüre über Wohngeld, vielleicht reicht das ja schon."
Wenn ich bedenke, was ich machen mußte, nur um an Informationen zu kommen – und ich bin weder auf den Mund gefallen, noch habe ich Probleme mit der deutschen Sprache. Wie werden dann erst andere hier über den Tisch gezogen!

> „Der Allgemeine Teil des SGB (SGB I) regelt unter anderem den Zugang zu Sozialleistungen für den Bürger. Dazu gehört für die Belange der Sozialhilfe auch die Verpflichtung der Leistungsträger (also der kreisfreien Städte und Landkreise):
> - über Sozialleistungen umfassend zu informieren,
> - den Bürger in allen sozialrechtlichen Fragen zu beraten,
> - dem Bürger die für ihn zuständigen Stellen zu nennen, ..."

„Sozialhilfe – Ihr gutes Recht", herausgegeben vom Bundesministerium für Gesundheit, Stand: April 1995

Jetzt, wo ich einen Antrag stellen mußte – bei mir war vollkommen die Luft raus, ich war froh, wenn ich die wichtigsten Termine wahrnahm, konnte (und kann) mich mit nichts anderem beschäftigen, als mit Dingen, die im Zusammenhang mit dem Vaterschaftstest hingen und war/bin arbeitsunfähig geschrieben – ging meine Schwester vorsorglich als Zeugin mit. Außerdem bin ich sofort ins Büro der Leiterin der Sozialabteilung: „Wenn die Sachbearbeiterinnen hier noch nicht einmal über die Kompetenzen verfügen, eine Informationsbroschüre herauszugeben, dann muß ich einen Antrag wohl erst recht bei Ihnen stellen." Sie verstand nicht, worauf ich den Vorfall vom Frühjahr schilderte. Sie darauf: „Sie müssen sich täuschen. Wir haben uns nie gesehen. Ganz bestimmt haben wir uns nie gesehen!" Sie war hinter ihrem Schreibtisch aufgestanden und schaute zwischen meiner Schwester und mir hin und her. Meine Schwester ist klasse in solchen Momenten: sie setzt ein Pokerface auf und guckt den Leuten glasklar und stichig in die Augen.
Ich bestand auf meine Erinnerung und siehe da: „Ach ja, das war hier nebenan. Da haben wir noch nach dem Karton g-e-s-u-c-h-t."

30. November 1996
Dieser Satz: „Sonst lassen wir die Kleine verhungern", zieht seine Kreise in meinem Hirnkasten ... alles in allem wäre es für mich besser gewesen, damals zu verhungern.
Jedoch, die Frage stellt sich nicht: leider waren meine Eltern nicht konsequent – „nur" Seelenmörder.

Habe bei diesem Gedanken die Bilder vom „Weißen Marsch" in Belgien vor Augen, der Tausende auf die Straße brachte, nachdem Marc Dutroux Julie LeJeune und Melissa Russo, beide acht Jahre jung, vergewaltigte und anschließend verhungern ließ. Dieser Marsch war ein einziger Egotrip – die pure Selbstbeweihräucherung! Schon als ich vorm Fernseher saß, dachte ich nur: „Die laufen für die Falschen!" Die beiden toten Mädchen sind sicher, denen passiert nichts mehr.* Aber Betroffenheit ist ja so leicht, wenn Menschen schon tot sind. Würden sie für die Überlebenden laufen, müßten sie konkreter werden, dann müßten sie sich mit den Folgen auseinandersetzen, und nicht nur mit dem eigenen schlechten Gewissen. Dann müßten sie Therapieplätze und finanzielle Entschädigung fordern, dann müßten sie einen anderen Strafvollzug fordern und vor allem eine radikale Umstrukturierung dieser patriarchalen Gesellschaft, in der ja noch nicht mal Männer glücklich sind!
Und weiter fragte ich mich bei den Bildern, wie viele Kerle wohl aus Imagegründen mitlaufen. Kerle, die ihre Lolita-Video-Sammlung hinter der Wohnzimmerschrankwand versteckt haben, die eine oder mehr Vergewaltigungen phantasiert oder umgesetzt haben, oder die noch am Abend zuvor ihre Hände zwischen den Beinen ihrer Tochter hatten. Der? Oder der?
Amerikanische Studien zeigen es ja: ich muß davon ausgehen, daß mindestens jeder fünfte Mann, dem ich die Hand gebe, Kinder sexuell attraktiv findet, und daß jeder zehnte, wenn er nur wüßte, daß er nicht erwischt bzw. bestraft wird, ein Kind vergewaltigen würde (– oder es bereits getan hat).

> „Bei der Einschätzung der tatsächlichen Opfergefährdung müssen wir die Zahlen mit dem Faktor 5-10 multiplizieren. Im Inzestbereich und bei männlichen Kindern und Jugendlichen ist die Bereitschaft zur Anzeigeerstattung noch geringer und läßt uns ein 20-30faches oder noch höheres Vielfaches an tatsächlichen Straftaten vermuten."
>
> GALLWITZ/PAULUS 1997, S. 147

Die Übersetzung von „hohe Dunkelziffer" lautet:
Die Opfer haben keine Lobby.

Manchmal sehe ich es – vielmehr spüre ich es. Ein technischer Angestellter der Universität in Hamburg zum Beispiel und ein Trainer in einem Hamburger Sportclub. Ich könnte die Hand dafür ins Feuer legen, daß ... doch auch wenn meine Antennen geschärft sind, bin ich mir im klaren darüber, daß es ein sichtbares „Täterprofil" nicht gibt. Täter entlarven sich durch ihr Verhal-

* Zumal Verhungern ein vergleichsweise sanfter Tod ist. Es hätte ihnen auch passieren können, daß sie für eines dieser gräßlichen sogenannten „Snuff-Videos" vor laufender Kamera grausam zu Tode gefoltert werden – „to snuff" engl.: auslöschen, zunichte machen, abkratzen.

ten. Und das beginnt bei sexistischer Sprache, bei der Verharmlosung von sexuellen Übergriffen, usw... Täter legen sich „Ent-schuld-igungen" für ihr Vorhaben zurecht – und sie testen die „Toleranz" ihrer Umgebung – die „Gleichgültigkeit" ihres Umfeldes.

Sicher, die Leute auf dem Weißen Marsch waren betroffen, schon allein, weil auch von diesen Leuten rund ein Viertel selbst Opfer wurde, ob sie sich nun daran erinnern oder nicht.

> In einer Studie gaben rund 40% der Untersuchten an, sich über einen gewissen Zeitraum nicht oder nur teilweise an die sexuelle Ausbeutung erinnert zu haben.
> In einer weiteren Untersuchung wurden Frauen befragt, deren sexuelle Ausbeutung während ihrer Kindheit aufgedeckt und belegt worden war. 38% dieser Frauen erinnerte sich 17 Jahre später nicht mehr daran.
> Je näher das Verwandtschaftsverhältnis zum Täter und je schwerwiegender die Tat, desto wahrscheinlicher sind Erinnerungslücken.
>
> AMANN/WIPPLINGER 1997, S. 274-283

Ich respektiere die Gefühle derer, die echten Herzens mitliefen, und ich schätze, daß überhaupt mal was passierte. Aber jedesmal, wenn jemand sagt, er oder sie wäre „erschüttert", kann ich nur lachen. So? Erschüttert! Das müßte ja heißen, daß nun auch eine Erschütterung der herr-schenden Strukturen erfolgt. Erschütterung in diesem Zusammenhang, das mußte ich lernen, ist meistens nur ein winziges emotionales Erdbeben, das noch nicht mal auf der Richterskala verzeichnet wäre.*

Dieser Marsch ging am Problem vorbei. Ein besonders drastischer Fall wurde herausgepickt, worauf der ganz alltägliche Wahnsinn wieder weiter gehen kann. Auch Skandalisierung dient der Tabuisierung.
Prompt setzten sich deutsche PolitikerInnen zusammen und plädierten für eine Erhöhung der Höchststrafe für Kindervergewaltiger von zehn auf fünfzehn Jahre.

> Die Strafen fallen in der Regel relativ geringfügig aus und werden meistens noch zur Bewährung ausgesetzt.
>
> TRUBE-BECKER 1992, S. 46

---

* Und tatsächlich mußte die taz schon am 13. August 1997, nach den „erschütternden" Geschehnissen in Belgien, feststellen: „Vor genau einem Jahr wurde in Belgien der Kindervergewaltiger Marc Dutroux verhaftet. Justiz und Staat gerieten massiv unter Druck – aber aus der Volksbewegung ist die Luft raus.", S. 9: „Das banale Ende einer Empörung"

15 Jahre Höchststrafe? Guter Witz! Wo sowieso nur die Spitze des Eisbergs bekannt wird (zwischen 3 und 7%),* davon nur ein Eiswürfel angeklagt wird, wovon bestenfalls ein Eissplitter hinter Gitter kommt und dieser wiederum für eine lächerlich geringe Zeit!

> Nur jeder fünfte angezeigte Fall sexualisierter Gewalt an Kindern wird vor einem Strafgericht verhandelt, obwohl von drei Tätern zwei ermittelt werden. Selbst von den aufgeklärten Taten landet nur knapp ein Drittel der namentlich bekannten Täter vor dem Kadi.
>
> KAVEMANN/LOHSTÖTER 1991, S. 29

> Die Strafen fallen in der Regel relativ geringfügig aus und werden meistens noch zur Bewährung ausgesetzt.
>
> TRUBE-BECKER 1992, S. 46

Die *Mindest*strafe muß erhöht werden!
Fünfzehn Jahre ist die Strafe für Mord. Und *das* ist *schlimmer als Mord.* Fünfzehn Jahre plus „X" – bei „guter Führung" kann der Häftling nach 15 Jahren auf freien Fuß gesetzt werden – gelten juristisch als „lebenslänglich". Quatsch! *Ich habe lebenslänglich!* Seit dem Tag, an dem meine Eltern mich zum ersten Mal vergewaltigt haben, habe ich lebenslänglich – bis zu meinem letzten Atemzug!**

> „Ich schätze, daß etwa jeder zweite Täter rückfällig wird. Je früher jemand auffällig geworden ist, desto größer ist die Gefahr, daß er wieder Sexualstraftaten begeht."
>
> PROF. DR. WILFRIED RASCH, GERICHTSGUTACHTER***

Es gibt zwei grundsätzliche Unterscheidungen in der Bewertung einer Straftat: die Gesinnungsethik, bei der die Motivation für ein Handeln ausschlaggebend für das Strafmaß ist, und die Verantwortungsethik, bei welcher der

---

* Eine Essener Untersuchung zeigte, daß nur ca. 3% des innerfamiliären und nur ca. 7% aller Fälle sexualisierter Gewalt in der Kindheit überhaupt bekannt werden. Wetzels, Peter: „Zur Epidemiologie physischer und sexueller Gewalterfahrungen in der Kindheit. Ergebnisse einer repräsentativen retrospektiven Prävalenzstudie für die BRD", hrsg. vom Kriminologischen Forschungsinstitut Niedersachsen, 1997, S. 2

** Die momentan geplante Straferhöhung der Mindeststrafe für sexuelle Ausbeutung an Kindern von sechs auf zwölf Monate ist ein Zynismus sondergleichen. Folter wird nun nicht mehr als „Vergehen", sondern als „Verbrechen" eingestuft.

*** in: Hamburger Abendblatt 24.09.96: „Für immer hinter Gitter? Nach dem Mord an Natalie: Eltern in Angst – viele fordern: Schluß mit der Milde für Kinderschänder"

angerichtete Schaden die Höhe des Strafmaß' bestimmt, unabhängig davon, was für wirkliche und vorgebliche Gründe angeführt werden.
Ich hätte gerne mal eine Aufschlüsselung darüber, wann und aus welchen Gründen das deutsche Rechtssystem Gesinnungsethik und aus welchen Verantwortungsethik bei der Berechnung von Strafen ansetzt!

Bei Sexualgewaltverbrechern werden die absurdesten Gründe als strafmindernd aufgezählt (Gesinnungsethik),

> „Daß beim Angeklagten zur Tatzeit ein Triebstau vorhanden war, der sich für ihn als „sexueller Notstand" dargestellt hat, kann ein Milderungsgrund sein. Das Nichtvorliegen dieses Milderungsgrundes kann jedoch nicht strafverschärfend gewertet werden (GH NJW 1980 2821)."
>
> Leipziger Kommentar zum StGB, 19. Lieferung, Berlin, New-York, de Gruyter, 1995, § 176 23

um dann die Strafe, wo es beliebt, dennoch anhand der Auswirkungen auf das Opfer zu bemessen (Verantwortungsethik):

> „Da der Eintritt von Entwicklungsstörungen oder gar -schäden für das Kind 'den normalen, den Durchschnittsfall dieses Delikts kennzeichnet' (BGH Der Strafverteidiger/StV, 1986, 149), ist die mildernde Berücksichtigung des Ausgebliebenseins solcher Folgen zulässig. Hingegen darf [...] der Umstand, daß die Tat, „entsprechende Spuren" in der Entwicklung des Kindes hinterlassen hat (BGH StV 1987, 146) ... [nicht] strafverschärfend verwertet werden."
>
> Rudolph, Hans-Joachim in: Systemischer Kommentar zum Strafgesetzbuch – SK-StGB, Luchterhand, 5. bzw. 6. neubearb. Auflage, 1997
>
> und:
> Bei sexualisierter Gewalt gegen Kinder wird die „Ungewißheit über die Schädlichkeit der Tat" als „Normalfall" angenommen, „weshalb es ... strafmildernd berücksichtigt werden kann, wenn Anzeichen dafür vorliegen, daß eine schädliche Wirkung nicht zu berücksichtigen ist."
>
> Schönke, Adolf: „Strafgesetzbuch:Kommentar", 24. neubearbeitete Auflage, München, Beck, 1991, § 176 26-28

Das heißt: der Täter wird für die Stärke und Widerstandskraft des Opfers belohnt – und das Opfer dafür indirekt bestraft.

> „Wenn Sie bei der Urteilsverkündung dabei sein können, kann es Ihnen so schlecht ja nicht gehen", warf der Vorsitzende Richter der

> Klägerin entgegen, deren Vater sie seit ihrem 12. Lebensjahr fast zwanzig Jahre lang regelmäßig vergewaltigte, sie mit 22 schwängerte und das vier Wochen alte Baby drohend in den Gasofen schob, damit sie weitere Vergewaltigungen über sich ergehen ließ. Höchstwahrscheinlich beutete er auch dieses Kind, seinen Sohn, und die Schwester der Klägerin sexuell aus. Das Strafmaß: vier Jahre und drei Monate.
>
> STERN 3/98, S. 92

Insgesamt zeigt sich hier die Argumentation der Mächtigen: was strafmildernd wirken könnte, wird verwertet, Straferschwerendes nicht.

4. Dezember 1996
Nun bin ich „offiziell" glaubwürdig. Aus dem Gutachten vom Universitäts-Krankenhaus Eppendorf: „... Man kann davon ausgehen, daß sexuelle Übergriffe und andere ungünstige Erfahrungen in der Kindheit zu den zur Zeit vorliegenden psychischen Beeinträchtigungen in Form von Bulimie und Selbstzerstörungstendenzen geführt haben."

6. Dezember 1996
Die Stellungnahme der Anwälte meines sogenannten Vaters geht ein. Meine Beschwerde bzgl. der Ablehnung des Antrages auf Prozeßkostenhilfe kommentieren sie folgendermaßen: „Der Beklagte tritt dem Vorwurf der Klägerin entschieden entgegen, wonach diese behauptet, daß sie durch die Zeugin E. E. und den Beklagten zu irgendeinem Zeitpunkt sexuell ausgebeutet worden sein soll ... Der Beklagte ist nicht bereit, für die bedauerlicherweise aufgetretenen psychischen Störungen der Klägerin die Verantwortung zu übernehmen. Zu keinem Zeitpunkt hat der Beklagte der Klägerin Vorwürfe 'in sexuellem Zusammenhang' gemacht ... Es wird bestritten, daß die Mutter der Klägerin behauptet haben soll, daß die Klägerin 'gar nicht zur Familie gehöre'. Vielmehr war es in früherer Zeit oft so, daß die Klägerin es war, die nicht zur Familie gehören wollte, da sie sich schon immer als 'etwas Besseres' fühlte ... Im Schriftsatz vom 09.10.1996 wird dem Beklagten im wesentlichen lediglich 'sexuelle Ausbeutung' vorgeworfen. Wohl um die Angelegenheit zu dramatisieren, wird in der Beschwerdebegründung nunmehr von 'sexuellem Mißbrauch' gesprochen."
(Sie stellen den Antrag, meine Klage kostenpflichtig abzuweisen.)

12. Dezember 1996
Meine Schwester erhält einen Anruf von meinem Bruder, er könne sich vorstellen, daß „unser" Vater vergewaltigt hat, möchte sich aber „nicht einmischen". Wie pflegte er mir vorzuwerfen: „Du machst es Dir wieder leicht!"

13. Dezember 1996
Brief von meiner Mutter. Inhalt: Wieder ein Formular des Arbeitsamtes. Sie will weiterhin Kindergeld für mich beziehen.

Kurz vor Weihnachten:
Telefoniere mit meiner Schwester. Mein sogenannter Vater hat ihr auf Band gesprochen. Er fordert sie auf, mir zu „helfen", damit ich „zur Vernunft" kommen solle. Er könne ja nichts machen. Sie hat mir das Band vorgespielt. Zuerst beschwert er sich: „Du willst ja auch nichts mehr von mir wissen, wie die Olga. Eigentlich sollte ich mich gar nicht mehr kümmern, aber: *helf ihr!*"
Es ist geradezu herzzerreißend, mit welcher Inbrunst er das ins Telefon predigt. Ich krieg' das Kotzen. Und erst recht, als mir meine Schwester einen Brief vom 9.12.96 an sie vorliest – einmal mehr sieht er unsere Körper lediglich als Verlängerung seines eigenen: Er hat in der Zeitung einen Artikel gelesen, den er beilegte und von dem meine Schwester mir eine Fotokopie schicken solle, „vielleicht hilft es ihr." Wir sollen uns in einem „Institut für Urologie" untersuchen lassen, denn: zwar habe der Arzt bei ihm nichts davon gefunden, aber er dachte, „ich habe doch auch ständig Schmerzen in den Beinen und Hüften und Gelenken".
Die Überschrift des Artikels, den er beigelegt hat, lautet: „Neue Volkskrankheit im Intimbereich". Und weiter: „Der Chlamydienbefall führt zu Eileiterschwangerschaften und Gelenkrheumatismus. Die derzeit häufigste sexuell übertragene Krankheit heißt nicht Tripper, nicht Lues oder Aids, sondern Chlamydieninfektion ..."

17. Dezember 1996
Mit Beschluß vom 9. Dezember 1996 hat das Oberlandesgericht Stuttgart die Prozeßkostenhilfebeschwerde abgewiesen (16 W 18/96, 5 C 798/96. auf den folgenden Seiten):

häftsnummer:
5 W 18/96
C 798/96
G Balingen

Oberlandesgericht Stuttgart

- 16. Zivilsenat -

16. Dez. 1996

Beschluß

vom 09. Dezember 1996

I n S a c h e n

Olga M a s u r ,
[redacted] Hamburg

-Antragstellerin/Klägerin/Beschwerdeführerin-

Proz.bev.: RA R[redacted]
[redacted]

g e g e n

A[redacted] E [redacted],
[redacted]

-Antragsgegner/Beklagter/Beschwerdegegner-

Proz.bev.: RAe Dr. L[redacted] und Kollegen,
[redacted]

w e g e n Ehelichkeitsanfechtung

h i e r : Prozeßkostenhilfebeschwerde

hat der 16. Zivilsenat des Oberlandesgerichts Stuttgart unter Mitwirkung von

Richterin am OLG Dr. H[redacted]
Richter am OLG M[redacted]
Richter am AG A[redacted]

b e s c h l o s s e n :

Die Beschwerde der Antragstellerin gegen den Beschluß des Amtsgerichts Balingen vom 11.10.1996 wird

z u r ü c k g e w i e s e n .

G r ü n d e :

Die Beschwerde der Antragstellerin ist zulässig, jedoch unbegründet.

Der beabsichtigten Ehelichkeitsanfechtungsklage der Klägerin fehlt die nach § 114 ZPO erforderliche hinreichende Erfolgsaussicht.

Dabei kann offen bleiben, ob es der Antragstellerin überhaupt gelingen kann, durch Blutanalysen endgültig zu klären, ob der Ehemann ihrer Mutter nicht auch ihr leiblicher Vater ist. Selbst wenn das möglich wäre, bliebe sie jedenfalls bei ihrem bisherigen Sachvortrag mit der rechtlich bindenden Feststellung der Nichtehelichkeit durch ein Urteil ausgeschlossen.

Ein Anfechtungsrecht nach § 1596 Ziff. 1-3 und Ziff. 5 BGB behauptet sie nicht. Sie will sich auf § 1596 Ziff. 4 BGB berufen.

Ihr vom Beklagten bestrittener Vortrag dazu reicht aber nicht für die Feststellung aus, der Beklagte habe sich einer schweren sittlichen Verfehlung ihr gegenüber schuldig gemacht. Dazu ist ihre Sachverhaltsdarstellung zu pauschal und von Wertungen durchzogen. Es fehlt an konkreten im Einzelnen nachprüfbaren und gegebenenfalls auch einer Beweisaufnahme zugänglichen Tatsachenbehauptungen (z.B. konkrete Vorfälle unter zumindest ungefährer zeitlicher Einordnung). Eine solche notwendige konkrete Sachverhaltsdarstellung wird der Antragstellerin jedenfalls gegenwärtig auch gar nicht möglich sein, weil sie von ihrer gesundheitlichen Verfassung generell auf sittlich verwerflichen Verhaltensweisen ihrer Eltern in ihrer Kindheit als denkbare Ursache zurückschließt. Eine Auseinandersetzung mit solcherart Vermutungen im Rahmen eines Gerichtsverfahrens ist jedoch nicht möglich. Denn die insoweit beweisbelastete Klägerin wird sie dann, wenn sie, wie hier, bestritten werden, nicht beweisen können.

- 4 -

Das Amtsgericht hat deswegen zu Recht die Bewilligung von Prozeßkostenhilfe versagt; die Beschwerde war zurückzuweisen.

[redacted] [redacted] [redacted]

-Dr. H[redacted]- -M[redacted]- -A[redacted]-

OBERLANDESGERICHT STUTTGART

Ausgefertigt – ~~Beglaubigt~~
Stuttgart, den 13. Dez. 1996
Urkundsbeamter der Geschäftsstelle
des Oberlandesgerichts
[redacted]

Na, wenn das kein Gag ist! Meine Sachverhaltsdarstellung sei „von Wertungen durchzogen“.

Menschenskinder! Dann dürften sie sich auch nicht auf das Strafgesetzbuch beziehen, das samt und sonders ein Wertekatalog ist. Im Grunde haben die damit gesagt:

„Liebe Frau Masur, wenn es Ihnen gut ginge, wär’ ja sowieso nichts gewesen, und da es Ihnen schlecht geht, sind Sie nicht objektiv.“ Das ist ein Totschlagargument. So werden Frauen auf Opferverhalten festgeschrieben, *ohne* ihnen Glauben zu schenken. Moderne „Hexen“-verbrennung:

Wenn die Frau im Fluß, in den sie mit Gewichten geworfen wurde, untergeht, habe „Gott“ sie „aufgenommen“, in diesem Fall, war sie denn doch keine „Hexe“. Wenn sie nicht untergeht, kommt sie auf den Scheiterhaufen:

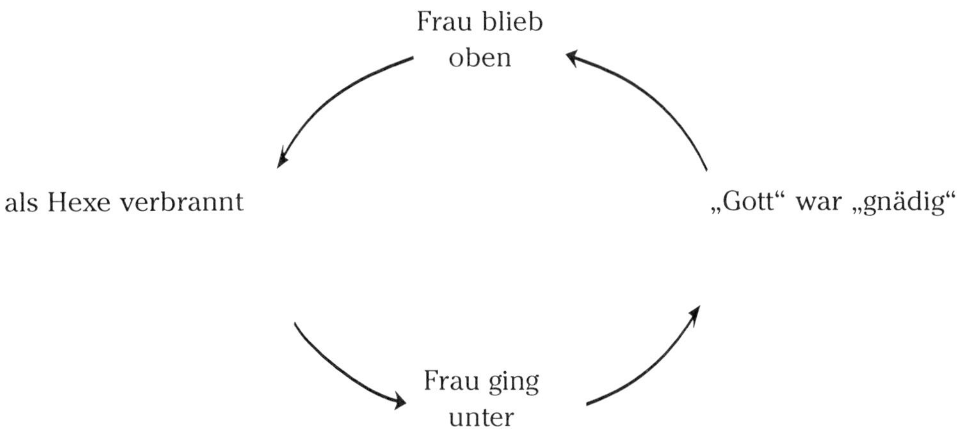

Egal wie sie's macht, (tödlich) falsch ist es in jedem Fall.
Derselbe Zirkelschluß gilt in Bezug darauf, wie Gewaltopfer vor Gericht behandelt werden:

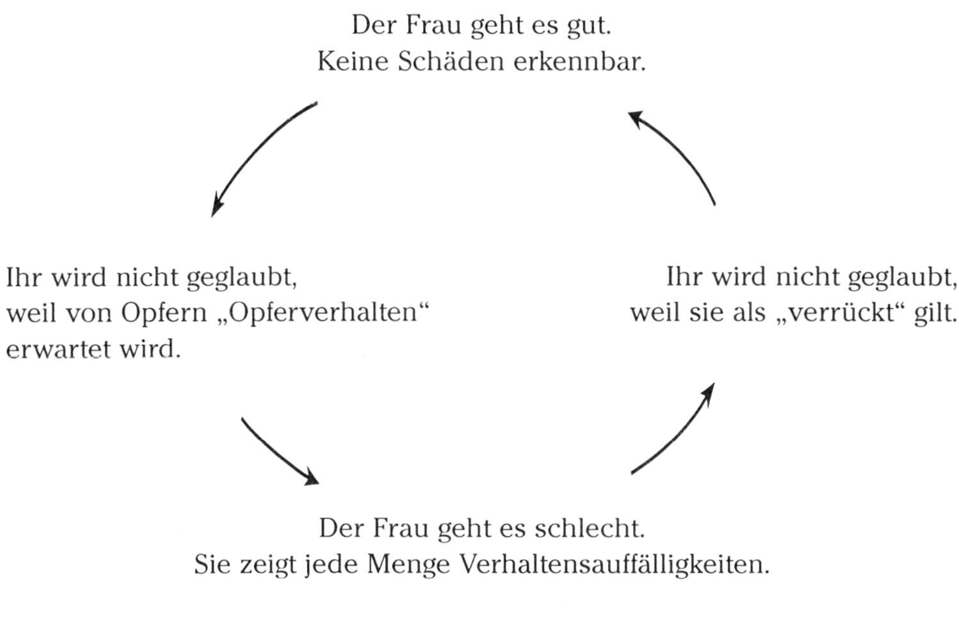

Oder in leicht abgewandelter Form für Vergewaltigungen:
Polizei rät Frauen, sich nicht zu wehren, „um eine Eskalation zu verhindern“. Hält sie sich dann daran, bekommt sie jedoch vor Gericht vorgeworfen, daß sie der Vergewaltigung zugestimmt habe – als wenn einem unterstellt würde, daß er sein Portemonnaie „freiwillig“ einem Dieb überlassen habe!

Alle drei Fälle haben mit der Unterminierung der Glaubwürdigkeit von Frauen zu tun. Alle drei Fälle stellen die Frau von vornherein in eine Double-Bind-Situation: egal, wie sie's macht, es ist falsch. Vor allem aber werden in allen drei Fällen Männer geschützt: egal, was er macht, er ist fein raus.
Das ist die Argumentation der Macht, das heißt: des Macht*mißbrauchs*.
Eine „Argumentation", mit der ich mich nicht zufriedenzugeben gedenke.
Automatisch setzen sich in meinem Kopf ganze Passagen für ein Buch zusammen, das ich nie schreiben wollte: nur keine Spuren hinterlassen.

27. Dezember 1996
Wollte meine Oma, die Mutter meiner Mutter, besuchen, um sie auf die Sache anzusprechen. Ich hatte schon einen Tag ausgemacht, aber nachdem ihre Tochter, meine Mutter, sie angerufen hatte, sagt sie ihn ab. Sie schreit in den Hörer, daß ich verrückt sei und zum Psychiater müsse, und: „Das hat Deine Mutter nicht verdient. Sie hat so hart gearbeitet in ihrem Leben." Ich: „Das bestreite ich ja gar nicht, aber ich hab auch einiges durchgemacht." Meine Oma: „Ach, was hast Du denn schon geleistet! Nichts hast Du geleistet!" Interessanterweise ist ihre Stimme kein bißchen mehr senil, wie noch beim letzten Telefonat. Alle Alarmsysteme sind auf Touren.
Ich versuche, ihr zu erklären, wie wichtig das für mich ist: „Er verliert doch nichts durch den Test! Entweder er ist mein Vater, dann ist es nur recht und billig, daß ich es auch erfahre, oder er ist es nicht, dann bleibt alles beim alten. Aber für mich ist es furchtbar wichtig. Ich kann so nicht leben!"
Meine Oma: „Dann leb' nicht!"

29. Dezember 1996
Lasse mir von einer befreundeten Clearerin eine Stunde geben. Beim Gedanken an das Buch packt mich die Angst davor, zum dritten Mal zu erzählen, was passiert ist, ohne daß es etwas nützt: das erste Mal war es die Nachbarin, mein „Muttersatz", der mich hängenließ, das zweite Mal der alte Mann, der, schlimmer noch, die Bitte um Hilfe mit erneuter Vergewaltigung beantwortete. Was wird passieren, wenn ich das Buch veröffentliche? Die nächste Vergewaltigung, diesmal öffentlich, durch die Medien? Werden die Medienmänner zuschlagen?
Wird das Publikum reagieren wie der kreischende Mob im alten Rom?
Andererseits: die Wahrscheinlichkeit vergewaltigt zu werden sinkt proportional zum Bekanntheitsgrad.
Was immer geschieht – ich werde bei meinen Werten bleiben: Ich werde mich nicht auf ihre Seite ziehen lassen! Auf diese Ebene gehe ich nicht!
In meiner Verzweiflung hatte ich nämlich erwogen, irgendwie an ein Haar oder einen Fingernagel meines sogenannten Onkels zu kommen, um eine DNA-Analyse vornehmen zu lassen. Ich hatte für einen kurzen Moment sogar mit dem Gedanken gespielt, ihm ein paar Kerle vorbeizuschicken, die ihn festhalten sollten, während er Blut entnommen bekommt.

Aber das ist nicht mein Stil. Ich kann und will nichts gutheißen, von dem ich auch nicht wollte, daß es mit mir gemacht wird. Außerdem: *Ich will nicht Recht brechen, um Recht zu bekommen.*
Was ich jedoch in diesem Zusammenhang gemacht habe: Ich habe den Leiter des Gerichtsmedizinischen Institutes in Hamburg angerufen, um zu erfahren, ob er überhaupt bereit wäre, eine Blutprobe zu untersuchen, die auf diesem Wege gewonnen wäre. Er lehnte ab – klar und deutlich. Genau das, was ich mir erhofft und gewünscht hatte. Auf diese Weise wußte ich: Wenn er sich mit mir nicht auf solche krummen Dinger einläßt, wird er sich hoffentlich auch durch meinen sogenannten Onkel nicht umdrehen bzw. bestechen lassen. Wenn er die Probe untersucht, kann ich sicher sein, daß das Ergebnis stimmt.
Zumindest hoffe ich, daß ich die männerbündischen Tendenzen nicht unterschätze. (Sein Verhalten nahm nämlich folgenden Verlauf: Vom Versuch, mich davon abzubringen, Klarheit zu erlangen, über mitleidsvolles Engagement bis zur Bemerkung: „Sie wissen ja, daß man sich sowas auch einbilden kann!" Allein das Verlangen, die Vaterschaft zu überprüfen, scheint Männer die Zugbrücken hochziehen zu lassen, wenn es dann noch mit sexualisierter Gewalt, *dem* männergemachten Problem, verquickt ist, machen einige alle Schotten dicht.)

30. Dezember 1996
Mein „Vater" spricht mir auf Band, wünscht mir ein schönes neues Jahr, „auch wenn Du nichts mehr von mir wissen willst". Denselben Spruch, als übliche Drohung, richtet er gegen meine Schwester: „Also, wenn Du so wirst wie die Olga und auch nichts mehr von mir wissen willst, dann weiß ich nicht, wie ich das mit dem Erbe machen werde."

5. Januar 1997
Brief von meinem sogenannten Vater:
Zunächst stellt er fest: „Je länger du studierst, desto blödere Sachen denkst du dir aus." Er rät mir, „gut" darüber nachzudenken, wie weit ich (!) mich noch „in die Tiefe stürzen" wolle, ich sei „schon ziemlich tief gesunken".
Ich bin in die Tiefe *gestoßen* worden, damals, an jenem Tag, als er mich unter die Bettdecke schob!
Es werde Zeit, daß ich „aufwache". Ich bin gerade dabei!
Dann läßt er sich weiter über meine Namensänderung aus. Das scheint ihm keine Ruhe zu lassen!
Und wieder: „So ist das Leben, es ist ein ständiger Kampf, aber man darf nicht resignieren und sich nicht verschließen." Er habe mit meiner Mutter telefoniert, das Haus (in dem sie wohnt) sei „groß genug", und es werde keiner „beleidigt" sein. Wer da wohl Grund hat „beleidigt" zu sein?! Jetzt will sie mich so begraben, wie sie es selbst mit sich getan hat – und hat tun lassen.

Schwimmen solle ich „zwei- bis dreimal in der Woche". Da schalte „man" ab, entspanne sich und werde selbstbewußter. *Er* hat heile Haut!
Ich soll versuchen, „das Beste" draus zu machen und nicht immer denken, ich sei „was Besseres". Ansonsten wünscht er mir „alles Gute, beste Gesundheit und Frieden im Neuen Jahr."

Zwischen den Zeilen in den Briefen meines Vaters leuchtet für mich der Satz: Werde nicht, was Du bist, damit niemand merkt, was ich aus Dir gemacht habe.

Ist frau „was Besseres", weil sie nicht vergewaltigt werden will? Ist eine, die es nicht einfach hinnimmt, daß ihre Kindheit durch sexuelle Ausbeutung zerstört wurde, „zu stolz"?
Interessant ist auch, daß mein Vater, bestimmt kein belesener Mann, hier eines der Argumente erwähnt, das auch in „Backlash. Die Männer schlagen zurück" von Susan Faludi als Gegenschlagstrategie dokumentiert wird: die Ausbildung sei es. Je besser ausgebildet Frauen seien, desto „unglücklicher" und „ungesunder" würden sie. Jetzt hätte nur noch gefehlt, daß er mir weis zu machen versucht, daß – zweitens – die ganze Emanzipation und der Feminismus schuld sei und daß ich – drittens – unfruchtbar würde, wenn ich so weitermache. Ich frage mich nur: wiederholt mein „Vater" hier Argumente, die Medien ihm liefern, oder sitzen in den Medienanstalten so viele Kindervergewaltiger und deren Sympathisanten? Ich kann mich des Eindrucks nicht erwehren, daß viele Artikel und Berichte zu diesem Thema in den Redaktionen mit einer Hand unter dem Tisch geschrieben werden.

Und verdammt: *Ja!* Ich *bin* etwas Besseres als diese Kreaturen, etwas *viel* Besseres!, weil *ich nicht* vergewaltige!

9. Januar 1997
Laufe einer Bekannten über den Weg: „Olga, sowas, ich hab Dich nicht erkannt! Irgendwas ist anders." Sie mustert mich, und ich versuche zu helfen: „Ich hab die Haare kürzer." „Nein, das ist es nicht ... Fröhlich! Du siehst fröhlich aus! Sonst warst Du immer irgendwie bedrückt."
Das letzte Mal, das sie mich gesehen hatte, war *bevor* ich mich an meine Herkunft erinnert hatte.

10. Januar 1997
Da die Prozeßkostenhilfe auch in der Berufung abgelehnt worden ist, habe ich, mittlerweile Sozialhilfeempfängerin, keine Möglichkeit, den Prozeß zu führen.
Außerdem stellt meine Anwältin fest, vermuten zu dürfen, daß – selbst wenn ich das Geld hätte, um ihn zu führen – das Gericht in der ersten Instanz wahrscheinlich einfach abschreiben würde, was als Begründung für die Ableh-

nung der Prozeßkostenhilfe angegeben wurde. Vermutlich würde es zu einer Berufung kommen, das heißt: mehr Zeit- und Geldaufwand.
Ich gehe aus der Kanzlei und fühle mich gut. Ich bin ganz high, denke stur daran, „daß es schon irgendwie gehen wird“, auch ohne das Ergebnis, gehe in ein Kosmetikgeschäft und kaufe mir eine teure Creme, die ich mir eigentlich gar nicht leisten kann, lese die AVIS, will mir einen Job suchen. Dabei fällt mir eine Werbeannonce ins Auge, die auf Telefonsex hinweist. In Großdruck: „Frauen gratis!“ Für Frauen ist das Telefonat gratis – genau der Eindruck entsteht natürlich durch diese Aufteilung und Hervorhebung, nicht wahr?!
Als ich zu Hause ankomme, breche ich vollkommen zusammen. Ich sehe alles nur noch schwammig, konturlos, unklar, schließlich übergebe ich mich. Wie schon seit Ewigkeiten nicht mehr. *Es geht nicht ohne das Ergebnis, ich kann so nicht leben!* Nicht *ohne* das Ergebnis, nicht *mit* dieser Heuchelei! Schließlich setze ich mich an meinen Schreibtisch: „Da kann ich genausogut in den Computer 'kotzen.'“ Nach fünf Minuten ist das Vorwort zu einem Buch fertig, von dem ich noch nicht weiß, ob ich es schreiben werde – und ich auch.
Ich fühle mich wie ein Handtuch, daß sich selbst auswringt.

11. Januar 1997
Schreibe nochmals Briefe an meine Mutter und meinen „Onkel“. Der letzte Versuch.
An meine Mutter: der „Onkel“ spricht in einem Brief an mich von „völlig aus der Luft gegriffenen Anschuldigungen“ gegen ihn und Dich.
Ich betone hiermit, daß ich – was das angeht – keine Anschuldigungen gegen Dich äußere. Ich weiß, daß es eine Vergewaltigung war!
Ich erinnere mich sogar genau daran, wie: Er lag über Dir, drückte Deine Arme über Deinem Kopf auf die Unterlage und hielt Dein rechtes Bein mit dem Fuß seines linken Beines nach außen gedrückt.
Es tut mir leid, daß Du so etwas Schreckliches erleben mußtest. Und noch viel mehr tut mir leid, daß Deine Mutter Dich zu denen zurückschickte, als klar war, daß Du schwanger warst. Ich finde es furchtbar, wenn die eigene Mutter eine so hängen läßt!
Ich weiß, daß Dein Leben alles andere als leicht war – und mit all denen unter einem Dach zu leben, muß für Dich die Hölle gewesen sein!
Umso mehr wundert es mich, daß Du mir vorschlägst, daß ich zu Dir ziehen soll: Willst Du mich genauso begraben wie Dich? Ist Dein Haß so groß, daß Du all Dein Leid auf mich laden willst – und so immer neues Leid schaffen? Ich kann Dir sagen – und im Grunde weißt Du das auch selbst: es hilft Dir nicht! Dadurch würdest Du Dich nicht besser fühlen – im Gegenteil!
Wenn Deine Mutter damals zu Dir gehalten hätte und der W. verurteilt worden wäre, wenn Du Dich hättest scheiden lassen und mit dem A. zu diesem

Rothaarigen gegangen wärst, der Dich liebte, wie Du erzählt hast, das hätte geholfen! Und ich hätte mich für Dich gefreut.
Aber Du hattest nicht die Unterstützung, und Du hast Dich auch anders entschieden.
Willst Du mir etwa keine Chance geben, weil Du Deine Chancen nicht wahrgenommen hast? Ich habe bereits für etwas bezahlt, für das ich noch nicht einmal irgendeine Verantwortung habe: Ich mußte als Zeugnis einer Vergewaltigung aufwachsen (und leben)!
Nochmal: Für die Vergewaltigung trägst Du *nicht die geringste Verantwortung!* Und es ist überhaupt kein Grund da, sich für etwas zu schämen, wofür man nichts kann. Außerdem ist es in diesem Zusammenhang auch völlig egal, *wie* Du Dich währenddessen gefühlt hast. Es ist also nicht der geringste Grund da, sich von den Tätern unter Druck setzen zu lassen. *Das ist Deine freie Entscheidung.*
Falls Du mich aber jetzt tatsächlich hängenlassen solltest, trägst Du dafür die Verantwortung und tust dasselbe wie Deine Mutter damals. Du weißt, wie sehr Du darunter gelitten hast und wahrscheinlich noch heute leidest. Also kannst Du Dir vorstellen, was ich durchmache.
Nur daß *ich* all das *nicht* weiter in die Welt tragen möchte – oder sogar an eigene Kinder weitergeben.
Ich habe mich entschlossen, diese Kette der Demütigungen zu beenden – oder aber – falls ich dazu nicht die Chance bekomme – gleich mein Leben.
Vielleicht wünschst Du es Dir ja sogar, daß ich heute, quasi nachträglich, erledige, was damals schon besser gewesen wäre: mein Leben zu beenden. Ich könnte es verstehen.
Aber wie gesagt: *heute* trägst Du Verantwortung!!!
Und wenn Du weiter schweigen solltest, machst Du Dich nachträglich mitschuldig an der Vergewaltigung.
Außerdem würdest Du damit auch mit daran arbeiten, daß Männer Frauen immer weiter vergewaltigen können, und daß sich nie etwas ändert.
Ich hoffe sehr, daß Du für mich Zeugnis ablegen und aussagen wirst. Denn erst wenn ich weiß, daß Du dazu bereit und entschlossen bist, kann ich den Prozeß weiterführen.
Schließlich hast Du mich ja auch gezeugt. Und das ist meine letzte Chance!!!
Und vor allem ist es auch *Deine* letzte Chance, den ersten Schritt zu tun, um Deine Vergangenheit aufzuarbeiten.
Ich kann ohne Probleme sterben, ich habe mir Klarheit über meine Angelegenheiten verschafft und der Wahrheit ins Auge gesehen.
Für mich ist es im Grunde noch nicht einmal so wichtig, diese Sache endlich offenzulegen, wie für Dich – und Du weißt das auch."

Und an meinen „Onkel" schreibe ich: „Ich habe den Prozeß, aus Geldmangel, eingestellt, zunächst! ... Außerdem betone ich hiermit, daß ich – was das angeht – keine 'Anschuldigungen' gegen meine Mutter äußere, vielmehr

weiß ich, daß es sich um eine Vergewaltigung handelte. Ich kann gar nicht sagen, wie sehr ich Dich verachte!
Wenn Du ihr wenigstens die Abtreibung ermöglicht hättest, anstatt alles zu vertuschen. Ich wäre am liebsten nicht geboren worden ...
Ich fordere Dich zum letzten Mal auf, den Test zu machen!"

12. Januar 1997
Entdecke, daß vor zwei Tagen eine „Braille Party" (Braille = Blindenschrift) im „Stairway" in Hamburg gewesen wäre: „Auf jegliche Art von Beleuchtung wird verzichtet." Zuerst hab ich gedacht: „Was für eine tolle Idee. Schade, daß ich das verpaßt hab, wäre sicher ein super-sinnliches Erlebnis gewesen." Aber dann: „Nee, da wär' ich sowieso nicht hin, einfach, weil die Kerle das als Einladung zum Grapschen genommen hätten. Genauso wie auf den Weihnachtsmärkten, wo mensch im Gedränge nicht sieht, wer die Hand ausstreckt." Mir fiel ein früherer Mitschüler ein, der sich mal betrübt darüber beschwert hatte, daß Frauen „immer gleich" alles als Anmache auffassen würden: „Du kannst als Mann nicht einfach mal eine Frau in den Arm nehmen, nur weil du dich ehrlich freust, sie zu sehen, oder weil's ihr dreckig geht und du sie trösten möchtest oder auch weil es dir dreckig geht und du gerne Trost hättest."
Ja, woher das wohl kommt!? Während Männer im Hinterkopf eine Skala von „Berührung" bis „freiwilliger Sex" haben, geht diese Skala für Frauen von „Berührung" bis „Vergewaltigung". Wie soll da noch Vertrauen möglich sein! Da sage noch einer, daß nicht *alle* Männer Nachteile dadurch haben, daß es Männer gibt, die grapschen und vergewaltigen! Ver-Lust auf beiden Seiten.

Dennoch: Die Frage, ob ich lieber ein Mann wäre, würde ich immer mit einem klaren „Nein" beantworten. Erstens wäre es ohnehin nur ein gradueller und kein struktureller Unterschied – ich wäre ja nach wie vor auf diesem Planeten. Außerdem gehe ich davon aus, daß ich als Mann mit meinem Charakter unter den Zuständen ähnlich leiden würde, wie als Frau, die Frage allein impliziert ja fast, daß ich es hier als Mann erträglicher fände, was hieße, daß ich als Mann automatisch auch Charakterschwein wäre und ein mißachtendes Menschenbild hätte. Und das sehe ich nicht so.

> 71 % aller Männer würden sexualisierte Gewalt an Kindern mit „lebenslänglich" bestrafen.
>
> AMICA 3/97, S. 50

Allerdings muß ich dennoch – zweitens – feststellen, daß ich schon aus einem Grund kein Mann sein wollte: zu diesem Club will ich nicht gehören!*

---

* Oder höchstens mal für 24 Stunden, um zu wissen, wie sich Sex für einen Mann anfühlt.

Ich möchte nicht zu einem Verein gehören, in dem alle Mitglieder tatenlos zusehen, wie andere vergewaltigen und sexuell ausbeuten.

> Das grobe Verhältnis: über 90% der Täter sind Männer und über 90% der Opfer sind Frauen, findet sich bei
> - sexueller Ausbeutung von Mädchen.
> - Vergewaltigung von Frauen.
> - sexueller Ausbeutung in Therapien.
>
> Weiter werden weit über 2/3 aller nicht-sexuellen Gewaltverbrechen von Männern begangen.
>
> BKA-Bericht 1996

Eine von Männern zu entrichtende Gewaltsteuer* dürfte ein sehr effektives Mittel sein, um die momentan vorherr-schende Tätersolidarität zu brechen und endlich zur dringend erforderlichen Männersolidarität zu wandeln. Zusätzlich würde sie Opferfonds aus der richtigen Quelle speisen.
Daß der Schritt von der Täter- zur Männersolidarität nicht leicht ist, weiß ich aus eigener Erfahrung: ich weiß, wie schwer es ist zu akzeptieren, durch ein Mitglied des eigenen Geschlechts sexuell ausgebeutet zu werden. Durch eine, die „so ist, wie ich“: die Vergewaltigung durch das eigene Geschlecht ist ein doppelter Angriff auf die Identität. Ich möchte nicht in der Haut von Jungs stecken, die in allererster Linie durch Männer vergewaltigt wurden, deren Rollenbild es ihnen schwer macht, ihr Opfererleben zu verarbeiten, und die zualledem damit konfrontiert sind, daß weiter rund 95% aller Kindervergewaltiger Männer sind. Was ja nichts weniger heißt, als daß Männer sich ganz gehörig über ihre „Männlichkeit“ Gedanken machen müssen. Wenn ich mir die Identifikationsschwierigkeiten, die ich aufgrund meiner Erfahrungen mit Frauen habe, für Männer um ein Vielfaches potenziert vorstelle ... da haben Männer noch ein hartes Stück Bewußtwerdung vor sich!
Es wird Zeit, daß sexuell ausgebeutete Männer aufstehen und ihre Wut an die richtige Adresse richten – an die der betreffenden Männer. Da gibt es noch ein weites Feld für werdende Helden.
Männer haben in ihren Reihen selbst aufzuräumen. Solange es Männern kein Anliegen ist, daß ihre Geschlechtsgenossen sie und andere nicht zugrunde richten, machen sie es Frauen äußerst schwer, sie ernst zu nehmen.

Und – drittens – last but not least: die Orgasmusfrequenz und -intensität, die Männern möglich ist, reizt mich nicht im geringsten.
Wobei ich Grund zur Annahme habe, daß sich auch da noch was machen ließe, wenn Männer nicht weiter für ihre Bedürfnisse hielten, was sie für ihre

---

* , wie sie beispielsweise von der feministischen Linguistin Luise F. Pusch gefordert wird,

Bedürfnisse zu halten scheinen. Oder wie die Männer der amerikanischen Gruppe „Men for Change" schreiben: „Eine Herausforderung für uns Männer dürfte es sein, unser Konzept von Intimität jenseits der Stereotype, Sex als unseren primären (ursprünglichen?) Ausdruck oder unsere primäre Erfahrung von Liebe zu sehen, zu erweitern. In einer kürzlichen Umfrage gaben 88% der Männer an, noch nie einen wirklichen Orgasmus gehabt zu haben. Wobei dies natürlich nicht dasselbe wie sexuelle Erregung und Ejakulation ist. Ein Orgasmus ist definiert als ein ungeschütztes und authentisches Erlebnis intensiven Liebesspiels, das Körper, Geist und Emotionen voll einbezieht, und nach dem sich der Mann nach der Ejakulation emotionell näher fühlt, anstatt das Gefühl zu haben, daß es sich damit hat und es nun Zeit zu schlafen ist. Dieses Konzept sollten wir uns durch den Kopf gehen lassen."*

16. Januar 1997
Spreche mit einer Journalistin über die Frage, ob ich das Buch oder lieber einen Artikel schreiben soll und merke, daß ich genauso bescheuert bin wie die Justiz, wenn ich schon *bevor* ich schreibe, haben will, was ja gerade untersucht werden soll – bevor ich das glaube, wovon ich weiß, daß es stimmt.
Ohnehin schreibe ich nur die Tatsachen nieder. Trotzdem: ich bin immer noch nicht ganz entschlossen, das Buch zu schreiben. Ich mache mir sogar Gedanken darüber, ob es vielleicht der Frauenbewegung schaden könnte, wenn ich nicht recht habe ... aber eine Frauenbewegung, die aus Frauen besteht, die sich selbst nicht ernst nehmen, nimmt niemand ernst. Ernst nehme ich mich, wenn ich schreibe.
Mal ganz abgesehen davon: Männerpresse wird so reagieren wie Männerpresse reagiert und Menschenpresse so wie Menschenpresse – egal wie gut die Argumente sind. Daran kann ich mich nicht orientieren.

20. Januar 1997
Brief von meinem „Vater":
Er rät mir, es mit einem „normalen Leben" zu versuchen, wie es „Milliarden von Leuten machen". Milliarden von Leuten, die nicht vergewaltigt worden sind. „Arbeiten, ausspannen, etwas schwimmen. Und du wirst sehen, das Leben wird lebenswert."
Er verweist nochmals darauf, daß die „Tür offen" sei „zurück zur Mutti". Und er beschwert sich, daß er nirgendwo Informationen herbekomme: „Wohin

---

* Am 7.8.97 unter: htp://www.ccn.cs.dal.ca/CommunitySupport/Men4Change/intimacy.htlm: „One challenge for men may be to expand our concept of intimacy beyond the stereotype that our primary (primal?) expression of love is sexual. In a recent survey 88% of men had never experienced an actual orgasm. This, of course, is not the same thing as sexual arousal and ejaculation. Orgasm is defined as a vulnerable and authentic full body, mind and emotional experience of intense love making where the man feels emotionally closer after ejaculation, ie. rather than feeling like it's done with and now its time to sleep. There's a concept to mull over."

ich mich auch immer gewendet hab: Überall war die Antwort: Sie ist erwachsen, Datenschutz, keine Auskunft." Manchmal funktioniert der Datenschutz also auch für Opfer? Wer weiß, wie oft meine Krankenakten sonst unautorisiert an meine Vergewaltiger-Eltern gegangen wären?! „Also alles Gute, und viel Gesundheit im neuen Jahr wünsch' ich dir. Schreib' mal wieder. 17.01.97"

24. Januar 1997
Daß es tatsächlich für *nichts* gut war, dieser ganze Kampf für mein Selbst, daß ich wirklich nur dabei bin, mir den Zustand mühsam zu erarbeiten, den ich zu Beginn schon besser hatte. Nichts ist gewonnen! Nur Verlust!
Keine/r lernt etwas durch eine üble Kindheit oder wird dadurch ein besserer Mensch. Sich das vorzumachen, erleichtert nur scheinbar die Angelegenheit.
Die Psyche läd dazu ein, die Frage „Warum hörst Du dann nicht auf zu fressen, zu saufen, zu fixen, zu dies oder jenes?" mit: „Weil ich denke, es muß einen Sinn haben, daß ich angefangen habe", zu beantworten. Falsch: es hatte einen *Grund*. Einen *Sinn* hatte und hat noch nie irgendeine selbstzerstörerische Handlung gehabt. Es ist nur ein Trostversuch, aber einer, bei dem Trost zur Rechtfertigung des Schreckens wird. Eine Falle.
Sexuelle Gewalt zerstört: eine zerbrochene Vase mag zusammen geklebt werden können, aber sie wird nie wieder so sein wie vorher.
Es gibt nichts, das „gelernt" oder „verstanden" werden soll. Das einzig „Gute" daran: es hängt auch nichts nach.
Was bleibt, sind die inneren und äußeren Narben, die daran erinnern. Selbst das Wissen, daß das so möglich war, wäre noch zu verkraften.
Aber das Wissen darum, daß das immer noch möglich *ist*, hier und jetzt und heute; daß nichts, aber auch gar nichts darauf hindeutet, daß sich etwas ändert, weil sich alle Bemühungen im bestehenden System bewegen und nichts davon effektiv sein *kann*. Das ist *unerträglich!*
Ich wollt', ich wär' die Letzte, die litt.

25. Januar 1997
Bin auf einer Party in Köln: Techno nachts am Rheinufer bei Mondschein. Die Beats dröhnen zuerst dumpf und untergründig verheißungsvoll aus der Ferne, während wir auf dem Uferweg zur Party gehen, bis sie sich mit den Lichtern verbinden und laut die richtige Dröhnung haben.
Wir tanzen am riesigen Lagerfeuer, das meterhoch Funken schlägt und als Silberregen Asche auf uns niederprasseln läßt, während der Rhein ruhig flußabwärts zieht, beschienen von Bootslampen und Mond, und sich wahrscheinlich denkt, was das wohl für IdiotInnen sein müssen, die bei dieser Arschkälte mitten in der Nacht Indianer spielen.
Ich liebe sowas! Nachts und am Wasser.

27. Januar 1997
Ein spirituell angehauchter Bekannter redet auf mich ein: „Du wirst sehen: du wirst dafür belohnt“, und meint damit, daß ich für meinen Leidensweg „belohnt“ werde. ... Seiner Vorstellung liegen zwei Annahmen zu Grunde, die sich nicht halten lassen:
1. Er nimmt an, daß das eine ein Tribut für das andere, die „Belohnung“, sei. Aber wenn auf schlechte Minuten, schlechte Tage und Jahre, endlich gute folgen, verleihen letztere ersteren noch keinen Sinn. Die Tatsache, daß ein Vergleich möglich ist, in dem sich Unterschiede feststellen lassen, heißt noch nicht, daß eine – zumal kausale – Bezüglichkeit existiert.
2. Außerdem geht er davon aus, daß es nicht genug für alle gibt – und nicht immer. Gutes werde über „Belohnung“ nach Leid verteilt.
Richtig ist: Es gibt nicht für alle alles, aber wer will das schon? Nicht für alle ist alles richtig! Aber es ist für alle das Richtige da.

4. Februar 1997
Nahezu jedes Clearing, das ich bekomme, gerät für die Clearer/in zur Supervision. Diesmal ist eine Clearerin so betroffen von dem Gedanken, daß ich mich umbringen könnte, daß sie den Clearingrahmen verläßt, ohne es zu merken und mir irgendetwas „Tröstliches“ vorphilosophiert. Ich: „Wenn Du nicht damit leben kannst, daß das Ergebnis des Clearings für mich sein könnte, daß ich mich umbringe, sind wir sehr eingeschränkt. Dann haben wir genau das, was Therapien scheitern läßt: es wird ein Rahmen vorgegeben, eine Schablone aufgepreßt.“

16. Februar 1997
Breche für drei Tage nach Süddeutschland auf. Reise zu den Tatorten. Will Krankenunterlagen holen und Fotos machen. Ein Freund begleitet mich, ich kann stolz darauf sein, daß ich überhaupt jemand darum bitte, das zu tun, früher wäre ich auf eigene Faust losgezogen, wie ich es ja auch schon gemacht hatte.

Montag, den 17. Februar 1997
Erste Etappe: Dahn. Ich will die Videobänder von meinen Analysen überspielt bekommen. Der damalige Klinikinhaber hatte am Telefon erklärt, daß er die Klinik verkauft habe und alle Unterlagen dort einzusehen seien. Wir fahren an einem alten Bauernhof vorbei. In den Balken prangt die Inschrift: „Nur der ist seiner Ahnen wert, der ihre Sitten treu verehrt.“
Im Büro der Klinik: die Sekretärin verbindet mich mit dem Ärztehaus. Ich formuliere mein Anliegen und kläre gleich darüber auf, daß ich gesetzlichen Anspruch auf mich betreffende Aufzeichnungen habe. Der Arzt ist sehr kurz angebunden, wirkt nervös: „Da täuschen Sie sich“ und „Machen Sie's schriftlich.“ Ich hatte nicht vorher angerufen, auch weil ich wissen wollte, wie die unmittelbare Reaktion sein würde. Ich zitiere die Paragraphen, nach wel-

chen ich meinen Anspruch geltend machen kann, und daß ich gerne bereit bin zu warten bzw. in Dahn zu übernachten, um die Bänder am nächsten Tag mitzunehmen: „Ich kann sie auch selbst überspielen, dann haben Sie überhaupt keine Mühe damit." Der Arzt wieder: „Da täuschen Sie sich" und „Machen Sie's schriftlich." Dann legt er auf.
Die tun ja gerade so, als wollte ich die Kronjuwelen mitgehen lassen. Ich formuliere an Ort und Stelle ein Schreiben.

> Sehr geehrte Damen und Herren,
> ich bitte Sie hiermit, mir *sämtliche* Behandlungsunterlagen in Kopie zu übersenden, ggf. sie mir leihweise zur Verfügung zu stellen, damit ich die Kopien selber anfertigen kann.
> Die Kosten für die Kopien übernehme ich.
> Röntgenaufnahmen bitte ich Sie, mir leihweise im Original zu überlassen, da diese Kopien sehr kostspielig sind.
> Nach § 810 BGB habe ich einen gesetzlichen Anspruch auf Einsicht in eine in fremdem Besitz befindliche Urkunde. § 26 Abs. 2 BDSG klärt, daß Betroffene Auskunft über die zu ihrer Person gespeicherten Daten verlangen können.
> Mehrere Gerichtsurteile haben PatientInnen darin bestätigt, Einsicht in ihre Behandlungsunterlagen zu erlangen oder diese in Kopie oder als Original ausgehändigt zu bekommen (vgl. NJW 83, 328f.).
> Ich bitte Sie, mir die Unterlagen innerhalb von zwei Wochen ab Datum des Briefes zuzusenden.
> Und bitte vergessen Sie nicht, den Unterlagen eine signierte Erklärung über deren Vollständigkeit und über deren Unverändertheit gegenüber dem ursprünglichen Zustand beizulegen.
> Ich danke Ihnen im Voraus für Ihre Bemühungen und wünsche Ihnen einen schönen Tag.
>
> VGL. INFO-MATERIAL: „EINSICHTSRECHT IN BEHANDLUNGSUNTERLAGEN" DER VERBRAUCHERZENTRALEN

Wenn mich nicht alles täuscht, stand der Jeep meines behandelnden Arztes vor der Klinik, während ich da war.
Scheinbar nichts erreicht, habe ich doch meine Befindlichkeit an diesem Ort getestet – erfolgreich für meine Begriffe. Wir sind sogar noch spazieren gegangen im Kurpark, wo kleine Figuren der Pfälzer „Naturgeister" stehen: Elwetritsche.

Wir fahren weiter. Als wir rechts auf die Bundesstraße 10 in Richtung Landau abbiegen, starrt uns ein Schild entgegen:
„Zum Frauenstein. Eigene Schlachtung".

Dienstag, 18. Feburar 1997

Auf der Fahrt nach Dahn hatte ich meinem Freund den ersten Teil meiner Geschichte erzählt. Auf der Fahrt nach Ebingen lasse ich ihn fahren: „Es kann sein, daß ich etwas durch den Wind bin, wenn wir in die Gegend kommen. Es wäre nett, wenn Du drauf achtest, daß ich nichts vergesse oder liegen lasse oder so.“

Während ich ihm erzähle, was genau im Raidental passierte, klopft er nervös auf den Schaltknüppel. Ich war nicht aufmerksam, habe die Ausfahrt verpaßt, schon in Rottweil, wenden wir.

Als wir in Ebingen ankommen, fragen wir in einem Bahnhofsgeschäft nach einem Hotel. Ich frage, der Mann antwortet meinem Begleiter.

Schließlich packen wir unsere Sachen in das Zimmer. Das Hotelpersonal hat, der Himmel weiß warum, die Reserveklopapierrolle ganz und gar in Alufolie eingepackt. Ich halte sie ihm lachend entgegen: „Wem in Dahn hätte das wohl gefallen?!“

Ansonsten bin ich ziemlich geliefert an dem Abend. Mir ist nach sofortigem Sterben zumute.

Am nächsten Tag organisieren wir im Kreiskrankenhaus in Ebingen die Unterlagen über die Verbrühung meiner Schenkel. Die Leute dort waren ausnahmslos freundlich und hilfsbereit. Auch als ich später nochmals schriftlich Unterlagen für meine Schwester anfordere, waren alle Briefe korrekt und freundlich formuliert.

Außerdem waren wir in der Praxis meines früheren Kinderarztes, ich erkenne die gedrechselten Stäbe im Geländer wieder und die feinen bunten Steinchen, die den Fußboden im Treppenhaus klinkern. An der Tür werden wir in breitestem Schwäbisch empfangen: „Hend Siea ‘n Ausschlag?“

Wir hatten nicht eindeutig geklingelt. Dreimal für ansteckende Krankheiten, zweimal für die normale Sprechstunde (oder umgekehrt.) “Wie bitte? ... Nein, wir haben keinen Ausschlag, weder Mumps noch Windpocken, nur Unterlagen wollen wir holen.“ Am nächsten Tag liegen die Unterlagen in Kopie bereit. Ich nehme sie entgegen, nachdem ich eine Erklärung mit dem Wortlaut unterschreibe: „Hiermit erkläre ich, daß ich E., Olga, geb. am 18.06.70 das o.g. Kind bin und keine Einwände habe, daß die in der o.g. Praxis befindlichen Patientenunterlagen als Kopie an mich weitergegeben werden.“

Wenn es bei meinem damaligen Psychiater, dem Hypnose-Arzt, nur auch so einfach ginge! Aber nein, in diesem Bereich bin ich anscheinend nicht mündig.

Er will uns meine Unterlagen, nach welchen ich ja schon damals fragte, nicht herausgeben. Diesmal ist die Erklärung nicht, daß er sie „für die Krankenkasse“ brauche, diesmal wäre es „unärztlich“, wenn er sie mir gäbe. Ich mache ihm den Vorschlag, so zu verfahren, wie das in solchen Fällen üblich ist: „Schwärzen Sie doch einfach Ihre persönlichen Bemerkungen, aber geben Sie mir die Unterlagen mit dem reinen Behandlungsverlauf.“ Erfolglos.

Auszug aus dem Mustertext des psychiatrischen Testaments des Vereins zum Schutz vor psychiatrischer Gewalt e.V. *:

„Soweit Behandler oder sonstige Personen in die Dokumentation Aufzeichnungen über ihre eigene Persönlichkeit einbringen, soll sich das Einsichts- und Kopierrecht hierauf erstrecken; diese Personen haben die Möglichkeit, solche Eintragungen zu unterlassen. Soweit diese Eintragungen Bedeutung für einen späteren Umgang mit mir haben, stellen sie einen wesentlichen Teil des Geschehens dar, dessen Geheimhaltung mir gegenüber ich nicht wünsche. Im Zweifel soll die Eintragung unterbleiben, damit der Rest gezeigt werden kann und muß.

Ich bin nicht damit einverstanden, daß Behandler oder sonstige Personen ihre eigene Persönlichkeit in eine Dokumentation einbringen, wenn dadurch das Recht auf Einsicht in die Dokumentation und auf Fertigung von Kopien daraus verloren geht."

Schließlich fahren wir an den Ort des Geschehens, ins Raidental. Alle sind sie da: meine Ersatzmutter und ihr Mann starren aus dem Fenster, sie erkennen mich, reagieren nicht. Auch Tinas Mutter – sie beobachtet uns, wie wir Fotos machen. Ihr Mann, *der* Nachbar, erscheint kurz am Fenster. Ich laufe durch die Garage, in der ich Fahrradfahren lernte. Was war das früher alles *groß* hier! Nach dem Haus des alten Mannes muß ich richtig suchen, ich habe den Eingang vor Augen, dachte aber nicht daran, daß er von der Straße aus nicht zu sehen ist. Der alte Mann ist schon tot, das Haus im Moment leer. Da ist der kleine Drache und, ja: das „Loch" in der Tür ist eine Scheibe, hinter der die Frau erschien – eine Glasscheibe.

Ein Nachbar erscheint gleich einem Deus ex machina (der die Dinge im Drama zum Positiven wendet) und bestätigt, was ich meinem Begleiter zuvor erzählt hatte: „Ja, das war ein großer Naturfreund, lebte sehr zurückgezogen, nur die Kinder waren gern gesehen – weil so immer mal wieder eines der Kätzchen abgegeben werden konnte ... Ja, richtig: er saß immer oben am Fenster in seinem Stuhl, er hatte es ja auch immer schon mit den Bronchien, zum Schluß ist er kaum mehr aufgestanden."

Mittwoch, den 19. Februar 1997

Wir müssen *nochmal* ins Raidental, ich hatte einen alten Film in meinen Fotoapparat eingelegt. Konfrontationstherapie pur. Ich bin sehr froh, nicht allein zu sein, kann eine positive Verknüpfung in meinen Gedanken herstellen. Die Schwäbische Alb ist nicht mehr nur Ort des Geschehens, es ist der Ort, an dem ich mit einem guten Freund war.

---

* c/o Weglaufhaus „Villa Stöckle", Pf 280 427, 13444 Berlin, der in vollständiger Version – gegen einen mit 3 DM frankierten, an sich selbst adressierten DIN A 4, bzw. DIN A 5-Umschlag – unter o.a. Adresse zu bestellen ist.

Bevor wir nach Münster weiterfahren, wo ich Unterlagen aus dem Universitätskrankenhaus hole, fahren wir am Haus meiner Mutter vorbei, an dem Garten, in dem ich die Kleine wieder zu den anderen zog, auf den Spielplatz, auf dem ich nachts schaukelte. Mein Begleiter: „Hier ist es wunderschön." Ja, landschaftlich schon.

23. Februar 1997
Nachdem ich das Wochenende bei Bekannten mit Parteiarbeit verbrachte, fahre ich am Sonntag wieder nach Hamburg. Mit einem 35-Mark-Ticket unterwegs, saß ich nachts eine halbe Stunde auf einer harten Bahnhofsbank in Norddeutschland und habe in der Kälte sinniert, was ab morgen werden soll: Und was, wenn Du auf das Ergebnis verzichtest? Allein der Gedanke trieb mir die Tränen in die Augen! Ich hätte mich direkt auf die Schienen legen können, was ich allerdings nie getan hätte. Es ist unfair, einer Zugführerin oder einem U-Bahnführer so einen Schrecken zu verpassen. Vermeidbares traumatisches Leid. Leute, die so versuchen, sich umzubringen, sollten erstmal die Leviten gelesen bekommen.
Da saß ich also vor den Gleisen und wußte, daß ich auch gleich mein Testament schreiben könnte, wenn ich davon ausginge, das Ergebnis des Vaterschaftstests nicht zu bekommen. Es gibt keinen anderen Weg. Und da ich mir einen Prozeß nicht leisten kann – und auf die Justiz allein möglicherweise sowieso kein Verlaß ist – werde ich wenigstens öffentlich machen, was hier läuft. Wenn es nur ein einziges Kind schützt, hat es sich gelohnt.

Als ich mich schon entschlossen hatte, ging mir noch ein Licht auf: in Hamburg hatte ich eine Frau kennengelernt, noch dazu eine feministisch engagierte, mit der ich nicht im geringsten überein kam. Das lag daran, daß sie für mich der menschgewordene Satz „Ich will nicht die Letzte sein, die leidet." war. So sehr, daß mir erstmals klar wurde, wie langgezogen die Skala von „Ich will nicht die Letzte sein, die leidet." bis „Ich wollte, ich wäre die Letzte, die litt." ist! Ich war entsetzt. Und nun, da ich mich entschlossen hatte, das Buch zu schreiben, merkte ich, daß die Skala noch weiter geht:
Von „Ich will nicht die Letzte sein, die leidet."
über „Ich wollte, ich wäre die Letzte, die litt."
bis „Ich will nicht die Erste sein, die ihren Kopf hinhält." bzw.
„Ich will die Erste sein, die sich für eine andere Welt einsetzt."

So, und das war *mein* Problem. Ich wollte einfach nicht die Erste sein, die sich auf den Weg macht. Ich wollte nicht schon wieder vorausleisten (– um leer auszugehen?), und nicht nur das: ich hatte mich bereits mitgeteilt, damals, worauf ich hängengelassen, erneut benutzt und vergewaltigt wurde. Ich wollte mich nicht mehr mit-teilen. Ich wollte überhaupt nichts mehr teilen! Ich wollte meine Schätze nicht mit diesem Planeten teilen, alles, was ich durchdacht und durchfühlt hatte. Niemand sollte auch noch von dem profitieren, was heil an mir geblieben ist. Ich wollte keine und keinen an meinem Potential, meinem Selbst, das ich so sorgfältig in mir in Sicherheit gebracht hatte, Teil haben lassen. Und vor allem wollte ich meine Intelligenz nicht an diesen grausam dummen und/oder charakterlosen Planeten verpulvern! (Ich weiß wirklich nicht, was mir lieber sein soll.)

Nur: von nichts kommt halt nichts, und wenn meine Haltung, gerne die Letzte sein zu wollen, die litt, bisher auch nicht schadete wie die erstere, so veränderte sie auch nicht viel. Und eben darum geht es:
Wirksam soll es sein.
Ich wage eine Interpretation der männlichen „Scheinbar-Gleichgültigkeitsskala“:
„Ich will nicht der Letzte sein, der nie eine befriedigende Beziehung zu einer Frau hatte“,
„Ich wollt‘, ich wär‘ der Letzte, der nie eine befriedigende Beziehung zu einer Frau hatte“ bis zu:
„Ich will der Erste sein, der sich für eine bessere Welt einsetzt - und befriedigende Beziehungen zu Frauen hat.“
Wo sind die Männer, die die ersten beiden Haltungen hinter sich lassen und mit der dritten wirksam werden?

Diese Frau nun stellte für mich das personifizierte Scheitern der Frauenbewegung dar – und tat mir leid: sie war ein einziges Double-Bind, ihren eigenen doppeldeutigen Botschaften erlegen.

Wie dem auch sei: meine Entscheidung war gefallen.
Und selbst wenn es mir nichts bringen sollte – und ohne das Ergebnis des Vaterschaftstests wird dieses Buch keinen Einfluß auf mein Leben und Sterben haben – wenn es auch nur ein einziges Kind schützen hilft, hat es sich gelohnt.

Denn:

Ich wollt', ich wär' die Letzte, die litt.

(Zusatz zur 2. Auflage)

Der Prozeß läuft heute – im Frühjahr 2000 – noch immer: mit Unterstützung anderer habe ich nochmals am 1. Juli 1998 auf Grundlage des neuen Kindschaftsrechtes geklagt. Obwohl die Position des Kindes darin erheblich verbessert wurde und das Recht auf Information eindeutig ist, weigert sich das Hamburger Familiengericht ebenso hartnäckig, dies zur Kenntnis zu nehmen, wie mein angeblicher Onkel sich weiterhin weigert, den Test zu machen.

Gleichwohl beteuert er, es gäbe keinen Grund, sich zu weigern ...

17. Literatur

AMANN, GABRIELE UND RUDOLF WIPPLINGER (HG.) 1997:
„Sexueller Mißbrauch. Überblick zu Forschung, Beratung und Therapie. Ein Handbuch", dgvt-Verlag, Tübingen

BACH, RICHARD 1990:
„Die Möwe Jonathan" und „Illusionen", Ullstein-Sammelband, Berlin

BANGE, DIRK 1992:
„Die dunkle Seite der Kindheit. Sexueller Mißbrauch an Jungen und Mädchen. Ausmaß – Hintergründe – Folgen", Volksblatt Verlag, Köln

BASS, ELLEN UND LAURA DAVIS 1990:
„Trotz allem. Wege zur Selbstheilung für sexuell mißbrauchte Frauen", Orlanda Frauenverlag, Berlin

BAUMGARDT, URSULA 1990:
„Kinderzeichnungen – Spiegel der Seele, Kinder zeichnen Konflikte ihrer Familie", Kreuz Verlag AG, Zürich

BLUME, ANGELIKA 1987:
„Sterilisation. Entscheidungshilfen für Männer und Frauen", Rowohlt TBV, Reinbek bei Hamburg

BRANTENBERG, GERD 1979:
„Die Töchter Egalias", Olle und Wolter, Berlin

BREITENBACH, EVA 1992:
„Mütter mißbrauchter Töchter: eine Studie über sexuelle Verletzung und weibliche Identität", Centaurus-Verlags-Ges., Pfaffenweiler

BROWNMILLER, SUSAN 1994:
„Gegen unseren Willen. Vergewaltigung und Männerherrschaft", Fischer, Frankfurt am Main

CHESLER, PHYLLIS 1977:
„Frauen – das verrückte Geschlecht?", Rowohlt, Reinbek bei Hamburg

DAVIS, LAURA 1992:
„Verbündete. Ein Handbuch für Partnerinnen und Partner sexuell mißbrauchter Frauen und Männer",Orlanda-Frauenverlag, Berlin

DICK, ULLA 1994:
„Netzwerke und Berufsverbände für Frauen. Ein Handbuch", Rowohlt, Reinbek bei Hamburg

DWORKIN, ANDREA 1990:
„Pornographie. Männer beherrschen Frauen", Frankfurt am Main, Fischer TBV, Copyright 1987 by Emma Frauenverlags-GmbH, Köln

ENDERS, URSULA 1995:
„Zart war ich, bitter war's. Handbuch gegen sexuelle Gewalt an Mädchen und Jungen", Kiepenheuer & Witsch, Köln

FALUDI, SUSAN 1995:
„Backlash. Die Männer schlagen zurück", Rowohlt TBV, Reinbek bei Hamburg

Fröhling, Ulla 1996:
„Vater unser in der Hölle. Ein Tatsachenbericht“, Kallmeyer'sche Verlagsbuchhandlung, Seelze-Velber
Gallwitz, Adolf und Manfred Paulus 1997:
„Grünkram. Die Kinder-Sex-Mafia in Deutschland“, Verlag Deutsche Polizeiliteratur GmbH, Hilden/Rhld
Gilligan, Carol 1996:
„Die andere Stimme. Lebenskonflikte und Moral der Frau“, Deutscher TBV, München
Grabrucker, Marianne 1993:
„Vater Staat hat keine Muttersprache“, Fischer, Frankfurt am Main TBV
Hensch, Traute und Gabriele Teckentrup (Hg.) 1993:
„Schreie lautlos. Mißbraucht in Therapien“, Kore Verlag, Freiburg im Breisgau
Herman, Judith Lewis 1994:
„Die Narben der Gewalt: Traumatische Erfahrungen verstehen und überwinden“, Kindler, München
Hinton, Susan E. 1967:
„Die Outsider“, Das Buch zum Film, dtv Junior, Pocket, München
Heyne, Claudia 1991:
„Tatort Couch: sexueller Mißbrauch in der Therapie – Ursachen, Fakten, Folgen und Möglichkeiten der Verarbeitung“, Kreuz-Verlag Zürich
Jacobi, Peter 1994:
„Die Pyramide auf den Kopf stellen“, Tangens Systemverlag GmbH, Hamburg,
Kavemann, Barbara und Ingrid Lohstöter 1991:
„Väter als Täter. Sexuelle Gewalt gegen Mädchen“ Rowohlt, Reinbek bei Hamburg
Kotthoff, Helga (Hg.) 1988:
„Das Gelächter der Geschlechter. Humor und Macht in Gesprächen von Frauen und Männern“, Fischer TBV, Frankfurt am Main
Kroll, Claudia 1992:
„Vergewaltigungsprozesse. Die gegenwärtige Situation der Opfer von sexueller Gewalt im Gerichtsverfahren und Möglichkeiten zur Verbesserung“,
Hrsg. und beziehbar über den Notruf für vergewaltigte Frauen und Mädchen e.V. Kiel
Masson, Jeffrey M. 1995:
„Was hat man dir, du armes Kind, getan?“, Kore-Verlag, Freiburg im Breisgau
Mebes, Marion und Gabi Jeuck 1989:
„Sucht“, Schriftenreihe Sexueller Mißbrauch, Bd 2, Donna Vita, Berlin

NORTHRUP, CHRISTANE DR. 1994:
„Frauenkörper Frauenweisheit. Bewußt leben – ganzheitlich heilen", Zabert Sandmann, München
PFENNIG, JÖRN 1994:
„Abschied von der Männlichkeit", Heyne, München
PIERCY, MARGE 1996:
„Die Frau am Abgrund der Zeit", Argument, Hamburg
PUSCH, LUISE F. 1984 UND 1990:
„Das Deutsche als Männersprache", Suhrkamp, Frankfurt am Main
„Alle Menschen werden Schwestern", Suhrkamp, Frankfurt am Main
RIJNAARTS, JOSEPHINE 1991:
„Lots Töchter. Über den Vater-Tochter-Inzest", Deutscher Taschenbuch Verlag, München,
RUSH, FLORENCE 1991:
„Das bestgehütete Geheimnis: sexueller Kindesmißbrauch", Orlanda, Berlin
SCHENKEL, SUSAN 1987:
„Mut zum Erfolg. Warum Frauen blockiert sind und was sie dagegen tun können", Campus, Frankfurt am Main/New York
SCHEU, URSULA 1981:
„Wir werden nicht als Mädchen geboren – wir werden dazu gemacht. Zur frühkindlichen Erziehung in unserer Gesellschaft", Fischer TBV, Frankfurt am Main
SCHINDELE, EVA 1993:
„Pfusch an der Frau. Krankmachende Normen, Überflüssige Operationen, Lukrative Geschäfte", Rasch und Röhring, Hamburg
SCHNEIDER, DORIS UND GABRIELE TERGEIST (HG.) 1993:
„Spinnt die Frau? Zur Geschlechterfrage in der Psychiatrie", Psychiatrie-Verlag, Bonn
STURGEON, THEODORE 1988:
„Venus Plus X", New York, Carroll & Graf edition, New York
TRÖMEL-PLÖTZ, SENTA 1982 UND 1988:
„Frauensprache. Sprache der Veränderung", Fischer TBV, Frankfurt am Main,
„Gewalt durch Sprache. Die Vergewaltigung von Frauen in Gesprächen", Fischer TBV, Frankfurt am Main
TRUBE-BECKER, ELISABETH 1992:
„Mißbrauchte Kinder. Sexuelle Gewalt und wirtschaftliche Ausbeutung", Kriminalistik Verlag, Heidelberg
VACHSS, ALICE 1995:
„Merkt Euch ihre Namen! Eine Staatsanwältin im Kampf gegen Vergewaltiger, Pädophile und ihre Lobby", Eichborn, Frankfurt am Main

Vachss, Andrew 1994:
Andrew Vachss und Claus Leggewie im Gespräch „Über das Böse", Eichborn, Frankfurt am Main
Wirtz, Ursula 1993:
„Seelenmord – Inzest und Therapie", Kreuz-Verlag, Zürich
Wisselinck, Erika 1986 :
„Hexen. Warum wir so wenig von ihrer Geschichte erfahren und was davon auch noch falsch ist.", Frauenoffensive, München
Wolf, Naomi 1993:
„Der Mythos Schönheit", Rowohlt, Reinbek bei Hamburg

„Als Kind mißbraucht. Frauen brechen das Schweigen",
Eine Dokumentation zusammengestellt und bearbeitet von Angelika Gardiner-Sirtl, Ein Brigitte-Buch im Mosaik-Verlag, München, 1983

„Frauenkörper neu gesehen: ein illustriertes Handbuch",
Föderation der Feministischen Frauen-Gesundheits-Zentren (USA) (Hg.), Orlanda, Berlin, 1987

„Wie weibliche Freiheit entsteht: eine neue politische Praxis", Orlanda Frauenverlag, Berlin, 1989
Originalausgabe erschien unter dem Titel „Non credere di avere dei diritti" bei Libreria delle Donne di Milano, Mailand, 1987

Und – immer wieder empfehlenswert – das Deutsche Bürgerliche Gesetz und das Deutsche Strafgesetz!

Olga Masur
Pf. 13 06 26
20106 Hamburg